W0256500

Adolf Heschl ·
Das intelligente Genom

Adolf Heschl

Das intelligente Genom

Über die Entstehung des menschlichen Geistes durch Mutation und Selektion

Mit 25 Zeichnungen von Herbert Loserl

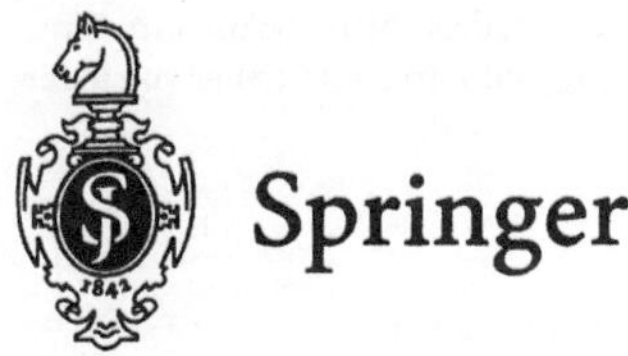

Springer

Dr. Adolf Heschl

Konrad Lorenz Institut (KLI)
für Evolutions- und Kognitionsforschung
Adolf-Lorenz-Gasse 2
A-3422 Altenberg
adi@kla.univie.ac.at
http://www.kla.univie.ac.at

Herbert Loserl

International Atomic Energy Agency (IAEA)
Wagramer Straße 5
A-1220 Wien
H.Loserl@iaea.org

ISBN 978-3-642-63774-2

Die Deutsche Bibliothek – CIP-Einheitsaufnahme

Heschl, Adolf:
Das intelligente Genom : über die Entstehung des menschlichen Geistes durch Mutation und Selektion
/ Adolf Heschl. – Berlin ; Heidelberg ; New York ; Barcelona ; Budapest ; Hongkong ; London ; Mailand ;
Paris ; Santa Clara ; Singapur ; Tokio : Springer, 1998
ISBN 978-3-642-63774-2   ISBN 978-3-642-58883-9 (eBook)
DOI 10.1007/978-3-642-58883-9

Umschlaggestaltung: D & P, Heidelberg
Satz: Hutz, A-1210 Wien
SPIN: 10651405   31/3137 – 5 4 3 2 1 0 – Gedruckt auf säurefreiem Papier

Inhaltsverzeichnis

Die wesentlichen der hier vorgetragenen Gedanken wurden erstmals 1990 in einem Artikel für das *Journal of Theoretical Biology*, unter dem Titel „L = C. A Simple Equation with Astonishing Consequences" (Band 145, 13—40), publiziert.

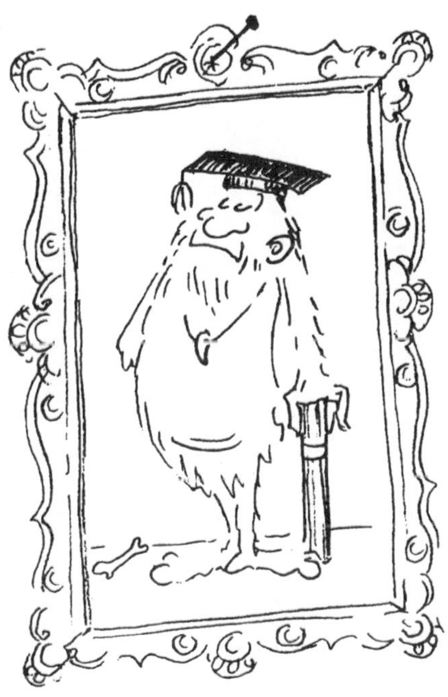

Die Differenzirung der Körperzellen wurde durch Veränderungen in der Molekülarstructur der Keimzelle vorbereitet und wir befinden uns auf dem rechten Weg, wenn wir alle im Laufe der Ontogenese eintretenden Differenzirungen von der chemischen und physikalischen Molekülarstructur der Keimzelle, mit anderen Worten von der Kernsubstanz der Keimzelle abhängig denken.

August Weismann 1892

Eine Warnung im voraus

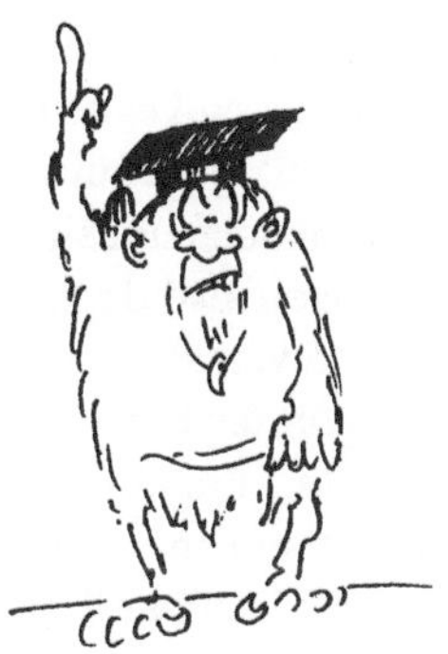

In diesem Buch, so darf ich gleich zur Beruhigung des mit Tier- und Natur-
büchern überschwemmten Lesers vorausschicken, soll nicht zum hundertsten
Mal der längst schon altmodische Beweis dafür geführt werden, daß der
Mensch auch nicht viel mehr als ein Affe ist, wenn auch möglicherweise ein besonders intelligenter oder, wie der Verhaltensforscher Desmond Morris bereits
vor einigen Jahren mit überzeugend nackten Tatsachen demonstriert hat, ein
ganz und gar nackter Affe (Morris 1968). Ganz im Gegenteil, wir nehmen eine
solche Betrachtungsweise einfach als gegeben hin und werden uns dafür aber
in der Folge weit schwierigeren und letztlich, wie ich hoffe, weit aufregenderen
Fragen über das wirkliche Nacktsein des Naturwesens Mensch zuwenden.
Sowohl für den akademisch gebildeten Durchschnittszoologen wie auch für
den naturwissenschaftlich interessierten Laien ist es nämlich schon seit längerem klar, daß wir Menschen nicht nur irgendwie mit diesen unseren haari-
geren Vettern, den großen Menschenaffen wie Bonobo, Schimpanse, Gorilla,
und Orang-Utan, sondern auch mit dem ganzen Rest der mit über 200 Arten
recht großen Familie der Primaten biologisch verwandt sind (Übersicht in
Diamond 1994; Kenyon & Moraes 1997; zur Technik der Mitochondrien-
verpflanzung siehe Osusky, Kissova & Kovac 1997). Schon die rein äußere Ähnlichkeit ist bei genauerer Betrachtung einfach zu auffällig, als daß man noch
länger an dieser Tatsache zweifeln könnte. Für den Fall der Zwergschimpansen
oder Bonobos *(Pan paniscus)*, die uns noch viel näher stehen als der gewöhnliche Schimpanse *(Pan troglodytes)*, hat dies Sue Savage-Rumbaugh, eine der
besten Kenner der Art, auf den Punkt gebracht:

Sie sind ... weder der Größe noch dem Aussehen nach Schimpansen. Sie ähneln eher
Menschen mit kleinem Gehirn und besonders langer Körperbehaarung. ... Vor allem wenn
man sieht, wie ein Bonobo auf zwei Beinen geht, bekommt man einen deutlichen Eindruck
davon, wie die Vorfahren des Menschen ... ausgesehen haben könnten (Sue Savage-
Rumbaugh & Roger Lewin 1995, S. 112/116).

Auch sind in den letzten Jahrzehnten ganz unabhängig voneinander so viele weitere wissenschaftliche Indizien und Belege für diesen Zusammenhang gefunden worden, daß es schon einer gewissen Beharrlichkeit bzw. einer beachtlichen Resistenz gegenüber den Möglichkeiten der modernen Informationsgesellschaft bedarf, um sich vor dieser Vorstellung dauerhaft abzuschotten. Es ist den Biologen also doch gelungen, sich diesbezüglich zumindest einigermaßen Gehör zu verschaffen und damit ein gewisses allgemeines Umdenken zu fördern. Begonnen hat das alles mit der ketzerischen Einsicht eines inzwischen weltberühmten Engländers und Weltreisenden namens Charles Darwin, der solcherlei Erkenntnisse schon vor mehr als hundert Jahren zu verbreiten trachtete. Inzwischen gilt die Evolutionstheorie als eine der am besten abgesicherten Theorien der Naturwissenschaften, die berechtigten Anlaß zur Annahme gibt, daß auch der Mensch selbst in das Konzept einer umfassenden Entwicklung des Lebendigen integriert werden kann. Was seine körperlichen, also im engeren Sinne biologischen Eigenschaften betrifft, herrscht ohnedies bereits weitgehende Übereinstimmung darüber, daß wir sehr vieles davon mit anderen Organismen auf diesem Planeten gemeinsam haben, und inzwischen werden sogar nicht unbeträchtliche Teile des menschlichen Verhaltens von einer immer größer werdenden Gemeinschaft von Forschern als von unserer Biologie bedingt angesehen. Das Desmondsche Tier Mensch scheint sich in vieler Hinsicht so zu verhalten, wie ein Zoologe es erwarten muß, wenn man – soweit bisher bekannt – den genauen Stammbaum unserer Spezies mit in Betracht zu ziehen gewillt ist.

Dieses Buch jedoch möchte weit mehr als bloß einzustimmen in den allgemeinen und prominent besetzten Chor derjenigen, die das wissenschaftliche Hohelied von der evolutionären Bedingtheit des Menschen verkünden. Denn wenn als Ergebnis immer wieder zu erfahren ist, daß die Art *Homo sapiens* biologisch bedingte Restbestände ihrer körperlichen und sogar wesensmäßigen Konstitution in sich trägt, auf die es Rücksicht zu nehmen gilt, der Mensch aber gerade in bezug auf seine eigentlichen Qualitäten, nämlich Denken, Bewußtsein, Sprache, Moral und somit die Befähigung zu kultureller Tradition, als von der Evolution ausgenommen betrachtet wird, so müssen wir uns fragen, ob hier nicht so sehr eine wissenschaftliche Grenze als vielmehr ein weltanschauliches Tabu berührt wird. Es handelt sich, wie wir gleich sehen werden, um die so angenehm beruhigende und deswegen auch immer wieder betonte prinzipielle Sonderstellung des Menschen innerhalb des Tierreichs. Eine solche scheinbar aufgeschlossene Position vertritt inzwischen sogar schon der Papst, der erst kürzlich die „bloße Theorie" von der körperlichen Verwandtschaft des Menschen mit den Tieren als „Tatsache" akzeptiert hat, allerdings mit der nicht gerade unwesentlichen Einschränkung, daß die unsterbliche Seele immer noch von Gott persönlich eingehaucht werden muß (Holden 1996). Wir werden sehen, daß solche und ähnliche Ansichten, die gelegentlich sogar noch von manchen Biologen – vielleicht unwissentlich – verteidigt werden, in Anbetracht unseres heutigen Wissensstandes einfach nicht mehr zu halten sind. Wir werden vielmehr erkennen, wieso auch die gesamte menschliche Psyche – „Seele" ist nur ein schöneres Wort dafür – nichts anderes ist als ein durchaus selbständiges Produkt der biologischen Evolution.

Ungeachtet der zahlreichen Meinungsverschiedenheiten in politisch-ideologischer Hinsicht scheinen wir uns alle, jedenfalls als Angehörige ein und derselben Art, gerade bezüglich unserer Sonderstellung überraschend einig zu sein. Selbst die meisten Biologen stimmen hier zu und zeigen sich auch dementsprechend bemüht, glaubwürdige Belege für die außergewöhnliche Position der menschlichen Spezies innerhalb der gesamten belebten Welt zu erbringen. So gelangt auch Desmond Morris, der doch einiges dazu beigetragen hat, das Bild des Lebewesens Mensch in der Öffentlichkeit zu entmystifizieren, am Ende seiner zum Teil durchaus unkonventionellen Betrachtungen zu dem Schluß, unsere Spezies hätte es doch als einzige unter den vielen zigtausend anderen geschafft, sich zu einer Art „Wunderkind der Evolution" (Morris 1995) zu mausern.

Entläßt die Natur tatsächlich den Menschen?, so könnte man in etwas pathetischer Form gemeinsam mit dem Basler Biologen Adolf Portmann (1897–1982) fragen, der durch seine morphologischen Arbeiten über die, wie er sagt, „lebendige Gestalt" der Organismen zu beinahe schöpfungsartigen Schlußfolgerungen gelangt ist. In den Worten von Portmann hört sich das so an: „Im Menschen ist aber ein ganz neuer Entwurf versucht worden" (Portmann 1971). Natürlich, so könnte man jetzt sagen, kommt dem Menschen eine Sonderstellung zu, solange man sich nur oberflächlich auf seine besonderen Eigenschaften konzentriert – für den Embryologen Portmann (1967) beispielsweise bestehend aus einer Art von „sekundärem Nesthockertum", gekoppelt an ein „extra-uterines Erstjahr". Kein Zweifel, der Mensch nimmt als konstitutive physiologische Frühgeburt sicher eine Sonderstellung innerhalb des gesamten Tierreichs ein, mit dementsprechenden Veränderungen im Verhaltensbereich (Hassenstein 1987). Allerdings eine Sonderstellung, *wie sie jede andere Tierart genauso einnimmt*, insofern als man bei genauerer Betrachtung irgendeiner Art immer wieder Eigenschaften finden wird, die nur dieser einen Art zukommen. Aus diesem Grund nämlich sprechen Zoologen und Tiersystematiker schon seit längerem mit fundierter wissenschaftlicher Berechtigung von voneinander verschiedenen und somit einzigartigen Arten. Die raffinierte Taktik des heimischen Kuckucks, seine Eier und Jungtiere von anderen Vogelarten ausbrüten und dann aufziehen zu lassen, verleiht ihm zweifellos eine Sonderstellung unter den Vögeln. Aber zugleich besitzt auch jede andere Vogelart auf diesem Planeten irgendeine einzigartige Eigenschaft. Die bestechend einfache und doch sehr erfolgreiche Methode von blutsaugenden Holzböcken (Zecken), durch entsprechend getimtes Sichfallenlassen von einer höheren Warte aus auf ihre überaus mobilen und somit für eine kleine Milbe nicht gerade leicht zu erwischenden Wirte zu gelangen, macht diese Art ebenso zu einem Sonderling der Evolution. Dies gilt aber eben auch für jede andere beliebige Milbenart. Und schließlich haben auch unsere nächsten Verwandten im sogenannten Tierreich, wie beispielsweise Bonobo und Schimpanse, allesamt ihre Besonderheiten im Ausdruck, in der Fortbewegung und in vielen Details ihres Aussehens, die sie durchwegs unabhängig von unserer Spezies erworben haben und die ihnen das Recht auf eine Sonderstellung zukommen lassen wie eben jeder anderen Art auch.

Worum es also hier vor allem geht, ist der tatsächliche Gültigkeitsbereich der Darwinschen Evolutionstheorie in einem weitaus grundlegenderen Sinn als bislang verstanden. Nicht außergewöhnliche Merkmale sind von Interesse, denn die gesamte Biologie des Lebendigen ist voll davon, sondern die viel diffizilere Frage, ob wir Menschen wirklich einen integralen Teil der biologischen Evolution darstellen. Dies schließt die weitaus heiklere Frage mit ein, ob wir genau denselben allgemeinen Evolutionsmechanismen von Mutation und Selektion unterliegen wie alle anderen existierenden Arten auch. Denn gerade hier herrscht, im krassen Gegensatz zu der ungeheuren Vielfalt der einzelnen speziellen Merkmale, die die Arten voneinander trennen, eine außergewöhnliche Einheitlichkeit vor, der bislang noch keine der uns bekannten Arten wirklich entkommen konnte.

Gerade in letztgenannter Hinsicht jedoch sehen wir uns wohl allzu gerne als *die* große Ausnahme von der biologischen Evolution, als eine Art phantastischer „Ja, aber"-Mutante innerhalb des gesamten übrigen Organismenreichs. An dieser Stelle möchte ich nun meine Warnung anschließen. Ich werde nämlich in erster Linie nicht versuchen zu zeigen, daß dieser Affe Mensch, wie trivialerweise auch zu erwarten, viele gemeinsame wie auch unterschiedliche Merkmale in bezug auf seine nächsten Verwandten mit sich herumträgt, sondern ich möchte theoretische Überlegungen und vor allem auch empirische Belege dafür vorbringen, daß unsere Art mit der Gesamtheit all ihrer vermuteten und nachgewiesenen Besonderheiten – egal, ob morphologischer, verhaltensmäßiger oder rein geistiger Natur – ohne jeglichen Abstrich in die grundlegenden Mechanismen der Evolution hineinpaßt und somit auch heute noch einer biologischen Evolution unterliegt. Ein solches Verfahren jedoch führt uns – wie der Leser im Laufe der Lektüre bemerken wird – zu eher ungewöhnlichen, ja geradezu erschreckend unorthodoxen Schlußfolgerungen, die aber gerade wegen ihrer scheinbaren Unmöglichkeit von ganz besonderem Interesse sein müssen. Die provozierendste Einsicht wird dabei vor allem darin liegen, zu erkennen, daß wir als vielzellige Individuen aus evolutionären wie zugleich auch erkenntnistheoretischen Gründen von der Möglichkeit echten Erkenntnisgewinns *prinzipiell* ausgeschlossen sein müssen. Etwas technischer ausgedrückt heißt das, daß nur in der Phylogenese (Keimbahn), im Gegensatz zur Ontogenese (Individualentwicklung), evolutionär relevante Veränderungen stattfinden. Damit bekommen aber gerade unsere paradoxerweise so gefürchteten Gene das letzte Wort in einem bis auf den heutigen Tag andauernden Spiel der Evolution. Und das dazu noch weit über jenen immer noch begrenzten Bereich hinaus, den bisherige Provokateure der Conditio humana, von Jacques Monod (1973) und Hans Eysenck (1975) bis hin zu Edward Wilson (1975) und Richard Dawkins (1978), den egoistischen Genen zugemutet haben. Unser Ergebnis wird also nicht wie bei Richard Lewontin ein trügerisch beschwichtigendes „Nicht in unseren Genen" sein (Lewontin, Rose & Kamin 1985), und auch nicht ein neuer gutgemeinter Kompromiß, wie ihn uns beispielsweise Robert Boyd und P. J. Richerson (1976, 1985) oder Luca und Francesco Cavalli-Sforza (1994) anbieten, sondern wird ganz im Gegenteil lauten: *Alles Wissen des Individuums steckt in dessen Genom!*. Wir wollen also genau das wagen, was bislang – so Eibl-Eibesfeldt immer noch recht hat – sich kein Biologe je getraute, nämlich „... behaupten, der Mensch sei zur Gänze vorprogrammiert. Einen so extremen Standpunkt hat allerdings kein Biologe je vertreten" (1973, S. 272). Genau einen solchen Standpunkt werden wir hier jetzt aber erstmals vertreten und uns dabei unter anderem auch auf August Weismann berufen (1834–1914), der zusammen mit, und doch ganz unabhängig von Gregor Mendel (1822–1884), die Entwicklung der modernen Genetik vorbereitet hat (Löther 1990). Während Weismann aber noch darauf angewiesen war, gleichsam empirisch kasuistisch – also Fall für Fall – die „Nichtvererbbarkeit erworbener Eigenschaften" bloß wahrscheinlich zu machen („... ich sage nicht, die Wirkungen von Gebrauch und Nichtgebrauch können und dürfen nicht vererbbar sein, ich glaube nur, daß sie es nicht sind." 1895, S. 61), ist es inzwischen möglich geworden, die von vielen heute noch bestrittene Allgemeingültigkeit dieser Einsicht aus der modernen Evolutionstheorie selbst, und zwar in logisch zwingender Weise, abzuleiten. Dabei gilt diese Einsicht gerade auch für das Verhalten, wie gezeigt werden wird. Die Umwelt beeinflußt uns in dieser Perspektive zwar permanent in rein physikalischer Weise, daran besteht gar kein Zweifel, aber sie kann uns in keinster Weise belehren. In diesem Evolutionsspiel, das kann zur Beruhigung des Lesers allerdings auch gleich wieder vorausgeschickt werden, sind wir alle selbst jedoch höchst aktive Mitspieler, ohne zugleich aber dessen zukünftigen Ausgang vorhersehen zu können.

Meine Absicht ist es, und ich lade hierzu jeden noch nicht dogmatisch in der Erstarrungsphase befindlichen Leser dazu ein, den Versuch zu wagen, die Gattung Mensch aus der absolut respektlosen Perspektive eines enthemmten *Drosophila*-Forschers zu betrachten, der irrtümlicherweise – nehmen wir an durch eine konzentrationsbedingte Verwechslung des wissenschaftlichen Assistenten, die dafür bekannt sind, daß sie immer wieder gravierende Fehler begehen – unbeflügelte und nackte Exemplare von *Homo sapiens* zu untersuchen beginnt. Der ganz besondere Reiz des alltäglichen Irrtums liegt auch bekanntlich darin, daß er zu unerwarteten Einsichten führen kann, Einsichten, die man ansonsten von vornherein für absolut widersinnig und absurd halten würde. Der bloße Versuch, so meine ich, ist es wert, und er bedarf, entgegen aller konventionellen Erwartungen, weder besonderer wissensmäßiger Voraussetzungen noch irgendwelcher sogenannten Experten vorbehaltener, fachspezifischer Einsichten. Zur Ermunterung des Lesers möge hier ein immer noch aktueller Situationsbericht aus dem Universitätsbereich dienen:

Pragmatisch gesehen wird man froh sein müssen, wenn es der Universität zu vermeiden gelingt, einseitig ausgebildete und persönlich deformierte 'Fachidioten' hervorzubringen (Sigurd Höllinger 1992, S. 73).

Es mag also wohl reichen, wenn man im eigenen Garten eine Meise auf den ersten Blick von einem Maulwurf – obwohl beide gelegentlich bzw. permanent höhlenbewohnend – unterscheiden kann. Im Einfachen liegt oft das Provokante, und es muß auf jeden Fall provokant sein, weil es ansonsten nicht so einfach wäre.

Altenberg a. d. Donau, Jänner 1998

1. Der Mythos vom Naturwunder

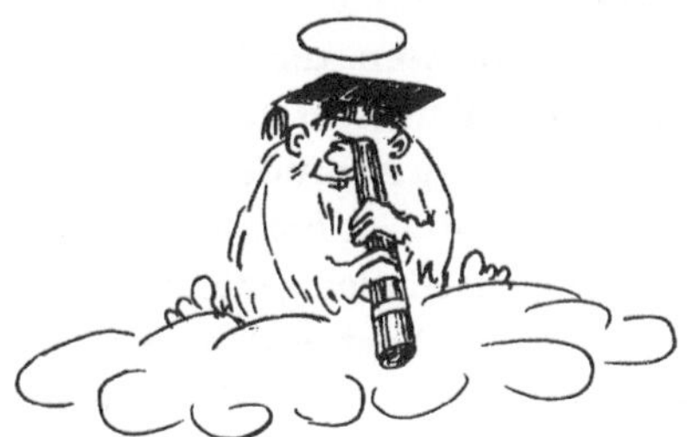

Was ist am schwersten zu erreichen?
– Daß man sich selber hinter die
Schliche kommt.

Wilhelm Busch

Trotz mancher Bemühungen, den gesamten Menschen im Rahmen der modernen Evolutionstheorie zu verstehen, hat sich doch so etwas wie ein Mythos, ein ganz besonders hartnäckiger sogar, an der Basis der meisten theoretischen Ansätze erhalten. Gemeint ist hier keineswegs die zum Teil vehemente Ablehnung, sei es der Evolutionstheorie als Ganzes oder der Gültigkeit derselben in bezug auf den Menschen, von seiten verschiedener geisteswissenschaftlicher oder philosophischer, ganz zu schweigen fundamentalistischer Strömungen der Neuzeit. Gemeint ist vielmehr das hochinteressante Phänomen, das auch Naturwissenschaftler, und darunter vor allem Biologen, ja praktisch die meisten Evolutionsbiologen selbst, direkt oder indirekt an diesem Mythos von der Sonderstellung des Menschen festhalten. Eine Aussage von Konrad Lorenz zu diesem Thema ist hier nur eine unter vielen, es könnten dieser noch beliebig weitere hinzugefügt werden:

Für die Zielsetzung dieses Buches (Anm.: „Die Rückseite des Spiegels") ... ist die kategoriale Verschiedenheit zwischen dem Menschen und allen anderen Lebewesen wichtig – der „Hiatus", wie Nicolai Hartmann sich ausdrückte, jener große Abstand zwischen zwei Stufen des realen Seins, der durch die Fulguration des menschlichen Geistes entstanden ist. ... Es ist daher keine Übertreibung zu sagen, daß das geistige Leben des Menschen eine neue Art von Leben sei (Konrad Lorenz 1973, S. 225).

Dieser eigenartige Respekt vor der eigenen Art ist um so erstaunlicher, als die empirische Forschung gerade in diesem Bereich tagtäglich eine so unfaßbar große Menge an neuen Ergebnissen mit sich bringt, die das Feld der bloßen Spekulationen immer mehr einschränken. Nichtsdestoweniger scheint es doch an der Theorie selbst bzw. an den von der Evolutionstheorie abgeleiteten Schlußfolgerungen zu liegen, daß bislang noch niemand gewagt hat, wenigstens versuchsweise eine in sich konsistente Extrapolation in den menschlichen Bereich hinein zu formulieren. Dies, obwohl das grundlegende Leitmotiv, wie leicht nachzuprüfen, bereits von Darwin selbst mit seinem eindeutigen

Hinweis auf eine graduelle geistige Evolution beim Menschen vorgegeben wurde. Es könnte aber sein, daß damit vielleicht Ansichten in Frage gestellt werden müssen, die bislang einen geschätzten und somit unverzichtbaren Bestandteil unseres gemeinsamen Selbstverständnisses darstellen.

Was macht nun, oder besser: was scheint den Menschen zu einem Sonderfall der Evolution zu machen? Im wesentlichen werden immer wieder dieselben drei Eigenschaften genannt, die es offensichtlich als notwendig erscheinen lassen, unserer Spezies den einzigartigen Status einer Ausnahme von den Evolutionsgesetzen zu gewähren: menschliche Lernfähigkeit, Sprache und Kultur. Echtes Selbstbewußtsein ermöglicht es überdies dem Menschen als einzigem Wesen, sich seiner eigenen Position in der unbelebten wie belebten Natur bewußt zu werden und sich somit zumindest auf dieser rein geistigen Ebene den Gesetzen der physischen Natur zu entziehen. Eng assoziiert mit dieser traditionellen Vorstellung findet man immer noch das philosophisch altehrwürdige Leib-Seele-Problem sowie, in entsprechender wissenschaftlicher Um- und Neuformulierung, das sehr populäre Konzept eines letztlich unauflöslichen Gehirn-Geist-Dualismus. Dabei stellt sich dieses Dualismusproblem bei näherer Betrachtung als eine intellektuelle Kreation der ganz besonderen Art heraus. Während für alle übrigen Organe des menschlichen Körpers es durch die Entdeckungen der Medizin inzwischen als selbstverständlich gilt, daß deren Funktionen mit den zugrundeliegenden materiellen, d. h. biochemischen Prozessen ident sind, wird mit großer Beharrlichkeit weiterhin darauf bestanden, den Geist von allen irdischen Verunreinigungen freizuhalten. So hat sich bislang noch niemand wirklich ernsthaft die Frage nach dem tatsächlichen „Wesen" der Leberfunktion gestellt, obwohl rein von der Fragestellung her gesehen dieselbe Problematik vorliegt wie bei der mysteriösen und offensichtlich sich hartnäckig einer Auflösung widersetzenden Wechselwirkung zwischen Gehirn und Geist.

Es dürfte tatsächlich so sein, daß das menschliche Gehirn das erste biologische Organ ist, das sich seiner niederen Herkunft zu schämen scheint. Eine denkbare evolutionäre Funktion dieser Überheblichkeit könnte darin bestehen, als regulatorisch übergeordnete Zentralinstanz des menschlichen Körpers so wenig wie möglich die Kontrolle über eben denselben aus der Hand zu geben. Die fast perfekte neuronale Kontrolle des gesamten Körpers, die in diesem Ausmaß bei keiner einzigen anderen Tierart vorhanden ist, scheint dieser Ansicht recht zu geben. Es ist also nicht so, wie in populärer Weise immer wieder beschrieben, daß der Geist – oder gar „sein" Gehirn – als etwas Abgehobenes dem Körper gegenübersteht. Ganz im Gegenteil, es existiert keine andere Spezies, bei der der Geist eine solch starke und fast perfekte Kontrolle über den gesamten Körper ausübt. So gibt es wahrscheinlich nur bei *Homo sapiens* die phantastische Möglichkeit, durch bewußtes Denken (z. B. autogenes Training) die Funktion innerer Organsysteme (Verdauung,

Herzschlag, Durchblutung usw.) dermaßen stark zu beeinflussen. Dies stellt allerdings keineswegs einen Fall mysteriöser Geist-Körper-Interaktion dar, sondern basiert auf der Zusammenarbeit zweier wohldefinierten neuronaler Leitungssysteme, deren Existenz sich offensichtlich im Laufe unserer Evolution bewährt hat:

Vegetatives (auch: autonomes) und somatisches (Anm.: bewußt operierendes) Nervensystem arbeiten Hand in Hand. Ihre neuronalen morphologischen Substrate sind zentral, besonders im oberen Hirnstamm, im Hypothalamus und Großhirn, nicht mehr eindeutig voneinander zu trennen (Wilfrid Jänig 1993, S. 349).

Fahren wir nun fort mit der üblichen Interpretation des Wunderwesens Mensch. Die menschliche Sprache führt in dieser Perspektive schließlich erstmals, aufbauend auf dem individuellen Selbstbewußtsein, zu einem Überschreiten der Begrenzung der eigenen personengebundenen Lebenserfahrung und somit zur Schaffung eines eigenen sozialen Bereichs an Wissen und Kenntnissen. In den verschiedenen kulturellen Traditionen der Völker schließlich kommt es zum vorläufigen Höhepunkt dessen, was man als Emanzipation des Menschen von seiner eigenen biologischen Bedingtheit umschreiben kann. Mit der Weitergabe von personenunabhängigen Informationen von einem Mitglied einer Gruppe oder einer organisierten Gesellschaft an ein anderes scheint dabei ganz offensichtlich ein Stadium der Menschheitsevolution erreicht worden zu sein, in welchem der krasse Gegensatz zur rein biologisch-organisch fortschreitenden, also Darwinistischen Evolution mehr als deutlich wird. In den Worten eines prominenten amerikanischen Evolutionsbiologen hört sich das dann so an:

Kulturelle Evolution ist mit einem Tempo vonstatten gegangen, daß darwinistische Prozesse auch nicht annähernd erreichen können. ... Die menschliche Kulturevolution, im strikten Gegensatz zu unserer biologischen Geschichte, ist lamarckistisch in ihrem Charakter. Was wir in einer Generation lernen, übertragen wir direkt durch Unterrichten und Schreiben [Ü. d. A.] (Steven J. Gould 1978).

Nun plötzlich wird das möglich, was ansonsten für die Mehrzahl der übrigen Arten bislang absolut ausgeschlossen werden mußte. Es kann erstmals zu einer echten Übertragung erworbener Eigenschaften kommen, also zu dem, wovon der französische Naturforscher Jean Baptiste de Lamarck (1744–1829) und, wie wir später noch sehen werden, zu einem gewissen Grad sogar Darwin selbst überzeugt waren, daß dies der eigentliche Mechanismus der Evolution wäre. Im Unterschied zur rein biologischen Entwicklung, die sich über Tausende von Jahren erstreckt und nur in ganz kleinen allmählichen Schritten vonstatten gehen kann, eröffnet sich jetzt auf einmal die Möglichkeit, innerhalb nur weniger Generationen zu einem ganz neuen, andersgearteten Fortschritt zu gelangen. Der Mensch also als erstes und tatsächlich einzigartiges Lebewesen dieses Planeten, dem es gelungen ist, sich von seiner eigenen Biologie durch die Schaffung von Kultur und Tradition gleichsam für immer zu emanzipieren. Dies, so vermutet man weiter, gelang aber erst nach einer langen und zähen Evolution, im Laufe derer *Homo sapiens* sich letztlich doch mit großem Erfolg von seinen äffisch gebliebenen Vorfahren und Verwandten distanzieren konnte. Was übriggeblieben ist und worauf manche Theoretiker und auch nicht wenige Biologen immer wieder mit Nachdruck hinweisen, sind Relikte, also kleine Restbestände unserer biologischen Abstammung oder Stammesgeschichte, deren Nachwirkungen wir zu bedenken hätten, wenn wir für uns selbst eine humanere Zukunft zu gestalten trachten. Das Ergebnis aller solcher Betrachtungen ist ein ganz und gar eigenartiges Zwitterwesen, ein seltsames Tier Mensch, das, von seinen biologisch verankerten Instinkten getrieben, in wahrhaft heldenhafter Weise bestrebt ist, dieses doch eher unfeine Erbe abzuschütteln und sich hochzuranken am erbauenden Sproß einer alles überbauenden menschlichen Kultur.

Wenn ich hier behaupte, daß bislang auch die meisten Biologen und Evolutionstheoretiker letztendlich eine solche Sicht der Dinge vertreten, so sollte dies doch ein wenig genauer erläutert werden. Es ist nicht so, daß keinerlei Versuche primär biologisch und evolutionstheoretisch orientierter Interpretationen auch komplexen menschlichen Verhaltens existieren würden. Ganz im Gegenteil, die letzten Jahrzehnte haben gezeigt, wie weit Darwins Theorie hier schon vorgedrungen ist und wie inzwischen ganz anders Verhaltensmuster, die zuvor noch mit irgendwelchen komplizierten psychologischen Prinzipien einer der zahlreichen, um nicht zu sagen unzähligen im Widerstreit liegenden Denkschulen erklärt wurden, heutzutage zum Teil tatsächlich empirisch kausal, also mit Bezug auf naturwissenschaftlich konzipierte Ursachen, verstanden werden können. Der modernen Verhaltensökologie als Fortsetzung der klassischen vergleichenden Verhaltensforschung oder Ethologie, begründet vom nobelpreisgepriesenen Forschertrio Karl v. Frisch, Konrad Lorenz und Niko Tinbergen (Nobelpreis für Medizin und Physiologie, 1973), ist es inzwischen gelungen, den biologischen Anpassungswert vieler Verhaltensweisen, von einfachsten Wahrnehmungs- und Entscheidungsprozessen bis hin zu ganzen Lebenslaufstrategien von unterschiedlichsten Tierarten, in überzeugender Weise mit den Mitteln der Evolutionstheorie zu erklären. Es gibt also eigentlich keinen Grund, den Biologen hier einen Vorwurf zu machen oder gar, wie es immer wieder mit beeindruckender Regelmäßigkeit geschieht, zu glauben, die Evolutionstheorie habe letztendlich als Konzept all das nicht halten können was sie einmal so großzügig versprochen hat bzw. schon gar keinen, sich darüber zu freuen, die Evolutionstheorie habe nun endlich überhaupt ihre wissenschaftliche Gültigkeit verloren. Es ist auch nicht unbedingt so, daß man den Menschen gezielt absichtsvoll ausgespart hätte, nur um ihm solcherart eine wie auch immer geartete, jedenfalls im Rahmen der Naturwissenschaften besonders privilegierte Position zukommen zu lassen. Nein, auch das trifft nur zum Teil zu, denn wenn man sieht, was die inzwischen längst schon arrivierte Gruppe der Soziobiologen aus dem menschlichen Verhalten gemacht hat, dann scheint wiederum das genaue Gegenteil der Fall. Dabei bedeutet Soziobiologie nichts anderes als der erstmalige und in einem gewissen Sinne schon längst überfällige Versuch, die ganze Vielfalt menschlichen Sozialverhaltens im Rahmen der Evolutionstheorie zu beschreiben. Daß sie dabei erste Achtungserfolge erzielen konnte, macht sie natürlich mindestens genau so provokant wie vor einigen Jahrzehnten noch die ersten schockierenden Ergebnisse der klassischen Ethologie – man denke da nur an die Endlosdebatten rund um einen angeborenen Aggressionstrieb (zur teils durchaus berechtigten Kritik an Lorenz hydraulischem Triebstaumodell, siehe Pilz & Moesch 1975). Natürlich hat sich dadurch auch das Bild der ehemals rein deskriptiv vergleichenden Verhaltensforschung gewandelt. So wurde zum Beispiel das in idealisierend vermenschlichender Weise entworfene Konzept der Arterhaltung durch das weitaus zutreffendere Konzept individueller genetischer Einheiten der Selektion, vom einzelnen Gen bis hin zur genetischen Übereinheit des Individuums, ersetzt, mit nicht unbedeutenden Konsequenzen sowohl für Theorie wie auch Praxis der Forschung. Dennoch, wenn es auch Soziobiologie und moderner Verhaltensökologie (Krebs & Davies 1991), den beiden Grundpfeilern eines evolutionären Zugangs zum Verhalten von lebenden Organismen, inzwischen schon längst gelungen ist, zumindest gewisse Bereiche der eingestandenermaßen äußerst komplexen Verhaltensäußerungen des zweifellos intelligentesten aller Affen erfolgreich in ihre Betrachtungen miteinzubeziehen, so blieb doch davon die eigentliche Sonderstellung der Spezies *Homo sapiens* gänzlich unberührt. Gemeint ist dabei sein ungewöhnliches Lernvermögen, das ja doch letzten Endes, so wird jeder vernünftig mitdenkende Mitbürger gerne einräumen, etwas nicht so leicht Erklärbares sein kann. Man betrachte zu diesem Zweck nur die Geschichte einiger der bedeutsameren Erfindungen der letzten Jahrhunderte, als da wären Schußwaffen, Dampfmaschine, künstliche Elektrizität, Verbrennungsmotoren, Rechenmaschinen und so fort, um sofort zu verstehen, daß eine dermaßen rapide Entwicklung nicht das geringste zu tun haben kann mit jener langsamen, ja beinahe fast schon eingefrorenen Fast-nicht-mehr-Veränderung, die uns zwar doch gewisse Unterschiede zu den letzten Endes doch weniger erfolgreichen Dinosauriern beschert hat, die aber doch niemals imstande sein kann, jene zahlreichen Wunder zu erklären, die uns allein schon in so kurzer Zeit der menschliche Geist hat liefern können. Vor solch eindrucksvollen Vergleichen kapituliert fast ein jeder, und sogar eingefleischte Soziobiologen, wie beispielsweise Richard Dawkins, führen ein neues Konzept der kulturellen Reproduktion von sogenannten Memen ein, um wenigstens noch als reizvolle Analogie den unfaßbaren *Spiritus hominis*, den abgehobenen Geist des Menschen ein klein wenig an die Evolutionstheorie zu binden. Dawkinssche

Meme sind allerdings nichts anderes als Gedanken oder Ideen, die scheinbar ähnlich wie ein Virus von Mensch zu Mensch übertragen werden. Ihre eigentliche Herkunft ist unschwer zu erkennen: es ist die heute wieder so überaus populäre Metapher von der „ansteckenden" Idee (Lynch 1996). Was dabei herauskommt, ist ein eigenartig paralleles und doch für fair gehaltenes Wettrennen zwischen uralt behäbiger Stammesgeschichte und flott dahinbrausender Kulturgeschichte, mit all den bekannten Einsatzmöglichkeiten auf den Sieg des einen oder anderen Kontrahenten (Campbell 1975). Man fühlt sich mit einemmal an die guten alten Zeiten römischer Gladiatorenkämpfe erinnert, nur daß heutzutage Wetten auf genetische Geheimtips mit Wetten auf kulturelle Innovationen mitzuhalten haben. In der Regel wird die Rettung unserer offensichtlich für permanent vom Aussterben bedroht gehaltenen Gesellschaft und Kultur eher von der letzteren Kategorie erwartet, obwohl die Genetiker in neuester Zeit drauf und dran sind, auf die Überholspur zu wechseln. Wie wird das Rennen wohl ausgehen mögen oder, was uns hier viel mehr interessiert, kann es überhaupt ein solches Rennen geben?

2. Evolutionäre Erkenntnistheorie oder die Schwierigkeiten des Anfangs

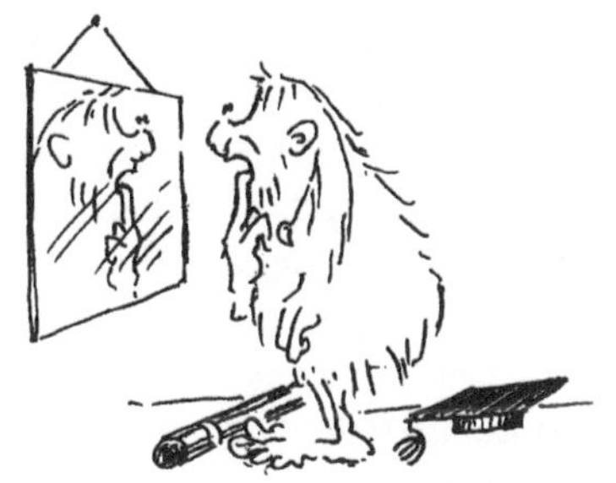

Wer den Pavian verstünde, der täte
mehr für die Philosophie als Locke.
Charles Darwin

Schon Darwin selbst hat zweifellos vorausgeahnt, daß seine Theorie der Entwicklung des Lebendigen in letzter Konsequenz auch für die besonderen Eigenschaften des Menschen und deswegen vor allem auch für eine Erkenntnistheorie desselben gelten wird müssen, und er drückte sich diesbezüglich auch klar und unmißverständlich aus (vgl. Engels 1989). Die zahlreichen gesellschaftlichen Kontroversen, die er mit seinen radikal neuen Anschauungen über die Abstammung des Menschen und dessen Veränderung im Laufe der Stammesgeschichte auslöste, führten aber in der Folge gerade nicht, wie eigentlich zu erwarten gewesen wäre, zu einer tatsächlich umfassenden Integration der menschlichen Spezies in seine Evolutionstheorie, sondern hinterließen einen ganz speziell gestalteten Kompromiß, der vor allem den Zweck hatte, eventuelle starke Bedrohungen für das etablierte Selbstverständnis nicht nur der damaligen Zeit zu entschärfen. Mit diesem Kompromiß wurde immerhin mehr oder minder allgemein, von Kreationisten abgesehen, die These anerkannt, daß zumindest die körperlich-organische Evolution des Menschen nach Darwinschen Prinzipien der natürlichen Auslese vonstatten gegangen ist und auch in Zukunft weiterhin erfolgen wird. Zugleich wurde aber auch explizit ausgeschlossen, daß die besonderen geistigen Fähigkeiten von *Homo sapiens* im Rahmen der Selektionstheorie ausreichend zu verstehen wären. Diese Einschränkung wurde nicht als vorübergehend und als durch methodische Grenzen bedingt verstanden, sondern – zum Leidwesen von Darwin und vielen seiner überzeugteren Anhänger (z. B. Spencer, Haeckel, Boltzmann, Mach) – als eine prinzipiell zu verstehende Unmöglichkeit festgeschrieben. Dies mag ganz und gar nach längst überholter Geschichte der Naturwissenschaften klingen, jedoch ist genau in diesem Punkt die bis auf den heutigen Tag erhalten gebliebene letzte Bastion des Mythos von der Sonderstellung des Menschen zu suchen. Es verhält sich ähnlich wie bei einer großen politischen oder, als Fortsetzung mit anderen Mitteln gedacht, militärischen Entscheidung in der

Geschichte der Menschheit. Sind erst einmal Sieger respektive Verlierer für die einzelnen Bereiche definiert und wird sodann ein als historisch zu bezeichnendes Abkommen vereinbart, so wagt es gewöhnlich für längere Zeit nicht so schnell jemand, diese nun neue Doktrin zu hinterfragen. Erst bedeutende Veränderungen in den jeweiligen Machtstrukturen der beteiligten Parteien bzw. in der Gültigkeit von deren Legitimationen, also Begründungen für oder gegen eine Sache, können an diesem Zustand etwas ändern. Genau dasselbe Phänomen findet sich im Bereich der Wissenschaften, und hier hat diese Art von Paradigmenwechsel, bei dem eine existierende Doktrin oder anerkannte Lehre von einer neuen, oft gegensätzlichen abgelöst wird, niemand wohl besser dargestellt als der Physiker und spätere Wissenschaftstheoretiker Thomas Kuhn (1962).

Im 20. Jahrhundert hat es dann doch immer wieder von neuem Versuche gegeben, den alten ideologischen Kompromiß mit Darwins These in Frage zu stellen und ganz und gar neue, das heißt biologisch begründete oder, wenn in abgeschwächter Form, sogenannte naturalistische Interpretationen der geistigen Fähigkeiten des Menschen zu propagieren. Allein, die Resultate waren einander immer wieder auffallend ähnlich, von welcher wissenschaftlichen Disziplin her sie auch stammen mochten. Heraus kam fast jedesmal ein Lebewesen, das nur so strotzte vor überraschenden Übereinstimmungen und verblüffenden Ähnlichkeiten mit den von Forschungsjahr zu Forschungsjahr immer verwandter werdenden höheren Affen, ein Lebewesen, welches aber nichtsdestotrotz ein Naturwunder sondergleichen blieb und von Mal zu Mal sogar noch zuzulegen schien in bezug auf seine wahrlich ungewöhnliche Außergewöhnlichkeit. Der aktuellste halb wissenschaftliche, halb philosophische Versuch, die Sonderstellung des Menschen gegenüber der restlichen Evolution doch noch irgendwie zu untergraben, hat sich selbst den bezeichnenden Namen „Evolutionäre Erkenntnistheorie" verliehen. Einer der engagiertesten Vertreter dieser Richtung stammt überraschenderweise nicht aus der Biologie, ja nicht einmal aus einem Fach der sogenannten harten Naturwissenschaften. Es ist der erst kürzlich verstorbene Philosoph und Wissenschaftstheoretiker Karl Popper (1902–1994), der sich unter anderem zu einer so gewagten Spekulation wie der folgenden hinreißen ließ:

Ich aber behaupte, daß unser Wissen zu 99%, oder sagen wir zu 99,9% biologisch angeboren ist; und der Rest ist eine Modifikation, ein revolutionärer Umsturz von irgendwelchem vorhergehenden Wissen, ... Aber zum Schluß geht alles Wissen wieder auf angeborenes Wissen zurück (Karl Popper 1988, S. 36).

Popper war davon überzeugt, daß sogar der institutionalisierte Wissenserwerb beim Menschen, also die moderne Wissenschaft mit ihren zahlreichen Disziplinen, im wesentlichen nach dem Vorbild der belebten Natur vonstatten gehen müsse, so sie wirklich zu neuen Erkenntnissen gelangen wolle. Von der

Amöbe bis zu Einstein, so sein Motto, wird dieselbe erfolgreiche Methode, nämlich jene von Versuch und Irrtum, angewandt, da sie die einzig mögliche ist, die ihre Anwender zumindest mit einer gewissen nicht-negativen Wahrscheinlichkeit dem absoluten Ideal objektiver Wahrheit näher zu bringen vermag. Nach Popper liegt der einzige wesentliche Unterschied zwischen den übrigen Tieren und dem Menschen dabei allein darin, daß letzterer es durch seine besonderen geistigen Begabungen wie Denken, Vorstellungsvermögen, Vernunft und Logik geschafft hat, sich der direkten Einwirkung der natürlichen Auslese zu entziehen, indem bloße Gedanken und Vermutungen anstelle ganzer Lebewesen dem Irrtum geopfert werden. Dies hat natürlich den unschätzbaren Vorteil, die einzelnen Durchgänge des Verfahrens theoretisch beliebig oft wiederholen lassen zu können, so daß eine enorme Beschleunigung der ganzen Entwicklung daraus resultiert. So kommt es auch, daß biologische und kulturelle Evolution so ganz unterschiedliche Veränderungsgeschwindigkeiten an den Tag legen, und letztlich erklärt dieser Sachverhalt auch wieder die Sonderstellung des Menschen innerhalb der belebten Natur. Immerhin scheint also bei Popper, ganz ähnlich übrigens wie bei Dawkins, bis zu einem gewissen Grad die prinzipielle Unterscheidung zwischen Geistwesen Mensch und bloß biologisch existierendem Organismus Tier zugunsten eines relativ einheitlichen Entwicklungsmechanismus etwas in den Hintergrund gedrängt zu werden. Die Kritik, die man natürlich immer noch anbringen kann und die das ganze Modell sehr bald ins Schwanken bringen muß, besteht darin, darauf hinzuweisen, daß es sich bei solchen Anschauungen eigentlich nur um eine Zusammenstellung sehr oberflächlicher Analogien, also bloß äußerlicher Ähnlichkeiten, zwischen den beiden Evolutionsarten handelt und daß damit noch lange nicht gesagt ist, ob hier tatsächlich ein tieferer kausaler Zusammenhang zu erwarten ist. Im Gegenteil, es ist wohl mehr als fraglich, ob zum Beispiel eine rein zufällige Mutation im biologisch-genetischen Sinn einer Vermutung oder Hypothese im menschlich-kreativen Sinn in irgendeiner Weise entsprechen kann.

Ein weiterer bedeutender evolutionärer Ansatz zur Erklärung der Besonderheiten des menschlichen Denkvermögens kommt bereits von einem richtigen Biologen, allerdings einem, der sich relativ früh in seinem Leben zur Philosophie hingezogen fühlte. Der Schweizer Zoologe und später als Entwicklungspsychologe und Erkenntnistheoretiker weltweit bekannt gewordene Universalgelehrte Jean Piaget versuchte, das Rätsel bzw. die Herkunft der menschlichen Vernunft durch seine Entstehung und fortgesetzte Entwicklung im Laufe des individuellen Lebens zu erklären. Für ihn war Erkennen und echtes Erkenntnisvermögen nicht etwas in biologisch vorherbestimmter Weise Vorgegebenes, sondern das Resultat einer äußerst komplizierten und langwierigen Wechselwirkung zwischen dem heranwachsenden Menschen und dessen Umwelt. Permanente Interaktion, in der zumindest am Beginn der Entwicklung des Kindes die genauen Anteile von subjektiver und objektiver Welt nicht voneinander zu trennen sind (Adualismus)[2] und auch schon gar nicht zahlenmäßig angebbar sein können, führt dabei zu einem kontinuierlichen Anwachsen der geistigen Fähigkeiten des Individuums. Dies bedeutet zum Beispiel nichts anderes, als daß das aktiv tätige Manipulieren eines Kleinkindes in seiner noch begrenzten Umwelt den Antrieb für die Entwicklung immer intelligenterer Verhaltensweisen darstellt. Im spielerischen Umgang mit den Dingen seiner Umwelt erarbeitet sich das heranwachsende Kind in durchaus selbständiger Weise Begriffe und Handlungsanweisungen, mit denen es von Mal zu Mal perfekter seine Probleme zu lösen vermag. Dabei handelt es sich aber nicht nur um einen bloß quantitativen Fortschritt, indem ähnliche Probleme immer routinierter gelöst werden, sondern es werden in bestimmten, zumeist kritischen Phasen der Entwicklung auch immer wieder gänzlich neue Handlungsmuster erarbeitet.

Piaget hat also als einer der ersten darauf hingewiesen, wie wichtig und unverzichtbar die aktive Tätigkeit des Kindes für die Entwicklung seiner Intelligenz ist. Der Umwelt kommt dabei eigentlich eine eher passive Rolle zu, insofern als sie bloß – im günstigsten Falle – imstande ist, das entsprechende Material zur Verfügung zu stellen. Eine für das Kind unattraktive und wenig stimulierende Umwelt kann dementsprechend auch zu deutlichen Defiziten in der Entwicklung der Intelligenz führen. Dies bedeutet für Piaget aber nicht, daß in den Reizen des Milieus selbst die Information für die geistige Entwicklung zu suchen ist, sondern daß vielmehr der eigentliche Ursprung der Erkenntnisse des Menschen in der Konstruktion durch das Subjekt, also dem Kind selbst, zu suchen ist. Mit dieser ungewöhnlich klaren Position zugunsten des betroffenen kognitiven Systems, im vorliegenden Fall also zugunsten des sich entwickelnden Subjekts, kommt Piaget einer biologischen Interpretation der menschlichen Intelligenz schon sehr nahe. Dieser Zusammenhang scheint erst jetzt wieder in den verschiedenen wissenschaftlichen Disziplinen verstanden zu werden, und in einem gewissen Sinne kann heute sogar von einer Renaissance von Piagets genetischer Epistemologie, die man als eine entwicklungsbedingte Erkenntnistheorie verstehen kann, gesprochen werden. Wenn auch „genetisch" hier noch nichts mit dem eigentlichen biologischen Fachausdruck zu tun hat, so deutet sich zumindest doch ein interessanter Bezug zwischen Erkenntnistheorie und biologischer Theorie an.

Ein weiterer wichtiger Vordenker der neuzeitlichen evolutionären Erkenntnistheorie stammt schließlich aus einer der letztendlich dafür zuständigen Disziplinen der Naturwissenschaften. Der österreichische Verhaltensforscher Konrad Lorenz hat, ähnlich wie sein Schweizer Kollege Piaget, seine akademische Karriere mit einem Faible, also einer persönlichen Schwäche, für eine bestimmte Philosophie begonnen. Waren es bei Piaget eher noch lamarckistisch inspirierte und aus dem romanischen Kulturbereich stammende Geistesgrößen wie beispielsweise Henri Bergson, die ihn beeinflußten, so begeisterte sich Lorenz vielmehr für einen bekannten deutschen Philosophen, der sich scheinbar viel besser einer darwinistisch-biologischen Interpretation des Menschen zuführen ließ. Immanuel Kants berühmte apriorischen Kategorien der menschlichen Vernunft, verstanden als unverzichtbare logische Voraussetzungen von Wahrnehmung und Denken, schienen optimal geeignet für eine wenigstens teilweise biologistische Interpretation der menschlichen Sonderstellung innerhalb der belebten Natur. So publizierte Lorenz noch im Kriegsjahr 1941 einen Artikel mit dem bezeichnenden Titel „Kants Lehre vom Apriorischen im Lichte gegenwärtiger Biologie" (Blätter für Deutsche Philosophie 15: 94–125). Lorenz kommt darin zu dem Schluß, daß Kants Erkenntnistheorie genau die richtige Schnittstelle zwischen traditioneller Philosophie und moderner Evolutionsbiologie darstelle. Die Kantschen Kategorien stellten sich, so Lorenz, bei näherer Betrachtung als nichts anderes heraus als die stammesgeschichtlich ererbten, also – im Gegensatz zu Piaget – echt genetischen Vorbedingungen unseres Denkens. Mit dieser Einsicht eröffnete sich erstmals die Möglichkeit, nun auch gewisse vermeintlich rein geistige Eigenschaften des Menschen einer darwinistischen Betrachtungsweise zuzuführen. Da die natürliche Selektion notwendigerweise beschränkt sein muß auf das, was tatsächlich genetisch von einer Generation auf die nächste weitergegeben wird, können nur angeborene Merkmale des Verhaltens einer biologischen Evolution unterliegen. In der Folge kam es zu einer verständlichen Überbetonung des sogenannten Angeborenen im tierischen, aber auch menschlichen Verhalten, was zu dem populären und zugleich heftig umstrittenen Ausdruck „Instinktlehre" führte. Der großartige Feldforscher und Ökologe Niko Tinbergen, der diesen Terminus als erster mittels eines Lehrbuchs (Tinbergen 1979) in die Verhaltensforschung einführte und damit auch einem breiten öffentlichen Publikum zugänglich machte, konnte nicht ahnen, welche Kontroversen er damit auslösen würde. Dabei war die dahinter stehende Arbeitshypothese eine durchaus plausible und, von einem evolutionären Standpunkt aus betrachtet, durchaus gerechtfertigt. Verhalten von Tieren findet immer unter ganz bestimmten und oft sehr selektiven Umweltbedingungen statt, und so erscheint es mehr als verständlich, wenn der Verhaltensforscher als Erforscher dieses Verhaltens die Annahme aufstellt, daß die besondere Art der jeweiligen Verhaltensmuster nur als eine biologisch erzwungene Anpassung an ebendiese Milieubedingungen verstanden werden kann. Jede andere Vermutung würde es beträchtlich schwieriger oder schließlich sogar mysteriöser machen, die tatsächliche Funktion von Verhalten zu erklären.

Diese Konzentration einer ganzen Forschungsrichtung und, mit ihr, mehrerer Forschergenerationen auf nur dieses eine so wichtig erscheinende Merkmal des Angeborenseins hatte allerdings auch ihre beträchtlichen Nachteile. Zum einen ergab sich ein beinahe dogmatisch verfestigter Widerspruch zu all jenen Verhaltensmerkmalen, die üblicherweise als erlernt und erworben betrachtet werden, und damit einhergehend auch entsprechend verhärtete Fronten zwischen den einander rivalisierenden Forschergemeinden hier und jenseits des Atlantiks. Es mag dabei sicher kein Zufall sein, daß die bekanntesten Propheten des Ererbten primär aus Europa stammten, wohingegen die großen Lerntheoretiker wie aber auch die überzeugtesten Lerndogmatiker und Pädagogen vor allem jenseits des großen Teichs zu finden sind. So hätte es ein Mann wie der einflußreiche amerikanische Behaviorist Burrhus Skinner (1904–1990) sicherlich schwergehabt, mit seinen Anschauungen über die praktisch beliebig formbare Plastizität des Verhaltens im historisch überladenen Bereich von Mitteleuropa eine auch nur vergleichbare Bedeutung und Position zu erreichen, wie sie ein Konrad Lorenz innegehabt hat.

Immerhin, der Wissenschaftsliebhaber und Nichtbiologe Popper war bereits auf dem besten Wege, sogar die höchsten geistigen Errungenschaften des menschlichen Wesens, nämlich dessen grandiose wissenschaftliche Theorien und Entdeckungen als Resultat einer darwinistisch selektiven Ausmerzung, die allerdings statt in der freien und oft bösartigen Natur in unseren bekanntermaßen vernünftig-rationalen Köpfen stattfindet, mit der Evolution des Lebendigen gleichzusetzen. Als Resultat dieses permanenten wissenschaftlichen Selektionsprozesses durch Poppersche Falsifikation oder Widerlegung ergibt sich im günstigsten Falle ein geistiger Fortschritt insofern, als unser Wissen über unser Nichtwissen paradoxerweise Schritt für Schritt, das heißt also von einer erfolgreichen Widerlegung einer wissenschaftlichen Hypothese oder Vermutung zur nächsten, anzuwachsen scheint. Denn, so muß im Sinne Poppers immer wieder betont werden, die noch nicht widerlegten Hypothesen dürfen nur rein vermutlich und mit Vorbehalt als zumindest etwas wahrer angesehen werden als jene bereits auf die riesige geistige Mülldeponie der Wissenschaftsgeschichte verbannten Irrtümer. So kann jeder neue Tag und jedes neue wissenschaftliche Experiment mit einem Schlag all das wieder zusammenbrechen lassen, was wir uns in mühevoller Kleinarbeit über Jahre hinweg aufgebaut haben. Ja sogar ganze Weltanschauungen können mit einemmal durch irgendeine oft ganz nebensächliche Beobachtung oder Überlegung in sich zusammenstürzen. So geschah es mit dem ptolemäischen Weltbild, in dem noch die Sonne um die Erde kreiste, mit dem Schöpfungsmythos, wo Adam und Eva noch die gesamte Menschheit zeugen mußten, mit der Phlogistontheorie, wonach mit dem Verbrennungsvorgang die Entstehung einer bestimmten Substanz *(Phlogiston;* Wärmestoff) verbunden war, und mit noch vielen anderen Ideen, die zu ihrer Zeit jeweils als wahr und richtig betrachtet wurden. Poppers kritische Wissenschaftstheorie hat was für sich, und dementsprechend beliebt ist sie auch. Noch weit mehr, sie dominiert beinahe den gesamten westlich orientierten Wissenschaftsbetrieb. Kein Forscher oder Buchautor eines wichtigen Fachbuches, kein Gesellschaftskritiker und auch kein prominenter Politiker, der es wagen würde, diese doch so erfolgreiche Methode des geistigen Fortschritts in Zweifel zu ziehen. Die Faszination dieses Ansatzes liegt dabei primär in einer doch stark lehrmeisterhaften Anweisung zur einzig richtigen Methode zum Erfolg. Poppers Vorschriften für den richtigen Wissenschaftsbetrieb dürften damit einem offensichtlich grundlegenden Bedürfnis nach einer Art Urvertrauen auch und gerade in den Wissenschaften nachkommen. Die unterschwellige Angst, mit einer möglicherweise gänzlich falschen Methode des Erkenntnisgewinns als chaotischer Borderliner des Wissenschaftsbetriebs zu enden, führte hier zu einer überraschend orthodoxen Konformität der sich ansonsten als so revolutionär und gesellschaftsverändernd verstehenden menschlichen Kultur. Kein Wunder also, wenn Popper als einer der bedeutendsten Wissenschaftsphilosophen des 20. Jahrhunderts gelten darf. Seine leicht verständliche Anleitung zum richtigen Erkenntnisgewinn, die man in die Worte fassen könnte: „Vertraue nur auf das, was auch wirklich funktioniert", verschafft vertrauenserweckende ideologische, aber vor allem auch technologische Sicherheit.

Läßt sich Poppers Position in irgendeiner Form wesentlich kritisieren oder gar in Frage stellen? Versuchen wir es doch einmal gleich in aller Kürze – eine ausführlichere Kritik folgt in Kapitel 18 –, und zwar ganz einfach dadurch, daß wir uns auf den eigentlichen Kern des Problems von Erkenntnisgewinn konzentrieren, nämlich die Art der Entstehung von wirklich neuen Ideen und Hypothesen. Diese Problematik, so paradox dies auch klingen mag, wurde von Popper selbst kein einziges Mal ernsthaft untersucht. Wichtig für ihn war hier nur, wie mit den bereits vorhandenen Ideen umgegangen werden soll, um sozusagen am effektivsten die Spreu vom Weizen zu trennen. Die Lösung der weitaus schwierigeren Frage, wie denn eigentlich jenes scheinbar Neue entsteht oder entstehen kann, wird dabei stillschweigend vorausgesetzt. Genau an diesem Punkt aber, und das mag auf den ersten Blick etwas verwegen erscheinen, kann die Biologie, genauer gesagt die Evolutionstheorie, eine Antwort bieten, eine Antwort allerdings, die, wie sich zeigen wird, subjektiv nicht ganz so leicht zu akzeptieren ist. Paul Feyerabend (1976), der große „Antimethodist" und erklärte Antipopperianer unter den modernen Erkenntnistheoretikern wurde mit dem orthodoxe Gemüter verunsichernden Schlachtruf „alles ist möglich" *(anything goes)* bekannt. Diese Worte klingen wie die langersehnte Befreiung von der doch allzu normativ verpflichtenden Diktion der sich in der Übermacht befindlichen popperschen Schulmeister. Allein, wieviel tatsächlich möglich ist, aber wie wenig dabei überhaupt Fortschritt sein kann, das läßt sich erst mit Darwins Theorie zeigen.

Da ist ein dermaßen universaler Forschergeist, wie es Jean Piaget war, unserem eigentlichen Thema, einer konsequenten „Biologie der Erkenntnis" (Piaget 1967), schon um einiges näher gekommen. Seine Betonung der geistigen Aktivität des Subjekts nicht nur als unbarmherziger Ausleser von den wenigen richtigen aus den allzu vielen falschen Hypothesen, sondern als kreativer Konstrukteur von neuen Ideen konzentriert sich schon viel mehr auf den interessanteren Teil unserer Untersuchung. Der einzige Vorwurf, der ihm gemacht werden könnte, ist der, über das Ziel etwas hinausgeschossen zu sein, denn in Piagets Vision kennt menschliche Erkenntnis überhaupt keine Grenzen mehr. Wäre da nicht das Faktum bzw. vielmehr das „Rätsel" (Theimer 1983) des physischen Alterns, gekoppelt mit einem unaufhaltsamen Rückgang des Gedächtnisses und, vor allem, das Drama des individuellen Todes, wir würden gar nicht aufhören können, immer erfahrener, intelligenter und perfekter zu werden. Wenn unser persönliches geistiges Leben, so wie es eigentlich auch Popper verstanden hat, ein tatsächlich darwinistischer Prozeß wäre, in dem immer besser angepaßte Ideen aufeinanderfolgen, dann müßte dies sogar stimmen und wir verfügten dann automatisch über die Potenz, uns in die grenzenlose Unendlichkeit eines immer komplexer werdenden geistigen Seins weiterzuentwickeln. Wenn wir jedoch als Individuen – und wie wir sehen werden, spricht einiges dafür – nur einen kleinen Ausschnitt aus dem gesamten Szenario der organischen Evolution darstellen, so müßten wir wohl mit einem eher bescheideneren Beitrag zur Entwicklung unserer Spezies rechnen.

Schließlich hat Konrad Lorenz als einer der wenigen ausgebildeten Biologen unter den vielen selbsternannten evolutionären Erkenntnistheoretikern zweifellos die umstrittenste und gleichzeitig in vieler Hinsicht beinahe beliebteste Version einer biologistischen Interpretation des Geistwesens Mensch vorgelegt. Unser Denken, so läßt er uns glauben, ist uns in weitem Maße angeborenermaßen vorgegeben, aber wir können bis zu einem gewissen Grad diese unsere archaischen Denkinstinkte lernend und kommunizierend überwinden. Es gibt also, wie sich in der Verhaltensforschung scheinbar leicht zeigen läßt, je nach Tierart unterschiedliche Freiheitsgrade des Verhaltens, wobei der Mensch und kein anderes Tier offenbar den Anteil des Löwen abbekommen hat. Was an dieser so verlockenden und weithin akzeptierten Konzeption Probleme macht, ist die genaue Art des Übergangs von der einen Fertigkeit zur anderen. Um es auf vereinfachte Weise darzustellen: Ein menschliches oder tierisches Subjekt möchte etwas Neues dazulernen. Um zu beginnen, braucht es notwendigerweise eine erste konkrete Anweisung, zum Beispiel in der Form von „nimm das oder das wahr und reagiere so oder eben nicht so darauf". Diese erste Anweisung muß schon vorhanden und folglich auch in irgendeiner Form angeboren oder, besser gesagt, ererbt worden sein, denn wie sonst könnte dieses noch vollkommen ahnungslose Subjekt eine Anweisung der Umwelt verstehen. Jetzt kommt aber unweigerlich der nächste Schritt im Lernprozeß, und damit beginnt das ganze Problem wieder von vorn. Wer sagt *nun* dem Subjekt, was es im nächsten Moment zu tun hat? Dieses Frage-und-Antwort-Spiel, das schon der große Erkenntnistheoretiker Platon beherrscht hat, läßt sich im Prinzip beliebig lange fortsetzen. Eine sinnvolle Unterscheidung von angeboren und erlernt ist also in dieser Weise nicht aufzulösen. Diese Unterscheidung hat zwar zweifelsohne einen gewissen empirischen Nutzen, um bestimmte beliebig definierbare Klassen von Verhaltensmustern ausein- anderzuhalten – als da wären so triviale Gegensätze wie im Moment der Geburt vorhanden versus nicht vorhanden, starre versus flexible Bewegungs- koordinationen, kurzfristig versus langfristig angelegte Verhaltensprogram- me –, sie hat aber letztlich mit jenem Unterschied, mit dem sie in der Regel as- soziiert wird, nur mehr sehr wenig bis gar nichts zu tun. Nichtsdestoweniger scheiden sich gerade an diesem Punkt bis auf den heutigen Tag die Geister, was offensichtlich in der alles entscheidenden Frage nach der Reichweite unserer vermeintlichen persönlichen Freiheiten kulminiert.

Konrad Lorenz gilt in dieser Sache gemeinhin als derjenige, der am stärk- sten den Instinktcharakter des menschlichen Verhaltens betont hat. Bei ge- nauerer Betrachtung ist aber auch das genaue Gegenteil der Fall. Mit seinem dem Angeborenen diametral entgegengesetzten Lernkonzept hat er nämlich das Naturwunder Mensch erst möglich gemacht und sich damit genauso in die vorderste Reihe der gar nicht so seltenen Biologen gestellt, die immer wieder die rein biologisch nicht erklärbare Sonderstellung des Menschen betont ha- ben. Darwin selbst allerdings ging es gerade um die Abschaffung solcher Naturwunder. So scheint es, daß wir einer neuen Lösung der *Causa humana* nur dann wirklich näher kommen können, wenn wir unvoreingenommener als bisher an die Sache herangehen. Das bedeutet nichts anderes, als daß es uns prinzipiell gleichgültig sein muß, wie letzten Endes das Ergebnis aussehen wird. Das soll natürlich nicht heißen, daß es dann subjektiv nicht bewertet werden darf. Aus methodischen Gründen jedoch empfiehlt es sich, den erfri- schend unbefangenen Zugang eines Berufszoologen noch einmal aufzuneh- men und ihn jetzt aber fortzuspinnen in einen Bereich hinein, der bislang ein unausgesprochenes Tabu darstellte, nämlich in den Bereich der Erkenntnis- theorie des Menschen selbst, also in seine, wie es scheint, exklusivste und zu- gleich umstrittendste Domäne (zur philosophischen Kritik siehe Löw 1983; Köchler 1983; Putnam 1983; Lütterfelds 1987; Hösle 1988). Zu diesem Behufe ig- norieren wir jetzt auch geflissentlich den gut gemeinten Rat von David Hull, eines besonderen philosophischen Kenners evolutionärer Erklärungsansätze, der noch vor nicht allzu langer Zeit meinte: „.... die Grundsätze der evolu- tionären Theorie befinden sich zurzeit in einem Zustand der Umwälzung. Jetzt ist nicht der Moment, um eine besondere Interpretation der biologischen Evolution herzunehmen und diese dann unkritisch auf die soziale Evolution anzuwenden" [Ü. d. A.] (Hull 1980, S. 73). Beginnen wir aber dennoch ihm zu- liebe besonders kritisch noch einmal ganz von vorne und nehmen wir das Tier Mensch diesmal viel genauer als bisher unter die zoologische Lupe. Sollte es al- lerdings, wie schon zu oft geschehen, auch bei der nun folgenden Untersu- chung auf wunderbare Weise der Betrachtung durch die Biologie entweichen

wollen, so werden wir diesmal jedoch den bewährtesten aller seiner Flucht-
wege, nämlich seine scheinbar so außergewöhnliche Fähigkeit, neue Erkenntnisse zu gewinnen, genauer zu prüfen haben. Um derlei auch erfolgreich
durchführen zu können, bedarf es jedoch noch ein klein wenig biologischer
Theorie.

3. Sein oder Nichtsein

Nichts ist leichter, als ganz allgemein
die Existenz des Kampfes ums
Dasein zuzugeben; nichts aber ist
schwerer (wie ich wenigstens heraus-
gefunden habe), als die Existenz des
Kampfes ums Dasein beständig im
Auge zu behalten.

Charles Darwin

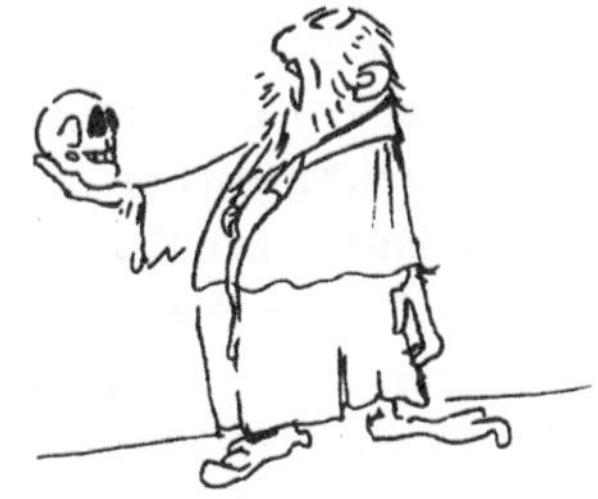

Die Theorie der Evolution hat in einem sehr konkreten Sinne mit dem bekannten Shakespeare-Zitat aus „Hamlet" zu tun. Dabei wurde der Ausdruck „Evolution" im modernen Sinne einer nur historisch zu verstehenden Entwicklung
erstmals vom Astronomen Sir John F. W. Herschel (1792–1871) gebraucht, der
allerdings bloß die Mannigfaltigkeit von Sternen in bestimmte Entwicklungs-
linien einzuordnen versuchte. Darwin selbst beschrieb seine Beziehung zu
Herschel als dem Paradephilosophen seiner Zeit mit den folgenden aufschlus-
sreichen Worten:

... Sir J. Herschels „Einführung in das Studium der Naturphilosophie" erregte in mir einen
brennenden Eifer, wenigstens den geringfügigsten Beitrag zum edlen Gebäude der
Naturwissenschaft zu leisten. Kein einziges oder kein Dutzend anderer Bücher beeinflußte
mich so stark wie dieses [Ü. d. A.] (Charles Darwin in F. Darwin 1887, Bd. 1, S. 55).

In Darwins berühmt-berüchtigtem „Kampf ums Dasein" geht es nun tatsächlich – *nomen est omen* – um Sein oder Nichtsein, allerdings nicht immer in jener theatralisch-dramatischen Art und Weise, wie es von manch allzu populären Darstellungen der Evolutionstheorie zu erwarten wäre. Ganz im
Gegenteil, gerade die entscheidendsten Prozesse spielen sich oft in äußerlich
sehr kooperativer Form (Dugatkin 1997) oder sogar im verborgenen ab (siehe
Pflanzen), also ganz ohne jeden tatsächlichen physischen Kampf und offensichtlich auch ohne jede andere gröbere Auseinandersetzung. Das Überleben
des Tüchtigsten *(survival of the fittest)*, wie die Evolution auch gerne seit
Herbert Spencer (1820–1903) genannt wird[3], beschreibt die einfache und leicht
nachvollziehbare Tatsache, daß unterschiedlich ausgestattete Lebewesen in einem begrenzten Lebensraum mit begrenzten Ressourcen entsprechend unterschiedliche Überlebens- und Fortpflanzungschancen haben werden (zur

Absurdität des diesbezüglichen Tautologievorwurfs, siehe Mayr 1991 und Oeser 1996). *Differentielle Reproduktion*, d. h. die unterschiedlich erfolgreiche Vermehrung verschiedenartiger Individuen, ist ein modernerer und, vor allem, noch wesentlich besserer, da semantisch neutralerer und somit leichter operationalisierbarer Ausdruck dafür.

Wenn Ressourcen und Lebensraum knapp sind – und in der Praxis sind sie immer begrenzt –, dann muß dies notgedrungenermaßen zu irgendeiner Form von Konkurrenz zwischen den beteiligten Organismen führen. Die Konkurrenz kann sich dabei sowohl auf Individuen derselben Art als auch von ganz verschiedenen Arten beziehen, dies hängt jeweils von den herrschenden ökologischen Bedingungen ab. Im allgemeinen manifestiert sich die Konkurrenz am stärksten jedoch zwischen Angehörigen ein und derselben Art, da deren Individuen allein schon durch ihre vergleichsweise einheitliche Konstitution an eine ähnliche ökologische Nische mit ganz bestimmten Überlebensstrategien angepaßt sind. Hingegen wird sich der Wettkampf der Indidivuen, je weiter Organismen in abstammungsmäßiger Hinsicht voneinander entfernt sind, um so geringer bzw. weniger direkt zeigen, da auch die Berührungspunkte für eine mögliche Konkurrenz weniger zahlreich sind. Dies schließt allerdings keinesfalls aus, daß auch zwischen sehr entfernten Verwandten, wie z. B. zwischen Ratten und Menschen, nicht doch bestimmte Beziehungen existieren, die letztlich einem unter Umständen zukunftsentscheidenden Wettbewerb gleichkommen. Wenn man den Lebensraum Erde global betrachtet, so wird man in letzter Instanz sogar zu der Einsicht kommen müssen, daß alle anwesenden Organismen in einer Art von Schicksalsgemeinschaft in unterschiedlichem Ausmaß voneinander abhängig sind. Ein zurzeit recht beliebtes, wenn auch etwas übertriebenes Beispiel möge das illustrieren. Die Spezies *Homo sapiens* ist gerade auf dem besten Wege, die einstmals vielfältigen Lebensbedingungen auf dem Globus derart zu verändern, daß nur mehr vergleichsweise wenige Tier- und Pflanzenarten, sollte der jetzige Trend weiterbestehen, für die zukünftige Evolution des Lebendigen übrigbleiben werden. Unter Umständen ist sogar ein noch extremeres Szenario denkbar, in welchem die gesamte Menschheit sich und die verbliebenen Arten der selbstgebastelten Arche Noah per atomarem Knopfdruck versehentlich, aber doch überraschend synchron in die Luft sprengt. Wenn dies auch gar nicht so einfach ist, als es auf den ersten Blick zu sein scheint – es müßte tatsächlich jedes einzelne Lebewesen, in welcher Ecke dieser Welt es sich auch befinden mag, zerstört werden –, so zeigt doch schon allein dieses in letzter Zeit sich immer öfter aufdrängende Gedankenexperiment, wie eng die globalen Zusammenhänge sein können. Vor diesem Hintergrund ist es nun aber durchaus legitim, jeden ernsthaften Kontrahenten unserer eigenen, offensichtlich übergeschnappten Art als wichtigen und vor allem realen Konkurrenten um den Verbleib auf diesem Erdball anzusehen (z. B. Mäuse, Ratten, Insekten, Viren).

Die Konkurrenz ums nackte Überleben und zugleich ums potentiell ewige Weiterleben in Form von eigenen Nachkommen in einem begrenzten Lebensraum führt also notwendigerweise zu einer evolutiven Veränderung lebender Systeme, wobei die besser oder zumindest nicht schlechter angepaßten Organismen automatisch die Oberhand behalten. Die Gesamtheit aller Mechanismen, die diesen Prozeß antreiben, wird in der Regel mit dem Ausdruck natürliche Auslese umschrieben, womit betont wird, daß die Natur bestrebt ist, die Spreu vom Weizen zu trennen. An diesem Punkt jedoch ist es angebracht, einige kritische Anmerkungen zu machen, da viele dieser aus dem menschlichen Bereich übernommenen Ausdrücke immer wieder Anlaß zu beliebten Fehlinterpretationen geben. Zuallererst heißt „besser" nicht mehr und nicht weniger, als daß ein bestimmter Typus von Lebewesen – dies kann sowohl eine konkrete Art als auch eine Gruppe bestimmter Individuen ein und derselben Art sein – aus irgendwelchen Gründen dabei ist, andere Lebensformen rein zahlenmäßig zu verdrängen. Diese Feststellung, und das wird in vereinfachten Darstellungen immer wieder vergessen, hat aber absolut nichts mit einer Beurteilung im Sinne menschlich-ethischer Wertsysteme (gut/schlecht usw.) zu tun. Es geht hier allein um die Feststellung physisch realer Existenzen (z. B. dieser Wurm lebt noch, dieser Nager wühlt noch, dieser eigenartig intelligente Affe läuft immer noch herum usw.), wobei – dies wird sogar von Biologen gelegentlich vernachlässigt – in der Theorie alle aktuell existierenden Lebensformen als evolutionär gleichwertig zu behandeln sind. Sogar dann, wenn gewisse negative Trends zumindest rein hypothetisch vorherzusehen sind, da wir von einer Vielzahl von Arten bereits heute wissen, daß sie wahrscheinlich nicht mehr am Abgrund des Aussterbens vorbeimanövriert werden können, so gilt doch bis zuletzt, also praktisch bis zum Verschwinden des wirklich allerletzten Individuums, immer noch das bloße Überleben als einzig relevantes Kriterium. Lange Zeit wurde von Genetikern die These verfochten, daß – aufgrund der ansonsten unvermeidlichen Inzestprobleme – eine theoretisch zu fordernde minimale Anzahl von etwa 600 Paaren für das Überleben einer Population notwendig wäre. Inzwischen haben neuere Daten von realen Populationen gezeigt, daß die Minimalanzahl doch sehr stark von der jeweils betrachteten Spezies abhängt und jene 600 Paare unter Umständen weit unterschritten werden können (Remmert 1994). Mit anderen Worten, es gibt kein besseres oder schlechteres Leben auf dieser Erde, es gibt nur: Sein oder Nichtsein. Deswegen gibt es auch keine besser und schlechter angepaßten Lebewesen, sondern nur (im konkreten Moment noch) existierende und eben aus irgendwelchen Gründen nicht (mehr) existierende. Im weiteren bedeutet dies auch zugleich, daß nicht notwendigerweise irgendeine gerichtete Entwicklung in Richtung auf höhere Komplexitätsformen der Evolution zugrunde liegen muß. Eine solche Schlußfolgerung leuchtet allein schon deswegen ein, da die Eigenschaft einer komplexen Struktur für sich genommen nicht unbedingt ein evolutionärer Vorteil sein muß. Daß Organismen sich oft tatsächlich in Richtung höherer Komplexität entwickeln, hängt vielmehr meist mit dem einfachen Umstand zusammen, daß die meisten billigen, also die mit weniger Aufwand zu besetzenden Plätze und Nischen der Evolution bereits besetzt sind, eine Entwicklung zu mehr Raffinesse und entsprechend komplexerer Struktur somit oft selektiv erzwungen wird. Zugleich wirken aber die bereits erreichten Komplikationen der organismischen Struktur selbst derart, daß eine Wiederauflösung von in bewährter Manier vernetzten Merkmalen alles andere als selektiv von Vorteil sein kann. So ist es für uns Menschen praktisch für alle Zeiten ausgeschlossen, daß wir jemals wieder alle unsere genetisch verankerten Säugetiermerkmale verlieren und vielleicht wieder zu Reptilien oder gar – was, wie man meinen würde, für heutige Wale doch ein Vorteil sein sollte – wieder zu Fischen (rück)"mutieren" könnten. Genau dasselbe gilt natürlich in reziproker Weise für alle anderen größeren Gruppen der Wirbeltiere, für Knorpel- und Knochenfische gleicherweise wie für Vögel und Reptilien. Der Evolutionstheoretiker Rupert Riedl (1975) hat diese systembedingte Vernetzung komplexer morphologischer Merkmale in vielzelligen Organismen sehr anschaulich als Resultat einer historisch gewachsenen „Ordnung des Lebendigen" beschrieben, als deren treibender Motor die Wirkung einer inneren Selektion zu verstehen ist. Eine solche innere Selektion stellt jedoch keineswegs einen Gegensatz oder gar, wie gelegentlich gemeint, einen Widerspruch zur Darwinschen Selektion dar, die vermeintlich nur von außen wirkt, sondern berücksichtigt vor allem jene stark richtenden systemimmanenten Komponenten der natürlichen Selektion, die in nicht wenigen Darstellungen der Evolution einer vermeintlichen Einfachheit halber gerne weggelassen wurden, deren Bedeutung aber gerade in letzter Zeit wieder anerkannt wird (Wagner 1998; Waxman & Peck 1998). In den Worten von Riedl:

Hier handelt es sich um eine Selektion, die weit über die Strenge, wie sie das Milieu allein vorschriebe, hinausgeht. Dabei ist es weder nötig, eine 'innere' und eine 'äußere' Selektion zu unterscheiden, weil jedes Testergebnis [= differentielle Reproduktion] aus der Konfrontation eines Testobjektes [= Organismus] und einer Testvorschrift [= genetischer „Bauplan"] hervorgeht. ... Diese 'innere' Selektion steht zur 'äußeren' in einem Verhältnis wie die Betriebs- zur Marktselektion. Auch sie ist letztlich durch die Ansprüche des Marktes [= ökologische Nische], aber über die Funktionsbedingungen des Produktes [= Funktionalität des morphologischen Merkmals] und die Organisation des Betriebes [= Gesamtorganismus] entstanden, aber zu Eigengesetzen von Test und Toleranz [= Physiologie des Vielzellers], zu Eigengesetzlichkeit [= Historizität des Genoms] gelangt [= eigene Anmerkungen] (Rupert Riedl 1975, S. 217/298).

Interne evolutionshistorische wie auch externe konkurrenzbedingte Ursachen reduzieren also gleichermaßen die theoretischen Möglichkeiten und Chancen einer erfolgreichen Rückentwicklung. Es besteht also für uns Menschen genau aus diesem Grund nur eine relativ geringe Aussicht auf die Möglichkeit einer

Entwicklung zurück in Richtung einer unserer harmloseren, zum Beispiel nagetierähnlichen Vorfahren. Dies mag von manchen, ökologisch global engagierten Leuten vielleicht bedauert werden, es bedeutet aber zugleich auch, daß uns die Evolution die Last des Menschseins für die vielen noch kommenden Generationen mit Nachdruck aufgezwungen hat.

Die Häufigkeit, mit der irrtümlicherweise mit der Evolutionstheorie zugleich auch irgendwelche Bewertungskriterien verbunden werden, hängt sicherlich mit dem von Darwin etwas unglücklich gewählten Terminus natürliche Zuchtwahl – heute heißt es etwas neutraler „natürliche Selektion" – zusammen, der dem späteren, von Herbert Spencer 1866 entworfenen und von Darwin schließlich auf Anraten des verbündeten Alfred Russel Wallace übernommenen Slogans *survival of the fittest* vorausging. Darwin ging dabei nicht ganz ohne Absicht von der Perspektive eines menschlichen Züchters aus, der gezielt nach bestimmten Bewertungskriterien die ihm verfügbaren Haustier- und Pflanzenrassen einer Auslese unterwirft. Dabei werden subjektiv als weniger geeignet beurteilte Individuen absichtlich von der Fortpflanzung ausgeschlossen bzw. als besser beurteilte Individuen gezielt gefördert. Überträgt man dieses zweifellos sehr anschauliche und deswegen auch sehr beliebte Bild auf die Evolution im allgemeinen, so resultiert daraus die Vorstellung, daß eine oberste Instanz im Stil von Mutter Natur in ähnlicher Weise bemüht sein sollte, die besser Angepaßten von den weniger gut Angepaßten zu trennen. Kein Vergleich als dieser kann irreführender sein, um die tatsächlichen Vorgänge und Mechanismen im Rahmen der Evolution zu beschreiben, denn was hier allein gilt, sind allein die physikalischen und ökologischen Rahmenbedingungen, die letztlich einen bestimmten Lebenstyp möglich machen oder eben nicht erlauben. Die gängige Überlegung, daß zum Beispiel eine bestimmte Fähigkeit eines Tieres unter Umständen „besser" ausgeführt werden könnte als es tatsächlich der Fall ist oder daß diese besondere Eigenschaft theoretisch sogar optimiert werden könnte, hat hier keinen Platz, da dieses Kriterium ein der bloßen Existenz eines Lebewesens untergeordnetes ist. Natürlich kann es vorkommen, daß eine Tierart einer anderen durch bestimmte Umstände in der Konkurrenz tatsächlich unterlegen ist, mit anderen Worten also ausstirbt, aber dieses Szenario könnte für jede beliebige Art konstruiert werden, so daß immer wieder sogenannte „bessere" Arten denkbar sind. Auch können immer wieder von neuem Optimierungen ersonnen werden, die alles Bestehende als vollkommen rückständig, ja sogar als unangepaßt erscheinen lassen. Vor dem Hintergrund des einzig relevanten Kriteriums, nämlich Überleben, ist dies aber von sekundärer Bedeutung. Erst in letzter Zeit wurde diese Darstellung der Evolution durch den Aspekt der Neutralität mancher biologischer Veränderungen eindrucksvoll bestätigt. Dem japanischen Evolutionstheoretiker Motoo Kimura gelang es dabei, den neutralen Selektionswert vieler genetischer Mutationen nachzuweisen. Es ist also komplett egal, ob ein neuerworbenes Merkmal neutral, optimal oder nur halb so perfekt ist. Wesentlich ist nur, daß dadurch kein Nachteil, und sei es ein noch so kleiner, im Vergleich zur Reproduktivität der übrigen Konkurrenten entsteht. Fittest muß also nicht immer heißen der stärkste, brutalste, rücksichtsloseste, schnellste, größte, schwerste usw., sondern kann genau so für der sich effizient bewegende, konfliktvermeidende, kooperative, reaktive, vorausschauende, einfühlsame usw. stehen. Getestet wird dabei, dies wird auch gelegentlich übersehen, immer nur das individuelle Gesamtsystem und nicht bloß einzelne, möglicherweise für sich genommen sogar optimale Komponenten. Um also zuletzt wieder mit Shakespeare zu sprechen: Sein oder Nichtsein, das allein ist die entscheidend wichtige Frage.

4. Zufall als Notwendigkeit

Hängt die Evolution von einer zufallsartigen Suche ab?
                    C. H. Waddington

So mancher ausgezeichnete Geist
scheint auch heute noch nicht akzeptieren oder auch nur begreifen zu
können, daß allein die Selektion aus
störenden Geräuschen das ganze
Konzert der belebten Natur hervor-
gebracht haben könnte. Die Selektion
arbeitet nämlich *an* den Produkten
des Zufalls, da sie sich aus keiner anderen Quelle speisen kann.
                    Jacques Monod

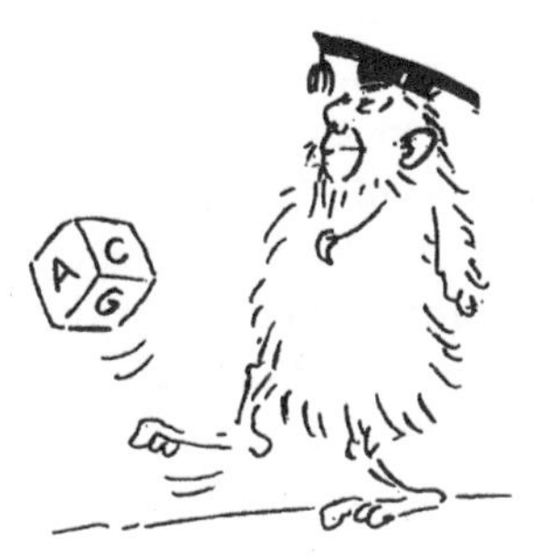

Wie geht nun Evolution tatsächlich vonstatten? Charles Darwin hat als erster
erkannt, daß die natürliche Auslese jenen wichtigen Faktor in der Umwelt darstellt, der bewirkt, daß unterschiedlich ausgestattete Organismen, die in
Konkurrenz zueinander stehen, mit entsprechend unterschiedlichen Fortpflanzungschancen zu rechnen haben. In logischer Konsequenz bedeutet dies,
daß im Laufe der Zeit auch bereits durch relativ geringfügige Unterschiede in
der biologischen Fitneß („Tüchtigkeit") von Lebewesen zahlenmäßige
Veränderungen in der Zusammensetzung von Tierpopulationen zutage treten,
die letztlich sogar zur Entstehung neuer Arten führen können. Die Gesamtheit
aller physikalischen und ökologischen Umweltbedingungen in Form der
natürlichen Selektion entscheidet also über das evolutionäre Schicksal eines
Lebewesens. Wie schon im vorgehenden Kapitel angedeutet, kommt dabei allen aktuell, also hier und jetzt existierenden Lebensformen zumindest in der
Theorie eine absolute Gleichwertigkeit zu, auch wenn sich natürlich oft gewisse negative oder positive Trends abschätzen lassen. Hat sich dann
schließlich eine gänzlich neue Tierart oder auch nur ein bestimmter neuer
Typus innerhalb einer Art durchgesetzt, so bedeutet besser angepaßt im nachhinein – und nur so ist diese Formulierung auch ohne vermenschlichende
Bewertung berechtigt – nichts anderes als die bloße Feststellung, daß sich
neuartige Individuen zahlenmäßig auf Kosten anderer, wie sich später erst
herausstellt, weniger gut angepaßter Individuen vermehrt haben. Es war erst
die Entdeckung dieses ursächlichen Zusammenhangs, der Darwin ermutigte,

von einer Theorie der Entstehung der Arten zu sprechen und damit zugleich alle bestehenden religiösen Schöpfungslehren wie auch andere wissenschaftliche Neuschaffungstheorien mit einemmal in Frage zu stellen. So nahm man beispielsweise noch in der Katastrophentheorie des französischen Zoologen und Paläontologen Georges Cuvier (1769–1832) an, daß am Ende eines jeden geologischen Zeitabschnitts Naturkatastrophen die gesamte Fauna und Flora vernichteten, so daß immer wieder Neuschöpfungen stattfinden mußten. Das mit der wiederkehrenden Neuschöpfung ist natürlich grundfalsch, jedoch kommt die Idee von gelegentlich stattfindenden Umwälzungen großer Teile des Organismenreichs, bedingt durch dramatische Veränderungen der herrschenden Selektionsdrücke, den neueren Anschauungen von Gould und Eldredge über ein sogenanntes punktuiertes Gleichgewicht in der Evolution schon recht nahe (Gould & Eldredge 1977, 1993; Elena, Cooper, & Lenski 1996). Bis auf den heutigen Tag haben also Darwins selektionistische Überlegungen ihre prinzipielle Gültigkeit behalten, und es ist schon erstaunlich, mit welcher Genauigkeit hier ein grundlegender Bestandteil der heutigen Evolutionstheorie vorhergesagt wurde.

Die natürliche Selektion ist von großer Bedeutung für die Evolution des Lebendigen, und doch setzt sie etwas voraus, was sie selbst nicht zu erklären vermag, nämlich die Variabilität von Lebensformen. Zur Zeit Darwins wurde eine solche Vielfalt von lebenden Formen einfach als gegeben vorausgesetzt bzw. konnte eine solche ohne große Schwierigkeiten in der Natur selbst beobachtet werden, und damit schien das Problem bereits gelöst. Das Material, an dem der Einfluß der natürlichen Auslese sich zeigen konnte, war im Überfluß vorhanden, und folglich konzentrierte sich die ganze akademische Aufmerksamkeit auf den eigentlich sekundären, also erst sich daran anschließenden Prozeß des Kampfes ums Überleben. Heute wissen wir, daß die Vielfalt der belebten Natur eine einzige gemeinsame Wurzel besitzt. Es sind geringfügige Änderungen im genetischen Erbmaterial der Lebewesen, die zu entsprechenden Änderungen der Gestalt, des Stoffwechsels oder des Verhaltens führen können. Die chemische Einheitlichkeit dieses Erbmaterials, es handelt sich dabei um die sogenannten Nukleinsäuren oder Kernsäuren, also relativ große und kompliziert gebaute Biomoleküle in den Zellkernen von Organismen, hat auch inzwischen den Beweis dafür liefern können, daß mit großer Wahrscheinlichkeit alle existierenden Lebewesen von einem einzigen oder von nur einigen wenigen Ursystemen abstammen. Bereits Darwin hatte so etwas Ähnliches vermutet, ohne dafür jemals den entsprechenden Beweis vorlegen zu können. Die genaue Art der Veränderungen dieser Nukleinsäuren, die nach einem wiederum weitgehend einheitlichen Prinzip, dem genetischen Code (drei Nukleotide kodieren als sogenanntes Codon für jeweils eine Aminosäure), die Zellen und Körper von Lebewesen aufbauen, lag jedoch lange Zeit im dunkeln und wurde erst mit modernen mikrobiologischen Methoden einer

Klärung zugeführt. Zuvor gab es viele Spekulationen darüber, wobei sich im Prinzip zwei große Gruppen von Theoretikern lange Zeit unversöhnt gegenüberstanden. Die einen sahen eine mehr oder weniger zielgerichtete Tendenz in den Veränderungen, während andere wiederum eher zu der Ansicht neigten, diese Veränderungen könnten auch das Resultat zufallsartiger Einflüsse auf den Organismus darstellen. Die erstere Anschauung wurde mit dem Namen Lamarck berühmt, einem Zeitgenossen Darwins, der oft als dessen direkter Gegenspieler dargestellt wird. Dies stimmt allerdings nur bis zu einem gewissen Teil, denn Darwin selbst zum Beispiel war ebenso wie Lamarck davon sehr angetan, die Evolution von Lebewesen als durch eine Art von noch genauer aufzuklärender Vererbung erworbener Eigenschaften angetrieben zu verstehen. Darwin entwarf dafür sogar das inzwischen natürlich schon längst hinfällige Konzept sogenannter *Gemmulae,* also kleinster Teilchen von Körperzellen, die die erworbene Information über den Mechanismus einer „Pangenese" irgendwie an die Keimzellen weitergeben sollten. Dabei waren diese Überlegungen an und für sich gar nicht so abwegig, zielten sie doch im Prinzip schon auf die Vorstellung partikulärer, d. h. letztlich also molekularer Einheiten der Vererbung – und dies lange vor Weismann – ab. Nur die Idee dahinter war gleichermaßen einfach wie falsch. Wenn ein Tier sich, wie leicht zu beobachten, im Laufe seines Lebens an die verschiedensten und oft sehr widrigen Umstände seiner Umwelt anpassen kann, so war es für Darwin und seine Zeitgenossen nur logisch zu schließen, daß dieses Können bzw. Wissen um die Umwelt in irgendeiner Form an die Nachkommen vererbt werden könnte. Dafür sprach in überwältigender Weise die offenkundige Tatsache, daß sich viele Organismen im Laufe der Evolution immer besser an ihre jeweiligen Lebensbedingungen angepaßt hatten. Diese Vorstellung lief mehr oder weniger direkt auf die Anerkennung einer gerichteten Evolution hinaus, eine Vorstellung, die, wie sich jedoch bald herausstellte, den späteren Anschauungen diametral entgegengesetzt war.

Die zweite Gruppe von Wissenschaftlern, die der Idee einer gerichteten oder gar von irgendeinem übergeordneten Prinzip gelenkten Evolution eher skeptisch gegenüberstanden, formierte sich erst mit dem Aufkommen modernerer biologischer Analysemethoden. Erst mit der Entdeckung der genetischen Mutation schließlich fiel jene Entscheidung, deren Unlösbarkeit zuvor noch generationenlang die Gemüter entzweite. Es stellte sich heraus, daß alle diese Veränderungen, die noch Darwin als von der Natur irgendwie gegeben voraussetzen mußte, auf Zufallsveränderungen der zugrundeliegenden biochemischen Strukturen zurückzuführen sind (Luria & Delbrück 1943). Der Genetiker und Nobelpreisträger Jacob Monod hat diesen Akt der Desillusionierung sehr treffend in einem Buch mit dem Titel „Zufall und Notwendigkeit" beschrieben. Ausgestattet mit jenem typisch französischen Esprit eines radikalen Existentialismus zieht er darin auch mit unverblümter Direktheit die logischen

Schlußfolgerungen, nämlich daß der Mensch genauso wie das Phänomen Leben insgesamt durch einen bloßen Akt des Zufalls in diese unwirtliche Welt geworfen wurde. Heftige negative Reaktionen aus allen philosophischen Lagern, egal welcher Prägung, zeigten dabei, daß diese neuen Erkenntnisse der Naturforschung nicht gerade mit Begeisterung aufgenommen wurden. Uns interessiert hier die politisch-ideologische und die philosophische Diskussion nur insofern, als sie zeigt, daß hier doch so etwas wie ein universelles gesellschaftliches Tabu berührt worden ist. Die Vorstellung, Leben, insbesondere menschliches Leben, könnte sich nur oder hätte gar keine andere Möglichkeit, als sich durch reine Zufallsprozesse zu verändern, ruft bei vielen Menschen offensichtlich ein starkes Unbehagen hervor. Evolution durch natürliche Auslese, das kann man sich unter Umständen noch vorstellen, aber zufällige, also nicht vorherbestimmte beliebige Änderungen als Ausgangspunkt auch unserer eigenen Entwicklung? Diese Angst vor der subjektiv erlebten Sinnlosigkeit genetischer Mutationen spiegelt in irgendeiner Form das Fundament unseres bisherigen Selbstverständnisses wider. Ein neuartiges menschliches Wesen müßte schließlich als Resultat eines ebensolchen Prozesses verstanden werden. Nicht einmal der vordarwinsche „Evolutionstheoretiker" Herschel selbst, der ansonsten als ein nicht uninteressierter Förderer von Darwins Ideen gelten darf, wollte diesen grundsätzlichen Zufallscharakter der biologischen Evolution akzeptieren. In dieser Hinsicht hat er gerade das Wesentliche an der Theorie nicht verstanden bzw. nicht verstehen wollen:

Wir können das Prinzip der willkürlichen und zufälligen Variation und natürlichen Selektion *als solches* nicht mehr als hinreichende Erklärung für die gegenwärtige und vergangene organische Welt annehmen, als wir die Laputasche Methode (Anm.: = Zufallsmethode aus *Gullivers Reisen*) des Verfassens von Büchern (aufs Äußerste getrieben) als eine hinreichende Erklärung für die Entstehung von Shakespeare und der *Principia* annehmen können. In beiden Fällen muß gleichermaßen eine zweckgerichtete Intelligenz kontinuierlich in Aktion sein, um den Schritten der Veränderung ihre Richtung zu geben – ihren Umfang zu regulieren, ihre Divergenz einzuschränken und sie in einer bestimmten Bahn weiterzulenken. Wir glauben nicht, daß Darwin die Notwendigkeit solch einer intelligenten Lenkung leugnet. Aber soweit wir sehen können, geht diese nicht in die Formel dieses Gesetzes ein, und ohne sie können wir uns nicht vorstellen, wie das Gesetz zu diesen Resultaten geführt hat. ... Dies zugestanden und mit einigen Einwänden gegen die Entstehung des Menschen sind wir weit davon entfernt, die Auffassung zurückzuweisen, die Darwin über diesen mysteriösen Gegenstand in seinem Buch vertritt [Übersetzung durch E.-M. Engels 1995, S. 88/89] (John F. W. Herschel 1861, S. 12).

Daß diese grundlegende und stark gefühlsmäßige Abneigung gegenüber dem Zufall als schöpferischem Prinzip der Evolution des Lebendigen inzwischen noch lange nicht überwunden worden ist, zeigt sich sogar heute noch in diversen Bestrebungen, die oft mitten aus den Naturwissenschaften selbst, etwa der Biologie heraus, auftreten. Zumeist handelt es sich um den Anspruch, doch ein wesentlich neues, auf jeden Fall nicht ganz so zufälliges Prinzip in der Natur entdeckt zu haben oder aber, nach grundlegenden theoretischen Überlegungen, doch noch eine Art Kompromiß zwischen Monodschem Zufall und überwältigender biologischer Richtungshaftigkeit der Evolution entworfen zu haben. Allein, diese mit erstaunlicher Regelmäßigkeit immer wieder von neuem auftauchenden grundlegenden Veränderungen oder sogar vermeintlichen Widerlegungen der Evolutionstheorie in ihrer gängigen Form verschwinden in der Regel genauso schnell wieder, wie sie entstanden sind. Was dann übrigbleibt, sind wiederum nur Mutationen als die ungewöhnlich hartnäckig bleibenden Zufallsveränderungen des genetischen Materials. Es gibt also offensichtlich noch immer gar nicht so wenige Leute, denen bis auf den heutigen Tag die Vorstellung einer rein zufällig vonstattengehenden Evolution große Probleme bereitet. Dies hängt sicherlich zu einem großen Teil mit der Tatsache zusammen, daß eben vieles andere im Getriebe der belebten Natur, was uns interessiert, einen so geordneten Eindruck macht. Die bloße Idee, hier dem reinen Zufall eine große Rolle zukommen zu lassen, läßt einen an einen technischen Ingenieur denken, der sich, um die Funktionsweise einer ihm noch unbekannten Maschine zu untersuchen und, vor allem, sie zu verstehen, vollkommen auf gänzlich nebensächlich erscheinende Störgeräusche konzentriert. Der Vergleich hinkt natürlich, denn gerade das macht, unter vielem anderen, einen wesentlichen Unterschied zwischen lebenden und künstlichen Systemen aus. Leben evolviert und verändert sich selbst auf völlig ungeplante Weise („nun unterscheidet sich aber die Lebensmaschine von anderen Maschinen wesentlich dadurch, daß sie sich selbst aufbaut" A. Weismann 1904, Bd.1, S. 329), während von Menschen konstruierte Maschinen darauf angewiesen sind, von ihrem Schöpfer in absolut geplanter Manier verändert zu werden.

Diese eigenartige Diskrepanz zwischen der so offensichtlichen Harmonie und Geordnetheit in der belebten Natur und der Idee einer rein zufallsartigen Entwicklung derselben läßt sich leicht beheben, indem man genauer in Betracht zieht, wo denn eigentlich der Dämon Zufall zu seinem Recht kommt. Es ist natürlich keineswegs so, wie es von vielen schöpfungsgläubigen Menschen angenommen wird, die sich vorstellen, ein Lebewesen würde vergleichbar einer Lotterie in alle seine Bestandteile zerlegt und durch regelloses Schütteln dann der neue große Wurf versucht. Die Erfolgswahrscheinlichkeit eines solchen Vorgehens wäre natürlich gering bzw. hätte in dieser Weise nicht einmal das Leben selbst in seinen einfachsten Formen, in selbstreproduzierenden Molekülen, jemals entstehen können. Darüber sind sich die meisten Wissenschaftler klar, und wiederholte Einwände dieser Art entbehren daher inzwischen auch nicht einer gewissen Langweiligkeit, da sie allesamt, wie schon lange zuvor Herschels vermeintlich vernichtender „Laputascher Hieb" gegen Darwin (siehe oben), von völlig unrealistischen Voraussetzungen ausgehen. Der wesentliche Punkt in der heutigen Konzeption der Evolutionstheorie besteht hingegen darin, daß, obwohl die belebte Natur durch ein schier unfaßbares Ausmaß an Struktur und Geordnetheit gekennzeichnet ist, deren evolutive Veränderung nur durch das genaue Gegenteil dessen geschehen kann, worauf sie sich bezieht, nämlich durch den reinen Zufall. Dieser mag zwar in vieler Hinsicht eingeschränkt sein, in letzter und entscheidender Instanz hat er aber das letzte Wort, indem er bestimmt, welche Veränderung geschieht und welche nicht.

Eine einfache theoretische Überlegung mag abschließend noch die zwingende Notwendigkeit des Zufalls für die Evolution von lebenden Organismen belegen. Dazu bedarf es nicht mehr als der bloßen Umkehr des Behaupteten. Wir nehmen also der Einfachheit halber an, daß Tiere wie auch Pflanzen ihr Schicksal ohne weiteres selbst in die Hand nehmen und somit ganz gezielt Veränderungen ihres Bauplans, ihrer Körperfunktionen und ihres Verhaltens vornehmen könnten. Mutationen des genetischen Materials könnten somit in Richtung eines wahrscheinlichen Vorteils für das betroffene Lebewesen nicht nur wie früher unter Umständen – eben rein zufällig – bewirkt werden, sondern solche Vorteile müßten logischerweise bei jedem einzelnen Schritt möglich sein. Die Konsequenzen einer solchen Möglichkeit wären unglaublich und phantastisch zugleich. Einerseits könnte sich dann ein jedes Lebewesen ganz gezielt auf eine immer bessere Ausnutzung seiner Umwelt hin verändern, und andererseits müßte damit auch zugleich ein gigantischer Wettlauf in Richtung auf eine absolut unverbesserliche, mit anderen Worten also gleichsam unsterbliche Lebensform einsetzen. Letztlich sollten daher alle Organismen, denen es irgendwann einmal gelungen wäre, diese grundsätzlich neue, da noch nie zuvor dagewesene Methode des evolutionären Fortschritts zu praktizieren, zu absolut unsterblichen engelähnlichen Wesen werden, denen kein Problem dieser Welt mehr ein Problem sein könnte. Eine Evolution im eigentlichen Sinne, also über unsichere Veränderungen und dadurch eventuell erreichte Anpassung an immer wieder neue Umwelten, wäre damit zugleich allerdings zu Ende. Nun, zur Beruhigung kann gesagt werden, daß bislang keine einzige solch wundervolle Art bekannt ist und daß auch der Mensch, der sich so gerne selbst als Ausnahmeerscheinung der Evolution darstellt, diesbezüglich – auch wenn es uns gelegentlich so vorkommt – noch keine Wunder bewirkt hat.

5. Das unteilbare Individuum

Niemand glaubt, daß alle Individuen
einer Art genau nach demselben
Modell gebildet sind. Solche individuellen Unterschiede sind aber für
uns von größter Wichtigkeit, denn sie
sind häufig ererbt, wie jedem bekannt sein wird. Sie liefern der natürlichen Zuchtwahl das Material zur
Anhäufung, so wie der Mensch in
seinen Zuchtprodukten die individuellen Unterschiede in bestimmter
Richtung anhäuft.

Charles Darwin

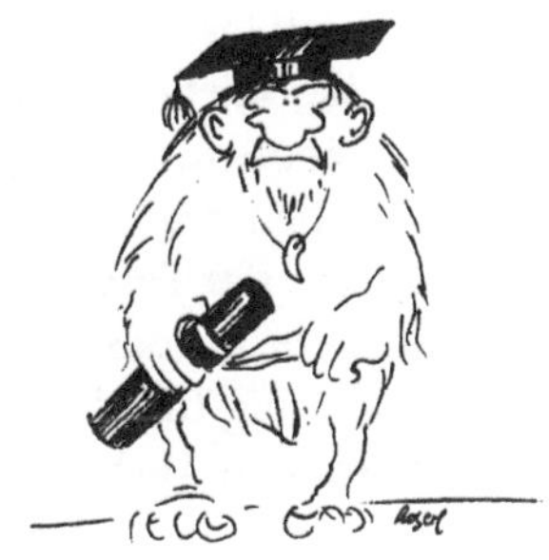

Lebewesen verändern sich also im Laufe von vielen Generationen durch Mutation und Selektion. Dies als Mechanismus der Evolution darzustellen, so wie
wir es zuvor getan haben und wie es üblicherweise in Lehrbüchern der Biologie geschieht, ist strenggenommen irreführend. Der technomorphe, der
menschlichen Technik entlehnte Ausdruck „Mechanismus" deutet nämlich an,
daß hier, ähnlich wie bei einer Maschine, aus einem bestimmten Material nach
einer wohldefinierten Methode irgendein Produkt hergestellt wird. Die
Resultate dieses Verfahrens heißen dann eben Lebewesen und stellen die vorläufigen Produkte des Unternehmens Evolution dar. So anschaulich dieser
bildliche Vergleich auch sein mag, er erweist sich, bei unkritischer Verwen-
dung, als genauso irreführend wie die meisten anderen dem menschlichen
Bereich entlehnten Begriffe. Tiere unterliegen keinem übergeordneten oder
gar methodisch steuerndem Mechanismus, der sie zu immer besser angepaßten Wesen auf diesem Planeten werden läßt. Tiere leben, pflanzen sich fort
und verändern sich, und erleben dabei verschiedene persönliche Schicksale,
manchmal erfolgreiche, manchmal weniger erfolgreiche, das ist auch schon alles, mehr steckt nicht dahinter. Das Resultat nennt sich dann biologische
Evolution, ohne daß hiermit irgendein besonderes Prinzip oder Gesetz der
Natur assoziiert werden muß. Dies noch einmal zur Vorsicht gegenüber alt-
eingesessenen Begriffen und Vorstellungen.

Daß die genetische Ausstattung eines Lebewesens für seine Evolution von
ganz besonderer Bedeutung sein muß, wissen wir zumindest seit der
Entdeckung und ersten genauen Beschreibung der entsprechenden Erbmoleküle durch James Watson, Francis Crick und Maurice Wilkins, die dafür im

Jahre 1962 den Nobelpreis erhielten. Seither kommt der Genetik, der Untersuchung der Genzusammensetzung lebender Organismen eine primäre Rolle in der gesamten biologischen Grundlagenforschung zu. Wie bedeutend die Gene eines Lebewesens für die Evolution sein können, wird einem klar, wenn man sich letztere ohne diese grundlegenden Steuereinheiten des Lebens vorstellen müßte. So etwas würde schlicht und einfach nicht funktionieren, da genetische Elemente mit praktisch allen wichtigen Funktionen des Lebens untrennbar verwoben sind. Gene sind verantwortlich für die Herstellung der Körpereiweiße, in der Folge für praktisch alle weiteren synthetisierten Moleküle eines Körpers, für das koordinierte Zusammenspiel all dieser Elemente – und somit zuständig für alle Ebenen der Komplexität hinauf bis zum aufeinander abgestimmten Verhalten eines ganzen Tierkörpers. Nun könnte man daraus folgern, daß die Gene ganz allein das eigentliche Material wären, an dem Evolution stattfindet, und daß der Rest an verschiedenen Molekülen und Strukturen, der sich da noch im Organismus findet, allein dem Zweck zu dienen hätte, optimale Lebensbedingungen für ihre Erschaffer, eben die Gene, zu garantieren. Richard Dawkins hat diese reduktionistische Sichtweise erstmals auf die Spitze getrieben, einer Spitze, wo nur mehr egoistische Gene die von ihnen selbst gebastelten Körper dazu brauchen bzw. als bloße „Vehikel" mißbrauchen, um ihrer eigenen Vermehrung zu dienen. Betrachtet man in isolierter Weise die Verbreitung und Vermehrung bestimmter Gene, die z. B. bei Säugetieren für die Haarlänge, die Körpergröße usw. zuständig sind, über mehrere Generationen hinweg, so ergibt sich tatsächlich ein solches Bild. Die Individuen selbst vergehen, die Gene hingegen bleiben (potentiell) unsterblich. Das Bild ändert sich jedoch in drastischer Weise, wenn wir die Probe aufs Exempel statuieren und uns ansehen, wozu die Gene überhaupt noch fähig sind, wenn sie ganz auf sich allein gestellt sind. Eine so großartig vermutete Emanzipation geht dann mit einemmal zugrunde, ohne daß auch nur irgendwo Rettung in Sicht wäre. Stellen wir uns das entscheidende Experiment, ein sogenanntes *experimentum cruci*, in etwa folgender Weise vor: Wir extrahieren aus den Kernen der Zellen irgendeines Lebewesens die gesamte vorhandene Menge an DNA (Desoxyribonukleinsäure), also jener Kernsäuren, die allein für die genetischen Merkmale des Organismus zuständig sind. Das Ergebnis eines solchen Experiments wird natürlich ein enttäuschendes sein, da die gesamte wertvolle Erbsubstanz in äußerst kurzer Zeit sich nicht nur nicht, wie ansonsten üblich, in gestalterisch selbstorganisierender Weise als lebendes Wesen manifestieren wird, sondern unweigerlich seiner vollkommenen Auflösung entgegendriften wird. Mit anderen Worten, die äußerst komplexe Information, die in den Genen steckt, entsteht bzw. hat erst Sinn und Bedeutung, wenn sie integriert ist in einen bestehenden Organismus. Insbesondere die Proteine und alle anderen wichtigen Moleküle (Kohlenhydrate, Fette, CoFaktoren usw.) sind es, die nur in Zusammenarbeit mit den

Genen das erzeugen, was wir Leben nennen und was erst durch seine ganz besondere Robustheit gegenüber Störungen der Umwelt gekennzeichnet ist.
Gene allein haben in dieser Auseinandersetzung keine Chance, und schon gar
nicht ein einzelnes isoliertes Gen. Daß die Genselektionstheorie letztendlich
eine doch unerlaubte Reduzierung komplexer biologischer Phänomene auf
scheinbar einfache chemische Verdopplungsprozesse, wie sie als sogenannte
autokatalytische Prozesse gelegentlich auch im unbelebten Bereich vorkommen, darstellt, zeigt sich schließlich mehr noch in der Tatsache, daß allein die
Definition eines Gens mit all seinen Wirkungen in einem Organismus vollkommen abhängig ist von der genauen Struktur des gesamten Genoms und
damit einfach nicht loslösbar ist von der Dynamik aller beteiligten Strukturen
und Prozesse. Den Proteinen geht es diesbezüglich um nichts besser, den auch
sie sind darauf angewiesen, von entsprechenden Genen kodiert und in der
Folge in mehreren voneinander getrennten Schritten hergestellt zu werden.
Man könnte jetzt genauso wie im Fall der Gene hergehen und die Reproduktion der Proteine, die sich letztlich in genau spiegelverkehrter Weise über
die Gene verdoppeln, zum obersten Prinzip der Evolution ernennen. Dies ist
auch in der Praxis geschehen, denn es ist durchaus möglich, über einen
Stammbaum der Proteine ein fast perfektes spiegelbildliches Abbild der genetischen Verwandtschaft zu konstruieren. Die grundsätzliche methodische
Gleichwertigkeit des phänotypischen und des genotypischen Zugangs bei der
Erstellung von Stammbäumen wird inzwischen auch von den meisten Systematikern anerkannt (Dayhoff 1969). Dies geben zum Teil sogar schon Skeptiker der genetischen Bestimmungsmethoden zu, wie das folgende Zitat zeigt
(zum aktuellen Stand der Dinge, siehe Holm & Sander 1996; man beachte auch
innerhalb der genetischen Methoden die perfekte Bestätigung der mitochondrialen „Eva-kam-aus-Afrika"-Hypothese [Wilson & Cann 1992] durch den
erst kürzlichen Nachweis von Adams afrikanischen Y-Chromosom-Wurzeln
[Bericht in Wood 1997]):

Phänotypische Korrelationen zwischen Merkmalen können mit viel größerer Genauigkeit
bestimmt werden, und sie sind auch viel einfacher zu erhalten als ihre genetischen Gegenstücke. Wenn genetische Korrelationen gut erfaßt werden, tendieren sie dazu, weder in der
Größenordnung noch in der Struktur wesentlich von ihren phänotypischen Entsprechungen abzuweichen [Ü. d. A.] (J. M. Cheverud 1988, S. 966).

Wer ist nun also wirklich wichtiger, die „egoistischen" Gene oder deren „geknechtete" Proteine? Beide sind unauflöslich sowohl in ihrer Struktur wie auch
in ihrer Funktion miteinander verbunden, die letztlich erst durch die Ganzheit
des Organismus definiert wird. Ein wesentlicher Unterschied hat sich aber
doch im Laufe der Evolution offensichtlich unwiderruflich etabliert, denn nur
die Gene unterliegen einer gewissen Mutabilität im Laufe der Generationen,
von der die Veränderlichkeit der Struktur der Proteine strikt abhängig geblie-

ben ist. Es hätte jedoch prinzipiell auch ganz anders kommen können in der frühen Evolution lebender Systeme – vielleicht sogar genau umgekehrt. So geht beispielsweise das Proteine-zuerst-Konzept *(proteins first concept)* im Gegensatz zum Kernsäuren-zuerst-Konzept *(nucleic acids first concept)* davon aus, daß Eiweiße und nicht Kernsäuren die ersten selbständig replizierenden Moleküle waren. Diese These ist durch neuere Untersuchungsergebnisse über eine zumindest teilweise Autoreplikation von einfachen Proteinabschnitten (Lee 1996) oder sogar ganzen Proteinen – man denke nur an die gefährlichen „Prionen" (künstlerisch inspirierte Abkürzung von „proteinaceous infectious particle", s. Katscher 1997; Entdeckung durch Prusiner et al. 1992), deren mysteriöses Wesen bis heute noch umstritten ist (Aguzzi & Weissmann 1997) – wieder aktuell geworden. Nichtsdestotrotz haben auf unserem Planeten jedenfalls die Gene das Sagen in der Evolution behalten können. In diesem speziellen Sinne ist es also durchaus erlaubt, von den Genen als den für die Evolution wichtigen Informationsträgern zu sprechen. Das Vorhandensein eines funktionierenden, d. h. diese Informationsträger kausal miteinschließenden Organismus ist dafür allerdings die unverzichtbare Voraussetzung.

Wenn man heutzutage als Biologe von der primären Bedeutung des Organismus für die Evolution lebendiger Formen spricht, so gerät man leicht in Verdacht, ein etwas antiquiertes Konzept wiederbeleben zu wollen, das schon längst durch modernere Begriffe der Mikrobiologie und der Biochemie vollständig abgelöst und somit auch hinfällig geworden ist. Dieses Bild ändert sich in dem Moment, wo man erkennt, daß der Begriff „Organismus" letztlich nichts anderes bedeutet als der physikalisch-chemisch durchaus bestimmbare Ausdruck „lebendes System" und somit eine Vielzahl unterschiedlichster Lebensformen miteinschließt. So sind hüllenlose Viren, einfachste kernlose Bakterien, erstaunlich komplizierte Einzeller und auch die komplex strukturierten Vielzeller jene individuellen Systeme, die in der Evolution den Lebenskampf zu bestehen haben. Damit kommt aber auch dem einzelnen Individuum als physikalisch ausgezeichnete Einheit lebender Phänomene die zweifellos wichtigste Rolle zu. Individuum kann dabei in einem sehr wörtlichen Sinne verstanden werden, als jenes „Unteilbare", an dem die Harmonie und Ganzheit von Leben mit einemmal zerbrechen kann. Im Prinzip wird diese Ganzheit bei den allermeisten naturwissenschaftlichen Ansätzen zur Untersuchung und Erklärung des Phänomens Lebens vorausgesetzt, wenn auch oft nicht in ausdrücklicher Weise. Ein Ausspruch wie zum Beispiel der des laborerfahrenen Chemikers, der, um seine Meinung befragt, seine Forschung mit den prägnanten Worten resümiert „Alles Leben ist Chemie", ist natürlich außerordentlich gut dazu geeignet, um bestimmte emotionale Widerstände auszulösen. Nichtsdestoweniger ist es sehr unwahrscheinlich, daß auch nur ein einziger der zahlreichen Biochemiker, die sich ernsthaft mit der Erforschung der Entstehung und des Funktionierens von lebenden Systemen beschäftigen,

davon ausgeht, daß einfache chemische Reaktionen unabhängig vom Gesamtsystem Organismus das Wesen von Leben ausmachen könnten. Das Gesamtsystem wird nur meist unausgesprochen und automatisch mitgedacht, gerade
weil es so selbstverständlich ist. So setzt zum Beispiel auch die Genselektionstheorie, die vorgibt, allein mit der Evolution von einzelnen egoistischen Genen
auskommen zu können, voraus, daß ein vollständiger zellulärer Replikations-
apparat vorhanden ist, ohne den sich kein einziges Gen jemals replizieren, also
verdoppeln könnte. Sogar Dawkins, der wohl bekannteste Verfechter dieser
Ansicht, räumte erst kürzlich ein, daß die Konzentration seiner Überlegungen
auf das einzelne Gen nur eine andere Perspektive der Betrachtung des gesamten Individuums darstellt und letzten Endes beide Ansichten nichts anderes
sind als verschiedene Möglichkeiten, ein und dasselbe zu sagen (Dawkins
1994).

Von einer ganz anderen Sicht der Dinge in Sachen Einheit der Selektion
müssen wir uns hier aber so schnell wie möglich verabschieden. Es geht um
die Vorstellung der Gruppenselektionisten, die der Meinung waren (Wynne-
Edwards 1962) und z. T. immer noch sind (Wilson & Sober 1994), daß die natürliche Auslese weniger konkrete Individuen, sondern vor allem Gruppen davon
als überlebens- oder eben nicht überlebenstauglich bewertet. Dies sogar dann,
wenn eine solche postulierte „Gruppenselektion" gegen die Interessen der In-
dividualselektion wirksam wird, wenn also die biologische Fitneß der Einzelindividuen darunter zu leiden hätte:

Altruismus kann sogar dann durch Gruppenselektion evolvieren, wenn er durch Indivi-
dualselektion behindert wird [Ü. d. A.] (David Wilson & Elliott Sober 1994, S. 640).

Daß eine derartige Ansicht bereits in der reinen Theorie einen groben logischen Widerspruch in sich birgt, kann schon anhand eines einfachen evolutionären Szenarios demonstriert werden. Nehmen wir dazu an, ein jeder von uns
selbst gehörte zu einer solchen Gruppe, die das fatale Los ereilt hat, der Wirkung einer echten Gruppenselektion zu unterliegen. Zugleich setzen wir voraus, daß die Bereitschaft, sich in altruistisch-kooperativer Weise an der Grup-
penbildung zu beteiligen, eine genetische Basis hat. Wir hätten dann
konsequenterweise mit einer zumindest geringfügigen Einbuße an persönlicher Fitneß, somit langfristig aber mit einem sehr wohl merkbaren Rückgang
unserer persönlichen Reproduktionsrate zu rechnen. Damit aber würde unweigerlich mit der Zeit gerade das Wichtigste an einer Gruppe, nämlich grup-
penbildungsmotivierte wie auch, vor allem, gruppenbildungsfähige Individ-
duen als deren Bestandteile aus der Population verschwinden, was letztendlich
mit einem Verschwinden von Gruppen selbst identisch ist! Dabei sehen wir
wohlweislich noch von dem nicht gerade einfach zu lösenden Problem ab, die
„Identität" einer Gruppe mit einer vergleichbaren Präzision wie beim vielzelligen Individuum (permanenter und obligatorischer Zusammenschluß gene-

tisch identischer Zellen), zu definieren. Sind das schon 2 beliebige Personen
oder erst 10 oder muß das eine Verwandtschaftseinheit (z. B. Familie) sein, und
sind 10 Millionen, z. B. ein kleineres Land, auch eine Gruppe? Wenn die Gruppe, der ich angehöre, sich auflöst, ist sie dann „gestorben" und bildet sich schon
eine neue, wenn ich bloß in eine andere wechsle? Eine ganze Reihe beliebig
fortsetzbarer dummer Fragen also, wie man sieht. Die Bildung sozialer Gruppen läßt sich somit, wenn überhaupt, dann *nur* über das Wirken der Indivi-
dualselektion verstehen, da es nun einmal ganz bestimmte evolutionär stabile
Typen von Individuen braucht, die bereit sind, sich einem unter vielen verschiedenen Bedingungen durchaus vorteilhaften Gruppenleben widmen zu
können (der Versuch einer Art versöhnlicher „Kompromißlösung" in dieser
Kontroverse findet sich bei Dugatkin & Reeve 1994). Dann entstehen auch
ohne weiteres Gruppen, die nun aber keiner mysteriösen Gruppenselektion
mehr bedürfen. Genau dieselben Argumente gelten auch für alle jene unterhaltsamen Spekulationen über eine mögliche „Artenselektion", die im Laufe
der Evolution über das Wohlergehen der einzelnen Arten gewacht hätte. Ohne
stabile Populationen gibt es keine Arten, ohne stabile Gruppen keine Populationen, aber ohne stabile Individuen kann es weder Gruppen, noch Populationen, geschweige denn Arten geben. Dafür drehen sich unterhalb der Ebene des
individuellen Organismus die Verhältnisse wie an einer spiegelbildlichen
Schnittstelle wieder in ihr genaues Gegenteil um: Ohne einen stabilen Gesamtorganismus gibt es – im Gegensatz zum Individuum, das die Gruppe verläßt
und weiterlebt – kein individuelles Weiterleben der einzelnen Körperzelle und
schon gar nicht eine Weiterexistenz irgend eines einzelnen Gens (Heschl
1994a).

Das heißt nun aber wiederum nicht, daß durch den materiellen Zusammenschluß von vormals selbständigen Individuen nicht ganz neuartige Typen von
Individuen entstehen könnten. Ganz im Gegenteil, eine ganze Reihe von wichtigen evolutionären Übergängen sind gerade durch einen solchen Zusammenschluß charakterisiert, so beispielsweise die Entstehung der modernen eukaryotischen Zelle, die mit sehr großer Wahrscheinlichkeit aus einer stabilen
Fusion von Prokaryonten hervorging (Margulis 1970: Mitochondrien, Chloro-
plasten und Geißeln als Endosymbionten). Auch die eigentümliche Gruppe der
Flechten, das sind Pilze, die mit bestimmten Algen vergesellschaftet sind, und
natürlich auch der vielzellige Körper sind aus einem solchen wechselseitig
vorteilhaften Zusammenschluß hervorgegangen. Die prinzipielle Möglichkeit,
daß dadurch sowas wie ein „zusammengesetztes Tier" entsteht, hat immerhin
schon der verkannte Termitenforscher Eugène Marais (1976, S. 66) erkannt,
wobei dieser aber auch schon genau verstand, daß der feine kleine Unterschied
zwischen Termitenstock und Vielzeller in einer noch zu erreichenden besonderen Eigenschaft der letzteren zu suchen ist: „Sollte die natürliche Auslese
noch weiter fortschreiten, so können wir es erleben, daß der Termitenhügel

sich einmal in Bewegung setzt und langsam über das Veld dahinwandert" (S. 89). Die Siphonophoren oder Staatsquallen haben diesen evolutionär gemeinten Vorschlag irgendwann einmal tatsächlich ernstgenommen, sich abgelöst vom Untergrund und schwimmen inzwischen sogar in koordinierter Weise durch unsere Meere. Dabei kann aber immer noch potentiell jedes einzelne Tier, falls künstlich isoliert, selbständig zu einer neuen Kolonie heranwachsen, so daß eine hundertprozentige Abhängigkeit vom Systemganzen – wie eben beim obligatorischen Vielzeller – noch nicht gegeben ist. Entscheidend ist also vor allem der enge physikalische und damit kausale Zusammenhang der jeweiligen Systemkomponenten, womit erst aus einer losen Ansammlung von zuvor unabhängigen Einheiten ein neuartiges Individuum entstehen kann. Dies ist natürlich weder beim Termiten- noch beim Ameisenstock der Fall. Wynne-Edwards und Genossen sind also in dieser Hinsicht weit über das Ziel hinausgeschossen, während Dawkins mit seiner hyperkritischen Analyse alles zerbröselt hat, um zuletzt gar mysteriöse Meme wie kleine Phönixe aus der evolutionären Asche entweichen zu lassen. Allein, der lebende Organismus hat dies alles – ein deutliches Zeichen für seine selektionsbewährte Robustheit – völlig unbeschadet überstanden.

Die Evolution bezieht sich folglich immer nur auf individuell unterscheidbare und somit physikalisch voneinander getrennte Einheiten, die man, je nach persönlichem Geschmack, entweder in herkömmlicher Manier als Organismen oder, in modernerer Beschreibung, als lebende Systeme bezeichnen kann. Diese Systeme zeichnen sich, physikalisch-thermodynamisch betrachtet, durch eine außergewöhnliche Stabilität und strukturelle Robustheit der Gesamtheit der ihnen zugrundeliegenden chemischen Prozesse aus. Dies äußert sich nicht nur in der erstaunlichen Fähigkeit, ungünstige oder sogar bedrohliche Umwelteinflüsse gekonnt abzuwehren und somit möglichst lange weiterexistieren zu können, sondern auch in der für die Evolution noch weit wichtigeren Fähigkeit, sich physisch fortzupflanzen und somit eine Art von potentieller Unsterblichkeit zu erreichen. Lebende Systeme können folglich mit gutem Recht als die ersten wirklichen Systeme auf diesem Planeten betrachtet werden, als Systeme, die – im Gegensatz zur unbelebten Materie, die dem thermodynamischen Gleichgewicht mit der Umwelt unterworfen ist – erstmals ausgestattet sind mit dem außergewöhnlichen Phänomen einer Erhaltung ihrer individuellen Identität in Raum und Zeit und somit auch einer erstmals rekonstruierbaren Lebensgeschichte in Form der biologischen Evolution.

6. L = E

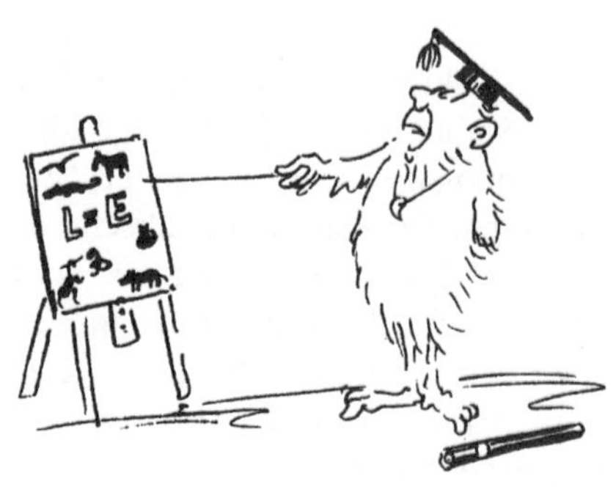

Wir befinden uns jetzt an der essenti-
ellen Stufe, die von der Chemie in die
Biologie führt: Hier entsteht eine völlig neue Qualität, die in der physikalisch-chemischen Begriffswelt, in der
von materiellen Wechselwirkungen,
von Atomen, Molekülen oder
Kristallen, von Energieformen und
deren Umwandlungen die Rede ist,
nicht vorkommt: Information.

Manfred Eigen

Der Shannonsche Informationsbegriff sagt aber nichts aus darüber, ob eine
Nachricht sinnvoll oder sinnlos, wertvoll oder wertlos ist, d. h., es geht ihm
jeder Sinngehalt ab, oder, mit anderen Worten, es fehlt ihm die Semantik.
Gerade im biologischen Bereich kann dieses Fehlen ein wesentliches Manko
bedeuten.

Hermann Haken & Maria Haken-Krell

Die biologischen Wissenschaften als jene Disziplinen, die sich intensivst mit
der Erforschung lebender Systeme beschäftigen, haben in der zweiten Hälfte
dieses Jahrhunderts beachtliche Fortschritte erzielt, vergleichbar in etwa den
großen Entdeckungen und Entwicklungen der Physik in der ersten Hälfte dieses Jahrhunderts. Heute sind moderne Genetik, molekulare Biochemie und
Physiologie in einem derart rasanten Entwicklungstempo begriffen, daß es für
den einzelnen Forscher fast längst schon ein Ding der Unmöglichkeit geworden ist, den Stand der Dinge auch nur in einem eng umgrenzten Teilgebiet im
Detail zu überblicken. Trotzdem – und diese Tatsache muß jeden an der
Wissenschaft interessierten Menschen erstaunen lassen – sind noch immer
gar nicht so wenige grundsätzliche Fragen der Biologie weitgehend ungeklärt
geblieben. Am deutlichsten wird diese Situation an der Problematik der
Erforschung der Entstehung des Lebens, der Biogenese, selbst. Obwohl unzählige der das Phänomen Leben ausmachenden Prozesse bereits oft bis in kleinste Details geklärt werden konnten, so zum Beispiel die grundlegenden biochemischen Beziehungen und Wechselwirkungen zwischen den das genetische Material bildenden Kernsäuren und den die Zellkörper aufbauenden Proteinen, ist es dennoch bislang nicht gelungen, ein restlos überzeugendes Modell der Lebensentstehung selbst zu entwerfen. Dies äußert sich darin, daß es

bis auf den heutigen Tag noch nicht möglich ist, trotz des enormen Wissens in diesem Bereich, im Labor künstlich ein lebendes System herzustellen. Ungeachtet der Tatsache, daß es gar nicht so wenige vielversprechende theoretische und auch empirische Ansätze zur Erklärung des Phänomens Leben gibt, bleibt die künstliche Herstellung solcher Systeme aus unbelebten Komponenten weiterhin ein ungelöstes Problem. Ist Leben also doch ein unlösbares Rätsel der Natur? Wenn wir davon ausgehen, und als Biologen haben wir gute Gründe, das zu tun, daß auf unserer Erde einmal ein Zustand ohne jegliches Leben geherrscht haben muß, dann wären wir schlecht beraten, die Lebensentstehung als Wunder der Natur ad acta zu legen und keine weiteren Untersuchungen anzustellen. Da aber vor langer Zeit auf diesem Globus nichts kreuchte und fleuchte, sich dann aber erstmals lebende Wesen bemerkbar machten, muß es den Übergang von unbelebt zu belebt ganz konkret gegeben haben, daran ist nicht zu rütteln. Die Annahme einer übernatürlichen Schöpfung würde das Problem nur verschieben hin zur Frage nach der Entstehung des übernatürlichen Schöpfers und somit letztlich noch unverständlicher machen, anstatt es gezielt einer zu fordernden Lösung zugänglich zu machen. Die tatsächlichen Schwierigkeiten bei der Erforschung der Lebensentstehung liegen in den neuen Qualitäten, die sich mit diesem Phänomen erstmals auf der Erde manifestieren konnten. Da wäre vor allem die neue und außergewöhnliche Fähigkeit zu autonomer Selbstorganisation, eine Fähigkeit, die unbelebten Noch-nicht-Systemen nur zu einem ganz geringen Teil zugeschrieben werden kann. Die Besonderheit des Lebensprozesses ist dabei in der ungewöhnlichen Robustheit und Stabilität der integrierten Gesamtheit aller beteiligten Prozesse zu suchen, einer Besonderheit, die vielleicht auch die außergewöhnlichen Schwierigkeiten einer experimentellen Nachahmung erklärt. Leben muß offensichtlich in einer kritischen Phase gleichsam von allein entstehen, und jede zusätzliche Hilfe von außen kann gerade das bewirken, was eigentlich zu vermeiden ist, nämlich das System eben nicht von sich selbst aus zu leben beginnen lassen. Daß die Entstehung lebender Systeme unter Umständen ein Ereignis mit einer kritischen Schwelle gewesen sein könnte, deutet der Biochemiker Klaus Dose an:

Nach den hier entwickelten Ansichten muß das erste Erscheinen eines primitiven Systems, das als lebend angesehen werden kann, als plötzlicher Schritt betrachtet werden (Hans Kuhn & Jürg Waser 1982, S. 901).

Es gilt also, die sicherlich komplexen materiellen Rahmenbedingungen, die über einen längeren Zeitraum zur Zeit der Biogenese geherrscht haben müssen, entsprechend genau zu simulieren, um vielleicht doch noch das Wunder des Lebens im Labor entstehen zu sehen. Der Faktor Zeit wird dabei eine ganz besondere Rolle spielen, denn es ist nicht ganz ausgeschlossen, daß erst eine bestimmte Aufeinanderfolge komplexer chemischer Prozesse das auslösende

Moment für den Countdown der Lebensentstehung dargestellt hat. Das von Peter Schuster und Manfred Eigen entwickelte Modell des Hyperzyklus, das die spontane und, vor allem, kooperative Integration von zuvor unabhängigen Replikationseinheiten, bestehend aus Nukleinsäure und zugehörigem Protein, postuliert, zielt genau in diese Richtung. Ein Hyperzyklus umfaßt dabei eine dauerhaft stabile Sequenz einer bestimmten Anzahl von Makromolekülen, die einander wechselseitig in ihrer Reproduktion unterstützen [z. B. (Kernsäure) $K_1 \Rrightarrow$ (Protein) $P_1 \Rrightarrow K_2 \Rrightarrow P_2 \Rrightarrow K_3 \Rrightarrow P_3 \Rrightarrow K_1 \Rrightarrow ...$], wodurch aus der ansonsten sich im Beliebigen verlaufenden linearen Kausalität des noch unbelebten Bereichs eine dauerhaft zirkuläre von sich selbst organisierenden Lebensprozessen wird (Eigen 1987). Der theoretische Chemiker Walter Fontana hat inzwischen auch schon versucht, diese offensichtlich, wenn überhaupt, nur schwer steuerbare Entstehung eines dauerhaft stabilen dynamischen Systems aus instabileren Vorstadien mit rein mathematisch-formalen Mitteln zu beschreiben. Und er scheint in der Tat bald soweit zu sein, das, was im Wissenschaftsjargon beinahe umgangssprachlich trivial als „biologische Struktur" bezeichnet wird, mittels einer speziellen Art von selbstorganisatorischer Lebensentstehungsformel zu erklären, die nur mehr der Bestätigung durch die Molekularchemie bedarf (Fontana 1994). Es wird derweil aber wohl noch einige Zeit verstreichen, bis wir den hehren Moment der Lebensentstehung, allerdings nicht in seiner bekannteren Form der menschlichen Elternschaft, sondern im eigentlichen Sinne des Wortes als spontane Entstehung aus unbelebter Materie sozusagen wirklich „live" miterleben werden können.

Die unerwarteten Probleme, denen man sich gegenübersieht, wenn man versucht, den Moment der Lebensentstehung im Labor experimentell nachzuvollziehen, deuten noch auf eine weitere Schwierigkeit hin. Bis auf den heutigen Tag gibt es tatsächlich noch keine einheitliche und allgemein akzeptierte Definition von Leben. Es existieren eine Menge von Auflistungen von offensichtlich unverzichtbaren Voraussetzungen und Eigenschaften, die mit Leben gekoppelt sein müssen, aber nichtsdestoweniger scheint die Quintessenz des Phänomens selbst noch schwer faßbar zu sein. Ja, es gibt sogar Forscher, die aufgrund dieser beträchtlichen theoretischen wie auch experimentellen Schwierigkeiten überhaupt der Ansicht sind, Leben wäre aus Prinzip nicht exakt mit naturwissenschaftlichen Begriffen zu definieren. So kommt beispielsweise der Biochemiker Klaus Dose zu folgendem Schluß:

Eine umfassende Definition eines lebenden Systems können wir als Naturwissenschaftler zur Zeit nicht geben. Wir sind lediglich in der Lage, lebenden Systemen bestimmte Eigenschaften zuzuordnen. Viele Eigenschaften der lebenden Organismen sind aber noch nicht genügend erforscht und können nicht genau angegeben werden. Daher wird eine Aufzählung charakteristischer Eigenschaften lebender Systeme heute noch unvollständig bleiben. ... Es wird stets Definitions- oder Ansichtssache bleiben, ob man derartige Systeme als „lebend" ansieht. ... Wir erkennen, daß eine scharfe Grenze zwischen „lebenden" und „leblosen" Systemen überhaupt nicht besteht (Klaus Dose 1982, S. 948/949).

Welche besonderen Merkmale lebender Systeme lassen sich aufzählen? Hier die vielleicht wichtigsten Eigenschaften, die immer wieder genannt werden, wenn Leben aus naturwissenschaftlicher Perspektive beschrieben wird:

1. Stoffwechsel mit der Umwelt zur Aufrechterhaltung des inneren Gleichgewichts an Materie und Energie (Homöostase)
2. Materielle Abgrenzung des Systems gegenüber der Umwelt mittels Membranen
3. Befähigung zu identischer Reproduktion
4. Weitergabe genetischen Materials an die Nachkommen
5. Möglichkeit der Evolution durch Zufallsveränderungen des genetischen Materials

Im wesentlichen allerdings umschreiben diese Eigenschaften nur unterschiedliche Aspekte ein und derselben besonderen Fähigkeit, die darin besteht, die rein physische Existenz unter Aufrechterhaltung der eigenen strukturellen Identität zu gewährleisten. Darüber hinaus gesellt sich durch die Befähigung zur Fortpflanzung ein Aspekt von potentieller Unsterblichkeit hinzu, der als Grundlage für die Möglichkeit einer Darwinschen Evolution der zu Leben erwachten Systeme dienen kann. Die Frage stellt sich nun, ob Leben allein durch die Summe einer Reihe besonderer Einzelmerkmale charakterisiert werden kann oder ob nicht doch auch irgendeine wesentlich neue Qualität, die zuvor nicht einmal in Ansätzen festzustellen ist, mit der Lebensentstehung selbst erstmals zutage tritt. Bei genauerer Betrachtung läßt sich diese Frage – entgegen aller reduktionistischen Skepsis – nun doch mit einem eindeutigen Ja beantworten. Sowohl die Erhaltung wie auch die Weitergabe der eigenen physischen Struktur – gemeint ist damit die Summe aller Lebensprozesse eines Lebewesens – setzt nämlich eine Eigenschaft voraus, die sich als tatsächlich neuartig in der Geschichte des Kosmos erweist: das Entstehen von Information oder, anders formuliert, das aktive Wissen um das Wie der Erhaltung der eigenen Existenz. Allein diese Eigenschaft kann mit guten Gründen als das ganz besondere Novum des Phänomens Leben angegeben werden, da sie in integrativer Weise alle anderen, klar untergeordneten Eigenschaften mit umfaßt. Dies bedeutet, daß erst so etwas wie ein materialisiertes Wissen um die eigene Existenz und deren Beziehungen zu einer ebenfalls erst entstehenden Umwelt das Wesen von Leben ausmacht. Mit der Entstehung eines lebenden Systems als erstes erkennendes „Subjekt" wird also gleichzeitig auch das „Objekt", d. h. also eine bestimmte Umwelt, geschaffen und damit eine der vielleicht erstaunlichsten Beziehungen im Rahmen der gesamten kosmischen Entwicklung. War zuvor nur ein identitätsloses und vollkommen passives Miterleiden physikalischer Ausgleichsprozesse möglich, so z. B. wenn ein Stein einen Abhang hinunterkollerte, so ergibt sich nun plötzlich die qualitativ vollkommen neuartige Befähigung zum aktiven Sein vor dem Hintergrund einer ebenso plötzlich wie durch ein Wunder aus dem Nichts entstehenden Außenwelt.

Es wäre vermessen, zu behaupten, diese besondere neue Qualität des Phänomens Leben wäre von Naturwissenschaftlern noch nicht erkannt worden. Ganz im Gegenteil, die meisten Konzepte enthalten bereits in irgendeiner Weise implizit diese neuartige Qualität, ohne allerdings die fundamentale Bedeutung dieser nicht nur bloß nebensächlichen Eigenschaft entsprechend zu würdigen. In der Regel wird zwar immer wieder von der Wichtigkeit der Weitergabe der biologischen Information von einer Generation auf die andere gesprochen, allerdings so, als ginge es primär bloß darum, die identische Reproduktion von bestimmten materiellen Partikeln, eben den Genen, sicherzustellen. Dabei stellt das Ergebnis einer erfolgreichen Replikation bzw. Verdopplung des genetischen Materials nur die Voraussetzung, nicht aber die Realisierung selbst dieser neuen Qualität dar:

Wie soll man Leben definieren? Mit einer Ausnahme scheint es willkürlich, irgendeinen der bisher beschriebenen Schritte als Grenze zwischen belebt und unbelebt zu betrachten, und dasselbe gilt für alle Stufen, die noch beschrieben werden sollen. Die Ausnahme bildet der allererste Schritt, das erste Auftauchen von Systemen, die sich selbst replizieren und die mutieren können, und die dadurch einer Selektion unterworfen sind. Dieser Schritt ist der einzige, der zum Entstehen einer neuen Eigenschaft der Materie führt, während alle späteren Schritte graduelle Verbesserungen dieser neuen Eigenschaft sind. Diese Eigenschaft, die vorher auch nicht andeutungsweise vorhanden war, manifestiert sich mit der Existenz von Systemen, ..., die man als *lernfähig* beschreiben kann, als Systeme, die beginnen, Information, also eine sinnvolle Botschaft zu tragen, deren Inhalt in dem Maß wächst, wie der Lernprozeß voranschreitet. ... Obwohl diese Definition des Urlebens grotesk erscheinen mag, dürfte sie doch die einzige sein, die logisch völlig klar ist. Definitionen, die sich auf spätere Stufen beziehen, erscheinen willkürlich (H. Kuhn & J. Waser 1982, S. 866/867).

Diese Definition, dies soll hier betont werden, stellt auch für den Biologen das einzig wirklich sinnvolle Unterscheidungskriterium zum unbelebten Bereich hin dar. Leben kann also am besten verstanden werden als Entstehung, Erhaltung und Neuerwerb von biologischer Information. Um Mißverständnisse zu vermeiden, ist es dabei jedoch noch von Wichtigkeit, zwei gänzlich unterschiedliche Interpretationen des Informationsbegriffes klarzulegen. Zum einen spricht man ganz allgemein von Information, wenn das bereits vorhandene Wissen um einen bestimmten Sachverhalt gemeint ist. In einem solchen Fall spricht man von semantischer oder bedeutungstragender Information. Zum anderen existiert aber auch ein rein physikalischer Informationsbegriff, der sich allein auf die rein theoretisch mögliche Anzahl von potentiell realisierbaren Zuständen bezieht und zahlenmäßig als deren dualer Logarithmus in sogenannten *bits* (oder *bytes)* angegeben werden kann. Das Beispiel des Casino-Roulettes kann uns dabei helfen, den fundamentalen Unterschied zwischen diesen einander diametral entgegengesetzten Konzepten anschaulich darzustellen. Im ersteren Fall ist unser Wissen, unsere genaue Information über das Schicksal der Kugel nach dem Sturz aus der Hand des Croupiers gleich Null, da wir normalerweise keinerlei genaue Einsicht in den Prozeß besitzen. Im zweiten Fall beinhaltet hingegen jede einzelne Position im Roulette, egal ob wir sie vorhersagen können oder nicht, die exakte physikalische Information von ld 37 (= 5,21). 18 schwarze und ebenso viele rote Zahlen plus die dem Casino den unvermeidlichen Hauptgewinn einbringende Null ergeben 37 gleich wahrscheinliche Möglichkeiten. Der duale Logarithmus (ld) beschreibt dabei bloß die Anzahl an notwendigen Entscheidungen (z. B. rechts/ links in einem Entscheidungsbaum) bis hin zu einem Einzelereignis. Rein physikalisch betrachtet haben wir also immerhin fast an die 200 (37 x 5,21) bits Information vor uns, rein kognitiv betrachtet besitzen wir aber keinerlei Information über das Fallen der Kugel, außer daß sie irgendwo im Roulette ihre endgültige Position finden wird.

Im Fall der Lebensentstehung geschah folglich nichts anderes als die Verwirklichung eines historisch erstmaligen und bislang wahrscheinlich auch einmaligen – ein neues Leben hätte schon aus Konkurrenzgründen keine Chance – Übergangs von der rein physikalischen Information, die nur Zustandsmöglichkeiten beschreibt, zur Entstehung von echt semantischer Information, die erstmals Wissen *über* die Außenwelt als Bedeutung *für* ein bestimmtes Subjekt miteinschließt. „Leben als Erkenntnisvorgang" hat einer der Begründer der vergleichenden Verhaltensforschung, Konrad Lorenz, ein zentrales Kapitel in seinem vielleicht wichtigsten Buch, *Die Rückseite des Spiegels* von 1973, betitelt. Nun, wenn man die Ergebnisse der modernen Biogeneseforschung ernst nimmt, kommt man zu dem Schluß, daß diese reizvolle Metapher durchaus in einem wörtlichen Sinne verstanden werden kann. Wir können somit die Behauptung aufstellen, daß lebende Systeme nichts anderes sind als erkennende und nur deswegen am Leben bleibende Systeme, es also die Formel gilt: L = E, Leben (L) ist Erkenntnis (E). Inzwischen scheuen sogar Molekularbiologen nicht mehr davor zurück, so metaphysische Ausdrücke wie z. B. „Kenntnis" zur besseren Beschreibung der Lebensprozesse zu verwenden:

Die Kenntnis K nach Erreichen einer bestimmten Evolutionsstufe ist die Information, die insgesamt (bei der Überwindung jeder neuen Schranke, die der betrachteten Stufe voranging) weggeworfen werden mußte (H. Kuhn & J. Waser 1982, S. 901).

Auch der Wissenschafts- und Spieltheoretiker Werner Leinfellner scheint diese Beziehung für mehr als eine bloße Analogie zu halten:

Raum und Zeit sind nach Lorenz, Vollmer und Wuketits „vorprogrammierte", in den Genen fixierte Instruktionen, ... Der Autor stimmt dieser Hauptthese der evolutionären Erkenntnistheorie zu, aber ersetzt das „Auslese-Paradigma" durch einen strukturellen Nachweis, daß natürliche Evolution und Evolution von Intelligenz tatsächlich ein und derselbe Prozeß sind (Werner Leinfellner 1983, S. 246).

Dabei ist der Ausdruck „Erkenntnis" durch den Hinweis auf den aktiven Prozeß des Erkennens ein wesentlich adäquaterer als der zweifellos weit naturwissenschaftlicher klingende Terminus „Information" (siehe Zitat von Manfred Eigen am Kapitelanfang), da letzterer leider – wie schon angedeutet – in ganz unterschiedlicher und somit oft mißverständlicher Weise verwendet wird. Erkenntnis kann hierbei im allgemeinsten Sinne als Zuschreibung von Bedeutung an irgendwelche Objekte oder Ereignisse dieser Welt verstanden werden, und schließt, durch diese sehr grundsätzliche Definition, Reaktionen und Verhalten von Lebewesen aller Komplexitätsstufen mit ein, von primitiven Einzellern bis hin zu *Homo sapiens*, dem bekanntermaßen weisen Menschen. In bezug auf die neue Qualität, die erst durch die Entstehung von Leben auf der Erde etabliert wurde, erweist sich letztendlich sogar der physikalische Informationsbegriff als von untergeordneter Bedeutung, denn erst durch den Akt des Erkennens selbst werden sogenannte physikalische „Tatsachen" in bedeutungsvolle Information und damit zugleich in reales, d. h. „lebendiges" Wissen transformiert. Diese Klarstellung ist gerade deswegen von ganz besonderer Wichtigkeit, weil sie auf einen weiteren fundamentalen Zusammenhang hinweist. Semantische oder biologische Information, also ganz allgemein Erkenntnis und Wissen um etwas, kann erst durch die Wechselwirkung eines lebenden Systems mit seiner Umwelt entstehen, wobei dieses Verhältnis allerdings ein primär asymmetrisches ist. Nur das System selbst kann Wissen besitzen, ganz unabhängig von der Fülle an physikalischer Information, die auf jenes System einströmen mag. Erst durch die adaptive Bewältigung dieser störenden physikalischen Einflüsse von außen zeigt sich die im lebenden System vorhandene semantische Information.

Eines der besten Beispiele hierzu stellen Bücher dar, die in traditioneller Sichtweise als künstliche Speicher von menschlichem Wissen beschrieben werden. Eine solche Beschreibung kann kaum irreführender sein. Bücher sind zwar vollgestopft mit jeder Menge physikalischer Information, zumeist mit schwarzen Flecken auf hellerem Hintergrund, aber erst durch eine ganz spezifische Wechselwirkung mit einem bestimmten Lebewesen, zum Beispiel dem menschlichen Leser, kann daraus – unter Umständen – so etwas wie Erkenntnis entstehen, also nur in diesem Lebewesen selbst und sonst nirgends. Wie abhängig die Entstehung von Wissen ganz allgemein von der Aktivität oder, allgemeiner, dem Lebendigsein von Lebewesen und, etwas spezieller, von der konkreten Art von Lebewesen, die wir vor uns haben, ist, zeigen all die vielen Fälle, in denen Information, die sich für uns Menschen durchaus als zugänglich und also interpretierbar erweist, bei anderen Arten im wahrsten Sinne des Wortes „keinen Sinn ergeben". Man denke da nur an mathematische Theorien, musikalische Kompositionen und ähnlich Kompliziertes, was den geistigen Horizont von Fruchtfliegen und Kellerasseln relativ schnell übersteigt. Natürlich gilt das Besagte aber auch umgekehrt für alle jene Fälle, wo Menschen nicht in der Lage sind, sich bestimmte Welten von anderen Tieren aufzuschließen, wie z. B. die Wahrnehmung von Ultraschall oder Infrarot oder die Auflösung sehr schneller Bewegungen. Diese Nichtzugänglichkeit ist in der Regel eine prinzipielle und somit gleichzeitig auch eine durch unsere Phantasie nicht umgehbare, denn wir erfahren wiederum nur über einen konkreten menschlichen Sinn, z. B. über die Vermittlung technischer Geräte, die optische Anzeigen besitzen, daß wir eben keinen Ultraschall hören können. Der reale Zugang selbst zum Übersinnlichen muß aber nichtsdestotrotz versperrt bleiben.

Kehren wir zu unserem Ausgangspunkt zurück. Der Übergang von unbelebter Materie zu ersten echten Systemen, die man als lebend bezeichnen darf, kann erst dann mittels wissenschaftlicher Begriffe adäquat beschrieben und auch tatsächlich verstanden werden, wenn man bereit ist, ein Konzept, das – wie es scheint – aus einem gänzlich anderen Bereich stammt, zu übernehmen und auf das Phänomen Leben anzuwenden. Gemeint ist der auf den ersten Blick sehr abgehoben erscheinende Begriff der Erkenntnis, der in seiner engeren Bedeutung aus philosophisch-weltanschaulichen Traditionen entstammt, der aber, bei genauerer Betrachtung, genau jener Qualität entspricht, die erst und gerade durch die Entstehung lebender Systeme in die Welt gekommen ist. Erkenntnis ist immer dann vonnöten, wenn ein physisch selbständiges Subjekt der Gesamtheit des Nichtsubjektiven, also der sogenannten objektiven Welt, gegenübertritt. Erst dann ist es gerechtfertigt und, in der Folge, geradezu unumgänglich, kognitive Begriffe in die Naturwissenschaften einzuführen, Begriffe also, die – so würde man gefühlsmäßig meinen – nur auf den höheren Ebenen typisch menschlich-geistiger Existenz einen Sinn haben sollten. Weit gefehlt, denn diese Grenzziehung ist eine absolut willkürliche. Dies geht schon allein daraus hervor, daß es, wenn man von der Tatsache einer biologischen Entwicklung zum heutigen Menschen ausgeht, nicht möglich ist, einen wirklich zuverlässigen Grenzstrich zu ziehen, nach der Überlegung: an diesem oder jenem Punkt muß die Schaffung des menschlichen Geistes stattgefunden haben, zuvor kann es folglich keine Erkenntnisfähigkeit gegeben haben, schon gar nicht bei Tieren. Das besonders Unangenehme an Darwins Theorie liegt dabei gerade darin, daß immer wieder gefragt werden darf, wie denn konkret die Vorstufe zu jener außergewöhnlichen Errungenschaft ausgesehen haben mag, und vor dieser immer wieder zu stellenden Gretchenfrage gibt es keinerlei denkbares Entrinnen.

Nehmen wir einmal das als gegeben an, wofür eine Unmenge von Indizien heute spricht, nämlich daß der Mensch mit jenen ersten lebenden Systemen, die vor zirka vier Milliarden Jahren auf der Erde entstanden sind, in direkter Weise physisch verwandt ist, so könnten wir nun in provokanter Weise die These aufstellen, daß schon zu diesem frühen Zeitpunkt so etwas wie Erkenntnis vorhanden gewesen sein muß. Diese Schlußfolgerung mag stark übertrieben wirken, aber nur einige wenige zusätzliche Überlegungen lassen die Sache gleich ganz anders aussehen. Zum einen kann Erkennen ohne große Schwierigkeiten ganz allgemein als Verhalten beschrieben werden, und dieses Verhalten läßt sich nun schon um vieles leichter als eine evolutive Serie aufeinanderfolgender Zwischenformen darstellen, die dann aber letzten Endes schon auf der Stufe der allerersten Systeme ihren Anfang genommen haben muß. Nun, ein typisches Merkmal lebender Systeme besteht darin, sich in selbständiger Weise verändern, bewegen und somit gezielt verhalten zu können. Wir dürfen sogar annehmen, daß schon die primitivsten Lebensformen ein bestimmtes gesetzmäßiges Verhalten zeigten, und sei es auch nur in Form von vergleichsweise einfachen chemischen Austauschprozessen mit ihrer Umwelt. Das heißt aber nichts anderes, als daß primitive Lebensformen bereits „wußten", wie sie sich der Umwelt gegenüber entsprechend sinnvoll zu verhalten und somit gleichzeitig zu erhalten hatten. Der großartige Zusammenhang der gesamten Evolution des Geistigen spiegelt sich aber noch viel deutlicher und vor allem auch direkter im konkreten Lebenslauf eines jeden einzelnen menschlichen Individuums wider, das sich, beginnend mit einer einzigen unscheinbaren Zelle, der befruchteten Eizelle, zu einem kooperativen Gemeinwesen von unglaublicher Komplexität entwickelt, an der letztlich Milliarden von Einzelzellen beteiligt sind. Wo beginnt hier das Phänomen Erkenntnis?, müssen wir fragen. Gleich am Anfang oder erst im dritten Monat oder gar noch viel später? Dem erwachsenen Menschen ist man durchaus geneigt, sie ihm zuzusprechen, aber der gerade eben befruchteten Zygote? Geht man alle Stadien der Reihe nach durch, so findet sich kein Bruch, keine einzige Stelle, an der mit Recht behauptet werden könnte, daß hier erst etwas ganz Besonderes, etwa eine plötzlich und unverhofft einsetzende Reaktions- und somit erste Erkenntnisfähigkeit, auf den Plan treten würde.

Die logische Schlußfolgerung aus solchen Überlegungen liegt auf der Hand und bestätigt nur, was bereits weiter oben als Versuch einer wissenschaftlichen Definition von Leben genauer beschrieben worden ist. Wie auch schon angedeutet, haben die meisten Biologen und Evolutionstheoretiker natürlich längst die Notwendigkeit der Einführung kognitiver Begriffe in ihre Wissenschaft erkannt, und dies auch in Form des inzwischen weitverbreiteten Ausdrucks der biologischen Information verwirklicht. Nur zeigt es sich, daß der Erkenntnisbegriff jenem der Information insofern deutlich überlegen und, im weiteren, auch theoretisch übergeordnet ist, als Information im herkömmlichen Sinn zumeist als Beschreibung rein statischer Zustände verstanden wird, während Erkenntnis viel besser auf den Prozeß der Anwendung von semantischer Information, also den Lebensprozeß selbst, paßt. In diesem Sinne wird erst durch den, da Leben nur „ungern" Unterbrechungen duldet, *kontinuierlichen* Akt des

Erkennens selbst das, was wir gemeinhin als Information verstehen, zu tatsächlich bedeutungsvollem Wissen um die eigene Identität und die Welt um sich. Es mag trivial klingen, aber erst die Aktivierung der in einer lebenden Zelle gespeicherten Information erlaubt es, mit gutem Grund von der Echtheit dieser Information zu sprechen, was ansonsten, das heißt ohne den konkreten Bezug zum Gesamtphänomen eines sich selbst erhaltenden dynamischen Systems genannt Lebewesen, keinerlei Sinn ergeben würde. Wenn also Naturwissenschaftler von der Entstehung und Weitergabe biologischer Information sprechen, dann meinen sie damit nicht statische Muster irgendwelcher biochemischer Zustände, in denen das gesamte Wissen von Lebewesen gleichsam wie in einem Buch – dieser grundfalsche Vergleich wird leider viel zu oft gebraucht – niedergeschrieben zu denken ist, sondern deren funktionelle Aktualisierung vor dem Hintergrund einer permanenten Dynamik des Lebensprozesses. Mit anderen Worten, der Prozeß des Lebens kann nur als identisch mit dem Prozeß der Erkenntnis richtig verstanden werden oder für den, der es kurz und bündig liebt: L = E.

7. Homo sapiens?

Man glaubt nicht, was jeder Mensch
glaubt, was er für ein Mensch ist.
Ich glaube von jedem Menschen das
Schlechteste, selbst von mir, und ich
hab' mich noch selten getäuscht.

Johann Nestroy

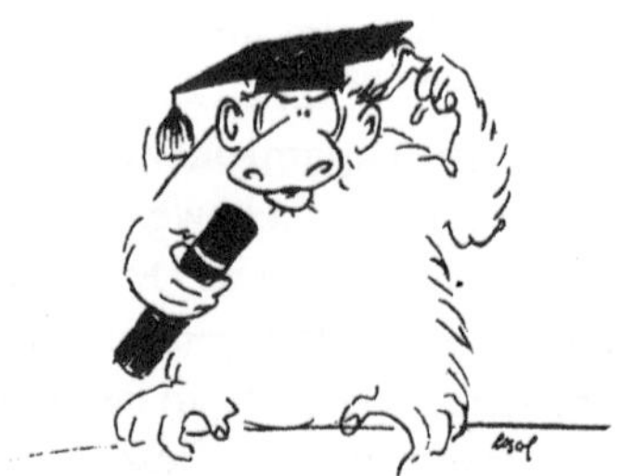

Unsere Art kann, was ihr außergewöhnliches Verhalten und weniger ihre auffallenden morphologischen Besonderheiten betrifft (z. B. relative Nacktheit, gekoppelt mit lokalen Haarwucherungen, neotenisches Aufrechterhalten von Jugendmerkmalen, aufrechter Gang), am besten charakterisiert werden als jene weltweit wahrscheinlich einzige Spezies, die sich offensichtlich darauf spezialisiert hat, den Besitz an Wissen und, was noch viel wichtiger ist, die speziellen Methoden, um an ein solches zu gelangen, in wahrhaft obsessiver Weise zu vermehren. Dies drückt sich allein schon in der nicht gerade unbescheidenen wissenschaftlichen Selbstbenennung aus, denn nur unsere eigene Art verdient es, wie wir alle wissen – und auch gerne bereit sind zu akzeptieren –, eine echte *sapiens*-Art zu sein, wohingegen der riesige Rest der übrigen Arten sich mit einfacheren Auszeichnungen zufriedengeben muß. Allenfalls hie und da ein verkleinerter Superlativ, der unter Umständen gerade noch toleriert wird, wie zum Beispiel *Caenorhabditis elegans* (ein „eleganter" bodenlebender Fadenwurm), *Euglena gracilis* (eine „grazile" Geißelalge), *Ancorina cerebrum* (ein „Hirnschwammerl" aus der meeresbewohnenden Ordnung der Strahlschwämme) oder *Uca musica* (die „singende" Winkerkrabbe), aber wenn es ans Eingemachte geht, da hört sich der Spaß auf. So fällt auch auf, daß es in keiner einzigen der zahlreichen anderen Tiergruppen auf dieser unserer so intensiv belebten Erde vergleichbare Vertreter von *sapiens*-Arten gibt, so als könnten Formen wie der intelligente Wurm, *Lumbricus sapiens* oder die weise Maus, *Mus sapiens* (nicht zu verwechseln mit den weitverbreiteten weißen Mäusen in unseren Laboratorien und Köpfen) oder gar das gescheite Veilchen, *Veronica sapiens* aus Prinzip gar nicht existieren. Dabei ist gar nicht einmal auszuschließen, daß jede Tiergruppe eine besonders intelligente Art besitzt. Auf jeden Fall könnte man zum Beispiel versuchen, durch eine Art von universell gültigem Intelligenztest aus jeder einzelnen Gruppe den Gescheitesten, also die eindeutige *sapiens*-Art, zu ermitteln, ähnlich wie wir es gewohnt sind, innerhalb unserer eigenen Art die *sapientissimus*-Individuen mittels des bewährten Verfahrens der Bestimmung des sogenannten Intelligenzquotienten durchzuführen. Dies scheint jedoch ein striktes Tabu zu sein.

Hingegen wird aber mit so eleganten Auszeichnungen wie *communis* (gemein, gewöhnlich) *ordinaris* (gewöhnlich) usw. in keinster Weise gespart, wenn es um die liebevolle Typisierung unserer Mitgeschöpfe geht. Dies kann kein reiner Zufall sein. Dahinter steckt, so wird man eher meinen, vielmehr so etwas wie die unglaublich widerstandsfähigen Relikte eines selbstdarstellerischen Mythos vom Menschen als Zentrum des Denkens und Erkennens, kurz: des gesamten Geistes in diesem Kosmos. Nun hat uns die Wissenschaft in der vergleichsweise kurzen Geschichte ihres Bestehens schon von einigen derartigen Illusionen befreit, unter anderem von der vor-kopernikanischen Vorstellung von der Erde als scheibenartigem Zentrum des Sonnensystems und damit des gesamten Universums und, was nicht viel weniger bedeutend war, von der vor-darwinischen und leider auch diesmal wieder ganz falschen Überzeugung einer Schöpfung des Menschen durch ein überirdisches göttliches Wesen. Die Darwinsche Wende hätte eigentlich auch zu weiteren und, wie wir gleich sehen werden, noch weitaus dramatischeren Konsequenzen bezüglich unseres Selbstverständnisses führen müssen, denn es war die Evolutionstheorie, die uns schließlich erst gelehrt hat, daß wir streng genommen mit allen anderen Tier- und Pflanzenarten zusammen in den einen großen gemeinsamen Topf der biologischen Abstammung zu werfen sind. Die Sonderstellung des Menschen war damit nicht mehr ganz so leicht aufrechtzuerhalten. So sollte man jedenfalls annehmen, aber die Dinge kamen dann doch wieder einmal ganz anders als geplant. Der raffinierte Trick der letztlich nicht zu überzeugenden Gegner, darunter praktisch alle Theologen, die meisten Philosophen und eine Übermacht von Geisteswissenschaftlern, bestand nämlich einfach darin, in durchaus altbewährter Manier den irgendwie unfaßbar entfesselten menschlichen Geist von seinem bloß irdischsterblichen Körper in gezielter Weise abzuspalten und ihn somit dem höchst verderblichen materialistischen Zugriff der aufstrebenden Naturwissenschaften zu entziehen. Im Endergebnis entstand ein Kompromiß, der schließlich sogar die Biologen selbst – der permanenten schöngeistigen Auseinandersetzungen schon etwas überdrüssig – zu beträchtlichen Abstrichen in bezug auf die neue Theorie bewegen ließ. Was unseren Körper mitsamt seinen eingestandenermaßen komplizierten Organen und morphologischen Strukturen anbelangt, so entwickeln wir uns durchaus in darwinistischer Manier, wenn es aber um unseren – natürlich kosmisch einzigartigen Geist – geht, so haben wir uns, so das neue Dogma, doch offensichtlich eine grundsätzliche Freiheit von der biologischen Evolution erarbeitet, die jeder kritischen Hinterfragung in alle Ewigkeiten standhalten muß. Der menschliche Geist fiel somit zwar tatsächlich nicht, wie Hoimar von Ditfurth (1976) zu Recht meint, vom Himmel, er ist damit aber offensichtlich gerade wieder dabei, unaufhaltsam in diese Richtung hinauf für immer unseren kritischen Blicken zu entschwinden.

Diese für unsere eigene Art offensichtlich besonders typische Neigung, sich selbst in bewundernswert narzißtischer Manier hochzustilisieren zu dem einzig und wirklich tatsächlich großen Naturwunder dieser Welt bedarf einer näheren Untersuchung. Ich möchte dieses urmenschliche Merkmal als Mythos der Erkenntnis oder Mythos vom Stein der Weisen bezeichnen und in der Folge versuchen, in etwa dessen Auswirkungen auf unser Weltbild zu charakterisieren. In einem eher abstrakteren Sinn könnte man auch von einem epistemologischen oder erkenntnistheoretischen Mythos sprechen, da diese Anschauungen inzwischen durch besonders gestaltete formale und logische Denksysteme als gut abgesichert erscheinen. So ist zum Beispiel Karl Poppers gesamtes Lebenswerk nur unter diesem einen Aspekt zu verstehen, nämlich sicherzustellen, daß wir alle, als zumeist ehrenwerte Mitglieder der bislang einzig echten *sapiens*-Art auf diesem Planeten, doch mit einer gewissen Berechtigung als intelligent bezeichnet werden dürfen, da wir – ob wir es wollen oder nicht – zu einem fast permanenten Fortschritt in unseren Erkenntnissen gleichsam verurteilt sind. Wenn wir auch persönlich oft irren, so ist es doch gerade der Irrtum, der uns immer wieder vorwärts zu treiben scheint. Aber beginnen wir mit der Faszination der frühen Steinzeit der Weisheit, um zu sehen, wie es dazu kommen konnte, daß wir heute glauben, daß wir so sind, wie wir uns gerne sehen würden.

Es ist schon merkwürdig, aber die oft kärglichen Überbleibsel früherer Zeiten, in akribischer Manier restauriert, gesammelt und ausgestellt als unschätzbare archäologische Kostbarkeiten, die es zu hüten gilt, üben eine beinahe magische Wirkung auf unser Erleben aus. Dies zeigt sich ganz besonders anhand jener Funde und Entdeckungen, die oft mit besonderen geistigen Zuständen ihrer Erfinder und Hersteller assoziiert werden. Gemeint sind jene inzwischen schon sehr zahlreich gewordenen Relikte vergangener Kulturen, hinter denen ein besonderes Geheimnis, ein fremdartiges oder, rückwirkend betrachtet, sogar ein für die damalige Zeit absolut neuartiges Wissen um die Dinge der Welt vermutet wird. Der bildhafte Ausdruck „Stein der Weisen" stellt hier nur die konzentrierteste und sicherlich populärste Kurzformel für diese Neugier dar, und es mag sicher kein Zufall sein, daß immer wieder in besonderer Weise geformte und arrangierte Steine eine besondere Rolle in diesem Szenario spielen. Ähnliches gilt für die *Kaaba* (arab.: „Würfel"), der zentralen Kultstätte des Islam in Mekka, welches aus einem würfelförmigen Steinhaus besteht, in das der „Schwarze Stein" (*Hadschar*; Meteorit), das Ziel aller gläubigen Pilger, eingemauert ist. Die monumentale Anlage von Stonehenge ist für unsere Zwecke hier das beste und wohl bekannteste Beispiel, demonstriert sie doch in eindrucksvoller Weise den emotional stark gefärbten und scheinbar ursächlichen Zusammenhang zwischen früher Geschichte und heutiger Zeit. Egal, was immer nun tatsächlich die genaue Bedeutung dieser besonderen Konstruktion für ihre damaligen Betreiber ausgemacht hat, ob Kultstätte, überdimensionale Sonnenuhr oder bloßes Kunstwerk, was interessiert und sogar noch den heutigen wissenschaftsverwöhnten Besucher in seinen Bann zieht, ist allein schon die bloße Erahnung einer vielleicht außergewöhnlichen Bedeutung. Dabei geht es nicht so sehr darum, zu erfahren, wie denn letztlich die vorgefundenen Steine konkret in ihrer Anordnung zu interpretieren wären – Fred Hoyle beispielsweise, ein bekannter englischer Astrophysiker, vermutet, daß die Steinkonfiguration von Stonehenge in früheren Zeiten der Berechnung von Sonnen- und Mondfinsternissen gedient haben –, sondern vielmehr auch darum, was an besonderen Erfahrungen dort an dieser Kultstätte zwischen den Menschen ausgetauscht wurde. Letzteres spielt oft eine weit wichtigere Rolle als die ohnehin meist direkt zugänglichen Aspekte einer vorgeschichtlichen Fundstätte.

In der Faszination, die von solchen Plätzen ausgeht, spiegelt sich ein für unsere Art offensichtlich fundamentales Grundbedürfnis nach einer Anhäufung von Wissen wider, ein Bedürfnis, das letztlich dazu Berufene zum erlösenden Endzustand der Weisheit führen soll. Die Mythen, die sich um eine Unzahl von vorgeschichtlichen Funden und Entdeckungen ranken, sind somit oft nichts anderes als Ausdruck des bis auf den heutigen Tage wirksamen Wissensdurstes der Menschen und deuten darauf hin, was schon seit unzähligen von Generationen mit großer Wahrscheinlichkeit die gesamte Menschheitsentwicklung gesteuert und vorangetrieben hat. Die Suche nach dem sagenumwobenen Stein der Weisen äußert sich dabei sowohl in unterschiedlichen Verhaltensweisen wie auch in verschiedenen Formen der sozialen Organisation. Ich möchte an dieser Stelle den bekannten Ausdruck „Informationsgesellschaft" aufgreifen und im nun folgenden die These aufstellen, daß das wesentliche Charakteristikum menschlicher Gemeinschaften von Beginn an immer in einer Art von Informationsgesellschaft bestanden hat und daß die lange Geschichte dieser rein äußerlich oft sehr unterschiedlichen Gesellschaftstypen durch diesen einen zentralen Faktor geleitet wurde. Beginnen wir bei einfachsten Organisationsformen menschlichen Zusammenlebens, wie sie auch heute noch in den letzten von der westlichen Zivilisation noch nicht gänzlich überrannten Regionen existieren. Es geht um die wenigen verbliebenen, um ihr eigenständiges Überleben ringenden Naturvölker, die uns zeigen können, wie frühe Formen unseres Zusammenlebens ausgesehen haben mögen. Neben der Tatsache, daß die Mehrzahl der primitiven Gesellschaften in irgendeiner Form hierarchisch organisiert ist, fällt auf, daß immer auch besonders ausgezeichnete und meist auch ranghohe Individuen mit der Wahrung des geistigen Erbes und somit der Aufrechterhaltung der kulturellen Tradition, zumeist einer stark konservativ ausgerichteten, befaßt sind. Die ausgeprägte Korrelation zwischen Rang und Menge wie auch Art des Wissens, sei es soziales (z. B. Stammeshäuptling), spirituelles (z. B. Schamane, Druide usw.), medizinisches (Medizinmann) oder technisches (Werkzeug- und Waffenhersteller), weist dabei auf jenes Fundament komplexeren menschlichen Zusammenlebens hin, daß uns von den meisten anderen sozial organisierten Tierarten am stärksten unterscheidet.

Vielleicht sind wir also tatsächlich jene einzigartige Spezies, für die der von Nietzsche geprägte Spruch „Wissen ist Macht" mit vollem Recht zutrifft. Jedenfalls, soweit uns die Geschichte unserer Vorfahren mehr oder weniger direkt zugänglich ist, sei es durch im günstigsten Fall schriftliche Überlieferungen oder auch nur durch indirekte Zeugnisse vergangener Kulturen, es gab offensichtlich zu jeder Zeit so etwas wie ein dominierendes Weltbild, das immer auch in privilegierter Weise von bestimmten Individuen aufgestellt und behütet wurde. Ähnlich also wie bei den meisten Tieren die Konkurrenz um materielle Ressourcen (Weibchen und Kooperationspartner miteingeschlossen) das soziale Zusammenleben beeinflußt, bestimmt beim Menschen zusätzlich zu diesen bereits existierenden ökologischen Faktoren der innerartliche Wettstreit um den exklusiven Zugang zu möglicherweise lebenswichtigen Informationen die Art des gesellschaftlichen Umgangs miteinander. Da die frühen naiven Weltbilder der ersten Vertreter der Gattung *Homo* genauso wie die heutigen, oft extrem kompliziert wirkenden Ideologien des modernen Menschen natürlich als zentrale Steuerinstanzen zurückwirken auf alle anderen Faktoren des sozialen Lebens, erscheint es schließlich doch berechtigt, vom „weisen" Menschen zu sprechen, dem es im Laufe seiner Evolution irgendwie gelungen ist, sich das Erkennen dieser Welt und seiner selbst zu seinem Wesen zu machen. Auf jeden Fall scheint es so zu sein, daß die Fähigkeit zum Erwerb von Wissen einen bestimmenden Faktor für die weitere Entwicklung unserer Spezies darstellt, dem schon seit längerem kein Mensch mehr so leicht entrinnen kann. Dies bringt allerdings mit sich, daß auf das einzelne Individuum auch ein dementsprechend großer Druck in Richtung größerer Leistungsfähigkeit ausgeübt wird. Man erkennt diesen Zusammenhang am besten, wenn man sich ansieht, wie der weitaus größte Teil der Kommunikation in menschlichen Gesellschaften beschaffen ist. Es geht primär zumeist um den oft trivialen Anspruch, einfach „recht zu haben", die Dinge also – vielleicht im genauen Gegensatz zum Kommunikationspartner – klarer und, vor allem, richtiger zu sehen, und damit, man beachte den sozialen Zusammenhang mit sozialen Fragen, auch klarerweise „im Recht zu sein".

Dieser notorische Wettstreit um die allein richtige Sicht der Dinge beginnt dabei schon bei den banalsten Dingen unseres Alltags, und sei es bloß während einer Unterhaltung über das wahrscheinliche Wetter am kommenden Tag. Gerade am Beispiel des zweifelsohne häufigsten und universalsten Gesprächsthemas dieser Welt, dem Wetter und seiner möglichen Entwicklung, läßt sich das stereotype Paradigma vom weise sein wollenden Menschen am besten verdeutlichen. Es ist nämlich oft ganz nebensächlich, ob das künftige Wetter tatsächlich im Detail vorhergesagt werden kann, denn dieses bräuchte ja inzwischen nur dem täglichen Wetterbericht entnommen werden. Was hier vielmehr zählt, ist die persönliche Fähigkeit, auf den anderen so zu wirken, als würde man immerhin ein klein bißchen mehr von dieser überaus komplizierten Welt verstehen als der jeweilige Gesprächspartner. Um dies noch eindrucksvoller zu demonstrieren, wagt man sich dabei gelegentlich schon einmal, wenn es nicht mehr anders geht, in eine sich bereits stark der Wahrsagung annähernde langfristige Vorhersage, etwa frei nach dem Muster: „Zu den nächsten Weihnachten wird es sicherlich keinen Schnee geben", worauf ad hoc natürlich schwer ein Gegenargument zu finden ist. Dieses Paradigma des besseren Verstehens und des gleichzeitigen Recht-haben-Wollens und dessen auffallende Korrelation mit der sozialen Position wiederholt sich nun auf allen Ebenen der menschlichen Kommunikation und drückt sich letztlich auch in den entsprechenden sozialen Strukturen und Institutionen aus. So wie noch zur Anfangszeit der Entwicklung hin zur modernen Informationsgesellschaft gibt es auch heute noch Schamanen und andere Hohepriester des Wissens, die sich in den höchsten Etagen der Gesellschaft etabliert haben und von dieser entlegenen Warte aus die mehr oder minder gezielte Führung der vielen Unwissenden praktizieren. Dabei muß sich dieser Führungsanspruch keineswegs in einem direkten politischen Einfluß äußern, sondern kann sehr wohl in indirekter Weise wirksam werden, zum Beispiel über den Umweg verschiedenster an wichtigen Veränderungen beteiligter Entscheidungsträger. Auf jeden Fall läßt sich für viele Epochen der Geschichte der dominierende Einfluß einer bestimmten Gesellschaftsschicht und der ihnen zugehörigen Denker auf den Wandel der Geschichte demonstrieren. So kam in der europäischen Antike das zweifellos höchste Ansehen, was das Erklären und richtige Verstehen dieser Welt betrifft, den diversen philosophischen Schulen zu, die als einfallsreiche Konstrukteure verschiedenster Weltbilder die Geschicke ganzer Völker mitbeeinflußten. Im späteren Mittelalter, nach dem teilweisen Niedergang vieler der altbewährten philosophisch-ganzheitlichen Entwürfe, übernahmen religiöse Mythologien und andere jenseitsorientierte Welterklärungsansätze den ideologischen Führungsanspruch in weiten Teilen Europas. Die klassische Philosophie wurde damals praktisch in zwei Teile gespalten, in eine stark meta-physisch, also „über-irdisch" ausgerichtete Denkrichtung, die sich größtenteils mit bereits bestehenden religiösen Ansätzen vermischte, und in einen eher durch materialistische Anschauungen dominierten Entwicklungszweig, der sich, nach den ersten noch schwierigen Anfängen zu Zeiten von Kopernikus, Galilei und Kepler, als die Erde noch als Mittelpunkt des Universums zur Diskussion stand, letztlich zum späteren Siegeszug der modernen empirischen Wissenschaften aufschwang. Heute stellen zweifelsohne die durch eine immer größer werdende Zahl von Einzeldisziplinen vertretenen Naturwissenschaften jenes weltanschauliche Führungssystem dar, welches bereits weite Bereiche des gesamten gesellschaftlichen Lebens dominiert.

Die Darstellung der Kulturentwicklung als Kampf zwischen verschiedenen Gesellschaftsgruppen um das privilegierende Recht, recht zu haben, ist in diesem begrenzten Rahmen natürlich nur in grob vereinfachter Form möglich und muß folglich all die vielen Übergänge und Schattierungen der Geschichte notgedrungenermaßen vernachlässigen. Es ist aber für unseren konkreten Zweck auch nicht von besonderer Wichtigkeit, genau zu erfahren, inwieweit ältere Anschauungen und Weltbilder bis auf den heutigen Tag bestimmte Areale des sozialen Zusammenlebens weiterhin bestimmen, ob also zum Beispiel die weiterhin existierenden unzähligen Formen von weltanschaulichen Sekten, vom ur-afrikanisch geprägten *Voodoo*-Kult über den rassistisch motivierten *Ku-Klux-Klan* bis zu den christlichen *Zeugen Jehovas*, nicht doch noch das Ruder der Geschichte übernehmen könnten. Letzteres erscheint aber in Anbetracht der großen Erfolge der Wissenschaft in allen Bereichen des Lebens eher unwahrscheinlich, so daß der ohnehin schon dominierende Einfluß wissenschaftlichen Denkens weiterhin im Zunehmen begriffen ist. Der aber dennoch immer wieder aufkeimende Trend hin zu alternativen, d. h. nichtwissenschaftlichen Welterklärungssystemen zeigt aber doch eines mit großer Deutlichkeit: Das Unternehmen Wissenschaft ist inzwischen eine mit solcher Dynamik vorwärtsdrängende und hoch selektive Kraft der gesamten Menschheitsentwicklung geworden, daß jedes einzelne Individuum mit seiner spezifischen psychischen Konstitution voll in Anspruch genommen wird von den unbarmherzigen Anpassungserfordernissen unserer immer technischer werdenden Welt. In den regelmäßig wiederkehrenden Sinnkrisen unserer Gesellschaft äußert sich somit nichts anderes als dieses fundamentale Spannungsverhältnis, das für unsere Art so typisch zu sein scheint und daß sich auf die Kurzform bringen läßt: Sei weise, sonst gehst du unter. Vielleicht war es nichts anderes als dieser starke innerartliche Überlebensdruck, der uns erst gezwungen hat, auch wirklich zum einzigen echten *sapiens*-Wesen zu evolvieren. Ob dabei der Mensch allerdings tatsächlich, wie allgemein noch immer angenommen, als eine ganz spezielle und bislang einzigartige Ausnahme von den Evolutionsgesetzen anzusehen ist oder ob es sich doch nur um eine, wenn auch vorsätzlich besserwisserische Spezies unter vielen anderen gleichwertigen Arten handelt, dies soll im nun folgenden einer endgültigen Klärung zugeführt werden.

8. Auf der Suche nach dem Stein der Weisen

Emergenz [*lat.-mlat. (-engl.)*] Begriff
der neueren englischen Philosophie,
wonach höhere Seinsstufen durch
neu auftauchende Qualitäten aus niederen entstehen.

Duden Fremdwörterbuch

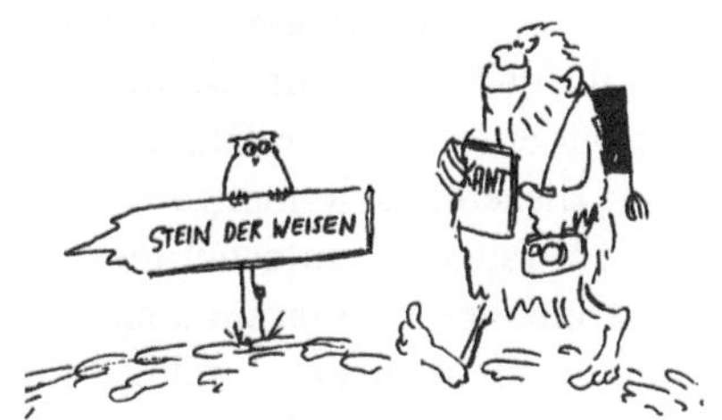

Das wirkliche Problem ist die Entstehung neuer (kognitiver) Strukturen.

Jean Piaget

Das Bestreben, zu neuen Erkenntnissen oder gar zu einer endgültigen Weisheit
über sich selbst und die Welt zu gelangen, dürfte wohl eines der Grundmotive
gewesen sein, welches Menschen zu allen Zeiten immer wieder bewogen hat,
nach zuverlässigen Methoden zu suchen, um das ersehnte Ziel der Erkenntnis
auch wirklich zu erreichen. Einerseits war man sich immer schon sicher, daß nur
der Mensch jene außergewöhnliche Fähigkeit besitzt, sich beinahe ein ganzes
Leben lang der Suche nach neuen Ideen und Entdeckungen zu widmen, aber andererseits gab es schon früh auch immer eine gewisse Skepsis über die tatsächliche Richtigkeit der dabei angewandten Verfahren. Einer der ersten, der diese
Problematik in ausführlicher Weise dargestellt hat, war der griechische Philosoph Sokrates (470–399 v. Chr.), der nicht umsonst mit einem ganz besonders
pfiffigen und gleichzeitig vollkommen widersprüchlichen Slogan für alle Zeiten
berühmt wurde: „Ich weiß, daß ich nichts weiß" (vgl. Epimenides: „Alle Kreter
lügen. Ich bin ein Kreter." Hat er nun gelogen oder nicht?). Als ein Verfechter der
rechten Tugenden des Menschen sah er in der anzustrebenden Erlangung des
richtigen Wissens dessen unabdingbare Voraussetzung. Hierin zeigt sich auch
der schon zuvor beschriebene psychologische Zusammenhang zwischen er-
kenntnismäßigem Richtsehen und sozialem Rechthaben. Jedenfalls hat die
Frage nach der Herkunft und der Richtigkeit menschlichen Wissens die Philosophen, die ja als berufsmäßige Liebhaber der Weisheit dazu gleichsam berufen
sind, seit Anbeginn der uns durch schriftliche Überlieferungen zugänglichen
Geschichte beschäftigt. Was nun unser eigentliches Thema betrifft, nämlich die
kritische Überprüfung der Sonderstellung des Menschen innerhalb der belebten Welt, so interessiert in diesem Zusammenhang eine Frage zunächst ganz besonders: Wie kommen wir tatsächlich zu neuen Erkenntnissen? Und, bezogen
auf die Evolutionstheorie, die noch viel elementarere Frage: Sind wir durch diese
unsere spezielle Art, zu neuen Erkenntnissen zu gelangen, eine Ausnahmeerscheinung in der Biologie?

Die erste Frage bezieht sich auf die Genese oder Entstehung neuen Wissens, wohingegen die zweite dazu gedacht ist, den grundsätzlichen Status dieser Genese zu hinterfragen. Die Philosophie scheint in dieser Sache der beste Auskunftgeber zu sein, denn keine andere intellektuelle Unternehmung hat sich mit einer solchen Hingabe, wie es sich eben für echte Denkerstirnen geziemt, diesen Problemen gewidmet. Ohne jetzt allerdings den sehr verführerischen Versuch zu unternehmen, in der hoffnungslos verstrickten Geschichte der Philosophie unterzutauchen und dann womöglich den Wald vor lauter Bäumen nicht mehr zu sehen, soll hier lieber eine Art von systematischem Kahlschlag angewandt werden, um genauer erkennen zu können, was letztlich übrigbleibt von all den großen Gedankengebäuden, sobald man verschärfte Kriterien zur Anwendung bringt. Zu diesem Zweck erlauben wir uns die rein gedankliche Freiheit, mit einem einzigen Argument praktisch alle existierenden philosophischen Ansätze, die bislang in dieser Sache entwickelt wurden, in einen einzigen handlichen Sack zu stecken. Die meisten Vorschläge von seiten der Philosophie, die das Problem der Entstehung neuer Erkenntnisse in allgemeingültiger Weise lösen wollten, haben nämlich eine besondere Eigenschaft gemeinsam. Es handelt sich dabei durchgehend um ganz konkrete und gelegentlich sogar auch wohldefinierte Methoden, die entweder als empirisches Faktum (z. B. „in dieser oder jenen Weise entstehen neue Erkenntnisse …") festgestellt oder aber als optimale Lösungen in normativer Weise (z. B. „so und nur so können neue Erkenntnisse gewonnen werden …") vorgeschlagen werden. Auch Kombinationen aus beiden Varianten sind natürlich denkbar („da neue Erkenntnisse in dieser oder jenen Weise entstehen, sollten wir auch dementsprechend vorgehen, um Erfolge zu erzielen …"). Das heißt aber auch mit anderen Worten, daß es bislang noch kein Philosoph ernsthaft gewagt hat zu bezweifeln, daß Vertreter der Art *Homo sapiens* tatsächlich die Fähigkeit besitzen, zu wirklich neuen Erkenntnissen zu gelangen. Die scheinbare Tatsache selbst, daß wir Menschen als einzelne Individuen generell zu einem besonderen erkenntnismäßigen Fortschritt befähigt sind, wurde also offenbar niemals wesentlich in Frage gestellt. Und dies, obwohl doch gerade Philosophen als die zweifellos kritischsten aller kritischen Denker aller kritischen Traditionen zu allen Zeiten gelten.

Zur posthumen Ehrenrettung der Philosophie („Die Philosophie als Grundwissenschaft der Universität, aber auch als einheitsstiftende Kraft innerhalb der Vielfalt der Disziplinen ist heute gleichermaßen obsolet geworden." Höllinger 1992, S. 72) ist es an dieser Stelle nun allerdings doch angebracht, zumindest auf einige wenige Versuche in die – wie wir später gleich sehen werden – richtige Richtung hinzuweisen. Es handelt sich dabei um vier sehr bekannte Philosophen, die man als die wirklich großen Skeptiker der Philosophiegeschichte bezeichnen könnte. Dazu gehört der soeben erwähnte Sokrates, dann David Hume, Immanuel Kant, und, zu guter Letzt, Karl Popper. Was vereint nun diese vier Denker über die Zeiten hinweg? Trotz deren Überzeugung, daß wir Menschen, in scheinbar striktem Gegensatz zu allen übrigen Lebewesen, zu echtem Erkenntnisgewinn befähigt sind, hat sich ein jeder von ihnen zumindest gelegentlich darüber Gedanken gemacht, ob am Ende der subjektive Eindruck von einer Vermehrung menschlichen Wissens nicht doch nur eine bloße Illusion sein könnte. Sokrates' etwas ironische Position war dabei, wie schon kurz zuvor angedeutet, ähnlich derjenigen eines in die Enge getriebenen Verteidigers einer Festung, der nur mehr feststellen kann, daß er sich immerhin jetzt sicher sein darf, daß er sich nicht mehr verteidigen kann. Wie soll es denn schließlich auch möglich sein, zu wissen, daß man nichts weiß, wenn man ja soundso nichts wissen kann?

Da zielte der schottische Philosoph David Hume (1711–1776), der mit seinem radikalen Skeptizismus einer ganzen Epoche an der Wendezeit von noch mittelalterlich-klerikalen Vorstellungen hin zu modernen wissenschaftsorientierten Anschauungen seinen Stempel aufprägte, schon in eine ganz andere Richtung. Am Ende seiner kritischen Betrachtung der sogenannten Induktion, also jenes alltäglichen und jedem Menschen – wenn auch oft in nicht bewußter Weise – vertrauten methodischen Verfahrens, mittels dessen aus Einzelbeobachtungen verallgemeinernde Schlüsse über generelle Gesetzmäßigkeiten gezogen werden, von vergleichsweise konkreten Vorstellungen und Begriffen wie z. B. „Katze", „Maus", „jagen", „fangen", „fressen" bis hin zu sehr abstrakten Konzepten und Begriffen wie z. B. „Kraft", „Ursache", „Wirkung", „Raum", „Zeit", „Zweck" kommt er zu jenem historischen und auf den ersten Blick beinahe dramatisch anmutenden Ergebnis, daß nämlich die menschliche Natur in ihrem wesentlichen Kern als grundsätzlich irrational zu betrachten sei. Irrational oder, anders ausgedrückt, durch die Vernunft nicht zu begründen einfach deswegen, weil sich bei näherer Betrachtung der induktiven Methode herausstellt, daß hier auf schwankendem Boden gebaut wird:

Als ein Mensch zum ersten Male die Mitteilung der Bewegung durch Stoß beobachtete, etwa beim Aufeinanderprall zweier Billardbälle, konnte er nicht sagen, daß das eine Ereignis mit dem anderen *verknüpft* war, sondern nur, daß es mit ihm *verbunden* war. Hat er mehrere derartige Fälle beobachtet, erklärt er sie für *verknüpft*. Was hat sich so geändert, daß diese neue Vorstellung der *Verknüpfung* entstand? Nichts, außer daß er nun diese Ereignisse als in seiner Einbildungskraft *verknüpft empfindet* und ohne weiteres das Dasein des einen aus dem Auftreten des anderen vorhersagen kann. ... Kann ein stärkerer Beweis für die erstaunliche Unwissenheit und Schwäche des Verstandes erbracht werden als dieser? Wenn es nämlich irgendeine Beziehung zwischen Gegenständen gibt, die er uns als völlig bekannt hinstellt, so ist es die von Ursache und Wirkung (David Hume 1758/1986, S. 100/101).

Was Hume hier mit für die damalige Zeit außerordentlich klaren und einfachen Worten ausdrückt, weist auf die prinzipielle Unfähigkeit des menschlichen Verstandes hin, gesetzmäßige Zusammenhänge in der äußeren Welt zwingend begründen zu können. Es muß folglich allein die bloße Gewohnheit der Erfahrung sein, die uns dazu bringt, gewisse Regelmäßigkeiten in der Natur anzunehmen, ohne daß wir deswegen schon über eine Möglichkeit verfügen, dies auch überzeugend, also mit logisch-zwingender Notwendigkeit, beweisen zu können. Hume illustriert diese klassische skeptische Position auch anhand eines im wahrsten Sinne des Wortes erhellenden Beispiels:

Das Gegenteil jeder Tatsache ist immer möglich, da es niemals einen Widerspruch enthält und vom Geist mit der gleichen Leichtigkeit und Deutlichkeit vorgestellt wird, wie wenn es der Wirklichkeit völlig entspräche. *Daß die Sonne morgen nicht aufgehen wird*, ist ein nicht minder einsichtiger Satz und enthält keinen größeren Widerspruch als die Behauptung, *daß sie aufgehen wird*. Wir würden deshalb vergeblich versuchen, seine Falschheit zu beweisen (David Hume 1758/1986, S. 41/42).

Die hauptsächliche und in der Zwischenzeit wissenschaftlich abgesicherte Grundlage für die Richtigkeit dieser Ansichten von Hume ist in dem Umstand zu suchen, daß uns unsere Sinnesorgane, unabhängig von der Sinnesmodalität (Gesichts-, Geruchs-, Tast-, Geschmackssinn, Gehör, Wahrnehmung von Wärme, Schmerz, Magnetfeldern) immer nur vergleichsweise lokale und momentane, also in Raum und Zeit eng begrenzte Eindrücke der Außenwelt vermitteln können. Diese Begrenzung der Wahrnehmung geht einfach darauf zurück, daß ein jedes lebende System zugleich auch immer ein physikalisch konkretes, also materielles System mit einer begrenzten Oberfläche und einer ebenso begrenzten Position in Raum (dem konkreten Hier) und Zeit (dem konkreten Jetzt) darstellt. Diese grundsätzliche physikalische Beschränkung jeder Interaktion mit der Umwelt könnte man auch als die allgemeinsten ökologischen Rahmenbedingungen lebender Systeme definieren. Daher bedarf es natürlich, sobald allgemeine Gesetzmäßigkeiten erkannt und verstanden werden sollen – und praktisch ein jeder Mensch beherrscht nachweislich diese Fähigkeit –, einer Überwindung oder, besser noch, eines Hinausgehens über die direkte Wahrnehmung, um auch jene oft viel wichtigeren Zusammenhänge zwischen Phänomenen, die sich in Raum und Zeit erstrecken, erfassen zu können. Das Humesche Kreisen der Sonne um die Erde ist hierbei nur eines unter unzähligen anderen direkt nicht wahrnehmbaren Phänomenen. Hume hat letztlich mit seiner bahnbrechenden Arbeit nichts anderes als das Wesen von typisch menschlichen Fähigkeiten wie Vorstellung und Denken entdeckt, die ganz offensichtlich dadurch ausgezeichnet sind, daß sie in spekulativer Weise über das direkt Wahrgenommene hinauszugehen vermögen. Erkenntnis- wie Wissenschaftstheorie sprechen deswegen auch vom grundlegenden Hypothesencharakter der menschlichen Vernunft und meinen damit genau jene Art von Humescher „Unsicherheitsrelation", die zwischen dem „hier und jetzt" und dem „früher/später" und „woanders" anzusiedeln ist. Diese wird sowohl durch eine gehörige Portion Unschärfe der Erinnerung wie auch durch eine beträchtliche Vagheit des Vorausdenkens verursacht:

Gäbe es irgendeine Vermutung, daß der Lauf der Natur sich ändern und die Vergangenheit keine Regel für die Zukunft geben könnte, dann würde alle Erfahrung nutzlos und könnte keine Herleitung oder Schlußfolgerung veranlassen. Es ist daher unmöglich, daß irgendwelche Erfahrungsbeweise diese Ähnlichkeit der Vergangenheit mit der Zukunft erweisen können, da alle diese Argumente auf der Annahme dieser Ähnlichkeit gründen. Mag der Gang der Dinge bislang auch noch so regelmäßig gewesen sein, so kann das allein – ohne ein neues Argument oder eine neue Folgerung – nicht beweisen, daß es auch in Zukunft so bleiben werde (David Hume 1758/1986, S. 56).

Humes vehement vorgetragene Kritik an der Allmacht und Souveränität der menschlichen Vernunft hat die philosophischen Gemüter seiner Zeit nicht wenig erregt. Am meisten betroffen zeigte sich dabei der deutsche Philosoph Immanuel Kant (1724–1804). Er reagierte auf die Humesche Herausforderung mit den folgenden offenherzigen Worten:

So übereilt und unrichtig auch seine (Anm.: Humes) Folgerung war, so war sie doch wenigstens auf Untersuchung gegründet, und diese Untersuchung war es wohl wert, daß sich die guten Köpfe seiner Zeit vereinigt hätten, die Aufgabe, in dem Sinne, wie er sie vortrug, wo möglich, glücklicher aufzulösen, woraus denn bald eine gänzliche Reform der Wissenschaft hätte entspringen müssen ... Ich gestehe frei: die Erinnerung des David Hume war eben dasjenige, was mir vor vielen Jahren den dogmatischen Schlummer unterbrach, und meinen Untersuchungen im Felde der spekulativen Philosophie eine ganz andere Richtung gab (Immanuel Kant 1781/1974, S. 13).

Immerhin sind seit dieser inzwischen bereits klassischen Kontroverse schon mehr als zwei Jahrhunderte vergangen, und dennoch ist man sich bis heute unter Theoretikern, und dazu zählen nun einmal alle Philosophen, noch nicht einig geworden, ob dieses leidige Problem der Induktion nun endlich als gelöst betrachtet werden kann. Dabei kommt es noch viel schlimmer, sobald man Humes Kritik in logisch-konsequenter Weise fortführt und beispielsweise die schwer zu widerlegende Behauptung aufstellt, daß auch vergangene Ereignisse als prinzipiell fiktive Vorstellungen, also als etwas rein hypothetisch Konstruiertes, anzusehen sind. Diese Behauptung fügt der bereits bestehenden Skepsis an unserer Verstandestätigkeit noch einen weit ernsteren Aspekt hinzu, insofern als damit die Gesamtheit dessen, was gemeinhin unter dem Sammelbegriff der Erfahrung vereint ist, in Frage gestellt wird. Erfahrung aber, dies kann jeder subjektiv nachempfinden, wird generell als das Faktische oder tatsächlich Geschehene und, im Gegensatz zur Vorhersage, die immer hypothetisch bleibt, als ein vergleichsweise sicheres Wissen betrachtet. Daß dies, objektiv betrachtet, eine Täuschung ist, wird erst klar, wenn wir versuchen, irgendwelche vergangenen Ereignisse wahrheitsgemäß zu rekonstruieren. Selbst wenn wir über mehrere zuverlässige Zeugen und phantastische Dokumente und Nachweise, wie z. B. Fotos oder Filmaufnahmen, ein und desselben Geschehens verfügen sollten, stellt sich doch immer wieder heraus, daß auch die bereits geschehene und somit nicht mehr veränderbare Vergangenheit um nichts weniger hypothetisch bleiben muß als die noch ungeschehene Zukunft. In dieser Hinsicht war sogar Humes radikaler Skeptizismus noch um einiges zu wenig radikal, denn er vertraute immerhin noch – im Gegensatz zur unsicheren Zukunft – den vermeintlichen Tatsachen und Beweisen der Vergangenheit:

Ich wage es, den Satz als allgemeingültig und keine Ausnahme duldend aufzustellen, daß die Kenntnis dieser Beziehung (Anm.: gemeint ist die mysteriöse Beziehung zwischen Ursache und Wirkung) in keinem Falle durch Denkakte *a priori* gewonnen wird, sondern ausschließlich aus der Erfahrung stammt, indem wir feststellen, daß gewisse Gegenstände immerdar miteinander verbunden sind. ... Hinsichtlich der früheren *Erfahrung* kann eingeräumt werden, daß sie *unmittelbare* und *zuverlässige* Informationen nur über solche bestimmten Objekte und jene bestimmte Zeitspanne geben kann, von denen sie Kenntnis hatte. Weshalb diese Erfahrung jedoch auf die Zukunft und auf andere Objekte ausgedehnt werden sollte, die, soweit uns bekannt ist, nur dem Anschein nach gleichartig sein mögen: das ist die Hauptfrage, die ich hervorheben möchte (David Hume 1758/1986, S. 43/51).

Während Hume vor allem durch seine Entdeckung und außergewöhnlich klare und präzise Darstellung des Induktionsproblems berühmt wurde, gilt Kant als derjenige bedeutende Denker derselben Epoche, der sich erstmals an einer neuartigen Lösung dieses für die gesamte Metaphysik und damit für den wichtigsten Teil der Philosophie bedrohlichen Themas versuchte. Sein Ansatz ist deswegen auch heute noch von besonderer Bedeutung, da er genau am entgegengesetzten Pol, nämlich der sinnlichen Wahrnehmung selbst, beginnt. Anstelle wie Hume die theoretische Berechtigung und Begründbarkeit von Aussagen wie „aus ähnlichen Eigenschaften folgen ähnliche Objekte" (z. B. allgemeine Begriffe wie „das Haus", „der Tisch", „das Buch" usw.) oder „aus ähnlichen Ursachen folgen ähnliche Wirkungen" (z. B. sogenannte „Naturgesetze" wie Schwerkraft, Energieerhaltung usw.)[4] zu kritisieren, setzt die Skepsis von Kant bereits an der direkten Wahrnehmung der Dinge dieser Welt an. Die grundsätzliche Idee hinter seinen sehr ausführlichen, wenn auch stark von subjektiven Wertvorstellungen überfrachteten Erörterungen über die reine Vernunft, zu deren Ehrenrettung er gegen Hume angetreten war, hört sich zwar stilistisch etwas trockener, dafür aber nicht weniger wichtig an als diejenige seines schottischen Kontrahenten:

Daß alle unsere Erkenntnis mit der Erfahrung anfange, daran ist gar kein Zweifel; ... *Der Zeit nach* geht also keine Erkenntnis in uns vor der Erfahrung vorher, und mit dieser fängt alle an. Wenn aber gleich alle unsere Erkenntnis *mit* der Erfahrung anhebt, so entspringt sie darum doch nicht eben alle *aus* der Erfahrung. Denn es könnte wohl sein, daß selbst unsere Erfahrungserkenntnis ein Zusammengesetztes aus dem sei, was wir durch Eindrücke empfangen, und dem, was unser eigenes Erkenntnisvermögen (durch sinnliche Eindrücke bloß veranlaßt) aus sich selbst hergibt, welchen Zusatz wir von jenem Grundstoffe nicht eher unterscheiden, als bis lange Übung uns darauf aufmerksam und zur Absonderung desselben geschickt gemacht hat.
Es ist also wenigstens eine der näheren Untersuchung noch benötigte und nicht auf den ersten Anschein sogleich abzufertigende Frage: ob es ein dergleichen von der Erfahrung und

selbst von allen Eindrücken der Sinne unabhängiges Erkenntnis gebe. Man nennt solche Erkenntnisse *a priori* (lat.: „im voraus gegeben"), und unterscheidet sie von den empirischen, die ihre Quellen *a posteriori* (lat.: „im nachhinein"), nämlich in der Erfahrung, haben (Immanuel Kant 1781/1974, S. 45).

Kant hat damit eine nicht gerade unwesentliche Lücke in Humes skeptischer „Untersuchung über den menschlichen Verstand" von 1758 aufgedeckt, denn wenn, wie sich letzterer absolut sicher war, alle menschliche Erkenntnis allein auf Erfahrung durch die Außenwelt zurückgehen soll, dann muß es ein unlösbares Rätsel bleiben, wo denn der erste Erkenntnisakt überhaupt anzusetzen wäre. Jede einzelne Erkenntnis müßte auf eine vorhergehende Erfahrung zurückgehen, diese selbst aber wiederum auf eine noch weiter zurückliegende, und so fort. Es wäre in dieser Perspektive letztendlich unverständlich, wie der Mensch zu einer systematischen und zuverlässigen Erkenntnis seiner Umwelt fähig sein kann. Der zentrale Punkt in Kants Einwand spielt dabei auf ein grundlegendes erkenntnistheoretisches Problem an: Wie kann das erkennende Lebewesen überhaupt Erfahrungen sammeln, wenn es nicht schon von vornherein oder, um mit Kant zu sprechen, *a priori*, weiß, in welch konkreter Weise es die im Geist (heute: Gehirn) eintreffenden Sinneseindrücke zueinander in Verbindung setzen soll, um allgemeingültige Gesetzmäßigkeiten der Außenwelt davon ableiten zu können? Hume hat andererseits auch sehr schön gezeigt, daß die Umwelt selbst uns diese spezielle Information nicht liefern kann, da prinzipiell nichts dagegen spricht, die von den Dingen dieser Welt ausgehenden Reize in irgendwelche beliebigen Zusammenhänge zu packen. Und, was noch viel überraschender ist, Hume hat eigentlich schon vorausgeahnt, wohin letztlich auch seine eigenen Untersuchungen führen mußten, nämlich direkt hin zum kongenialen Denkergegner Kant:

Aber obwohl die Tiere einen großen Teil ihrer Kenntnis aus der Beobachtung erlernen, gibt es doch noch einen anderen großen Teil, den sie aus der Hand der Natur ursprünglich empfangen, der bei weitem ihre gewöhnlichen Fähigkeiten übersteigt und worin sie auch durch die längste Übung und Erfahrung nur geringe oder gar keine Fortschritte machen. Wir bezeichen das als Instinkt und bewundern es gerne als etwas ganz Außerordentliches und durch keine Untersuchung des menschlichen Verstandes Erklärbares. Aber unser Staunen wird vielleicht aufhören oder nachlassen, wenn wir bedenken, daß unser Folgern aus der Erfahrung, das wir mit den Tieren gemein haben und von dem die ganze Lebensführung abhängt, selbst nichts anderes ist als eine Art Instinkt oder mechanische Kraft, die – uns selbst unbekannt – in uns wirkt und in ihren Hauptfunktionen nicht von solchen Beziehungen oder Vergleichungen von Vorstellungen geleitet wird, die den eigentlichen Gegenstand unserer geistigen Tätigkeiten ausmachen. Mögen auch die Instinkte verschieden sein, so ist es dennoch ein Instinkt, der einen Menschen lehrt, das Feuer zu meiden, ebenso wie der, welcher einen Vogel mit solcher Genauigkeit die Fertigkeit des Brütens lehrt und die ganze Einrichtung und Ordnung der Brutpflege (David Hume 1758/1986, S. 139/140).

Im Prinzip haben also beide Denker absolut recht gehabt mit ihrer jeweiligen Kritik an der bestehenden Erkenntnistheorie, nur hat keiner von beiden den bestehenden tieferen Zusammenhang zwischen ihren scheinbar so gegensätzlichen Ansätzen erkannt oder, was wahrscheinlicher ist, gar nicht erkennen wollen. Somit wurde diese zum Teil sehr persönliche Kontroverse im Laufe der weiteren Geschichte der abendländischen Philosophie weiter hochstilisiert zu jener schroffen Unvereinbarkeit von Empirismus und Rationalismus, als jenem bis heute fortbestehenden Gegensatz zwischen der Lehre von der rein sinnlichen, d. h. wahrnehmungsgelenkten Erfahrung und dem Dogma von der Allmacht der abstrakten Vernunft, die all unsere Einsichten lenkt. Dabei haben sich Hume und Kant, wenn auch sicherlich nicht mit bewußter Absicht, mit ihren wichtigsten Schlußfolgerungen schon zur damaligen Zeit im wesentlichsten Punkt ihrer Erkenntnistheorien getroffen. Während ersterer, trotz seiner enormen Skepsis gegenüber irgendwelchen vorgegebenen Regeln des Verstandes, allgemeine und nicht weiter hinterfragbare Prinzipien der Assoziation von Sinnesreizen postulierte:

Für mich ergeben sich nur drei Prinzipien der Vorstellungsverknüpfung, nämlich *Ähnlichkeit (resemblance)*, raum-zeitliche *Berührung (contiguity)* und *Ursache* oder *Wirkung (cause* or *effect)* (David Hume 1758/1986, S. 38/39).

gelangte letzterer durch seine äußerst kritische Betrachtung der belehrenden Erfahrung durch die Außenwelt zu dem durchaus vergleichbaren Schluß, daß zumindest bestimmte fundamentale Kategorien als für die Erfahrung notwendig und dem menschlichen Geist eingeboren zu betrachten sind:

In der Erscheinung (Anm.: gemeint ist die sinnliche Wahrnehmung) nenne ich das, was der Empfindung korrespondiert, die Materie derselben, dasjenige aber, welches macht, daß das Mannigfaltige der Erscheinung in gewissen Verhältnissen geordnet *werden kann*, nenne ich die Form der Erscheinung. Da das, worinnen sich die Empfindungen allein ordnen, und in gewisse Form gestellet werden können, nicht selbst wiederum Empfindung sein kann, so ist uns zwar die Materie aller Erscheinung nur a posteriori gegeben, die Form derselben aber muß zu ihnen insgesamt im Gemüte a priori bereit liegen, und dahero abgesondert von aller Empfindung können betrachtet werden. ... Eine Wissenschaft von allen Prinzipien der Sinnlichkeit a priori nenne ich die transzendentale Ästhetik. ... Bei dieser Untersuchung wird sich finden, daß es zwei reine Formen sinnlicher Anschauung, als Prinzipien der Erkenntnis a priori gebe, nämlich Raum und Zeit, ... (Immanuel Kant 1781/1974, S. 69–71).

In seinem unermüdlichen Bemühen der „Entdeckung aller reinen Verstandesbegriffe" gelangte der für seinen mit Akribie durchdachten und streng geregelten Tagesablauf berüchtigte Königsberger Denker schließlich zur Aufstellung von insgesamt 14 Kategorien, die Anschauungen von Raum und Zeit miteingeschlossen (Kant 1781/1974, S. 111). Stenographisch komprimiert heißen diese: Quantität: allgemein (1), besonders (2), einzeln (3); Qualität: bejahend (4), verneinend (5), unendlich (6); Relation: kategorische (7), hypothetische (8), disjunktive (9); Modalität: problematische (10), assertorische (11), apodiktische (12). Was hat nun dieser etwas ausführlichere Exkurs in die Philosophiegeschichte mit unserer Frage nach einer möglichen Sonderstellung des Menschen innerhalb des Reichs des Lebendigen zu tun? Nun, die Überlegungen der wenigen echten Skeptiker unter den Philosophen – zum wichtigsten der Neuzeit, zu Karl Popper, kommen wir gleich – zeigen uns zumindest, daß das Problem der Entstehung von Erkenntnis gar nicht so einfach zu lösen ist bzw. daß kaum jemand sich ernsthaft und, vor allem, in kritischer Weise damit beschäftigt hat. Gestritten wurde bislang und wird weiterhin noch immer über die Frage nach der letztendlich einzig richtigen unter all den vielen Methoden (einige Beispiele gefällig: dialektisch, definitorisch, syllogistisch, axiomatisch, divisiv, definitiv, deduktiv, analytisch, synthetisch, kombinatorisch, geometrisch, algebraisch, deskriptiv, phänomenologisch, induktiv, verifikatorisch, falsifikatorisch, monistisch, regressiv, konstruktivistisch, ...), die bereits von unterschiedlichster Seite, je nach Zugehörigkeit zu einer der zahlreichen philosophischen Schulen, vorgeschlagen worden sind. Dieser heftige und zugleich allseits beliebte Streit zwischen den vielfältigen Formen von Ismen, wie hier exemplarisch dargestellt am Beispiel von Humes Empir-Ismus und Kants transzendentalem Rational-Ismus, geht aber genau an jener Frage vorbei, die zu beantworten Ziel einer jeden tiefergehenden Erkenntnistheorie sein muß: Sind wir tatsächlich zu echtem Erkenntnisgewinn befähigt?

Hume und Kant haben uns zumindest in einem Punkt zu einem besseren Verständnis des Wesens menschlicher Erkenntnis verholfen. Es gelang ihnen zu zeigen, daß sowohl jene Erkenntnis, die aus der reinen Erfahrung stammt, wie auch jene, die aus der reinen Vernunft zu stammen scheint, letztlich immer angewiesen sein muß auf *bereits vorhandene* Strategien der Wahrnehmung (z. B. bestimmte Prinzipien der Assoziation) wie auch des Denkens (z. B. bestimmte Kategorien der Vernunft). In dieser neuen Perspektive verschwindet auch schließlich der bis heute noch für so wichtig erachtete Unterschied zwischen rein empirischer Erfahrungserkenntnis in den Wissenschaften und rein theoretischer Vernunfterkenntnis in der Philosophie, da das eine wie das andere nicht ohne eine wesentliche Bedingung auszukommen vermag, nämlich die, daß bereits eine Methode oder irgendein anderes regelgesteuertes Verfahren existieren muß. Jetzt ist es aber auch nicht mehr erstaunlich, daß die meisten erkenntnistheoretischen Strömungen in der Philosophie, letztlich auch selbst jene kritischen von Hume und Kant, sich immer auf die Betonung irgendeiner besonderen Methode spezialisierten, die oft aus rein persönlich motivierten, weltanschaulichen Gründen für wichtiger als alle anderen erachtet wurde. Wenn aber, wie es offensichtlich der Fall zu sein scheint, menschliche Erkenntnis immer durch ein ganz bestimmtes Vorwissen, verpackt in das Regelwerk einer Methode oder, allgemeiner, einer Verhaltensstrategie, zu charakterisieren ist, dann stellt sich zugleich die Frage, wie spezifisch deren Anleitungen sind oder ob darin auch Lücken vorkommen können.

Der springende Punkt hier liegt nämlich im Füllen der vermeintlichen Lücken unseres Wissens, mit anderen Worten, in jenem Übergang von einem

Zustand des absoluten Nichtwissens in einer Sache in einen des neugeschaffenen Wissens über eben dieselbe Sache. Kann es in diesem kritischen Bereich überhaupt eine Methode geben? Der in Wien gebürtige Philosoph und Wissenschaftstheoretiker Karl Popper, weltweit bekannt und anerkannt durch seine allgemein akzeptierte Methode der Falsifikation oder empirischen Widerlegung von Hypothesen, hat zumindest an einem wichtigen Punkt diese scheinbar nebensächliche Frage berührt. In seiner Kritik der Induktion als irrationale, d. h. nicht durch logisch stichhaltige Regeln geleitete Methode des Gewinns von neuen Erkenntnissen hat er sich als großer Skeptiker, ganz im Sinne von Hume, betätigt. Daß er dabei um nichts weniger radikal vorging als sein großes schottisches Vorbild, zeigt uns die Quintessenz seiner Überlegungen. Schlimmer noch als bei Hume, der immerhin schon feststellte, daß das menschliche Denken und Vorstellungsvermögen sich bei näherer Betrachtung als wenn auch plausibel so doch durch die reine Logik nicht begründbar herausstellt, kam Popper zu dem Schluß, daß es Induktion als zuverlässige Methode des Gewinns von neuen Erkenntnissen gar nicht geben kann. Popper meinte damit nichts anderes als die Unmöglichkeit des sogenannten wahrheitserweiternden Schlusses und illustrierte dies gewöhnlich am Beispiel einer allseits bekannten Tiergattung aus der großen Gruppe der Entenvögel *(Anatidae).* Die grazilen Höckerschwäne *(Cygnus olor;* Herkunft: Nordeuropa, in weiten Teilen Mitteleuropas eingebürgert) in den wenigen Parkanlagen unserer modernen Städte sind erfahrungsgemäß weiß, und so erscheint es nur logisch, ihr Aussehen im Sinne des Alltagsverstandes als generell weiß zu beschreiben, so daß es also verführerisch ist, das Erscheinungsbild des nächsten Exemplars, dem wir in einem anderen Stadtpark begegnen, mit untrüglicher Sicherheit vorherzusagen. Genau an diesem Punkt jedoch legt Popper sein philosophisches Veto ein mit dem Hinweis, daß uns die Erfahrung jederzeit eines Besseren belehren kann, indem sie uns zum Beispiel ganz unverhofft bis auf die Schwingen (weiß) vollkommen schwarze Schwäne *(Cygnus atratus;* Trauerschwan, Herkunft: Australien, seltenerer Parkvogel in Mitteleuropa) vor Augen führt und somit auf einen Schlag unsere ganze schöne Theorie von der Allgemeinheit des weißen Schwanenseins in sich zusammenstürzen läßt. Der Vollständigkeit halber sei noch der Schwarzhalsschwan *(Cygnus melanocoryphus;* südl. Südamerika) als logisch unhaltbares „Mittelding" zwischen Höcker- und Trauerschwan erwähnt. Abgesehen davon, daß dieses Beispiel ein ausgesucht schlechtes ist, da Höckerschwäne nun einmal tatsächlich weiß und unter anderem gerade deswegen eben keine Trauerschwäne sind, stehen Poppers geliebte Schwäne symbolisch für seine Methode der empirischen Falsifikation, die genau wie bei Hume der Vernunft jederzeit einen Streich spielen kann, indem sie scheinbar für sicher gehaltene Erwartungshaltungen auf den Misthaufen der Widerlegungen wirft. Popper hat also sehr wohl erkannt, daß es schwierig sein muß, neues Wissen vorauszusagen, z. B. eben zu behaupten, daß alle Schwäne weiß sein müßten bzw. eine solche Behauptung aus irgendeiner bereits bestehenden Erfahrung in irgendeiner logisch vetretbaren Weise herzuleiten. Poppers apodiktische Worte dafür sind klar und deutlich: „Es gibt also keine Induktion …" *(Das Altenberger Gespräch*. ORF 21.2.1983, aus Popper & Lorenz 1994, S. 27)

Sogar Hume und Kant waren in dieser Hinsicht noch zuversichtlicher, denn für ersteren war in der Erfahrung des Individuums ein im Gegensatz zur allzu leichtsinnigen theoretischen Spekulation zuverlässiger Zugang zur Erkenntnis der Außenwelt zu suchen, während letzterer allein schon in seinen apriorischen Erkenntnisformen bereits die Gewähr für die richtige, wenn auch nicht absolute Erkenntnis der Welt sah. Kant versuchte sich zumindest gelegentlich als bescheidener Philosoph, wenn er behauptete, daß das „Ding an sich" unerkannt bleiben muß. Popper war an diesem Punkt noch wesentlich kritischer geworden, indem er erstens nur reine Vermutungen als einzig gangbaren Weg zu möglicherweise neuen Erkenntnissen und zweitens nur deren anschließende aposteriorische Überprüfung (Falsifikation) als Garant für eine zumindest vorübergehende Richtigkeit zuließ. Diese Überlegungen brachten ihn schließlich auch dazu, in Analogie zur Evolutionstheorie von einer eigenen, natürlich unverkennbar Popperschen Version einer evolutionären Erkenntnistheorie zu sprechen: „Ich habe schon früher bemerkt, daß nicht ich diesen Namen auf meine Erkenntnistheorie angewendet habe, sondern daß andere Leute meine Erkenntnistheorie als eine evolutionäre gekennzeichnet haben. Aber jedenfalls ist sie ganz anders als die anderen evolutionären Erkenntnistheorien" (Popper 1988). Diese Bemerkung erstaunt einen nicht wenig, wenn man weiß, daß Popper immerhin schon 1973 folgende programmatische Aussage gemacht hat: „Die Erkenntnistheorie, die ich vorschlagen möchte, ist weitgehend eine darwinistische Theorie des Wachstums des Wissens." Dies ist um so erstaunlicher als das Buch, in dem diese Aussage zu finden ist, den bezeichnenden Titel *Objektive Erkenntnis. Ein evolutionärer Entwurf* trägt. Sei es, wie es sei, jedenfalls entspricht bei Popper der biologischen Mutation die mehr oder weniger ungerichtete hypothetische Vermutung, während die kritisch-empirische Überprüfung dieser Hypothesen der Funktion der natürlichen Auslese gleichkommt. Hinzu kommt allerdings der, wie Popper meint, fundamental wichtige Unterschied, daß, im Gegensatz zur unbarmherzigen Natur, die es immer wieder auf die leibliche Existenz ihrer ahnungslosen Teilnehmer abgesehen hat, in der kulturellen Entwicklung anstelle von lebendigen Individuen bloß papierene Theorien zu sterben hätten:

Das Besondere der wissenschaftlichen Erkenntnis ist, daß der Kampf ums Dasein durch die bewußte und systematische Kritik unserer Theorien härter wird. Während also das tierische und das vorwissenschaftliche Wissen hauptsächlich dadurch wächst, daß diejenigen, die untüchtige Hypothesen haben, selbst eliminiert werden, läßt die wissenschaftliche

Kritik oft unsere Theorien an unserer Stelle sterben; sie eliminiert dann unsere falschen Vorstellungen, ehe wir selbst ihretwegen eliminiert werden (Karl Popper 1973, S. 274).

Allerdings muß Poppers sehr ernstgemeinte Analogie, im Originalton lautend: „Ich meine es nicht bildlich, obwohl ich Bilder verwende" (Popper 1973, S. 274), und damit unweigerlich seine gesamte evolutionäre Erkenntnistheorie in dem Augenblick in sich zusammenstürzen, in dem gezeigt werden kann, daß die Entstehung neuer Vermutungen doch nichts näher gemein hat mit jenen Prozessen, die biologischen Neuerungen zugrunde liegen. Genau das aber kann anhand des Induktionsproblems demonstriert werden, das sich leicht lösen läßt, sobald man von einer ganzen Skala unterschiedlicher Abstraktionsgrade ausgeht und dennoch die fundamentalen Ähnlichkeiten in der Struktur der verschiedenen Prognoseverfahren erkennt. Der Unterschied zwischen der offensichtlich so zwingenden Notwendigkeit, die für unsere selbstkonstruierte Logik charakteristisch zu sein scheint (Beispiel: 1 + 1 = 2), auf der einen Seite und jener immer unsicheren Vermutung über zukünftige äußere Ereignisse (Beispiel: „Der nächste Schwan, der mir begegnen wird, wird *vermutlich* weiß sein, ich kann es aber nicht mit Sicherheit sagen") auf der anderen Seite, liegt nämlich einfach darin, daß die Inhalte, mit denen hier operiert wird, einen unterschiedlich starken Modellcharakter besitzen, der darüber hinwegtäuscht, daß im Grund doch ein und dasselbe geschieht, nämlich daß eine Vorhersage gemacht wird. Um die grundsätzliche Ähnlichkeit der Situation noch besser zu verstehen, ist es dabei von Vorteil, zwischen dem Inhalt der Prognose und der Prognose selbst zu unterscheiden. Ein Beispiel: 1 + 1 = 2 ist nur dann absolut und universell gültig, wenn diese Berechnung sich nicht auf empirische Verhältnisse bezieht. So gilt schon bei der sexuellen Fortpflanzung oder bei der Vereinigung zweier zuvor isolierter Wasserstoffprotonen (H^+) dummerweise nicht, wie ansonsten üblich, 1 + 1 = 2, sondern 1 + 1 = 1 (Eizelle + Samenzelle = Zygote; $H^+ + H^+ = H_2$), was nichts anderes bedeutet, als daß das abstrakte Modell, das auf die Wirklichkeit angewandt wurde, in diesen konkreten Fällen eben nicht ganz so genau zutrifft. Das schmälert natürlich keineswegs die Bedeutung solcher Algorithmen für andere, beispielsweise echt additive Prozesse in der Natur. Mit den Schwänen verhält es sich im Prinzip genauso, mit dem bloßen Unterschied, daß man sich hier in der Gegenrichtung bewegt, also von eher konkret hin zu immer abstrakter und somit theorienbeladener. Ein angehender Vogelkundler wird jene ihm anfänglich fremden weißen Wesen mit der Zeit rein optisch als Schwäne wiedererkennen, und wird letztlich, so er sich tatsächlich ernsthaft mit diesen Tieren beschäftigt, aufbauend auf Molekularbiologie und Genetik, zu einer echten Theorie der Schwäne gelangen, die im Resultat ein ähnlich abstrakt-formales Modell der Wirklichkeit darstellt wie eine arithmetische Berechnung irgendwelcher anderer Phänomene. Und die Vorhersagen nähern sich schließlich in ihrem Charakter auch immer mehr den reinen Wahrheiten unserer Logik. Ein Höckerschwan in der modernen zoologischen Theorie der Schwäne ist dann eben nicht mehr nur vielleicht weiß, sondern heißt erstens einmal *Cygnus olor* und besitzt als solcher – durchaus vergleichbar einer mathematischen Konstante – tatsächlich dieses Merkmal gekoppelt mit vielen anderen morphologischen, physiologischen und ethologischen Eigenschaften. Sollte uns dann dennoch eines Tages ein aus unerfindlichen Gründen mutierter und dadurch vielleicht nicht mehr so ganz richtig schwarzer Höckerschwan gegenübertreten, dann brauchen wir deswegen noch längst nicht – wie Popper uns vorschlägt – unsere gesamte Theorie des Schwanenseins in darwinistischer Manier über Bord zu werfen, sondern, ganz im Gegenteil, es wird genügen, einfach unser bereits bestehendes Konzept an jenen unbekannten und für die Theorie störenden Fremdling anzupassen und so zu einer geringfügigen, aber prinzipiell vorhersehbaren Modifikation der bestehenden Theorie zu gelangen. Es bedarf also dann nicht mehr, wie uns Popper weismachen will, eines wilden neuerlichen Herumrätselns über die tatsächliche Gefiederfärbung von Höckerschwänen an sich (wie wär's z. B. mit violett?), um dann die objektive Wirklichkeit in drakonischer Manier ihr unter Umständen vernichtendes Urteil sprechen zu lassen. Ginge unser Denken nämlich tatsächlich in solcher Weise vonstatten, dann hätte sich bis auf den heutigen Tag noch kein menschliches Wesen, wenn überhaupt, sehr weit bis über das Niveau primitivster Hell/Dunkel-Wahrnehmungen hinausentwickelt. Wie wir aber zumindest seit den Arbeiten von Jean Piaget wissen, durcheilen wir schon allein in den ersten Lebensjahren beträchtliche Dimensionen unserer potentiellen geistigen Kapazitäten. Wenn es einem Kind gelingt, sich innerhalb von nur 24 Monaten von der Wahrnehmung einfacher visueller Muster zu einem fast perfekten Verständnis einfacher Objektbegriffe (z. B. „Hund", „Auto", „Baby" usw.) hochzuarbeiten, dann sicherlich nicht durch Versuch und Irrtum, denn dafür wären der Möglichkeiten zu viele bzw. der Zeit für ein solch planloses Herumprobieren bei weitem zu wenig.

Im wesentlichen handelt es sich also beim sogenannten Induktionsproblem um ein philosophisch bewährtes Dramatisieren von an und für sich einfach zu bearbeitenden Fragestellungen. Ganz ähnlich verhält es sich mit dem Leib-Seele-Problem und vielen anderen ewigen Grundfragen der Philosophie. Wenn also unter Induktion die Fähigkeit verstanden werden soll, zukünftige Ereignisse nicht nur zwingend vorauszusagen, sondern geradezu kausal zu erzwingen, so ignoriert eine solche Definition ja gerade das Besondere am menschlichen Denkvermögen, nämlich die Fähigkeit, hypothetische Voraussagen über die Zukunft zu machen. Eine jede Voraussage ist aber eben typischerweise eine reine Hypothese und bleibt es auch noch nach der hunderttausendsten Anwendung – dies sogar im Falle von $1 + 1 = 2$, da nicht einmal gesagt ist, daß diese modellhafte Berechnung auch morgen noch von allen unseren Artgenossen geteilt werden wird. Was Hume letzten Endes also entdeckt hat, ist nichts anderes als der grundsätzliche Hypothesencharakter des menschlichen Geistes, der bezeichnenderweise über die Begrenzungen der direkten Wahrnehmung hinauszugehen vermag und sich somit in den offensichtlich doch sehr erfolgreichen Bereich des reinen Denkens, von trivialsten Vorhersagen nach Art von „morgen wird die Sonne aufgehen" bis hin zu verrücktesten Spekulationen wie „zuvor wird morgen aber die Welt untergehen" vorwagt. Den Hypothesencharakter des Denkens zu einem grundlegenden Problem der Erkenntnistheorie zu erklären und hierauf dann die Auflösung dieses Problems zu fordern, ähnelt somit, zumindest was den Erfolg der angewandten Strategie betrifft, schon eher dem Versuch des etwas angeheiterten Spätheimkehrers, die verlorenen Haustorschlüssel im Lichtkegel der Laterne anstatt an der Stelle des wahrscheinlichen Verlierens, d. h. in der zuletzt besuchten Gaststätte, wiederzufinden.

Am Ende dieses schon etwas angetrockneten Exkurses in die verwinkelten Gassen des philosophischen Diskurses [*lat.:* (heftige) Erörterung] können wir feststellen, daß zumindest eine nicht ganz unwesentliche Grundansicht von fast allen berühmten Mitstreitern geteilt wird, nämlich daß es eine richtige Methode gibt oder geben muß, nach der es möglich sein sollte, zu wirklich neuen Erkenntnissen zu gelangen. Der Streit dreht sich dabei natürlich vor allem um die einzig richtige unter den vielen Alternativen, aber daß es eine solche Methode tatsächlich gibt und daß sie auch prinzipiell gefunden werden kann, das steht ganz offensichtlich außer Streit. Genau an diesem Punkt nun soll unsere weit konsequentere Kritik beginnen. Nicht irgendwelche konkreten Methoden sollen in Frage gestellt werden, sondern die viel weitreichendere Annahme selbst, daß es überhaupt eine Methode des Erkenntnisgewinns geben kann. Popper, dessen erklärtes Ziel es gewesen ist, eine einheitliche und, wie er hoffte, von der Amöbe bis hin zu Einstein gleichermaßen gültige und dazu noch darwinistische Erkenntnistheorie zu entwerfen – meinte dazu:

Von der Amöbe bis Einstein ist das Wachstum des Wissens immer dasselbe: Wir versuchen, unsere Probleme zu lösen und durch Auslese zu einigermaßen brauchbaren vorläufigen Lösungen zu kommen (Karl Popper 1973, S. 274).

Sogar dieser scheinbar so radikale Vertreter einer erstmals echt evolutionären Erkenntnistheorie wich diesbezüglich nie vom rechten Pfad der philosophischen Tradition ab, deren Vertreter sich alle, egal ob ganz astoische Unruhe provozierende Skeptiker oder geistige Ruhe bewahrende Dogmatiker, zumindest in diesem einen Punkt unisono einig waren:

„Skeptizismus"...: Das ist die Theorie, die skeptisch hinsichtlich der Möglichkeit der Erkenntnis ist. Doch die hier vertretene Auffassung baut auf die Möglichkeit des *Erkenntnisfortschritts und daher der Erkenntnis.* ... Man wird jemanden kaum als Skeptiker bezeichnen, der an die Möglichkeit unbegrenzten Erkenntnisfortschritts glaubt (Karl Popper 1973, S. 101/102).

Aber auch ganz gewöhnliche Skeptiker, von denen sich Popper hier natürlich demonstrativ distanziert, haben im Laufe ihrer langen Tradition (zwischen 470 v. Chr. und 225 n. Chr.: Sokrates, Pyrrhon, Timon von Phlius, Arkesilaos, Karneades, Ainesidemos, Sextus Empiricus) niemals die Vorstellung aufgegeben, daß ein, wenn auch nie endgültig sicherer, so doch realer Fortschritt der menschlichen Erkenntnisfähigkeit möglich ist. Der Streit ging also zuletzt eigentlich nur mehr um die jeweiligen Anteile von vernünftigem Denken bzw. wahrnehmungszentrierter Erfahrung am für unvermeidlich gehaltenen Fortschritt unseres Wissens. Die Rationalisten und Metaphysiker waren einander dabei völlig einig darüber, daß nur unser Denkvermögen uns wirklich weiterbringen kann, und die Empiristen und Skeptiker waren sich untereinander gleichermaßen einig, nämlich darin, daß nur die Kontrolle durch die Erfahrung uns zu – einigermaßen – sicherem Wissen führen kann, aber kein Philosoph oder Erkenntnistheoretiker hat es bislang gewagt, die Möglichkeit von Erkenntnisgewinn selbst in Frage zu stellen. Die Angelegenheit scheint im Prinzip so verführerisch einfach zu sein. Wir verfügen über ein großes Angebot an verschiedenen Methoden, die von unterschiedlichster Seite vorgeschlagen wurden, um den Fortschritt des Denkens zu gewährleisten, es geht also offensichtlich bloß darum, die erfolgreichste ausfindig zu machen und zu fördern, so wie es Popper (1935) zum Beispiel mit seiner falsifikationistischen Logik der Forschung getan hat. Was aber, wenn eine Methode, egal welche auch immer wir für richtig halten mögen, vielleicht gar nie zu Erkenntnisgewinn führen kann? Johann Nestroy hat das schon lange vor uns durchschaut:

Wirkliche Kunst is das, was man nicht kann, weil das, was man kann, eh ka Kunst is (frei überliefert nach Johann Nestroy).

9. Eine unerwartete Bestätigung der Evolutionstheorie

Wenn nun aber der menschliche Geist sich bis zu seiner heutigen Höhe durch dieselben langsamen Ausleseprozesse gehoben hat, durch welche alle Entwicklung geleitet und bis zu der zweckmäßigen Höhe gehoben wird, so müssen wir darin den bestimmten Hinweis darauf sehen, daß auch der höchste Geist unter uns nicht über die für unsere Existenzfähigkeit maßgebenden Verhältnisse hinausblicken kann.

August Weismann

In diesem Kapitel nun werden wir uns mit der Kernaussage dieses Buches beschäftigen, nämlich mit der Behauptung, daß das einzige, was wir über die Möglichkeiten von Erkenntnisfortschritt wissen können, genau darin bestehen muß, daß wir prinzipiell überhaupt gar nichts darüber wissen können. Ist doch nur logisch, wird manch einer zustimmend beipflichten, der Sokrates (469–399 v. Chr.) ähnlich klingenden Ausspruch: „Ich weiß, daß ich nichts weiß" schon irgendwo einmal gehört haben mag. Sokrates weiser Spruch trifft aber gerade insofern nicht den Punkt, als er erstens etwas Widersprüchliches behauptet und zweitens die viel wesentlichere Frage nach den Möglichkeiten von Erkenntnis*gewinn* außer acht läßt. In letzterer Hinsicht macht es nämlich keinerlei Unterschied, ob man behauptet, daß man etwas weiß oder eben nichts weiß. Beides sind Behauptungen, die zumindest *irgendein* Wissen widerspiegeln. Dies gilt ganz allgemein für alle ontologischen Rätselspiele der Philosophie, die nach dem bewährten Strickmuster „es gibt *eine* Realität von etwas (z. B. Seele, Geist, Ding an sich usw.)" versus „es gibt *keine* Realität von etwas (z. B. Seele, Geist, Ding an sich usw.)" entworfen sind.

Überraschend ist nur, daß sich gerade die berufenen Experten dieses Faches, die Philosophen, nur sehr wenig bis gar nicht mit der tatsächlichen Tragweite einer solchen Behauptung beschäftigt haben. Hier können wir deshalb auch wieder auf unser bewährtes Verfahren aus dem vorhergehenden Kapitel zurückgreifen, indem wir die gesamte Philosophie in einen einzigen großen Sack packen wollen, nämlich in den überaus geräumigen der Methode. Zuvor ist es aber doch an der Zeit, nach zigfacher Nennung dieses allmächtigen Wortes endlich einmal auch eine ordentliche Definition davon vorzustellen und zu diesem Zweck den großen Duden, „notwendig für das Verständnis fremder Wörter" (Band 5, 1974), zu Wort kommen zu lassen: „Methode [*gr.-lat.*] 1. auf einem Regelsystem aufbauendes Verfahren, das zur Erlangung von (wissenschaftlichen) Erkenntnissen oder praktischen Ergebnissen dient 2. planmäßiges Vorgehen." Philosophen haben dieser allzu nüchtern angelegten Definition noch eine weitere, allerdings wesentlich erhabenere hinzugefügt: „durch Vernunft geleitetes Forschen, Weg der Wahrheit" (aus *Lexikon der Erkenntnistheorie und Metaphysik*, Ricken 1984). In der Tat haben sich nämlich fast alle Philosophen und damit auch die meisten bisherigen Erkenntnistheoretiker einzig und allein mit dem offensichtlich für zentral gehaltenen Problem der richtigen Methode beschäftigt, dies in der teils offenen, teils aber auch versteckten Überzeugung, daß es eine solche auf jeden Fall geben müßte. Genau darum aber, so werden wir zeigen, kann es jedoch auf keinen Fall gehen, wenn man versuchen möchte, die Frage nach dem Wesen von Erkenntnisfortschritt zu beantworten. Es kommt sogar noch schlimmer. All die unzähligen Diskussionen und Erörterungen über irgendwelche vermeintlich richtige oder falsche Methoden des Gewinns von neuen Erkenntnissen zeigen uns genau das, worum es auf jeden Fall nicht gehen kann, nämlich um ein Wissen um das Erreichen eines wirklich neuen Wissens. Es kann ein solches Wissen tatsächlich in keinerlei Weise existieren, weder, was noch eher einleuchtet, im voraus noch, was schon weit weniger einleuchtend erscheint, *im nachhinein.* Es geht also in keinem Fall darum zu überlegen, wie wir, ganz im Sinne von Popper, zu relativ sicherem (z. B. empirischem) Wissen gelangen können oder wie wir, ganz im Sinne von Kant, sogar zu einem absolut objektiven Wissen über die Welt, jenen sagenumwobenen „Dingen an sich", vorstoßen könnten, noch geht es um irgendwelche andere interessante Facetten in den üblichen philosophischen Debatten um den geistigen Fortschritt des Menschen. Dies alles kann getrost vergessen werden, denn es zeigt nur auf, was Erkenntnisgewinn gerade nicht sein kann, nämlich irgendeine menschlich erfaß- oder gar verstehbare Methode des Fortschritts.

Es ist schon eigenartig, aber genau dieser zentrale Punkt in der Frage nach der Natur der menschlichen Erkenntnis, die Möglichkeit eines tatsächlichen Fortschritts, wurde von uns selbst noch nie wirklich in Frage gestellt. So selbstsicher sind wir überzeugte Vertreter der Art *Homo sapiens* geblieben, daß wir bis heute auch nie nur einen Moment daran zweifeln würden, daß wir nicht zu höheren Würden des Erkennens berufen wären. Unsere Art wäre deshalb eigentlich treffender als *Homo arrogans*, als „eingebildeter Mensch" zu bezeichnen. Die große Illusion, die hinter einer solchen Überzeugung steckt, läßt sich dabei am besten mit Hilfe einer Orientierungsmetapher beschreiben. Nehmen wir zu diesem Zweck an, wir befänden uns an der tatsächlichen Grenze unserer Erkenntnisfähigkeit und verspüren dennoch in uns den brennenden Wunsch, einen ersten und zumindest kleinen Schritt hinein in echtes kognitives Neuland zu tun. Hinter uns überblicken wir das weite Feld unseres bereits bestehenden Wissens, das uns anscheinend berechtigte Hoffnungen auf den Erfolg unseres Unternehmens macht. Was kann über den ersten Schritt gesagt werden? Können wir irgendeine Richtung angeben? Können wir irgendeinen Bezug zu unserem bestehenden Wissen vermuten? Können wir schließlich, nachdem wir den Schritt irgendwie einfach getan haben, zurückblickend sehen, von wo ausgehend wir wohin gelangt sind, und stolz, so wir zufrieden sind, den Gewinn einer neuen Erkenntnis, zum Beispiel einer Entdeckung (eines Kontinents) oder gar einer Erfindung (einer Maschine, einer neuen Theorie), genießen? Die einzig mögliche Antwort auf solche Fragen kann nur nein und immer wieder nur nein lauten, denn sobald wir irgendeine Richtung angeben können oder irgendeinen Bezug zu unserem aktuellen Wissen herstellen können, oder gar im Rückblick nach getaner Tat verstehen können, was wir anscheinend gewonnen haben, dann müssen wir all dieses Wissen schon immer besessen haben, und wenn wir dies auch nicht (bewußt) gewußt haben. Das heißt im Umkehrschluß nichts anderes, als daß wir das Vorliegen von Erkenntnisgewinn immer dann mit Sicherheit ausschließen können, wenn wir irgendeinen gesetzmäßigen Bezug zu unserem bestehenden Wissen herstellen können, sei es durch irgendeine wissenschaftliche oder sonstige Methode, durch subjektive Intuition oder durch was für Tricks auch immer. Was ist dann also die tatsächliche Natur von Erkenntnisgewinn? Sie ist genau das, was für uns aus Prinzip als absolut unverständlich gelten muß, nämlich die Eroberung von tatsächlich neuer Erkenntnis. Diese kann weder im voraus noch im nachhinein in irgendeiner Weise verstanden werden und muß sich also allein schon dadurch jedem methodischen oder sonstwie systematischen Zugang für immer entziehen. Fassen wir unseren kurzen Exkurs an die fiktiven Grenzen unseres Wissens zusammen, so können wir jetzt immerhin die folgende, allerdings so wie es aussieht, nur rein negative Behauptung aufstellen: Der Gewinn von Erkenntnis kann niemals in irgendeiner Form gerichtet stattfinden. Wollen wir daraus eine positive Formulierung machen, so gelangen wir zum eigentlich wichtigen Axiom über die Natur von Erkenntnisgewinn: ein echter Zuwachs an Wissen kann nur über den Umweg von Zufallsprozessen realisiert werden.

Wenn es nun in dieser Untersuchung nicht um die enge Beziehung zwischen Evolution und Erkenntnis ginge, so könnte man nun getrost hier Einhalt gebieten und eine weitere Variante einer philosophischen Erkenntnistheorie den unzähligen bereits bestehenden hinzufügen, in der Hoffnung, möglichst viele Anhänger dieser neuen Lehre zu gewinnen. Man könnte sich ein attraktives Label für die neue These ersinnen – chaotische Erkenntnistheorie wäre zum Beispiel eine sehr modische, wenn auch irreführende (vgl. deterministisches Chaos) Bezeichnung – und solcherart versuchen, durch Übertreibungen und Polemisierungen den Bekanntheitsgrad einer neuen philosophischen Strömung, beispielsweise eines Chaotizismus oder Anarchismus, zu fördern. Zum einen ist der Ausdruck „Anarchismus" leider schon von dem aus Wien stammenden Wissenschaftstheoretiker Paul Feyerabend besetzt worden, wenn auch mit der ganz anderen Bedeutung einer, wie man zugeben muß, durchaus erstrebenswerten sozialen Freiheit in der Wahl der Methoden (Feyerabend 1976). Zum anderen hat dieser sogenannte Theorienanarchismus aber auch nichts mit der hier behaupteten grundsätzlichen Begrenztheit *jeder* Methode zu tun, wenn es darum geht, zu echtem Erkenntnisfortschritt zu gelangen. Das, was hier nämlich erkenntnistheoretisch herausgearbeitet wurde und allen bisherigen philosophischen Entwürfen als konträre These gegenübergestellt werden kann, ist nämlich nichts anderes als die unerwartete Bestätigung des wohl wichtigsten Axioms der Evolutionstheorie über den Zufallscharakter genetischer Mutationen als Ausgangsmaterial für das Wirksamwerden der natürlichen Selektion. Genetische Variation in Form von echten Zufallsveränderungen der Struktur lebender Systeme ist genau aus diesem Grund die unabdingbare Voraussetzung der Möglichkeit von biologischer Evolution. Keinerlei angeb- und verstehbare Methode hier, zufallsabhängige Ungerichtetheit von strukturellen Veränderungen da, letztlich also absolute Unvorherbestimmtheit, die den kognitiven Modus des Fortschritts an Erkenntnis mit dem materiellen Mechanismus des Fortschritts der Evolution gleichsetzt, und somit erhärtet und zugleich auch weiterführt, was schon zu Beginn dieser Untersuchung festgestellt wurde: Leben ist identisch mit dem Prozeß des Erkennens und, wie sich jetzt konsequenterweise herausstellt, auch die Natur des Erkenntnisfortschritts ist identisch mit der Art des Lebensfortschritts.

Wenn ich hier behaupte, daß Erkenntnisfortschritt, wenn überhaupt, so ganz allgemein nur durch die vollkommene „Ahnungslosigkeit" des betroffenen Subjektes vonstatten gehen kann, so stellt eine solche erkenntnistheoretische These nichts anderes dar als eine abstraktere Variante einer Aussage, die in genau der gleichen Weise auch für die Entwicklung lebender Systeme getroffen werden kann. In den Worten des Evolutionstheoretikers Richard Dawkins hört sich dies dann folgendermaßen an:

Es gibt Zufall und Zufall, und viele verwechseln die verschiedenen Bedeutungen des Wortes. In vielerlei Hinsichten sind Mutationen tatsächlich nicht zufällig. Ich würde lediglich auf einem bestehen, nämlich, daß diese Hinsichten nichts einschließen, das gleichbedeutend ist mit einer Vorwegnahme von etwas, was das Leben für das Tier besser machen würde. ...Nur wenn man „zufällig" als „keine allgemeine Tendenz in Richtung auf körperliche Verbesserung" definiert, ist Mutation echt zufällig. ... Der Darwinist sagt, Variation ist zufällig in dem Sinne, daß sie nicht auf eine Verbesserung ausgerichtet ist, die Tendenz in Richtung auf Verbesserung in der Evolution kommt allein von der Selektion (Richard Dawkins 1987, S. 359–361).

Dem ist voll und ganz zuzustimmen, denn was müßte schließlich unvermeidlicherweise passieren, wenn das Gegenteil möglich wäre? Sobald ein Organis-

mus auch nur den winzigsten Bruchteil eines selektiven Vorteils einer morphologischen oder physiologischen Veränderung tatsächlich vorhersehen
könnte, dann wäre nicht mehr einzusehen, wieso er sich diese außergewöhnliche Fähigkeit nicht generell zunutze machen und somit alle anderen, weiterhin „blind" agierenden Konkurrenten in Kürze überflügeln, das heißt verdrängen könnte. Das alles bedeutet nichts weniger, als daß Lebewesen gerade in jenem Punkt vollkommen hilflos sein müssen, der für sie ohne Zweifel von
allergrößter Bedeutung ist, nämlich die Anpassung an die sich stetig verändernden Bedingungen der Umwelt durch eine entsprechende Verbesserung ihrer eigenen Ausstattung. Es gibt hier aber eben nicht die Möglichkeit einer gerichteten Vorwegnahme von vorteilhaften Anpassungen, so wie es der Lamarckismus in der einen oder anderen Form immer wieder postuliert hat. Darum
nimmt es auch nicht wunder, daß trotz zahlreicher Versuche von zum Teil prominenten Forschern bislang auch nicht der geringste Beweis dafür geglückt ist.
So versuchte der Embryologe Charles Waddington vergeblich eine besondere
Art von genetischer Assimilation phänotypischer Modifikationen nachzuweisen, der Biologe und spätere Entwicklungspsychologe Jean Piaget bemühte
sich in ähnlicher Weise eine Vererbung erworbener Eigenschaften bei der
Schlammschnecke zu dokumentieren (1929), und der Zoologe Paul Kammerer
wurde schon lange zuvor unglücklich berühmt – er beging schließlich Selbstmord aus Verzweiflung über die Nichtanerkennung seiner Arbeiten – durch einen vergleichbaren Versuch an Salamandern. Nun könnte man einfach hergehen und behaupten, daß eben die Bedingungen für das erfolgreiche Funktionieren einer lamarckistischen Evolution sehr spezifisch wären und daß eben
genau deswegen der empirische Nachweis dieser Art von Evolution entsprechend schwierig sein muß. Ist es möglich, diesem Einwand etwas Prinzipielles
entgegenzusetzen, eine theoretische Überlegung vielleicht, die die Unsinnigkeit des lamarkistischen Ansatzes von den Grundsätzen der Evolution her aufzeigen kann?
Unsere erkenntnistheoretischen Überlegungen von vorhin leisten genau
das, was der bisherigen darwinistischen Theorie der Evolution noch weitgehend gefehlt hat, nämlich eine rein theoretische Begründung des Umstandes,
daß evolutive Veränderungen der Lebewesen nur von zufallsartigen Prozessen,
eben jenen inzwischen schon sehr genau durch eine eigene Forschungsdisziplin (Auerbach 1976: *Mutationsforschung*) bekannten genetischen Mutationen
ausgehen können. Erkenntnisgewinn, der nichts anderes bedeutet als erfolgreiche Anpassung eines Lebewesens an seine Umwelt, kann niemals gerichtet
erfolgen, da dies immer schon automatisch genau jenes Wissen voraussetzt,
nach dem eigentlich erst zu suchen wäre. Gerichteter Erwerb von neuen Erkenntnissen wie auch gerichtete Anpassung an veränderte Umweltbedingungen sind somit absolut identische Behauptungen und somit aber auch
gleichermaßen unmöglich, und dies allein schon von der bloßen Theorie her.

Eine konsequent durchdachte Erkenntnistheorie, so phantastisch und weit hergeholt dies auch auf den ersten Blick erscheinen mag, liefert also gerade jenes zwingende Argument, das der Evolutionstheorie bislang gefehlt hat und das sie deswegen auch immer wieder als so umstritten erscheinen hat lassen.

Die rein erkenntnistheoretischen Überlegungen sind in diesem Fall so aufschlußreich, daß es sich lohnt, sie etwas weiter zu verfolgen, um den Zusammenhang zur Evolutionstheorie noch deutlicher werden zu lassen. Nehmen wir an, ähnlich wie wir es vorhin schon für den Bereich der organischen Evolution getan haben, daß es doch möglich sein sollte, zumindest in ganz kleinen, aber dafür doch gerichteten Schritten der Verwirklichung eines Erkenntnisgewinns näher kommen zu können. Wieso kann diese Möglichkeit eigentlich mit Sicherheit ausgeschlossen werden?, können wir uns noch einmal fragen. Ganz einfach, in dem Moment, wo das erkennende Subjekt über die Möglichkeit verfügt, einen wenn auch nur kleinen, aber eben doch gerichteten Schritt hinein in tatsächliches Neuland zu machen, gibt es keinen Grund mehr, der es daran hindern könnte, nicht auch weitere gezielte – nun schon egal, ob kleine oder große – Schritte zu machen. Das Endergebnis wäre wiederum ein übernatürliches Wesen, denn ein solches wahrlich begnadetes Subjekt müßte unweigerlich in die perfekte Allwissenheit abstürzen. Zumindest gäbe es mit einemmal keinen wirklichen Grund mehr, der dieses Subjekt daran hindern könnte, den nächsten, wenn auch wiederum nur ganz kleinen gerichteten Schritt in Richtung Erkenntniszuwachs zu tun, und dann den nächsten und darauf wieder den nächsten und so weiter. Im Prinzip könnte es dann aber auch sofort mit einem einzigen gezielten Schritt vom jeweiligen Startpunkt aus, egal ob Amöbe oder Einstein, in den Zustand perfekter Allwissenheit, kurzum: zu unsterblicher Angepaßtheit, gelangen.

Rekapitulieren wir noch einmal in kurzer Form den Inhalt dieses Kapitels. Die entscheidende und zweifellos wichtigste Frage in der Erkenntnistheorie, so stellt sich jetzt heraus, muß sich auf die prinzipielle Natur von Erkenntnisgewinn beziehen. Kann ein solcher in irgendeiner Form in gerichteter Weise vonstatten gehen, oder gibt es hier grundsätzlichere Grenzen unseres Denkens und Verstehens? Das Ergebnis besagt nichts weniger, als daß ein gerichteter Erkenntnisgewinn aus rein theoretischen Gründen oder, anders ausgedrückt, *per definitionem* ausgeschlossen werden muß. Der Gewinn einer neuen Erkenntnis kann nur in absoluter Orientierungs- und Kenntnislosigkeit erfolgen. Eine um eine wissenschaftliche Erkenntnistheorie erweiterte Biologie vermag hier auf zugleich höchster wie niedrigster Ebene ihre eigene Theorie des Lebendigen zu schließen, denn eine einmal etablierte, d. h. erfolgreiche genetische Mutation ist zweifellos ein echter Zuwachs an Erkenntnis. Hierin sind sich inzwischen auch schon die meisten Naturwissenschaftler und insbesondere jene Biologen, die sich ernsthaft mit evolutionärer Erkenntnistheorie beschäftigen, vollkommen einig untereinander. Wie sieht es dann allerdings auf den anderen, nämlich höheren Ebenen des Erkennens aus, wo es schließlich um den erkenntnistheoretischen Stellenwert all unserer guten Einfälle und neuen Ideen geht?

Auf den ersten Blick scheinen die Konsequenzen für eine jetzt neu zu formulierende wissenschaftliche Interpretation unseres Lernvermögens, unseres Denkens und, ganz allgemein, unseres Geistes insgesamt nicht gravierend zu sein, denn der subjektive Eindruck im Moment der Entdeckung selbst, in jenem kaum beschreibbaren Augenblick des noch nie dagewesenen Einfalls, der plötzlich wie aus dem Nichts eine faszinierend neue Idee auftauchen läßt, dieser ganz und gar eigenartige subjektive Eindruck paßt doch ganz genau zu den Bedingungen, die wir gerade eben als für das Vorliegen von Erkenntnisgewinn unbedingt notwendig erachtet haben. Der Gewinn einer neuen Erkenntnis scheint tatsächlich in einer irgendwie unfaßbaren Art und Weise vonstatten zu gehen, so ganz ohne die Möglichkeit, diesen Vorgang im Detail noch einmal nachvollziehen zu können. Wir könnten also sehr wohl unsere vielen kleinen persönlichen Entdeckungen und neuen Einfälle als echte Neuerwerbungen und damit als echten Gewinn an Erkenntnis auffassen. Nicht umsonst hat sich deswegen Karl Popper ein Leben lang geweigert, genau anzugeben, wie wir überhaupt zu neuen Ideen und Einfällen gelangen. Es gibt sie einfach im Leben eines jeden Menschen, und damit basta. Wie sie denn wirklich entstehen mögen, kann nicht so wichtig sein wie die für Popperianer viel bedeutendere Frage, ob sie denn auch in der Lage sind, die objektive Welt da draußen in zutreffender, will heißen: empirisch richtiger Weise wiederzugeben. Popper hat aber auch behauptet, daß diese neuen Ideen und Einfälle nicht in logischer Weise von unserem bereits bestehenden Wissen abgeleitet werden können. Man erinnere sich nur seines dogmatischen Induktionsverbots, so daß sich seine spezielle Darstellung des geistigen Fortschritts geradezu aufdrängt, um mit dem hier erarbeiteten Axiom des zufallsartig ungerichteten Erkenntnisgewinns verglichen zu werden. Unser intuitives Gefühl zumindest möchte ihm da auf jeden Fall recht geben, denn wir scheinen doch wirklich keinerlei Ahnung davon zu haben, wie wir eigentlich zu unseren, dies geben wir gerne zu, wahrhaft genialen Geistesblitzen gelangen. Sind wir also letzten Endes doch eine begnadete und von der übrigen Evolution emanzipierte Spezies geworden, die das, was sonst bei allen übrigen Arten nur mühsam über viele Generationen hinweg genetische Mutationen vollbringen müssen, in ganz ähnlicher Weise auf viel höheren, aber nun rein geistigen Ebenen können und dazu noch um vieles schneller? Hat unser Gehirn also tatsächlich, wie es scheint, seine eigene Evolution im Griff?

10. Lernen: Der Schein trügt

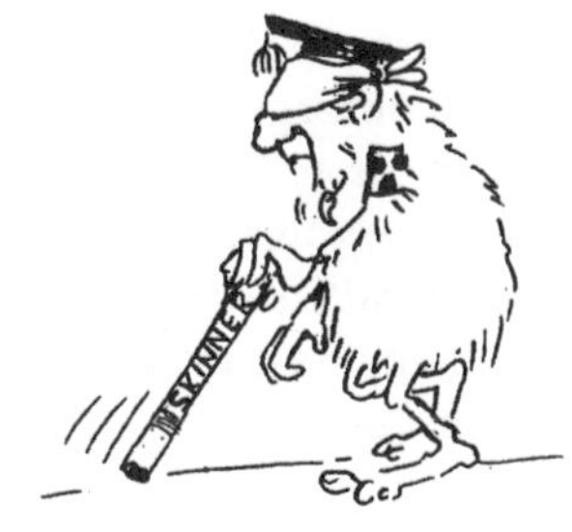

In derselben Weise ist meine
BR-UR-RM-Sequenz[5] keine wirkliche
Theorie, es ist nur eine
Gedächtnisstütze für die Erinnerung,
daß manche Arten, wie eben auch die
unsere, oft assoziative
Verhaltensstrategien zusammen mit
Tolmans bewußten Einsichten fabri-
zieren, im Dienste von Lorenz' blind-
instinktiven Prozessen, die durch die
natürliche Selektion in die anatomische Struktur der Art eingebettet
wurden.

John Garcia

Beginnen wir unsere kritische Bestandsaufnahme gleich bei jener Kategorie
von Verhalten, das vielleicht am deutlichsten den Inbegriff von Entwicklung
und Fortschritt in kognitiver Hinsicht darstellt. Wenn etwas gelernt wird, egal
ob von einem Tier oder einem Menschen, dann scheint allein schon diese Art
der Formulierung einen Zuwachs an Erkenntnis miteinzuschließen. Kein anderes Verhalten wird so stark mit einem wissensmäßigen Fortschritt assoziiert
als alles das, was nur irgendwie mit Lernen zu tun hat. Die klassische Verhaltensforschung selbst hat sehr viel zu dieser Anschauung beigetragen, indem sie
immer wieder den Gegensatz von sogenannten Instinkten, also von vermeintlich angeborenem Verhalten zu erlernten Reaktionen betonte. So wurde
letztendlich das eine durch den Ausschluß des anderen definiert. Konnte für
eine bestimmte Verhaltensweise im Laufe von bestimmten Experimenten das
Angeborensein nicht eindeutig nachgewiesen werden, so mußte sie logischerweise eine individuell erworbene Fähigkeit, also etwas tatsächlich Neues darstellen. Oft setzte man auch Experimente mit sogenanntem Erfahrungsentzug
ein, um festzustellen, ob ein Verhalten dem jeweiligen Tier schon in angeborener Weise vorgegeben oder eben erst durch dessen konkrete individuelle
Erfahrung erworben werden mußte. Wurde dann eine ganz bestimmte Reaktion (z. B. Werbeverhalten gegenüber andersgeschlechtlichen Artgenossen,
Fluchtverhalten gegenüber Raubfeinden, Freßverhalten gegenüber artspezifi-
scher Nahrung usw.) bereits beim erstmaligen Kontakt mit dem auslösenden
Objekt in korrekter und, vor allem, vollständiger Weise gezeigt, so wurde daraus geschlossen, daß das Tier eben bereits über das entsprechende, wenn auch

wahrscheinlich unbewußte Wissen angeborenermaßen verfügte, das es ihm in jedem Fall ermöglichte, so zu reagieren, wie es die konkrete Situation des Tieres im Sinne einer Erhöhung von dessen Überlebenschancen erforderte.

In der Tat war es auch durchaus beeindruckend zu sehen, wie groß das Ausmaß an solcherart angeborenem Wissen bei vielen Tieren zu sein schien, bevor diese auch nur irgendwie näheren Kontakt mit der jeweiligen Situation gehabt hatten. In dieser frühen Zeit der Verhaltensforschung, die geprägt war von den ersten großen Entdeckungen ihrer bedeutendsten Pioniere, war es somit mehr als verständlich, daß ein besonderer Akzent auf die Bedeutung der angeborenen Elemente im Verhalten gelegt wurde. Dazu kommt noch, daß in den frühen Jahren der heute als Ethologie bezeichneten vergleichenden Verhaltensforschung die systematische Erforschung von Verhalten ganz allgemein noch weitgehend unterentwickelt bzw. für die immer stärker in den Bereich des Lebendigen vordringenden Naturwissenschaften lange Zeit sogar regelrecht mit einem Tabu belegt war. Verhalten wurde entweder von dazu auserwählten Philosophen „studiert" oder war, wenn es sich in seinen sonderbareren Formen mehr um den Menschen handelte, mehr ein Thema für die rasch sich entwickelnde Medizin geworden. In diesem Sinne waren bereits die britischen Empiristen (Hume, Locke, Berkeley) bzw. auch schon einige griechische Denker (Aristoteles, Epikur, Sextus Empiricus) gar keine so schlechten Verhaltensforscher, wie man in rückblickender Weise leichtfertig behaupten könnte. Und in diesem Sinne war auch schon Sigmund Freud (1856–1939) sicherlich ein – bis auf den heutigen Tag – enorm einflußreicher Verhaltensforscher der Jahrhundertwende, allerdings mit der nicht unwesentlichen Einschränkung, daß er von den Prinzipien der Darwinschen Evolution wenig Ahnung hatte. Immerhin dürfte aber doch zumindest sein Konzept des unbewußten „Es", jenes mysteriösen Sammelbeckens aller biologischen Bedürfnisse und Antriebe, unzweifelhaft auf Inspirationen von seiten der Verfechter der frühen Evolutionstheorie zurückgehen. In seiner eigentlichen Disziplin, der Analyse und Therapie psychischer Störungen beim Menschen, hatte er damit zuerst viel und heute immer weniger Erfolg: Inzwischen werden ihm sogar schon einige schwerwiegende freudsche Fehlleistungen im diagnostischen Bereich vorgeworfen (Webster 1995; für eine neuartige Reset-Theorie[6] des Traumes, siehe Skaggs & McNaughton 1996).

Der spekulative Charakter der ganzen Sache änderte sich nun aber dramatisch, sobald im Laufe des 20. Jahrhunderts immer mehr Biologen darangingen, sich in *systematischer* Weise mit dem Verhalten von Tieren zu beschäftigen. Jetzt erst wurde die naturwissenschaftliche Perspektive der Evolutionstheorie oberste Maxime für einen doch ganz neuartigen Zugang zu einem andererseits eigentlich wieder altbekannten Phänomen, und man begann eifrig nach dem sogenannten „Arterhaltungswert" von Verhaltensweisen zu forschen. Sollte ein Verhalten jedoch einen evolutiven Wert für eine bestimmte

Tierart haben können, so war es zweifellos notwendig, zuerst einmal dessen Vererbbarkeit, wenn schon nicht zu beweisen, so doch immerhin wahrscheinlich zu machen. Ein bloß erlerntes Verhalten, so war man sich in einer einheitlich ablehnenden Front Lamarcks Anschauungen gegenüber vollkommen einig, konnte niemals auch nur irgendeinen wesentlichen Vorteil mit sich bringen, da es ja nicht genetisch auf die Nachfahren übertragen wird.

So nimmt es auch nicht wunder, daß die Geburtsstunde zumindest der klassischen europäischen Verhaltensforschung durch die Entdeckung des angeborenen Verhaltens und der dazugehörigen angeborenen Auslösemechanismen (AAM) gekennzeichnet war. Der amerikanische Ansatz der Verhaltensforschung ist hingegen im diametral entgegengesetzten Dogma des Behaviorismus zu suchen, das speziell den Menschen, aber auch Lebewesen ganz allgemein als *tabulae rasae*, als „unbeschriebene Blätter", beschreibt. Soziologisch ist dies gut zu verstehen, denn was in der neu entstandenen Gesellschaft Amerikas vor allem zählte, war nicht bzw. schon gar nicht Herkunft (z. B. adelige) und Abstammung (z. B. nationale), sondern einzig und allein persönliche Fähigkeiten und entsprechender Leistungswille. So zumindest lautete und lautet immer noch das offizielle Credo. Zurück nach Europa: AAMs wurden als gleichsam fix eingebaute sensorische Filter vorgestellt, die die einlangenden Sinnesdaten gleich von vornherein auf ihre „Sinnhaftigkeit" überprüfen und somit überhaupt nur ganz bestimmte und hochspezifische Reize dem darauf reagierenden Tier zukommen lassen sollten. In der Folge konnte auch tatsächlich für eine große Zahl solcher Mechanismen der entsprechende Nachweis erbracht werden, wobei sich herausstellte, daß derartige Reizfilter an den verschiedensten Orten des zentralen Nervensystems, also nicht nur an der Peripherie der Sinnesorgane, vorkommen können. Der wohl eindeutigste und auch mit dem Nobelpreis (1981) ausgezeichnete Beweis für das Vorliegen selektiv reagierender Neuronen gelang den beiden Neurophysiologen D. H. Hubel und T. Wiesel (1962), die erstmals zeigen konnten, daß einzelne Nervenzellen des visuellen Kortex von Katzen nur auf bestimmte Reize hin mit einer Erhöhung ihrer Impulsrate antworteten, während sie bei anderen schwiegen (als Reize verwendeten sie helle Lichtbalken, die sich mit unterschiedlichen Neigungswinkeln durch das Gesichtsfeld bewegen).

Wieso mag die Beschäftigung mit angeborenem Verhalten überhaupt von Wichtigkeit sein, wenn man sich eben nicht mit dieser Art von Verhalten, sondern mit dessen genauem Gegenteil befassen möchte? Ganz einfach deswegen, weil das eine nur durch den Ausschluß des anderen definiert werden und somit, streng genommen, gar nicht getrennt untersucht werden kann. Das entscheidende Kriterium nun, das eine exakte Unterscheidung der beiden bis auf den heutigen Tag für fundamental erachteten Kategorien erlaubt, ist ein letztlich informations- bzw. erkenntnistheoretisches, da einzig und allein die Art der Entstehung und der speziellen Herkunft eines Verhaltens Aufschluß geben kann darüber, womit man es im konkreten Fall zu tun haben mag. Angeborenes Verhalten bedeutet in dieser Perspektive im Laufe der Stammesgeschichte biologisch erworbenes, also für das Individuum genetisch vorgegebenes und damit unveränderbares Verhalten, während Lernen die phantastische Möglichkeit des Individuums miteinschließt, die biologischen Beschränkungen seiner Genetik gleichsam ausnahmsweise zu überwinden und somit zu einem echten Neuerwerb zu gelangen. Ein solcher Neuerwerb bedeutet damit nichts anderes, als daß ein zuvor nicht vorhandenes Wissen über sich und die Umwelt erworben wird, repräsentiert durch eben dieses neue Verhalten. Die einzige wesentliche Einschränkung, die dabei diesem Lernen auferlegt wird, besteht nur darin, daß es eigenartigerweise nicht so ohne weiteres auf die Nachkommen übertragen werden kann. Diese Beschränkung eines ansonsten für prinzipiell unbegrenzt flexibel gehaltenen Verhaltens wird aber sofort wieder verständlich, wenn man sich klarmacht, daß eine solche Übertragung ja wieder eine Bestätigung des bereits widerlegten Lamarckismus bedeuten könnte. Lernen eröffnet somit den glücklichen, da unzweifelhaft gegenüber „dümmeren" Exemplaren begünstigten Individuen der dazu befähigten Arten die wirklich einmalige Gelegenheit, etwas tatsächlich Neues über sich selbst und die umgebende Welt zu erfahren und darüber hinaus zumeist auch noch die nicht unwesentliche Fähigkeit, das bereits Erworbene – so erforderlich – immer wieder von neuem zu revidieren. Erlerntes kann verlernt oder zumindest mit der Zeit vergessen werden und somit immer wieder, im Prinzip sogar beliebig oft, Platz machen für ein neuerliches und, unter Umständen, noch besseres Verstehen einer neuartigen Problemstellung der Umwelt.

Dieses optimistische Bild des Lernens betont den positiven Kontrast zum biologisch Vorgegebenen, zu jener prädeterminierenden genetischen Erbschaft der Phylogenese, an die auch wir Menschen in irgendeiner Weise glauben gebunden zu sein, der wir aber – in diesem Punkt sind sich sogar klassische Ethologen und Behavioristen ausnahmslos einig – durch persönliche Anstrengung und eigene individuelle Fähigkeiten ein Schnippchen schlagen können. Die Fähigkeit zur Überwindung der eigenen Biologie durch individuelle Neuerwerbungen ist dabei gar nicht so sehr, wie man voreilig glauben möchte, von den Behavioristen betont worden, die zwar dem Lernen immer schon eine ganz besondere Stellung im Verhalten eingeräumt haben, dafür aber keinen Gegensatz zum vermeintlich angeborenen Verhalten gesehen haben. Für sie waren die Gesetze der Konditionierung absolut universelle Regeln, die jeden Bereich sowohl des tierischen wie besonders auch des menschlichen Verhaltens gestalten und in fast beliebiger Weise modifizieren und immer wieder erneuern konnten. Ein Gegensatz zu angeborenem Verhalten wurde erst gar nicht in Erwägung gezogen, da ein solches schlichtweg für nicht existent gehalten wurde. So war es erst das besondere „Verdienst" der klassischen Ethologen, von einer Dichotomie, einer grundsätzlichen Spaltung des Verhaltens in einen phylogenetisch angeborenen und in einen ontogenetisch erworbenen Anteil auszugehen. Bereits der Titel einer nun schon vor mehr als drei Jahrzehnten publizierten Abhandlung von Konrad Lorenz spricht in paradigmatischer Weise diese trotz starker Kritik bis heute von manchen Verhaltensforschern immer noch für wichtig erachtete Zweiteilung des Verhaltens an: „Phylogenetische Anpassung und adaptive Modifikation des Verhaltens" (Lorenz 1961). Einer der wichtigsten Kritiker dieser falschen Dichotomisierung war Daniel S. Lehrman, der leider von Lorenz vollkommen mißverstanden wurde. Lehrman lehnte nämlich weder den Instinkt ab, noch war er ein dogmatischer „Milieutheoretiker": „... vielmehr stellen wir den Wert der Dichotomie selbst in Frage, *ohne* bei ihr die eine oder andere Seite besonders zu betonen" (Lehrman 1974, S. 77). Diese Position läßt sich heute auch schon ethologisch begründen (Heschl 1989).

In der Zwischenzeit mußte jedoch der radikale Behaviorismus einige empfindliche Niederlagen einstecken, da immer öfter durch empirische Untersuchungen gezeigt werden konnte, daß viele Verhaltensweisen in immer klarer nachzuvollziehender Weise als das Resultat wohldefinierter genetischer Instruktionen aufzufassen sind. Sogar eine eigene wissenschaftliche Disziplin, die Verhaltensgenetik, entstand, um sich mit steigendem Erfolg der Erforschung dieser Beziehung zu widmen. Die Beantwortung der Frage nach der Existenz angeborener Verhaltensweisen kann also heute insofern als abgeschlossen betrachtet werden, als kein Zweifel mehr daran besteht, daß ein solches genetisch instruiertes Verhalten tatsächlich existiert. Geblieben ist hingegen die weit schwierigere Frage nach dem evolutionären Status von Lernen. Die Behavioristen haben sich ganz offensichtlich geirrt, als sie meinten, *alles* Verhalten müsse ein erlerntes sein. Aber haben allein deswegen nun schon die Ethologen recht, wenn sie behaupten, daß Lernen ein Verhalten wäre, das dadurch zu definieren wäre, daß es nicht angeboren ist, sondern einen echten Neuerwerb darstellt? Eine Evolutionstheorie, die davon ausgeht, daß die Entwicklung neuer Lebensformen zugleich ein kognitiver Prozeß ist, sollte uns hier die Mitteln zur Hand geben, um zu entscheiden, was ein echter evolutionärer Neuerwerb sein kann und was nicht. Es geht also im folgenden nur darum, unsere soeben um die Erkenntnistheorie erweiterte Sicht evolutiver Prozesse auf einen konkreten Fall anzuwenden.

Um zu klären, was das Außergewöhnliche am Lernen sein könnte, bzw. um zu prüfen, ob überhaupt etwas Außergewöhnliches am Lernen zu finden wäre, genügt es, sich irgendeinen fiktiven Lernvorgang herzunehmen und ihn – zumindest rein theoretisch – in seine Bestandteile zerlegt zu denken. Lernen ist ja, rein äußerlich betrachtet, nichts anderes als sich in der Zeit veränderndes Verhalten, das somit aus mehreren miteinander eng verbundenen Einzelschritten bestehend gedacht werden kann. Wir beginnen mit dem allerersten Schritt in jeder Lernsequenz, dem Erkennen einer lernbaren Situation, und fragen uns, was an dieser Stelle schon geschehen muß, damit Lernen überhaupt stattfinden kann. Die Sache ist hier schon verhältnismäßig einfach, denn es kann immer nur das lernende Subjekt selbst sein, welches wissen muß, wo es zu beginnen hat, da ansonsten absolut Beliebiges entstehen müßte. Also weiter zum nächsten Schritt, wo ein besondere Aufmerksamkeit erregender Reiz bereits entdeckt worden ist und es nun darum geht, diesen anregenden Stimulus in irgendeiner Weise mit einem anderen Reiz in Verbindung zu bringen. Wie kann so etwas geschehen? Wer in aller Welt flüstert einem lernenden Tier oder Menschen ein, was es oder er als nächstes zu tun habe? Wiederum wiederholt sich die Situation von vorhin. Entweder wir wissen bereits, welchen ganz bestimmten Reiz wir unter welchen zeitlichen und räumlichen Bedingungen an den ersten anhängen dürfen, oder wir verlieren uns wieder im Beliebigen. Da in der Umwelt keine zwingend notwendigen bzw. unendlich viele beliebige Kriterien für einen Zusammenhang gefunden werden können, muß folglich das entsprechende Wissen über die adäquate Beziehung zwischen den Reizen bereits im lernenden System vorhanden sein. Dies widerspricht natürlich in direkter Weise der üblichen, da so einleuchtenden Auffassung von der Instruktion des lernenden Subjektes durch die Außenwelt.

Lernen ist – so lautet jedenfalls die gängige Lehrmeinung – im Prinzip nichts anderes als passive oder, bestenfalls, aktive Instruktion, also direkte Informationsaufnahme durch und von der Umwelt. Eine Zerlegung in Einzelschritte zeigt jetzt aber sofort die absolute Unmöglichkeit einer solchen Auffassung, denn eine theoretisch unbegrenzte Zahl von denkbaren Beziehungen zwischen irgendwelchen Ereignissen der Umwelt steht diametral einer permanent zu fordernden Entscheidungsnotwendigkeit gegenüber, welche konkreten von den abermillionen auf das System einströmenden Reize nun denn miteinander in Beziehung gebracht werden sollen bzw., was die Sache noch erheblich komplizierter macht, welche *auf keinen Fall* miteinander in Verbindung gebracht werden dürfen, da sie sogar eine nicht-adaptive, also im Endeffekt fitneßreduzierende Reaktion des Subjektes bewirken könnten. Das Wissen um die Relationen, dies ist der entscheidende Punkt, muß daher in jedem einzelnen Fall bereits vorausgesetzt werden, da ansonsten ein rein zufallsgesteuertes Verhalten des lernenden Systems die Folge wäre. Hier könnte man nun aber einwenden, daß bekanntlich nicht wenige Lernstrategien nach dem gern zitierten Muster von Versuch und Irrtum ablaufen, also letztlich doch so etwas wie eine zumindest teilweise Instruktion durch die Umwelt vorhanden sein muß. Indem das Subjekt dabei scheinbar völlig planlos verschiedenste Verhaltensweisen durchprobiert – so lange, bis ihm Erfolg beschieden ist – gelangt es zu neuem Wissen über seine Umwelt, das es ganz offensichtlich vorher nicht besitzen konnte. Allein, der Schein trügt auch diesmal, sobald wir uns nur kritisch überlegen, was alles an Voraussetzungen für dieses vermeintlich vom bloßen Zufall gesteuerte Lernen erforderlich ist. Um aus dem Erfolg an der Wirklichkeit, z. B. dem Finden von Futter, eines Ruheplatzes oder Paarungspartners, auch nur irgend etwas lernen zu können, muß nämlich immer genau gewußt werden, welche Handlung denn zu diesem positiven Ausgang geführt hat, d. h. mit anderen Worten, die Handlung selbst kann nicht wirklich planlos und zufällig durchgeführt werden, da ansonsten die Information darüber nicht hätte gespeichert werden können. Um andererseits den Erfolg einer Handlung richtig interpretieren zu können, muß auch genau über die erforderliche, da überlebensrelevante Beziehung zwischen Handlung und Ergebnis derselben Bescheid gewußt werden, da ansonsten wiederum Beliebiges an (zumeist unsinnigem) Verhalten zu erwarten wäre.

Ein einfallsreiches Experiment, das immerhin schon im Jahre 1932 von Krechevsky durchgeführt wurde, hat gezeigt, daß die Bewegungen von Tieren, bevor sie auf einen bestärkenden, also das Lernen auslösenden Reiz (Futter usw.) stoßen, alles andere als zufallsartige sein können. Dieses Experiment stellte die Versuchstiere – natürlich unsere beliebten Laborratten – vor die Lösung eines unlösbaren Labyrinths. Was kann darunter gemeint sein? Krechevskys raffinierter Einfall bestand einfach darin, den Ratten ein Labyrinth vorzusetzen, bei dem es vollkommen egal war, für welchen Weg sie sich entschieden hatten, denn sie wurden in *jedem* Fall bei Ankunft in einer der verschiedenen Endboxen belohnt. Das heißt, es gab eigentlich gar nichts zu lernen und deswegen auch die Bezeichnung „unlösbar". Die Ratten wurden mit insgesamt vier Gabelungen hintereinander konfrontiert, wo sie sich entscheiden mußten, sich nach links oder rechts zu wenden. An diesen Wegkreuzungen wurden optische Reize angeboten, die jedoch beliebig variierten in bezug auf die räumlichen Verhältnisse (links/rechts). Anstatt daß die Tiere, wie zu erwarten, irgendwelche Wege nahmen, um zum Ziel zu kommen, bevorzugten sie doch ganz bestimmte Routen, ohne daß dafür auch nur irgendein besonderer Grund zu erkennen war. Im Gegenteil, die Zufallsvariation der optischen Signale, kombiniert mit der immer 100%igen Belohnung, unabhängig vom Verhalten der Tiere, hätte eigentlich perfekt zufallsartige Bewegungsmuster erzwingen müssen. Aber genau das Gegenteil davon ist tatsächlich eingetreten. Jedes Tier hatte seine eigene, ganz spezielle Art, dieses Labyrinth zu lösen, und war dabei noch, so könnte man vermuten, überzeugt davon, das einzig Richtige getan zu haben. Krechevsky (1932) entschied sich für die treffende Bezeichnung „Hypothese", um das Verhalten seiner Versuchstiere in irgendeiner Weise zu charakterisieren und hat damit genau ins Schwarze getroffen. Ein jedes Tier hatte seine ganz spezielle, eigene – eben *nichtzufällige* – Strategie verwendet und eine darauf aufbauende Hypothese gebildet, obwohl dies von der Versuchsanordnung her nicht einmal notwendig gewesen wäre. Raffinierter läßt sich die systemimmanente Eigengesetzlichkeit von Lernverhalten wohl nicht demonstrieren.

Einen ganz anders gearteten Versuch, das Vorhandensein spezifisch-individueller Lernmuster nachzuweisen, haben Viviani und Terzuolo (1980) unternommen, mit einem ebenfalls als klassisch zu bezeichnenden Versuchstier, nämlich *Homo sapiens*. Was diese beiden Forscher, ein Arbeitsphysiologe und ein Neurophysiologe, unter Anwendung einer einfachen Methode – sie verwendeten einen elektronischen Digitalisiertisch (622 RP CALCOMP), um komplexe Handbewegungen mit großer räumlicher (0,025 mm) und zeitlicher Auflösung (100 Hz) aufzuzeichnen – entdeckten, hängt in faszinierender Weise mit dem zusammen, was Krechevsky viele Jahre zuvor an seinen Ratten untersucht hatte. Bei der Beobachtung von professionellen Schreibkräften, die gebeten wurden, auf der Schreibmaschine ihr Können zum Besten zu geben, war ihnen aufgefallen, daß dabei außergewöhnlich stabile zeitliche Bewegungsmuster gezeigt wurden. So bemerkten sie zum Beispiel, daß die motorische Sequenz für jedes Wort eine absolut invariante spezifische Struktur besaß, eine Art von stabilem Tippmuster, das von der Geschwindigkeit des Eintippens vollkommen unabhängig war. Diese Invarianz des Bewegungsmusters wird deswegen auch als homothetisches oder „sich selbst gleichendes" Verhalten bezeichnet.

Es lag nun nahe, hinter diesem speziellen Fall formstabilen Verhaltens ein allgemeineres Organisationsprinzip für das Erlernen komplexer Bewegungssequenzen zu vermuten, und so erlaubten die Autoren ihren Versuchspersonen in dem daran anschließenden Experiment, ihrer schreibenden Hand, ganz anders als bei der Schreibmaschine, die den Bewegungsrahmen naturgemäß stark einschränkt, freien Lauf zu lassen. Die Versuchspersonen wurden gebeten, zuerst Buchstaben, dann Wörter und schließlich ganze Sätze zu schreiben. Das Ergebnis war erstaunlich. Die raumzeitlichen Muster, die dabei entstanden, wiesen eine beinahe perfekte raumzeitliche Invarianz des Schreibens mit der Hand auf. Damit war demonstriert, daß auch den kompliziertesten Lernprozessen des Menschen individuell geprägte Bewegungsprogramme zugrunde liegen, die keinesfalls als zufallsartig beschrieben werden können. Ein jeder Buchstabe, ein jedes Wort, ja ein jeder Satz war typischer und somit unverkennbarer Ausdruck seines Herstellers, und dies unter ganz verschiedenen Bedingungen, was die Größe und die Geschwindigkeit, mit der geschrieben wurde, betrifft. Zurück wieder zur allgemeinen Theorie. Es hat also auch in den komplexesten Fällen nur den Anschein, als würde das lernende System eine echt neue kognitive Information von der Außenwelt aufnehmen können. In Wirklichkeit wird jedoch nichts aufgenommen, sondern es findet nur eine materielle Wechselwirkung mit der Umwelt statt, im Laufe derer große Mengen von physikalischer Information durch bereits vorliegende semantische Instruktionen interpretiert werden.

Was müßte nun geschehen, wenn Lernen doch nicht so, wie eben geschildert, vonstatten geht? Nehmen wir das direkte Gegenteil des hier Behaupteten, was zugleich die am weitesten verbreitete Ansicht über das Wesen von Lernen wiedergibt, einmal für gegeben an und betrachten wir, was bei näherer Betrachtung dabei an logischen Schlußfolgerungen herauskommen muß. Wir akzeptieren also, zumindest für einen kurzen Moment, die Vorstellung, daß die Umwelt ein lernfähiges Lebewesen instruieren kann, ihm folglich auf physikalische Art und Weise mitteilen kann, was es letztlich zu tun hätte, um das für sich selbst Beste aus einer konkreten Situation herausholen zu können. Sobald wir diese Ansicht auch nur ansatzweise akzeptieren, handeln wir uns die allergröbsten theoretischen Schwierigkeiten ein, die zu überwinden nicht einmal ein neuerliches Bekenntnis zu einem radikalen Lamarckismus vermöchte. Wenn nämlich die Umwelt einem Lebewesen mitteilen kann, was zu tun wäre, um sich richtig zu verhalten, so bedeutet dies nichts anderes, als daß es für dieses Lebewesen keinen zwingenden Grund mehr gibt, die Aufnahme solcherart überlebenswichtiger Informationen aus irgendeinem Grund zu begrenzen. Ganz im Gegenteil, ein jedes lebende System, das – durch unser fiktives Eingreifen bewirkt – plötzlich die unerwartete Chance erhält, gezielt relevante Informationen aus der Umwelt aufnehmen zu können, sollte sofort darangehen, alles nur irgendwie notwendige Wissen auf sich zu konzentrieren. Somit würde es nicht nur drastisch seine Überlebenschancen erhöhen, sondern es würde letzten Endes sogar den phantastischen Zustand absoluter Unsterblichkeit erlangen, da dann jede Information, die es aus irgendeinem Grund benötigen würde, um eine bedrohliche Situation erfolgreich zu meistern, jederzeit aus der Umwelt bezogen werden könnte. Diese Schlußfolgerung mag auf den ersten Blick vielleicht etwas übertrieben aussehen, aber sie ist tatsächlich die einzig logische Konsequenz aus jener trügerischen Vorstellung, lebende Systeme wären dazu fähig, echt kognitive, also bedeutungstragende semantische Informationen aus ihrer Umwelt aufzunehmen. Die bloße Annahme einer solchen Möglichkeit würde im weiteren nämlich auch zur Folge haben, daß eine biologische Evolution, die, wie wir bereits erkannt haben, aus Prinzip angewiesen sein muß auf ein langwieriges und tatsächlich zufallsartig riskantes Herumexperimentieren mit genetischen Veränderungen, bei jenen Arten, für die die Fähigkeit zu individuellem Lernen nachgewiesen wurde, keine wesentliche Rolle mehr spielen dürfte. Das würde bedeuten, daß bereits bestimmte Einzeller, auf jeden Fall aber schon sehr primitive Vielzeller, für die Lernen nachgewiesen werden konnte, ganz ohne Darwinsche Evolution auskommen könnten, eine absolut absurde Vorstellung, die für sich allein schon eine grundlegende Revision der bisherigen Anschauungen in puncto Informationsgewinn bei lebenden Systemen erforderlich macht.

Was kann nun aus all dem geschlossen werden? Eine genauere Betrachtung des Lernens zeigt uns vorerst, daß erstens eine rein physikalische Instruktion durch die Umwelt schon aus Wahrscheinlichkeitsgründen ausgeschlossen werden muß und somit zweitens jedes lernende System bereits im voraus, d. h. *a priori* im Sinne von Kant, genau wissen muß, in welcher Weise es auf ganz bestimmte raumzeitliche Beziehungen zwischen den oft sehr komplexen Reizen zu reagieren hat. Lernen ist somit keineswegs ein zufallsartiges und aus diesem Grund besonders kreatives und innovatives Verhalten, sondern nichts anderes als der Ausdruck unterschiedlich komplexer Strategien von lebenden Systemen, um in möglichst effizienter Weise für sie lebenswichtige Probleme lösen zu können. Dabei deutet allein schon der Ausdruck Lernmechanismen an, daß wir es hier gerade nicht mit irgendwelchen Zufallsprodukten aus einer imaginären physiologischen Lotterie zu tun haben, sondern, ganz im Gegenteil, mit oft hochspezifischen und, vor allem, zielgerichteten Verhaltensmustern. Mit dieser letzteren Einsicht schließt sich nun auch der Kreis zur biologischen Evolutionstheorie, die fordert, daß ein echter evolutionärer und somit auch kognitiver Fortschritt nur durch absolut ungerichtete Veränderungen der Struktur des Systemganzen zu erreichen ist. Eine evolutions- und zugleich auch erkenntnistheoretische Interpretation des Lernens muß daher konsequenterweise ganz anders als bisher lauten. In dieser Interpretation ist zwar Lernen immer noch ein zweifellos außergewöhnlich komplexes Verhalten, aber es hat nichts mehr mit dem Erwerb von Neuem zu tun. Genau das also, was bislang als für das Lernen charakteristisch und zugleich einmalig gehalten wurde, nämlich der Erwerb von neuem Wissen, von neuen Erkenntnissen, muß jetzt mit Sicherheit ausgeschlossen werden. Lernen also als Verhalten ohne jeden echten Lerneffekt, kann so etwas denn überhaupt richtig sein?

Die aktuelle Lernforschung in der Biologie zeigt uns ganz genau, wohin der Trend in der Untersuchung des Lernens geht (Shettleworth 1994). Wurde früher noch, inspiriert von den großen Lerntheoretikern (um nur die bekanntesten zu nennen: I. P. Pawlow, Clark L. Hull, J. B. Watson, Edward C. Tolman, B. F. Skinner, E. L. Thorndike) nach allgemein gültigen Regeln gefahndet, die allem Lernverhalten zugrunde liegen sollten, so ist man heute drauf und dran, diese allzu idealistischen und zugleich auch reduktionistischen Vorstellungen endgültig über Bord zu werfen und dafür eine systematische Erforschung der ungeheuren Vielfalt dessen, was bislang in den einen großen Topf eines äußerst vage definierten Lernens geworfen wurde, in Angriff zu nehmen. Den Anstoß dazu gaben vor allem jene wenigen experimentellen Psychologen, die sich erstmals ernsthaft für eine Biologie des Lernens zu interessieren trauten. Anstelle einem voreilig der Physik entnommenen Ideal nachzueifern, mit Hilfe dessen man gleichsam gewaltsam versuchte, möglichst allgemeingültige, wenn nicht sogar universelle Gesetze des Lernens zu konstruieren, haben diese sich stärker für eine detaillierte biologische Systematik der entsprechenden Verhaltensweisen zu interessieren begonnen (Bitterman 1975, 1988; Macphail 1982; Shettleworth 1993a, 1993b).

Dazu muß gesagt werden, daß die Physik über lange Zeit hinweg als die vorbildlich naturwissenschaftlich, da streng quantitativ operierende Einzelwissenschaft galt, die Forscher aus den unterschiedlichsten Disziplinen in irgendeiner Form nachzuahmen trachteten, nur um das begehrte Prädikat „wissenschaftlich" für sich in Anspruch nehmen zu können. Für die experimentelle Psychologie exemplarisch ist dabei der Fall des einflußreichen Lerntheoretikers Clark Hull, der sogar den fast schon irrwitzigen Versuch unternahm, nach dem Vorbild von Newtons berühmten *Principia Mathematica* eine mathematisch-deduktive Theorie des Lernens zu entwerfen. Der genaue Titel einer von ihm im Jahre 1940 publizierten Arbeit lautete im Original: „A mathematico-deductive theory of rote learning" [Eine mathematisch-deduktive Theorie des mechanischen Lernens]. Genauso wie Newton Himmelskörper als bloße Punktquellen mit rein quantitativen Meßgrößen auffaßte, ignorierte Hull alle spezifisch qualitativen Eigenschaften seiner Versuchstiere, um so – in fast perfekter Gleichsetzung zur Newtonschen Mechanik – seine drei Grundgesetze der organismischen Bewegung *(motion)* formulieren zu können:

1. Am Beginn befinden sich Tiere im Zustand der Ruhe oder in zufallsartiger Bewegung (vgl. Newtons Trägheitsgesetz).
2. Neue Handlungen *(habitual actions)* werden durch Verstärkung *(reinforcement)* erworben (vgl. Newtons dynamisches Grundgesetz).
3. Jede Handlung wird automatisch begleitet von einer entgegengesetzten Reaktion *(reactive inhibition;* vgl. Newtons Wechselwirkungsgesetz).

Eventuelle Artunterschiede im Verhalten wurden, wiederum nach dem Vorbild der Newtonschen Physik, als bloß quantitative Veränderungen in den Konstanten der so erstellten universellen Lerngleichungen interpretiert. Das reale, meist sehr komplexe Verhalten von Tieren in ihrer natürlichen Umgebung war ohne Belang für die Theorie, was allein zählte, waren zählbare Bewegungen von im Prinzip austauschbaren Versuchsobjekten. Einen interessanten Überblick über diverse weitere Geburtsstunden des modernen mechanistischen Behaviorismus geben hier Hilgard und Bower in *Theorien des Lernens* (1973).

Auslösend für die Trendwende in der Lernforschung war dann allerdings eine Arbeit, die noch ganz im alten Stil des ausschließlich im Labor agierenden Behaviorismus durchgeführt wurde. Es war der Experimentalpsychologe John Garcia, der durch eine eher zufällige und somit – wie er heute gerne bereit ist einzugestehen – rein anekdotische Beobachtung und somit nicht gerade wissenschaftlich exakte Messung eines Verhaltens seiner Versuchstiere entdeckte, daß die gängigen Lerntheorien nicht der Weisheit letzter Schluß sein konnten. Bei einer der damals noch üblichen „Belastungsproben" von Laborratten mit radioaktiver Strahlung bemerkte er, daß seine Tiere eine deutliche Aversion gegen das während des Versuches angebotene Trinkwasser entwickelt hatten. Garcias erste, wie wir heute wissen, absolut zutreffende Schlußfolgerung war, daß die Ratten die durch die Strahlenbelastung ausgelöste intestinale Übelkeit, man könnte auch von einer gröberen Magenverstimmung sprechen, sozusagen irrtümlicherweise mit dem angebotenen Trinkwasser, das nach Plastikbehältern roch, assoziiert haben mußten. Kamen diese Tiere dann in der Folge mit Wasser aus einem solchen Behälter in Kontakt, so zeigten sie, wie Garcia eindrucksvoll beschreibt, „telltale signs of disgusts", auf gut deutsch „für sich sprechende Zeichen von Abscheu", d. h. sie sprangen zurück von der Trinköffnung, neigten ihre Köpfe zu Boden und würgten und reckten sich als wollten sie einen entsetzlichen Geschmack aus ihren Mäulern loswerden. Für die behavioristische Lerntheorie mußte ein solcher Befund eine bloße Laborgeschichte, ein zufälliges Artefakt ohne jegliche weitere Bedeutung sein, denn der Geschmacksreiz des Wassers konnte doch unmöglich mit der strahleninduzierten Übelkeit assoziiert werden, da ja zwischen diesen beiden keinerlei tatsächliche Beziehung besteht. Garcia und seine Mitarbeiter wurden aber vorerst einmal nicht mit Auszeichnungen für ihre Entdeckung überhäuft, sondern eher mit Schmähungen für ihre unwissenschaftliche Vorgangsweise bedacht, zumindest bis zu jenem Moment, wo sie diese von Kollegen eher belächelte Beobachtung in einer eigens dazu erdachten Versuchsreihe quantitativ belegen konnten. Und tatsächlich, mit Saccharin aromatisiertes Wasser, das gekoppelt mit einer niedrigen Strahlendosis den Tieren „verordnet" wurde, zeigte genau denselben Effekt: die Ratten haßten von nun an dieses doch so süßlich schmeckende Wasser. Erst als diese Daten in publizierter und somit plötzlich wissenschaftlich akzeptabler Form vorlagen (Garcia, Kimeldorf & Koelling 1955), begannen sich die Experten in Sachen Lerntheorie den Kopf zu zerbrechen über die Konsequenzen, die dieses absurde Ergebnis unter Umständen mit sich bringen könnte.

Was ist hier eigentlich schiefgelaufen im Versuchsaufbau? Weswegen haben sich die Tiere so unlogisch verhalten? Ein kurzer Blick in die Ökologie der Ratten kann dieses Mißverständnis von seiten der Versuchstiere sofort aufklären. Die Tiere haben nämlich absolut recht gehabt mit ihrer Entscheidung, das verdächtige Wasser fortan zu meiden, denn alles andere wäre, von ihren ökologischen Vorbedingungen her betrachtet, nicht sinnvoll gewesen. Ratten haben während ihrer langen evolutionären Vergangenheit niemals mit höheren Dosen von radioaktiver Strahlung, die Übelkeit verursachen kann, zu tun gehabt, da Kernkraftwerke dafür einfach zu kurz existieren. Hingegen wurden sie immer wieder mit bedrohlichen, da gelegentlich ernste innere Schäden provozierenden Substanzen wie z. B. Pflanzengiften, Verwesungs- und Gärungsprodukten konfrontiert, wo es in jedem Fall wichtig erschien, etwaige mit diesen Stoffen assoziierte Reize sich möglichst zuverlässig einzuprägen, um einem nochmaligem Irrtum vorzubeugen. Die entstehende Übelkeit mußte also sinnvollerweise den Tieren sagen, daß sie in Zukunft das zuletzt konsumierte Nahrungsmittel zu meiden hätten. Garcias Ratten taten folglich nichts anderes, als eine absolut bewährte Verhaltensstrategie in einer Situation anzuwen-

den, auf die die Tiere evolutionär einfach nicht vorbereitet sein konnten. Da ihnen übel wurde und sie nur jenes eigenartig nach Plastik schmeckende Wasser
zur Verfügung hatten bzw. radioaktive Strahlung als solche gar nicht wahrnehmen konnten, schlossen sie mit sozusagen evolutionsbewährter Logik auf
das erstere als den wahren Übeltäter. Dies ist auch leicht einzusehen, denn bislang mußte noch keine einzige Tierart, auch die menschliche nicht, einen entsprechend ausgestatteten Sinn für radioaktive Strahlung entwickeln. Letzteres
erklärt vielleicht sogar unsere besonderen kognitiven Schwierigkeiten beim
Umgang mit der Kernkraft. Möglicherweise wird sich das aber aus anderen
Gründen in Bälde ändern. Erst kürzlich wurde eine kleine Maus entdeckt, der
der Wahnsinn von Tschernobyl bislang noch keine einzige wirklich gefährliche Mutation entlocken konnte *(Science* 273: 313; dessenungeachtet profitiert
unabhängig von der Strahlenbelastung die gesamte Tierwelt rund um Tschernobyl von der Abwesenheit des Menschen; Williams 1995). Eine ganz ähnliche
Situation wie bei der rattengetesteten Nichtassoziierbarkeit radioaktiver
Strahlung liegt übrigens im Falle der menschlichen Seekrankheit vor, wo ebenfalls irrtümlicherweise die bei starkem Seegang durch unser irritiertes Gleichgewichtsorgan verursachte Übelkeit mit den durchaus köstlichen Produkten
der modernen Schiffsküche assoziiert wird, was immer wieder dazu führt, daß
sogar die aufwendigsten abendlichen Kapitänsempfänge – obwohl im Preis
schon inkludiert – erstaunlicherweise nur gering besucht werden. Nun gut, das
erscheint doch irgendwie noch verständlich, aber was soll denn das schon wesentlich an unserer Vorstellung von Lernen ändern?

Der wesentliche Punkt in Garcias überraschender Entdeckung – und als
eine solche muß man diese Beobachtung im nachhinein bezeichnen – ist in der
Tatsache zu suchen, daß die Tiere *gar nicht anders können* als so zu reagieren.
Ihre Biologie verhilft ihnen bzw., im konkreten Falle, verdammt sie dazu, sich
in solchen Situationen wie den zuvor beschriebenen genau so und nicht anders zu verhalten. Wenn dem aber tatsächlich so ist und wenn sich in der Folge
herausstellt, daß diese Rattenstory nicht ein bloßer Einzelfall war, dann muß
es automatisch gröbere Probleme mit einer physikalistischen Lerntheorie geben, die nur abstrakte positive oder negative Stimuli und darauf mechanisch
reagierende Versuchobjekte und somit keine echten Lebewesen kennt, also
auch keine Ahnung davon haben kann, was denn eigentlich an konkreten
Problemen Tiere, aber auch Menschen, in ihrem unterschiedlich langen und
zumeist recht komplizierten Leben zu meistern haben.

Angeregt durch seine ersten aufsehenerregenden Beobachtungen hat
Garcia schließlich selbst die weitere Untersuchung dieses Phänomens in die
Hand genommen. Die Resultate seiner Bemühungen brachten noch weit mehr
an Interessantem zutage, als man sich je erhoffen durfte. So stellte sich bald
heraus, daß das Verhalten von Ratten praktisch nie irgendeinem allgemeinen
Lerngesetz à la Skinner oder Tolman folgt, sondern immer wieder sehr spezi-

fische Strategien sogenannten selektiven Lernens *(selective learning)* zur Anwendung bringt. So wird zum Beispiel – wie schon angedeutet – Übelkeit in der Regel sehr stark mit dem Geschmack einer gleichzeitig oder (oft Stunden) zuvor gebotenen Nahrung assoziiert, während dies nur in schwacher Form für Gerüche und in noch schwächerem Ausmaß für visuelle und akustische Reize gilt. Ein Schmerzerlebnis, z. B. ein kurzer Elektroschock, vermag hingegen im nachhinein keinen Geschmack zu fixieren und stellt sich dafür aber als besonders wirkungsvoll in bezug auf das Einprägen von visuellen und akustischen Reizen heraus. Die natürliche, in der Evolution nicht nur dieser einen Tierart zu suchende Logik dieses Verhaltens liegt klar auf der Hand: nur gefressene Objekte (z. B. Nahrung) können normalerweise intestinale Übelkeit erzeugen, aber nicht notwendigerweise zur gleichen Zeit oder vorher bloß gesehene oder gehörte Objekte. Hingegen können nur letztere (z. B. Räuber, stechende Tiere) muskuläre Schmerzempfindungen bewirken, aber wohl kaum kann dies geschehen durch gerade eben erst Verzehrtes. Somit schien vorerst eines einmal deutlich klargeworden zu sein. Die experimentellen Psychologen waren gut daran beraten, rasch Nachhilfe in biologischer Verhaltensforschung zu nehmen, wenn sie weiterhin Lernen als ihr legitimes Thema betrachten wollten.

Die Ergebnisse solcher und zahlreicher anderer Studien mit ähnlichem experimentellem Ansatz waren also ganz erstaunlich und führten immerhin dazu, daß schließlich eine ganz neue Theorie des Lernens als Arbeitsprogramm für die Zukunft formuliert werden konnte. In der biologischen *Constraints*-Theorie des Lernens geht es heutzutage schon lange nicht mehr um den ohnehin von vornherein zum Scheitern verurteilten Versuch, komplizierte Problemlösestrategien, wo Lernen im klassischen Sinne nur einen Teil davon ausmacht, in atomare Einheiten von behavioristischen Konditionierungen zu zerlegen, sondern, ganz im Gegenteil, um die Untersuchung der Gesamtheit dessen, was intelligentes Verhalten bei Tier und Mensch ausmacht (Shettleworth 1972). Ein solchermaßen biologischer, die komplexe Gesamtstruktur von Verhalten berücksichtigender Zugang zum Lernen ist einerseits vor allem an den spezifischen Grenzen oder eben Zwängen *(constraints)* desselben interessiert wie auch ganz allgemein an den bislang vom Behaviorismus streng tabuisierten qualitativen Ebenen, die untrennbar mit Intelligenz zusammenhängen. Man denke hier nur an die für lange Zeit absichtlich vermiedene Problematik des Bewußtseins, die erst in neuerer Zeit wieder verstärkt naturwissenschaftlich bearbeitet wird (Griffin 1991; vgl. dazu Dennetts [1994] eigenartig dualistische Kritik am Dualismus des – wie er es nennt – „kartesianischen Theaters"; wir schließen uns hier Schleidt 1992 und Heschl 1992b an: Bewußtsein ist alles, was über die aktuelle Wahrnehmung *hinausgeht*).

Eine Biologie des Lernens, die eben erst im Entstehen und doch schon in erstaunlich rasantem Aufschwung befindlich ist, betont dabei in erster Linie die natürlichen Rahmenbedingungen auch scheinbar noch so flexibel und unbegrenzt formbar erscheinender Verhaltensmuster (vgl. Einleitung zu Marler & Terrace 1984: „Hat eine allgemeine Lerntheorie überhaupt eine Zukunft?"). Ausgangspunkt und zugleich Katalysator für diese Trendwende in der gesamten Entwicklungsrichtung einer Forschungsrichtung war die sich von Tag zu Tag immer stärker zeigende, da exponentiell zunehmende Unfähigkeit der traditionellen Lerntheorien, die Vielzahl der neuen Ergebnisse über intelligentes Verhalten bei Tier und Mensch auch nur annähernd erklären zu können. Vor allem waren es die zahlreichen Ergebnisse aus der ethologischen Forschung über das komplexe Verhalten von Tieren in ihrer natürlichen Umwelt sowie auch, aus einem ganz anderen Bereich, die Arbeiten der Entwicklungspsychologen über den Erwerb des Sprachvermögens beim Menschen, die erstaunliche Leistungen ihrer zumeist kindlichen bis jugendlichen Subjekte zutage brachten, die berechtigte Zweifel an der allgemeinen Anwendbarkeit und somit Gültigkeit der behavioristischen Axiome hervorrufen mußten.

Aber sogar innerhalb der ureigensten Domäne der experimentellen Lernpsychologie, bei den schon stereotype Routine gewordenen Laborstudien, die immer wieder mit denselben Versuchstieren (Ratten, Tauben, Meerkatzen) unter absolut unnatürlichen Bedingungen durchgeführt werden, zeigte sich eine gewisse Unzufriedenheit mit den allzu einfachen und dadurch immer unglaubwürdiger werdenden Interpretationen im Rahmen der herkömmlichen Lerntheorie. Die umstürzlerischen Arbeiten von Garcia sind hier nur eines unter vielen anderen Beispielen. Es stellte sich nämlich auch hier bald heraus, daß jene wenigen sehr abstrakten Prinzipien der bedingten Reizassoziation *(principles of association)*, die immer noch auf den frühen Untersuchungen von Pawlow (1849–1936) an der Wende zum 20. Jahrhundert aufbauten, einfach unzureichend waren, um damit eine wirklich umfassende und allgemeine Lerntheorie auf die Beine stellen zu können. So begannen die immer zahlreicher werdenden Ausnahmen notwendigerweise auch immer öfter gegen die Regel zu verstoßen, bis letztlich schon nicht mehr auszumachen war, was denn eigentlich als Norm und was als Sonderfall zu gelten hat, so unübersichtlich war die Fülle an teilweise einander widersprechenden Ergebnissen geworden. Als Ausweg aus dieser verworrenen Situation begann man nun, ganz im Sinne der Reinhaltung der Lehre, diese eher ungeliebten Ausnahmen von den klassischen Prinzipien der Assoziation den Biologen unter der Rubrik „biologische Zwänge des Lernens" in die Schuhe zu schieben und sich weiterhin auf jene wenigen orthodoxen, dafür aber die Theorie gut stützenden Fälle von Konditionierung zu konzentrieren. Unter biologischen Zwängen wurden dabei im wesentlichen zwei unterschiedliche Kategorien von Phänomenen verstanden. Einerseits wußte man seit den Enthüllungen von Garcia, daß die Assoziation von Reizen in oft viel spezifischerer und begrenzterer Form stattfindet als von der Lerntheorie vorhergesagt, und andererseits entdeckte man noch weitere

Formen von Lernen, die ganz und gar nicht ins behavioristische Konzept passen wollten. Paradebeispiele für letzteren Fall sind das Lernen im Rahmen der Prägung und das Gesanglernen bei Singvögeln, beides Formen von Verhalten, die nur schwer bzw. eben dummerweise gar nicht mit einer universellen Lerntheorie unter einen Hut zu bringen sind. Die Entdeckung der besonderen Wirkung nur ganz bestimmter Reizkombinationen *(selective learning)* wie auch die Enträtselung von bislang noch unbekannten Lernmechanismen *(specialized learning)* mußte letztlich also unweigerlich zur wissenschaftlichen Bankrotterklärung einer doch so schön formulierten Theorie führen.

Die Wortschöpfung *Constraints*-Theorie des Lernens hat allerdings einen großen Nachteil. Sie betont nur das negative am biologischen Einfluß und suggeriert damit zugleich, daß eigentlich doch nur die allgemeinsten Rahmenbedingungen in irgendeiner Weise genetisch vorprogrammiert sein dürften, daß aber ungeachtet dessen die kreative Freiheit des Lernens zumindest innerhalb dieses beengenden Rahmens weiterhin gegeben sein muß. Diese Vorstellung ist sogar eine außergewöhnlich weit verbreitete, denn sie scheint einen für beide Seiten einigermaßen akzeptablen Kompromiß zu beinhalten. Der längst schon überfälligen Integration von Biologie und Lernpsychologie steht ein solcher (fauler) Kompromiß jedoch diametral entgegen, wie inzwischen sogar schon einige wenige Psychologen erkannt haben. So kommt Sara Shettleworth am Ende eines interessanten Übersichtsartikels über „Biologische Zugänge zum Lernen" zu dem vollkommen richtigen Schluß:

Eine solche Integration wird erst erreicht worden sein, wenn irgendeine zukünftige Ausgabe dieses Handbuchs (Anm.: gemeint ist *Animal Learning and Cognition)* kein getrenntes Kapitel für „biologische Zugänge" mehr braucht [Ü. d. A.] (Sara J. Shettleworth 1994, S. 212).

Daß in durchaus konstruktiv zu sehender Weise biologische Mechanismen das Lernverhalten von Tier und Mensch in systematischer Weise nicht allein begrenzen, sondern auch in allen ihren Details durchstrukturieren und miteinander koordinieren können, dies wird also von den meisten Psychologen immer noch geflissentlich übersehen. Gerade dieser Punkt jedoch ist der eigentlich bedeutsame in unserer ganzen Debatte um den evolutionären Status von Lernverhalten. Und der kann nun ganz klar in positiver Weise entschieden werden.

Das Hauptergebnis der langen Geschichte der Lernforschung ist nämlich weniger in der beinahe schon trivialen Erkenntnis zu suchen, daß jede Art von Lernen, und dazu gehört natürlich auch das spezifisch menschliche, immer irgendwie begrenzt bleiben muß, sondern vielmehr darin, daß Lernen – im Gegensatz zur genetischen Mutation, die einen echten Fortschritt mit sich bringen kann – nichts anderes als eine gerichtete und gesetzmäßig bis in alle Details durchstrukturierte Problemlösestrategie darstellt. Lernen ist somit im-

mer nur Ausdruck von bereits vorhandener biologischer, d. h. evolutionsge-
prüfter Information. Die neuesten Ergebnisse der Lernforschung erweisen
sich in dieser Hinsicht immer öfter als zusätzliche Bestätigungen einer konsequenten evolutionstheoretischen Betrachtung des Lernens, welche zwar gerne
zugibt, daß dieses sehr viel mit komplexem Verhalten, aber dafür rein gar
nichts mit der Möglichkeit von individuellem Erkenntnisgewinn zu tun hat.
Eine erste modellhafte Darstellung dieser neuartigen Betrachtungsweise von
Lernverhalten findet sich beispielsweise bei Tracey (1995), wo man schon im
Abstract die aufschlußreichen Worte findet: „Nehmen wir einmal an, eine
Strategie, mit der das optimale Verhalten in wiederholt gespielten Auseinan-
dersetzungen erlernt wird, ist genetisch determiniert" [Ü. d. A.].

Um noch einmal die paradoxe *Conclusio horribilis* dieses Kapitels, nämlich
daß Lernen nichts mit echtem Lernen zu tun hat, also kein Zuwachs an
Erkenntnis sein kann, in etwas anderer Weise zu verdeutlichen, sei zuletzt ein
allgemeines Beispiel aus dem humanen Bereich genommen. Wir stellen uns
vor, ohne eigenes Zutun in eine Situation zu gelangen, in der wir gezwungen
werden, die Lösung eines bestimmten für uns offensichtlich absolut neuen
Problems zu erlernen, beispielsweise das Bedienen einer Maschine, das Erlernen einer neuen Rechnungsart, einer neuen Sportart usw. Um zu verstehen,
was dabei alles – nämlich tatsächlich *alles* – an kognitiver Information voraus-
zusetzen ist, brauchen wir uns nur folgende einfache Fragen und die dazugehörigen Antworten genauer anzusehen:

Wie kann man die Lernsituation als solche erkennen?
⇒ Man muß schon *im voraus* wissen, wie man sie erkennen kann!
Wie kann man das zu lösende Problem als solches erkennen?
⇒ Man muß schon *im voraus* wissen, wie man es erkennen kann!
Wie kann man den ersten Schritt in Richtung einer möglichen Problemlö-
sung tun?
⇒ Man muß schon *im voraus* wissen, welchen Schritt man zuerst in welcher
Situation zur Lösung welchen Problems machen kann!
Wie kann man erkennen, ob dieser unser erster Schritt auch tatsächlich eine
Annäherung an die Lösung des Problems ist?
⇒ Man muß schon *im voraus* wissen, wie man den relativen Erfolg des ersten
Schrittes erkennen kann!
Wie kann man den n-ten Schritt in Richtung auf eine mögliche endgültige
Problemlösung tun?
⇒ Man muß jeweils schon *im voraus* wissen, welchen Schritt man zu welchem
Zeitpunkt machen kann!
Wie kann man erkennen, ob der n-te Schritt auch tatsächlich eine weitere
Annäherung an die Lösung des Problems mit sich bringt?
⇒ Man muß schon *im voraus* wissen, wie man den zusätzlichen Erfolg des n-

ten Schrittes erkennen kann!
Wie kann man den Gesamterfolg Erfolg seines Handelns erkennen?
⇒ Man muß schon *im voraus* wissen, wie man diesen abschließenden Erfolg auch erkennen kann!

Lernen bedeutet also nichts anderes als bereits im voraus das *gesamte* Wissen darüber zu besitzen, was zu tun ist, um ein bestimmtes Überlebensproblem lösen zu können. Kant hat somit mit seiner scharfsichtigen Kritik der Möglichkeiten der Erfahrung schon in einem sehr biologischen Sinne recht gehabt, denn ohne die von ihm postulierten apriorischen Vorbedingungen des Erkennens tut sich offensichtlich überhaupt nichts. Darüber hinaus war aber auch schon Hume einer Lösung dieser Frage schon recht nahe gekommen, als er am Ende seiner Ausführungen beinahe beiläufig meinte, unsere erlernten Gewohnheiten seien letztlich auch nicht viel mehr als eine Art von Instinkt, wenn auch vielleicht etwas kompliziertere als jene unserer nächsten Verwandten im Tierreich. In Anbetracht des hier erarbeiteten evolutionstheoretischen Status des Lernverhaltens können wir nun allerdings die ohnedies schon kritischen Stimmen jener zwei Skeptiker sogar noch um ein weiteres, sehr wichtiges Element ergänzen. Es braucht nicht nur eine bestimmte minimale Anzahl von besonderen apriorischen Vorkenntnissen, um etwas Neues lernen und erfahren zu können, und es braucht auch nicht nur eine gewisse Anzahl allgemeiner Humescher Gesetze der Erfahrungstätigkeit, die das lernende Lebewesen gleichsam instinktmäßig das Richtige über die Welt erkennen lassen. Es ist sogar eine jegliche Unterscheidung zwischen einem vorgegebenen *a priori* und einem eventuell zu erwerbenden *a posteriori*, erkenntnistheoretisch wie auch evolutionstheoretisch betrachtet, hinfällig geworden. Während Kant und Hume noch davon überzeugt waren, daß menschliche Individuen im Laufe ihrer Bemühungen, die Welt zu verstehen, durch ihr Lernen zu einem kognitiven Fortschritt befähigt sind, kann dies jetzt mit Sicherheit ausgeschlossen werden. *A priori* und *a posteriori* können zwar noch weiterhin als rein zeitlich zu verstehende Begriffe verwendet werden, aber ihre bisherige Bedeutung als erkenntnistheoretisch relevante Kriterien in bezug auf individuelles Lernverhalten hat sich damit auf Null reduziert. Allerdings könnten diese Begriffe nun eine ganz neue erkenntnistheoretische Relevanz gerade in bezug auf echte evolutionäre Veränderungen gewinnen. *A priori* würde in einer solcherart veränderten Perspektive den Zustand vor einer zufallsartigen Veränderung bezeichnen, während *a posteriori* sich dann sehr wohl auf den womöglich realisierten kognitiven Zuwachs durch die dabei neu entstandene Kreatur beziehen könnte.

Ein einfacher Greifreflex beim neugeborenen Menschen bleibt dabei natürlich weiterhin rein zeitlich *a priori* gegenüber der bereits sehr komplexen Greifbewegung eines zehnjährigen Kindes, aber dies bedeutet nun nicht mehr, daß das Erreichen späterer Stadien des Verhaltens irgendeinen realen kognitiven Fortschritt miteinschließt. Der lange für so bedeutend gehaltene Unterschied zwischen angeborenem Instinkt und vermeintlich durch Lernen erworbenem Verhalten ist damit restlos verschwunden. Die populäre Vorstellung, daß der Ausdruck „angeboren" logischerweise – *nomen est omen* – „bei der Geburt vorhanden" bedeuten muß und somit irrtümlicherweise eine rein zeitliche Angabe (wann tritt ein Verhalten das erste Mal auf?) mit einer erkenntnistheoretischen Bestimmung (woher stammt die Information für das entsprechende Verhalten?) gleichgesetzt wird, hat deshalb schon immer für große Verwirrung bei den zahlreichen Auseinandersetzungen zu diesem Thema gesorgt. Auch die vor allem für soziale Versuchstiere kaum angenehme und dazu noch wissenschaftlich absolut irrelevante Aufzucht unter Erfahrungsentzug hängt mit dieser Verwechslung direkt zusammen. Eigentlich hätte noch Lorenz selbst diesem Unfug ein Ende setzen können, da seine Idee der „angeborenen Lehrmeister", auf die sich unser Ansatz hier stützt, schon lange vor der aktuellen Trendwende in der Lernforschung in die richtige Richtung zeigte. Leider hat aber gerade er bis zuletzt nicht nur an einen primär ethologischen: „... hier zeigt es sich, daß wir instinktmäßig Ererbtes und durch Überlieferung Erworbenes als zwei fundamental verschiedene Dinge auseinanderhalten müssen. Wenn wir uns klarmachen wollen, wie verschieden die Rollen sind, die sie bei verschiedenen Tierformen spielen, müssen wir das Verhalten von isoliert aufgezogenen Individuen betrachten, bei denen der Einfluß der Überlieferung von vornherein ausgeschaltet war" (1935/73, S. 199), sondern auch an einen wesentlichen *erkenntnistheoretischen* Unterschied von „angeboren" und „erworben" geglaubt: „*Angeboren* und *erworben* sind nicht durch wechselseitigen Ausschluß definiert, sondern durch die Methode des *Eingangs, der von der relevanten Information genommen wird*, was eine Voraussetzung für jede adaptive Veränderung darstellt" (Lorenz 1985, S. 280). Also dachte er doch an einen wechselseitigen Ausschluß von Phylogenese und Ontogenese.

Was an Unterschieden ist dann überhaupt noch geblieben? Nur sehr wenig, im Prinzip eigentlich nur mehr ein vollkommen bedeutungsloser. Unterschiedlich komplexe Verhaltensweisen lösen unterschiedlich komplexe Probleme, viel mehr heißt es nicht. Ein Wimpernreflex beschäftigt sich hauptsächlich mit dem Schutz des Auges vor direkten äußeren Gefährdungen wie z. B. Staub, Wasser, sich rasch nähernden Objekten, während die Lösung eines schwierigeren Orientierungsproblems wie z. B. das Erreichen „unerreichbarer" Nahrung (Heschl 1993b), das Wiederfinden „unsichtbarer" Objekte (Etienne 1984) oder gar der Aufbau einer rein vorstellungsmäßigen „Wirklichkeit" (Piaget 1950/75) nun einmal schon etwas raffiniertere Strategien erfordert als einen kurzen muskulären Reflex. Ganz zu schweigen von der Lösung kniffliger mathematischer Probleme. Was aber ist an diesem trivialen Unterschied schon erstaunlich?

11. Edelmans Irrtümer

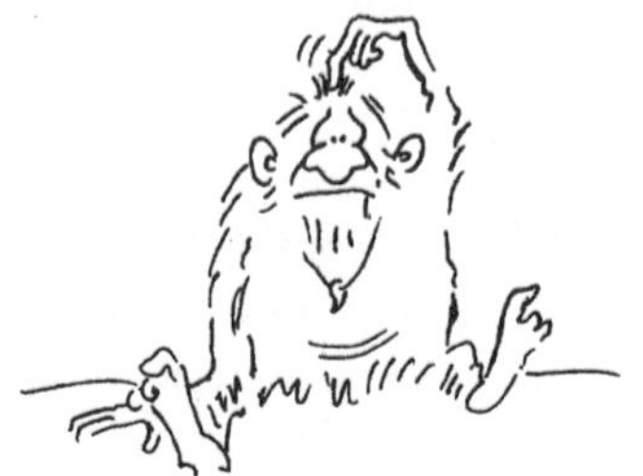

Der Geist ist der große Unbekannte
in seinem Kopfe. ... Ob die Idee, so
eine Idee zu fassen, eine glückliche
Idee war, davon hab' ich jetzt auch
noch gar keine Idee von einer Idee.
Johann Nestroy

Bevor wir uns mit weiteren Fragen im Zusammenhang mit der Problematik
von echtem Erkenntnisgewinn beschäftigen wollen, ist es notwendig, eine
echte Alternative zu der hier vorgetragenen evolutionären Interpretation des
Lernens zu besprechen. Diese Alternative gibt vor, auf der Ebene der Neuronen
eine Fortsetzung der neodarwinistischen Theorie in bezug auf die Erklärung
des menschlichen Geistes darzustellen, und wurde deswegen von ihrem
Begründer, dem früheren Immunologen Gerald Edelman, in logisch-konsequenter Weise als neuronaler Darwinismus bezeichnet. Die Idee, die sich hinter diesem Schlagwort verbirgt, ist einfach wie verlockend zugleich. Edelman
behauptet nichts anderes, als daß es berechtigt ist, das Schicksal von einzelnen
Neuronen im Inneren von komplizierten Nervennetzen mit jenem von einzelnen Individuen im darwinistischen Kampf ums Überleben nicht nur rein formal zu vergleichen, sondern sogar als identisch anzusehen (Edelman 1989).
   Seine Überlegungen in dieser Sache beginnen mit der vermeintlichen
Einsicht, daß Darwins Evolutionstheorie außerstande wäre, eine fundierte
wissenschaftliche Erklärung des menschlichen Denk- und Lernvermögens zu
liefern und es deswegen notwendig geworden wäre, Darwins großes Werk in
dieser Hinsicht zu vollenden. Nehmen wir einmal an, diese Ansicht wäre
tatsächlich richtig und wir würden nun vor die, wie wir hoffen, verdienstvolle
Aufgabe gestellt, eine Art von Selektionstheorie für Neuronen zu erstellen. Als
erstes hätten wir gleich ein nicht gerade leichtes Problem zu lösen, denn wir
müßten feststellen, daß die Anzahl an Nervenzellen bei den meisten Wirbeltieren von einem bestimmten Entwicklungsstand an relativ konstant bleibt
bzw. zahlenmäßige Verluste infolge von Alterungs- und Verschleißprozessen
verhältnismäßig wenig bis gar nichts mit dem Erwerb bestimmter kognitiver
Fähigkeiten zu tun haben. Mit anderen Worten, die große Heerschar der
Neuronen ist eine vergleichsweise überlebenstüchtige Gruppe von Körperzellen, die die durchschnittliche Lebensdauer aller anderen Zelltypen eines Vielzellers (z. B. Blutzellen, Zellen des Immunsystems, Keimzellen usw.) zeitlich

ganz beträchtlich übertrifft. Aber selbst wenn wir nur um der Theorie willen annehmen würden, daß Neuronen in einen echten darwinschen Kampf ums Überleben verwickelt wären, hätten wir größte Probleme, den Tod einzelner Zellen als das Ergebnis eines milieubedingten Scheiterns zu verstehen, da wir inzwischen von anderen Geweben mit einer viel größeren Zellumsatzrate wissen, daß ein solches Absterben in der Regel alles andere als ein rein passives und von außen aufoktroyiertes physikalisches Sichauflösen ist.

Die neuesten Untersuchungen über das Phänomen Apoptosis, jene bis vor relativ kurzer Zeit noch gänzlich unerforschte Art von genetisch programmiertem Zelltod, zeigen nämlich ein ganz anderes Bild der äußerst komplexen Vorgänge von zellulärem Tod bzw. Weiterleben in einem Vielzeller:

In der menschlichen Gesellschaft erscheint Selbstmord oft als ein irrationaler und impulsiver Akt. Dem ist nicht so in der Gemeinschaft der Zellen in einem Organismus. Wie gehorsame Soldaten ein persönliches Opfer für das allgemeine Wohlergehen bringen, so begehen überschüssige Zellen oder jene, die eine Bedrohung für das Wohlergehen des Organismus darstellen, oft Selbstmord auf Befehl, über einen geregelten Prozeß genannt programmierter Zelltod oder Apoptosis [Ü. d. A.] (M. Barinaga 1996).

Im Gegensatz zum gewöhnlichen nekrotischen Zelltod, einer pathologischen Form des Zelltods aufgrund akuter zellulärer Beschädigung durch Außeneinflüsse wie z. B. mechanische und chemische Verletzungen, sorgt im Falle der Apoptosis ein eigens dafür von der Evolution der Metazoa konzipiertes genetisches Selbstauflösungsprogramm dafür, daß bei Anwesenheit eines bestimmten Signals (FasL; siehe Nagata & Golstein 1995) an der Zellmembran sozusagen eine Art gezielter Selbstmord der Zelle induziert wird (ausführliche Details finden sich in Steller, Nagata, Golstein & Thompsons 1995; über den Zusammenhang mit der Vielzellerevolution, siehe Ameisen 1996; über die Wichtigkeit für eine normale Entwicklung, siehe Song, McCall, & Steller 1997). Der Entscheidung zum Selbstmord folgt in konsequenter Weise dessen Ausführung innerhalb von nur wenigen Stunden, was einen toten Zellkörper hinterläßt, der dann von darauf spezialisierten Zellen des Immunsystems phagozytiert oder, kurzum, gefressen und verdaut wird, so daß viele der noch energiereichen biogenen Substanzen der aufgelösten Zelle sogar einer gewissen Wiederverwertung zugeführt werden können. Die bislang detaillierteste Analyse dieses ganzen Prozesses gelang erstmals bei einem Blutegel mit der schmeichelhaften Bezeichnung *Caenorhabditis elegans* und brachte die Beteiligung von immerhin 14 verschiedenen Genen zutage (Ellis, Yuan, & Horvitz 1991; Hengartner & Horvitz 1994).

Inzwischen hat sich auch schon herausgestellt, daß es sich bei diesem Genprogramm um ein wahrscheinlich sehr altes und weitverbreitetes handeln dürfte, da bei so unterschiedlichen systematischen Gruppen wie Würmern, Insekten und Wirbeltieren identische Abschnitte davon in der DNA gefunden wurden. Die Analogie zwischen dem Absterben von Zellen innerhalb eines

Vielzellers und dem Aussterben von genetischen Linien durch darwinsche Selektion ist also nicht nur eine schlechte, sondern eine ganz und gar irreführende, da genetische Abstammungslinien in der Regel gerade nicht darauf aus sind, sich gezielt und mit vorprogrammierter Absicht in den eigenen evolutionären Tod zu manövrieren. Aber kehren wir jetzt trotz all dieser grundsätzlichen Widersprüche noch einmal zu Edelmans Ideen zurück, und schauen wir uns konkreter an, was denn übrigbleibt an wichtigen Änderungen, mit denen das Gehirn aufwarten kann, um diese Ideen vielleicht doch noch in irgendeiner Form zu stützen.

Was sich tatsächlich, im Gegensatz zur vergleichsweise stabilen Gesamtzahl der Nervenzellen eines neugeborenen Wirbeltiers, im Laufe der Ontogenese in zum Teil dramatischer Weise ändert, ist die Stärke sowie die Anzahl der Verbindungen zwischen den Neuronen, was beim Menschen immerhin eine Gewichtszunahme des Gehirns von einem Viertel beim Säugling zu dessen letztendlich vierfachem Gesamtgewicht beim Erwachsenen ausmacht (Rakic 1995). Die These von einer echten darwinschen Selektion von Neuronen muß also gleich zu Beginn ganz entscheidend relativiert werden, da eine solche Selektion, wenn überhaupt, sich nur auf die Ausbildung von Synapsen beziehen kann. Auch Edelman hat dies natürlich bemerkt und die Anwendung seines neuronalen Darwinismus deswegen auch auf die Ausbildung und Beibehaltung bzw. eben den selektiven Abbau von Nervenverbindungen eingeschränkt. Und tatsächlich, auf diesem Gebiet tut sich doch einiges. Zwar ist die Grundverschaltung der meisten wichtigen Verbindungen des Zentralnervensystems (ZNS), bestehend aus Gehirn (Hirn [*mhdt.*]: „Kopf", „Oberstes", „Spitze"; auch „Horn", „Geweih"), Rückenmark und sensorischen (von Sinnesorganen kommenden) wie motorischen (Endorgane, z. B. Muskelfasern innervierenden) Nervenbahnen in mehr oder weniger direkter Weise dem Wirken genetischer Instruktionen zu verdanken, dafür werden aber gerade im Laufe der Embryonalentwicklung und zu einem gewissen Teil auch weit darüber hinaus bis ins Erwachsenenalter eine große Zahl neuer Verbindungen aufgebaut, die dann später wiederum in quantitativ nachweisbarer Weise verschiedensten Veränderungen unterliegen können (Kaas 1995; Levitt 1995; Neville 1995).

Hier zumindest scheint Edelman tatsächlich recht zu haben, denn sogar im Fachjargon wird immer wieder der Ausdruck Selektion verwendet, um die Entwicklung funktionsfähiger neuronaler Netzwerke zu beschreiben. Dabei handelt es sich im wesentlichen um Veränderungen der Anzahl der Verzweigungen und damit einhergehend der potentiellen Stärke der neuronalen Verbindungen (Axone, Dendriten) zwischen den betroffenen Gehirnarealen. Nicht wenige Neurophysiologen gehen sogar so weit zu sagen, diese Verfeinerungen und Umstrukturierungen der neuronalen Grundverschaltung würden, zumindest rein formal betrachtet, echten Lernprozessen, wie man sie auf höherer Ebene des Verhaltens kennt, entsprechen und könnten somit unter einheitlichen Gesichtspunkten betrachtet und erforscht werden. Edelmans neuronaler Darwinismus kann also bereits auf vorhandenen Anschauungen aufbauen und erfreut sich deswegen nicht umsonst einer besonderen Beliebtheit unter vielen Neurowissenschaftlern. Der Bezug zum Lernen ist für unsere Diskussion besonders wichtig und auch überaus aufschlußreich, deutet er doch auf den engen Zusammenhang hin, der auch zwischen ganz unterschiedlichen Ebenen der Physiologie bestehen muß. Lernen, so behaupten manche Lerntheoretiker schon seit jeher, ist zufallsartiges Verhalten, das aus seinen umweltbedingten Resultaten neue Informationen zu beziehen vermag, und neuronale Entwicklung, so vermuten manche Neurobiologen erst seit kurzem, könnte deswegen auch eine Art von Lernen sein, da die genetisch vorgegebene Grundstruktur des Nervensystems durch umweltbedingte Einflüsse ganz offensichtlich verfeinert werden kann. Was geschieht nun tatsächlich im Laufe der neuronalen Entwicklung eines Lebewesens?

Kalibrierung oder Eichung ist der beste Ausdruck für all jene zahlreichen Prozesse, die sich während der Entwicklung neuronaler Grundstrukturen zu voll funktionsfähigen Nervennetzen abspielen. Ein Beispiel möge das Gesagte veranschaulichen. Um wirklich sehen zu können, das heißt, um einigermaßen gute innere Bilder der Außenwelt zu bekommen – „Bilder" natürlich als (wiederum bildliche) Metapher verstanden, da es in unserem Gehirn vergleichsweise dunkel wie auch ungewöhnlich still und ziemlich geruchlos zugeht –, brauchen wir Menschen nicht nur zwei intakte Augen mit ihren spezifisch in der Netzhaut angeordneten lichtempfindlichen Sinneszellen (Fovea: pro mm^2 ca. 160.000 Stäbchen für die Hell/dunkel- und Zapfen für die Farbwahrnehmung), sondern zumindest noch drei weitere Gehirnstrukturen. Zum ersten bedarf es der Aktivität von zahlreichen Neuronen im Auge selbst, um die Erregung der Sinneszellen von der Peripherie an die wißbegierige Zentrale weiterzuleiten. Diese Aufgabe wird von den beiden Sehnerven erfüllt, die entwicklungsgeschichtlich als Ausstülpungen des Gehirns und nicht als Teile des Sinnesorgans selbst aufzufassen sind. Die erste Station im eigentlichen Gehirn, wo die Fasern des Sehnervs auf andere weiterführende Neuronen umgeschaltet werden, liegt in den sogenannten seitlichen Kniehöckern des Zwischenhirns.

Von hier geht es dann nochmals weiter, bis wir dann endlich zu jener ersten zentralen Stelle im Nervensystem von Wirbeltieren gelangen, wo so etwas wie ein neuronales Äquivalent der Umwelt entstehen kann. In der primären Sehrinde endet fürs erste einmal der Weg vom äußeren Reiz zur zentralen Repräsentation, die nun – und das ist das Besondere an der ganzen Sache – rein theoretisch für den gesamten Organismus als aktuelle Information verfügbar ist. Nun wird schon während der Embryonalentwicklung zumindest eine grobe Grundverschaltung der Achse Auge – Kniehöcker – Sehrinde über die Vermittlung einer Vielzahl genetisch codierter Signalstoffe angelegt. Allerdings reicht diese allein nicht aus, um das ganze Sehsystem auch schon bei der Geburt voll funktionsfähig zu machen, da die Verdrahtung an den diversen Zielorten selbst, also speziell in Kniehöcker und primärer Sehrinde, noch viel zu ungenau ist, um ein zuverlässiges Funktionieren zu garantieren. Es bedarf folglich erst einer diffizilen Feineinstellung der gesamten Anlage, und eine solche erfolgt in der Regel so, daß nur richtig funktionierende Verbindungen nicht nur nicht reduziert, sondern in beträchtlichem Ausmaß verstärkt werden, während falsche Verbindungen nach Möglichkeit abgebaut oder zumindest stark eingeschränkt werden. Also doch wieder ein eindeutiger Beleg für Edelmans selektiven Neurodarwinismus? Die Details der Vorgänge sprechen eine andere Sprache.

Ausgehend von der funktionellen Notwendigkeit, dem Gehirn die gleichzeitige Analyse des rechten sowie des linken Gesichtsfeldes zu ermöglichen, um darauf aufbauend ein binokulares Sehen mit all seinen speziellen Vorteilen hoher dreidimensionaler Auflösung bewerkstelligen zu können, stellt sich die Frage, wie überhaupt eine solch genaue und darüber hinaus auf Dauer zuverlässige topographische, also räumlich perfekte Zuordnung der beiden Sinnesfelder erreicht werden kann. Durch das rasche Wachstum des Embryos gerade in den frühen Phasen der Entwicklung verändern sich kontinuierlich fast alle räumlichen Verhältnisse, so daß eine starr geometrische Konstruktion von vornherein überfordert sein muß. Lebende Systeme gehen hier einen ganz anderen Weg. Sie sind nämlich Architekten und Bauausführende in einem. Sie eichen sich einfach selbst, indem sie bestimmte äußere und innere Parameter benutzen, um entsprechende Korrekturen vorzunehmen. Im Falle unseres Auges sieht das benutzte Verfahren etwa folgendermaßen aus. Benachbarte Neuronen in der Netzhaut feuern noch vor der Geburt salvenartig in bestimmten Abständen in Richtung primärer Sehrinde, die nur über die Zwischenstation der seitlichen Kniehöcker erreicht werden kann. Diese Salven von simultanen neuronalen Erregungen erlauben es den beiden Kniehöckern, jeweils entsprechende Areale für das linke bzw. rechte Auge zu definieren. Die Methode ist – unter der Voraussetzung möglichst gleichartiger Ausbreitungsgeschwindigkeit in den beteiligten Axonen – verhältnismäßig zuverlässig, denn nur die gleichzeitig im Kniehöcker erregten Neuronen können von ein und demselben Auge stammen.

Endergebnis dieses Selbststrukturierungsverfahrens ist eine klar erkennbare morphologische Aufteilung der Kniehöcker in Bereiche für das eine respektive das andere Auge sowie auch in schmale Zonen, die von beiden Augen zugleich innerviert werden. Der nächste, schon wesentlich schwierigere Schritt besteht nun darin, diese erste Zuordnung in unveränderter Form an die primäre Sehrinde weiterzutransferieren, dies allerdings mit der Auflage, daß verhältnismäßig kleine Areale des linken und des rechten Auges in adäquat korrespondierender, d. h. die realen Verhältnisse im Gesichtsfeld widerspiegelnder Weise als nebeneinander gereihte Säulen realisiert werden müssen. Damit ist nichts anderes gemeint als der Umstand, daß ein und derselbe Ort der Umwelt, der von beiden Augen zugleich wahrgenommen wird, auch tatsächlich an einer einzigen Stelle der Sehrinde, wenn auch in klar voneinander getrennter Weise, wieder neuronal repräsentiert wird. Zu diesem Zweck nun wird es notwendig, erstmals die Wahrnehmung realer Objekte der Außenwelt für die Feinabstimmung der Sehrinde in Anspruch zu nehmen, da das blinde Feuern der embryonalen Neuronen in der Retina diesbezüglich natürlich keine Hilfe für eine perfekte Zuordnung sein kann. So nimmt es auch nicht wunder, daß der Erwerb der endgültigen Säulenstruktur der Sehrinde (einmal linkes Auge, einmal rechtes Auge, und so fort) frühestens zeitgleich mit den ersten realen Seherfahrungen des Neugeborenen erfolgen kann.

Unterbleibt dieser Eichprozeß bzw. wird die Möglichkeit des Sehens durch unvorhersehbare Störungen künstlich behindert oder nur einem der beiden Augen gestattet, so kommt es auch zu dementsprechenden Ausfällen bzw. einseitigen Fehlentwicklungen in der Repräsentation des Gesichtsfeldes. Die Strukturierung der primären Sehrinde in Form von klar unterscheidbaren Säulen unterbleibt entweder vollkommen oder wird stark einseitig zugunsten des noch intakten Auges durchgeführt. Bleibt eine solche drastische Einschränkung des Sehvermögens über eine vergleichsweise kurze kritische Periode nach der Geburt hinaus erhalten, so erweisen sich die versäumten Eichungsprozesse als teilweise irreversibel und schwerwiegende Mängel in der späteren visuellen Verarbeitung können die Folge sein (Crair, Gillespie & Strykert 1998). Trotz dieser beschränkten Flexibilität in der Verschaltung der Grundstrukturen unseres Gehirns findet jedoch auch permanent so etwas wie eine kontinuierliche Aktualisierung der wichtigsten Verkabelungen statt. Gemäß der oft zeitlich durch eine Änderung der Umweltbedingungen (z. B. Milieuwechsel) korrelierten Aktivitätsverschiebungen in den verschiedenen neuronalen Bereichen kommt es auch zu entsprechenden Verschiebungen in den davon betroffenen Strukturen. Ein etwas artifiziell anmutendes Experiment an einem erwachsenen Nachtaffen hat dies erst kürzlich überzeugend dargelegt. Der arme Affe „durfte" dabei – er mußte dafür auch dementsprechend entlohnt werden – drei Monate hindurch jeden Tag eine Stunde lang eine Scheibe in Bewegung halten, dies allerdings mit der kleinen Einschränkung, daß er dafür ausschließlich den zweiten und dritten und nur gelegentlich auch den vierten Finger verwenden durfte. Nach erfolgreicher wissenschaftlicher Obduktion des Versuchsteilnehmers war der Befund mehr als eindeutig. Die den drei bevorzugten Fingern entsprechenden Areale seines visuellen Kortex hatten sich auf Kosten der anderen ausgedehnt (Recanzone et al. 1992). Ähnliches ist vor kurzem auch bei Geigenspielern entdeckt worden, die üblicherweise eine vergleichbare Tortur – gemeint ist hiermit natürlich nur

das ausgiebige Training bestimmter Finger – ganz aus freien Stücken auf sich
nehmen. So sind die 4 Finger der linken Hand, also genau jene, die die Haupt-
arbeit bei Rimsky-Korsakows „Hummelflug" zu leisten haben, deutlich stärker
kortikal repräsentiert als alle übrigen Finger, wobei das Ausmaß dieser Veränderung ganz offensichtlich mit dem Alter, in dem zu spielen begonnen wird,
korreliert (Elbert et al. 1995).

Zurück zur Theorie. Würde ein sogenannter neuronaler Darwinismus eine
wirklich vertretbare Alternative zu der hier propagierten echt darwinistischen
Interpretation von Lernen sein wollen, dann müßten alle diese Eichungsprozesse im Gehirn ganz anders verlaufen. Alle spezielleren Verbindungen
zwischen Nervenzellen müßten zuerst einmal von Grund auf zufallsartig entstehen, das heißt, es wäre bei jedem Individuum ein gänzlich neues raumzeit-
liches Muster an mehr oder minder chaotischen Nervenwucherungen zu erwarten, deren nochmals zufallsartige Verschaltungen dann ebenfalls erst im
nachhinein einem echten darwinistischen Selektionsprozeß unterliegen würden. Beide Ansichten können schwerlich richtig sein, denn weder bilden sich
die zahlreichen neuen Endigungen und Verbindungen in tatsächlich zufallsartiger Weise in Raum und Zeit, noch sterben hernach irgendwelche offensichtlich schlecht funktionierenden Synapsen aufgrund mangelnder Anpassung an
ihre neuronale Umwelt. Die Neurobiologin Carla Shatz hat dies kürzlich in sehr
treffender Weise formuliert: „Die Präzision dieser Verschaltung gehört zum
Erstaunlichsten am Gehirn. Nichts daran scheint dem Zufall überlassen"
(Shatz 1992). Daran ändert auch nichts das scheinbare anatomische „Durcheinander" der Kortexverbindungen (Braitenberg & Schüz 1989). In der Tat,
denn die sich gezielt in Richtung auf ihre wohldefinierten Zielstrukturen, seien
es Sinnesorgane oder andere Gehirnzentren, ausbreitenden Axone (Strauss
1998) entwickeln *erst* bei Ankunft bei jenen und zudem *nur hier* ihre vielfa-
chen, aber eben auch nicht unendlich variablen Verästelungen, die dann schon
gar nicht mangels irgendeiner lebenswichtigen Ressource elendiglich zugrunde gehen, sondern, wenn sie schon verschwinden müssen, dann sich von
selbst nach ganz bestimmten und z. T. schon gut bekannten Regeln zurückbil-
den (Barinaga 1995; Marx 1995; Thoenen 1995; Acheson et al. 1995; Frank 1997;
Colman, Nabekura & Lichtman 1997). Das heißt, es handelt sich hier um nichts
anderes als eine strikt gesetzmäßige Änderung der dabei natürlich immer
überlebenden Gesamtstruktur von Neuronen und ganz und gar nicht um einen darwinistischen Kampf irgendwelcher mutierter Neuronenmonster um
das Privileg des menschlichen Geistes.

Einige der wichtigsten Mechanismen, die diesem scheinbar darwinistischen
Geschehen zugrunde liegen, sind inzwischen bereits bis in feinste mikrobiolo-
gische Details hinein erforscht worden. Am bekanntesten sind hier wohl die
Vorgänge an der sogenannten Hebb-Synapse, bei der die Stärke der Verbindung nur dann dauerhaft gefestigt wird, wenn in regelmäßigen Abständen und

auch nicht allzu selten beide Neuronen, die an der Verbindung teilhaben, zur gleichen Zeit aktiviert werden. Erregt also zu einem bestimmten Zeitpunkt die eine (prä-synaptische) Zelle die andere (post-synaptische), so muß die letztere zur selben Zeit sich gerade auch in einem aktiven Zustand befinden, damit die Verbindung zwischen beiden eine nachhaltige Potenzierung bzw. Stärkung erfahren kann (Nicoll, Kauer & Malenka 1988). Im Prinzip steckt hier nichts anderes dahinter als die faszinierend effektive und rein neuronale Verwirklichung des Prinzips der Gleichzeitigkeit, mit welchem, wie schon angedeutet, eine nicht unbeträchtliche Anzahl von funktionellen Feineinstellungen gesteuert werden kann. Aber auch die Rückbildung einer Synapse ist mehr als nur ein passives Nichtverstärktwerden aufgrund mangelnder neuronaler Synchronisation. Tatsächlich sind auch schon längst Synapsen in diversen Hirnstrukturen (z. B. Hippocampus, Kleinhirn, Sehrinde) gefunden worden, deren Übertragungsstärke sich bei asynchroner Aktivität der beteiligten Neuronen nicht nur nicht erhöht, sondern drastisch vermindert. Man nimmt auch schon mit großer Wahrscheinlichkeit an, daß es deswegen auch einen eigenen Mechanismus für eine solcherart aktivitätsabhängige Schwächung von synaptischen Verbindungen geben muß.

Die Hebb-Synapse ist nicht die einzig bestehende Möglichkeit, die es gibt, um einfaches Lernverhalten auf neuronaler Ebene beschreiben zu können. Während es sich hierbei gewöhnlich um Fälle sogenannten impliziten Lernens handelt, bei denen die zu assoziierenden Reize meist erst durch mehrmalige Wiederholung vergleichsweise langsam eingeprägt werden, existiert noch eine andere Möglichkeit, die ganz offensichtlich eher in Fällen von relativ komplexem und schnell vonstatten gehendem Lernen zum Einsatz kommt. Explizites Lernen läuft nämlich, ganz im Gegensatz zum unbewußten Einprägen von Dingen beim impliziten Lernen, unter Beteiligung bewußter Prozesse ab, so daß qualitativ neuartige Phänomene wie Erinnerungsvermögen, Gedächtnis und letztlich so phantastische Fähigkeiten wie logisches und abstraktes Denken auf den Plan treten können. Charakteristisch für diese Art von Lernen ist der bemerkenswerte Umstand, daß, im Gegensatz zur eher langsam trägen Eingewöhnung, bereits eine einmalige Konfrontation mit einer bestimmten Situation zu einem deutlichen Ergebnis führen kann. Somit aber kommt dieses Lernen schon sehr nahe an jenes noch weitgehend unerforschte Phänomen des subjektiven Aha-Erlebnisses heran, das bekanntlich bei uns Menschen, falls gut gehegt und gepflegt, als kreativer Moment eine praktisch unversiegbare Quelle neuer Erkenntnisse sein soll. Anders als bei einer Hebb-Synapse finden wir hier nicht die automatische synaptische Verstärkung von zwei gleichzeitig aktivierten und hintereinander geschalteten Nervenzellen, sondern es wird noch ein drittes, sogenanntes *modulatorisches* Neuron eingeschaltet, um den Lernprozeß zu stabilisieren. In diesem Falle braucht das postsynaptische, also nachfolgende Neuron nicht gleichzeitig mit dem erregenden

Neuron aktiviert zu sein, um eine Verstärkung der synaptischen Verbindung zu induzieren. Diese Aufgabe übernimmt jetzt das modulatorische Neuron, welches mit einer eigenen, der Synapse der Hauptverbindung direkt aufgesetzten Synapse den Lernprozeß steuert. Feuern präsynaptisches und modulatorisches Neuron gleichzeitig, so wird die Leitung verstärkt, auch wenn das postsynaptische Neuron sich gerade in Schweigen hüllen sollte. Diese rein äußerlich eigentlich nur geringfügig anmutende Modifikation der einfacheren Hebbschen Verbindung hat nun aber insofern besondere Konsequenzen für das gesamte Nervensystem, als dadurch in erhöhtem Ausmaß parallele Wechselwirkungen zwischen ganz unterschiedlichen und zum Teil weit voneinander entfernten Gehirnarealen möglich werden. Dabei scheint gerade im bewußten Bereich eine exakte Impuls-für-Impuls-Synchronisation eine enorm wichtige Rolle zu spielen (Singer 1995). Das erste Mal wurde eine einfache modulatorische Verschaltungsvariante 1963 von Kandel und Tauc bei einer bekannten Meeresschnecke *(Aplysia)* entdeckt, wo sie allerdings noch mit rein implizitem Lernen zu tun hat.

Die zwei bisher erwähnten neuronalen Verstärkungstypen stellen bereits eine hochinteressante Verbindung zwischen einerseits der Entwicklung und Ausdifferenzierung des Gehirns und andererseits dessen Funktionieren im Prozeß des Lernens selbst dar. Wir können es sogar wagen, die Hypothese aufzustellen, daß es sich letztendlich um ein und dieselben Mechanismen handeln wird, mit Unterschieden natürlich, was die raumzeitlichen Parameter des Geschehens und das Ausmaß der effektiven Umstrukturierungen betrifft. Dieser unauflösliche Zusammenhang zwischen Form und Funktion wird sofort klar, wenn man sich nur näher ansieht, was geschehen muß, damit jene kurzfristigen synaptischen Veränderungen dauerhaft werden sollen, wenn also aus ersten zaghaften Assoziationen ein langanhaltendes Gedächtnis entsteht. Experimente mit Säugetieren, aber auch schon mit der bunt gefärbten Meeresschnecke *Aplysia* haben gezeigt, daß die Konsolidierung des Lernens in gut unterscheidbaren Phasen erfolgt. Zuerst hält ein sogenanntes Kurzzeitgedächtnis das Gelernte mittels Langzeitpotenzierung, worunter man eine anhaltende Steigerung synaptischer Effizienz versteht, für Minuten bis Stunden und sogar Wochen fest, was mit dem bisher Gesagten über die variable Stärke synaptischer Verbindungen noch ausreichend beschrieben werden kann. Dann aber, mit dem Übergang zum echten Langzeitgedächtnis, treten Vorgänge hinzu, in denen die Identität von Morphologie und Physiologie nicht deutlicher sein kann. Es kommt zur Aktivierung von neuen Genen, zur Expression entsprechender Proteine und schließlich zum Wachstum neuer synaptischer Verbindungen. Neuerdings wird in diesem Zusammenhang auch immer mehr die eminente Bedeutung der Entfernung von permanent hemmenden Einflüssen auf die Gedächtnisspeicherung erkannt. Die Gene, die hierbei eine zentrale Rolle spielen dürften, haben dafür in Analogie zu den bereits seit längerem bekannten Tumor-unterdrücker-Genen *(tumor suppressor genes;* Knudson 1971) die funktional analoge Bezeichnung Gedächtnis-unterdrücker-Gene *(memory suppressor genes)* erhalten (Abel, Martin, Bartsch & Kandel 1998).

An dieser Stelle sei allerdings noch kurz auf die allgemeine Problematik einer kausalen Wechselbeziehung zwischen Form und Funktion eingegangen, da in dieser Frage immer wieder die irrige Ansicht vertreten wird, daß bestimmte Funktionen, darunter insbesondere solche des Verhaltens, bis zu einem gewissen Grad auch unabhängig von ihren morphologischen Substraten existieren könnten und somit Freiheitsgrade erreichen würden, die über ihre bloß biologisch-materielle Bedingtheit hinausgehen. Oft wird in diesem Zusammenhang der sehr populäre und zugleich mehr als nur leicht hinkende Vergleich von der biologischen *Hardware* gemacht, die bekanntlich, wie jeder Computernarr – und wer ist das heute nicht – leicht nachvollziehen kann, das Betreiben unterschiedlichster *Software* erlaubt. Auf den menschlichen Geist angewandt, heißt dies dann, daß unsere diesbezügliche Biologie als neuronale Struktur *hardwired* wäre, während das eigentlich Interessante daran, das Denken selbst, als *softwired* und somit praktisch unbegrenzt veränderbar angesehen werden kann. Wenn man schon unbedingt einen so modischen, da technisch so modern klingenden Jargon verwenden möchte, dann kann ein Lebewesen am ehesten noch als etwas verstanden werden, was Hard- und Software *in einem* ist oder, um es sehr bildlich auszudrücken, als ein Computer, der sich selbst in Betrieb nimmt, seine eigenen Programme entwickelt, für eine bestimmte Zeit lang alle wichtigen Belange einer möglichst sicheren Existenz managt und schließlich und endlich – sonst ist es mit seinen evolutionären Chancen nicht weit her – sogar noch eine eigene Familie mit echter „smallware" (könnte man auch „babycomps" nennen) gründet. Diesen Test muß alles das, was unter dem hochtrabenden Namen „artificial intelligence" (AI) oder gar „artificial life" (AL) läuft, erst noch bestehen (Heschl & Peschl 1992).

Für den Moment jedoch genügt es, darauf hinzuweisen, daß die historisch gewachsene Aufspaltung der gesamten Biologie in Fächer, die sich vor allem mit der biologischen Hardware (Anatomie, Morphologie, Histologie, Systematik) und solchen, die sich fast ausschließlich mit deren biologischer Software beschäftigen (Physiologie, Biochemie, Molekularbiologie), allein dem historisch bedingten Umstand zu verdanken ist, daß die Anfänge einer ersten wissenschaftlichen Geschichte der Natur – lange Zeit noch hatte das heutige Schulfach Biologie die romantische Bezeichnung „Naturgeschichte" – in den durchwegs toten naturkundlichen Sammlungen von unzähligen heimischen wie vor allem exotischen Organismen zu suchen sind. Erst das hat zu der paradoxen Situation geführt, daß manche Morphologen, denen das Totsein ihrer wertvollen Objekte natürlich zu denken gab, deren Funktionieren, d. h. also deren Lebendigsein, als ein großes und nur schwer, wenn überhaupt zu lösendes wissenschaftlich-philosophisches Problem verstehen wollten. Das sogenannte

Leib/Seele-Problem stellt in diesem Zusammenhang zweifellos nur mehr die Krönung aller diesbezüglichen Naturphilosophie dar, da darin der von vornherein zum Scheitern verurteilte Versuch unternommen wird, eine historisch bedingte terminologische Trennung aufzulösen, die aber zugleich nicht wirklich aufgehoben werden darf, da ja, wie jeder Gutgläubige weiß, nicht sein kann, was nicht sein darf. Auf diesem Gebiet hat sich schon vor einigen Jahrhunderten ein französischer Denker namens René Descartes (1596–1650) besondere Verdienste erworben, als er über den Geist in der Zirbeldrüse philosophierte. Halten wir also zumindest fest, daß es der modernen Biologie bislang noch nicht gelungen ist, irgendwelche vergleichbaren Phänomene ans Tageslicht zu befördern, die uns das Recht geben würden zu glauben, daß die Software des Lebens unabhängig von dessen Hardware sein könnte. Es wäre dies allerdings auch ein ziemlich absurder Befund, da wir dann mit der Paradoxie konfrontiert wären, Leben als prinzipiell unabhängig von lebenden Systemen zu betrachten. Oder, um es in den Worten von im Umgang mit lebenden Vorbildern erfahrenen Biomechanikern auszudrücken:

Struktur ohne Funktion ist eine Leiche und Funktion ohne Struktur ist ein Gespenst [Ü. d. A.] (S. Vogel & Steve Wainwright 1969, Einleitung).

Kommen wir nun zu einem vorläufigen Fazit unseres kurzen Exkurses in die Neurobiologie. Worin liegt das Besondere der Entwicklungsprozesse, die im Gehirn vor sich gehen? Ganz einfach, es besteht darin, daß der Organismus bereits weiß, wie er vorzugehen hat. Er weiß genau, wohin er von welcher Stelle ausgehend welche Axone zu welchen Zielstrukturen schicken muß. Er weiß auch ganz genau, wann seine Axone an eben diesen Zielen angekommen sein müssen, und er weiß, daß es hier darum geht, zuerst einmal das Ende der Nervenfasern aufzuzweigen. Dann muß er wissen, wie er richtige von falschen Verbindungen unterscheiden kann, und entscheidet sich hierauf gezielt für die Verstärkung der ersteren, aber auch gezielt für den Abbau der letzteren. Keine Rede also von Darwinismus. Dieser ergäbe auch hier absolut keinen Sinn. Da es sich bei Nervenzellen um Zellen mit identischem Genmaterial handelt, könnte von einem Ausscheiden irgendeiner der „schlechter" funktionierenden keinerlei Fortschritt, keinerlei Evolution zu erwarten sein. Schlimmer noch, die Evolutionstheorie läßt das genaue Gegenteil einer Edelmanschen Konkurrenz erwarten, denn da die Zellen genetisch ident sind, ist – stärker noch als bei eineiigen Zwillingen (Segal 1988) – nichts anderes als maximale Kooperation zu erwarten, und das ist es auch, was uns unser Gehirn tagtäglich, zumindest solange es ordentlich funktioniert, im wahrsten Sinne des Wortes vor Augen führt.

Sobald also von physiologischen Mechanismen die Rede ist, deren molekulare Gesetzmäßigkeiten prinzipiell erforscht werden können, kann von zufallsartigen Prozessen keine Rede mehr sein. Der echte physikalische Zufall kann nämlich nur über seine äußeren Rahmenbedingungen, d. h. also nur indirekt beschrieben werden, denn es muß ja *per definitionem* ausgeschlossen sein, irgendeine zuverlässige Prognose über den Zufallsprozeß selbst machen zu können. So läßt sich das Fallen eines Würfels bzw. dessen Ergebnis in Form von Augenzahlen ohne weiteres in Ausdrücken der Wahrscheinlichkeitstheorie beschreiben, ohne daß wir dadurch auch nur die geringste Möglichkeit hätten, das nächste konkrete Ereignis zuverlässig zu prognostizieren. In diesem Sinne ist die mathematische Wahrscheinlichkeitstheorie nichts anderes als der Versuch einer Rahmentheorie des Zufalls, der von sich aus ausschließt, daß über die zugrundeliegenden Prozesse etwas Prognostisches ausgesagt werden kann. Die Physiologie neuronaler Phänomene zeigt uns hingegen, daß von derlei Zufall bei der Erforschung kognitiver Leistungen keine Rede sein kann. Im Gegenteil, die moderne Gehirnforschung zielt in eine ganz andere Richtung, nämlich hin auf ein immer besser werdendes Verständnis der grundlegenden Mechanismen und eine Integration in den evolutionstheoretischen Rahmen einer exponentiell expandierenden Disziplin:

Sollte das auch auf molekularer Ebene gelten, sollten also bei der Entwicklung und Ausdifferenzierung des Gehirns teilweise die gleichen molekularen Prozesse ablaufen wie beim Lernen, dann würde die Lernforschung dazu beitragen, die kognitive Psychologie und die Molekularbiologie auch des menschlichen Organismus in weit umfassenderer Weise als bisher zusammenzubringen. Unter einem solchen einheitlichen Forschungsansatz würde auch die Entmystifizierung geistiger Prozesse rascher vorankommen. Dann fänden diese Untersuchungen ihr rechtes Umfeld – in dem an der Evolution orientierten Gedankengebäude der Biologie (Eric Kandel & Robert Hawkins 1992).

Der letzte Punkt in dieser wissenschaftlichen Prognose kann im Prinzip schon heute entschieden werden, denn die Evolutionstheorie läßt hier nur eine einzige richtige Antwort zu, und die besagt, daß individuelles und somit auch unser eigenes persönliches Lernen nichts mit einem echten Fortschritt zu tun hat, sondern nur das bereits fertige Produkt der genetischen Evolution sein kann. Für das Immunsystem, das für Edelman selbst noch das paradigmatische Modellsystem für seinen erst viel später entwickelten neuronalen Darwinismus darstellte, wurde diese Interpretation erst vor ganz kurzer Zeit eindrucksvoll bestätigt. Dabei hat sich allerdings nun auch in diesem Bereich das genaue Gegenteil von Edelmans Vorstellungen über eine darwinistisch zu verstehende Auslese von zufallsartig produzierten Antikörpern durch deren adaptive Passung auf den zu bekämpfenden Feind, das entsprechende Antigen, sei es Chemikalie, Bakterium oder Virus, herausgestellt. Organismen, die, wie praktisch alle Vielzeller, über ein kompliziertes biochemisches Abwehrsystem verfügen, erwerben ihre Immunität gegenüber spezifischen Krankheitserregern ganz und gar nicht selektiv über einen darwinistischen Anpassungsprozeß an den Erreger – dies wäre ein tatsächlicher Neuerwerb im Laufe der Ontogenese –, sondern zeigen ihre Immunität allein aufgrund der Tatsache, daß die notwendigen Informationen für die Abwehr auch hochspezifischer Eindringlinge bereits als „wohldurchdachte" (besser: wohlerprobte), d. h. phylogenetisch evolvierte Instruktionen in bestimmten Genkombinationen vorliegen. Das Endergebnis dieses Befunds besagt nichts anderes, als daß die vermeintlich während des individuellen Lebens erworbene Immunität eben nicht, wie bisher allgemein angenommen, vom Individuum tatsächlich als neue Eigenschaft erworben wird, sondern durch die lange phylogenetische Evolution eines jeden einzelnen Vielzellers schon längst in fertiger Form vorliegt (Tough, Borrow & Sprent 1996; vgl. Wedemayer et al. 1997). Deshalb unterscheidet man heute auch mit gutem Grund zwischen einer sogenannten Immunselektion und der eigentlichen natürlichen Selektion, wo zwar die Ausgangsbedingungen für Variabilität teilweise einander ähnlich (Mutationen), die Auswahlkriterien jedoch ganz unterschiedlich sind – nämlich intern vorbereitet im einen Fall durch die angeborene Immunität, extern „unvorbereitet", d. h. milieubedingt im anderen Fall (Barbas III 1997 et al.). Inzwischen ist auch schon nachgewiesen worden, daß bereits neugeborene Mäuse ein, wenn auch niedrig dosiertes, so doch voll kompetentes Immunsystem besitzen (Ridge, Fuchs & Matzinger 1996; Sarzotti, Robbins & Hoffman 1996; Forsthuber, Yip & Lehmann 1996). In den Worten zweier direkt an den neuesten Entdeckungen über das Wesen des Immunsystems beteiligter Forscher:

Das Wesen der angeborenen Immunität besteht in der Entdeckung von Molekülen, die typisch sind für infektiöse Organismen. Diese Fähigkeit erlaubt es dem angeborenen Immunsystem, die Antigenauswahl mittels B- und T-Lymphozyten durch Zytokinine zu steuern, was einer adäquaten Wirtsreaktion auf die Infektion förderlich ist. Deshalb ist die angeborene Immunität nicht bloß ein Überbleibsel vergangener antimikrobialer Systeme, das durch die Evolution der erworbenen Immunität überflüssig geworden wäre. Vielmehr diktiert es das Verhalten der erworbenen Immunantwort. ... Wir zeigen hier, daß zelluläre und lösliche Komponenten der angeborenen Immunität jene Instruktion bereitstellen, die es der erworbenen Immunantwort ermöglichen, die geeigneten Antigene und die Strategien für deren Eliminierung auszuwählen [Ü. d. A.] (D. T. Fearon & R. M. Locksley 1996).

12. Über die Erblichkeit von Jazzophilie

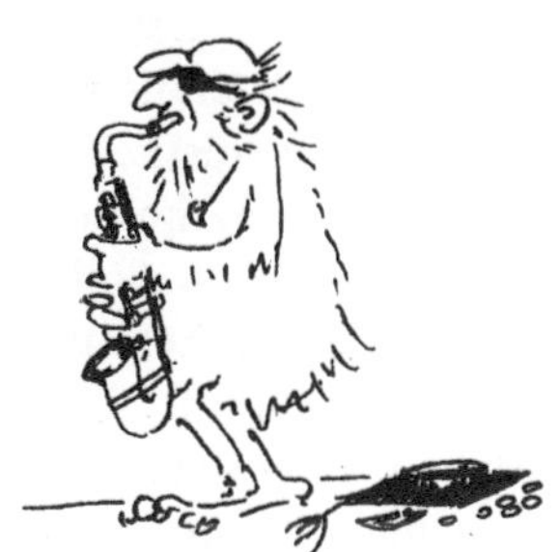

Wir werden die einzelnen Gene finden, selbst bei komplexen
Charaktereigenschaften, die von
mehreren Genen beeinflußt sind.
Robert Plomin

Wenn Lernen viel mit komplexem Verhalten, aber nichts mit echtem Erkenntniszuwachs zu tun hat, dann muß man sich natürlich fragen, zu welchem Zweck man eigentlich, mit oft nicht gerade geringem Aufwand, das quantitative Ausmaß an sogenannter Erblichkeit von verschiedenen Verhaltensweisen zu bestimmen versucht. Erblich ist dabei jener Anteil am Verhalten, von dem vermutet wird, daß er genetisch fixiert ist und somit auf die Nachkommen übertragen werden kann. Der verbleibende Rest ebendesselben Verhaltens wird dann konsequenterweise dem determinierenden Einfluß der Umwelt zugeschrieben, so daß die – im einfachsten Fall rein additive – Summe der beiden Faktoren die konkrete Ausprägung einer Verhaltensweise bestimmt. In vielen Fällen allerdings hat sich herausgestellt, daß auch die Art der Interaktion selbst zwischen Genom und Umwelt die Form von Verhaltensweisen beeinflussen kann. Nichtsdestotrotz wird in all diesen Fällen davon ausgegangen, daß es prinzipiell möglich sein muß, diese zwei unterschiedlichen Formen einer Instruktion des Organismus zu unterscheiden. Der tiefere naturwissenschaftliche Zweck dieser Unterscheidung ist dabei vor allem darin zu suchen, daß eine biologische Theorie des Verhaltens sich naturgemäß primär für die genetisch vermittelten Anteile interessieren wird, da auch nur diese allein für die Evolutionstheorie von Bedeutung sind. Alles andere, was durch diverse Umwelteinflüsse und weitere, zum Teil rein zufallsbedingte Faktoren verursacht wird, ist für diese zentrale Theorie der Biologie ohne jedwede besondere Bedeutung, da seit der empirischen Widerlegung von Lamarcks Ideen feststeht, daß es keine Vererbung solcherart erworbener Eigenschaften geben kann. Die Bemühungen der Biologen, den für sie einzig wichtigen, da evolutionsrelevanten Anteil aus allen beobachtbaren Merkmalen herauszuschälen, sind deshalb gut verständlich und sollten deswegen auch in erster Linie ohne jene zahlreichen vermeintlichen Implikationen für die Bewertung menschlichen Verhaltens gesehen werden. Letzteres treibt allerdings gerade im Bereich der experimentellen Psychologie ihre schönsten Blüten und dies nicht ganz ohne Zufall. Die Debatte um den Dauerbrenner Natur versus Kultur ist in einem solchen Maße ideologisch überfrachtet worden, daß hier gar nicht der Versuch unternommen werden soll, ihn in allen seinen sattsam bekannten Details näher zu beschreiben. Was im Rahmen einer evolutionären Erkenntnistheorie vielmehr von Interesse ist, das muß sich auf die grundsätzliche methodische Berechtigung einer solchen Berechnung der Erblichkeit beziehen. Sollte sich diese als in ihren Axiomen kritisierbar oder sogar widerlegbar herausstellen, so hätte dies allerdings auch unweigerlich Konsequenzen für die bislang übliche Aufspaltung in Natur und Kultur und die damit assoziierte Polemik in der öffentlichen Debatte.

Beginnen wir mit einem ganz einfachen Beispiel aus der Biologie, um das Wesentliche am Verfahren der Erblichkeitsberechnungen herauszuschälen. In einem Standardwerk über evolutionäre Genetik (Maynard Smith 1989) werden beispielsweise folgende Daten, die an Fruchtfliegen unterschiedlicher Herkunft gewonnen wurden, als typisches Ausgangsmaterial für weitere Berechnungen genannt:

Flügellänge bei *Drosophila subobscura*, in Standardeinheiten:

Population	Temperatur während Entwicklung	
	15 °C	25 °C
Schottland	130,2	109,8
Israel	20,3	99,7

Bei näherer Betrachtung stellt sich heraus, daß die Flügellänge bei der untersuchten Spezies, einer winzig kleinen Fliege, tatsächlich in einfacher additiver Art sowohl von der genetischen Konstitution (schottisch oder israelisch) als auch von den thermischen Umweltbedingungen während der künstlichen Aufzucht der Tiere bei verschiedenen Temperaturen (15 oder 25°C) abhängt. Zum einen bewirkt eine Temperaturdifferenz von 10°C bei beiden Populationen einen fast perfekt identischen Unterschied in der Länge der Flügel von 20,4 bzw. 20,6 Einheiten. Auf der anderen Seite beträgt der Unterschied zwischen den beiden Populationen, ganz unabhängig von der jeweiligen Aufzuchttemperatur, jeweils 9,9 bzw. 10,1 Einheiten. Die Lage scheint also außergewöhnlich klar zu sein und läßt offensichtlich nur eine wirklich richtige Interpretation zu. Die gesamte Variation $V_{Phän}$ bezüglich der Flügellänge von *Drosophila subobscura* setzt sich aus zwei voneinander unabhängigen Komponenten zusammen, einer erblich bedingten Variation V_E und einer rein umweltbedingten Variation V_U. Folglich muß auch gelten: $V_{Phän} = V_E + V_U$, wobei sich diese Formel auf irgendein beliebiges Phän oder biologisches Merkmal beziehen kann. Und in der Tat, ein schöneres Ergebnis kann kein normal sterblicher Empiriker erwarten: $30,5 = 20,5 + 10,0$, was soll man da noch sagen? Das Prinzip, das dieser Zweiteilung zugrunde liegt, besagt dabei nicht weniger, als daß alle meßbaren Unterschiede, egal ob im Verhalten, der Physiologie oder in der erstarrten Morphologie (siehe Flügellänge) gefunden, entweder genetisch oder umweltbedingt sein müssen. Nur die ersteren werden dann im Kontext der Evolutionstheorie einer weiteren Betrachtung für würdig erachtet, während die Milieueinflüsse das Schicksal einer eher sehr störenden Einflußgröße ereilt. Sie scheiden deswegen für weiterführende Erörterungen sicherheitshalber gleich einmal aus. Im Modell weiter berücksichtigt bleiben somit nur mehr die für ausschlaggebend erachteten rein genetischen Einflüsse, wobei in so einfachen Fällen wie eben der Flügellänge von *Drosophila* die Wirkung von Genen auf bestimmte äußere Merkmale als tatsächlich additiv angesehen wird. Zur effektiven Berechnung dieser gesamtgenetischen Varianz, die in der Folge wiederum in verschiedene Untervarianzen (echt additive Varianz: siehe Beispiel; Dominanzvarianz: ein Genallel *A* dominiert die Merkmalsausprägung gegenüber *a*; epistatische Varianz: ein anderer Genort überdeckt die Wirkung von *A* bzw. *a*) aufgespalten werden kann, bedarf es natürlich einer großen Menge von Daten über große Populationen oder zumindest Teile davon, da ansonsten eine statistische Behandlung des Themas natürlich keinerlei Sinn ergibt. Es erübrigt sich somit besonders zu betonen, daß das einzelne Individuum in solchen populationsgenetischen Analysen keine besondere Rolle spielen kann bzw. daß über dieses letztlich keine konkreten Aussagen abgeleitet werden können. Da gerade das aber bei den diversen Kontroversen immer wieder versucht wird, soll später noch genauer darauf eingegangen werden.

Interessanterweise stellt sich nun aber das rein genetische Modell, so wie es für evolutionstheoretische Berechnungen verwendet wird, als unzureichend heraus in der Prognose empirischer Ereignisse. Diese Tatsache erstaunt nicht wenig, da ja ursprünglich von der Prämisse ausgegangen wurde, daß nur genetisch bestimmte Eigenschaften eine Rolle in der biologischen Evolution spielen können. Da gibt es zum Beispiel die merkwürdige Beobachtung, daß isogene, also weitgehend erbgleiche Abstammungslinien (Inzucht) eine deutliche Varianz in ihren Merkmalen aufweisen können. Da V_E in solchen Fällen gegen Null geht, muß diese Varianz folglich gänzlich dem Einfluß der Umwelt, also V_U zu verdanken sein. Ja, eine minimale Restvarianz bleibt sogar noch bei identischem Erbgut *und* identischer Umwelt bestehen. Unter der Annahme, daß geringfügige und unkontrollierbare Milieudifferenzen keine Rolle mehr spielen, bleibt nur mehr die Möglichkeit von internen Zyklen, die im Laufe der ontogenetischen Entwicklung zum Tragen kommen. Da inzwischen sogar das Auftreten von Zuständen ähnlich einem deterministischen Chaos in lebenden Systemen nachgewiesen wurde (Markus et al. 1984; Hess & Markus 1985; Schiff 1994), ist diese Art von Varianz auch noch erklärbar. Unabhängig davon liegt aber das Wesen lebender Systeme gerade in der erfolgreichen Zähmung des Entropie und somit gefährliche Unordnung produzierenden physikalischen

Zufalls (Hess 1997). Aber zurück zur Genetik: Zu all dieser Variabilität hinzu kommt der noch weit erstaunlichere Befund, daß Inzuchtlinien sogar eine weitaus größere Varianz in den Merkmalen als die ursprüngliche, gemischte Population zeigen, von der sie erst durch aufwendige züchterische Verfahren abgeleitet werden mußten. Es ergibt sich hiermit die Notwendigkeit, auch einen gewissen Einfluß von nicht-additiven Effekten oder von besonderen Gen/Umwelt-Interaktionen miteinzubeziehen, denn der Umwelteinfluß auf den Phänotyp scheint größer bei ingezüchteten als bei heterogen gemischten Populationen zu sein.

Ohne hier jetzt die Logik dieser Berechnungen in irgendeiner Weise anzweifeln zu wollen oder gar eine Widerlegung der diesen Berechnungen zugrunde liegenden Algorithmen anzustreben – es wäre ein sinnloses Unternehmen, denn deren rein formale Korrektheit ist unbestritten –, wollen wir aber dennoch den Versuch unternehmen, die Sinnhaftigkeit solcher Modelle in Bezug zum evolutionstheoretischen Status des Lernverhaltens näher zu untersuchen. Gehen wir gleich in *medias res* und versuchen wir, Lernen selbst in populationsgenetische Betrachtungen, die auf dem Konzept der Erblichkeit von Merkmalen basieren, einzubauen. Lernverhalten ist, wie könnte es auch anders sein, in orthodoxer Manier *per definitionem* als ein Merkmal zu verstehen, das seine Existenz ausschließlich dem Einfluß äußerer Faktoren verdankt, die im Milieu zu suchen sind. Mit anderen Worten, die Wirkung genetischer Einflüsse kann damit gleichsam axiomatisch und allgemeingültig gleich Null gesetzt werden ($V_E = 0\%$), wohingegen die Umwelt als instruktive Instanz mit maximalem Prozentsatz in unsere Gleichung aufgenommen werden muß ($V_U = 100\%$). Somit würde allerdings nur die Umwelt die empirisch feststellbare Varianz bezüglich einer bestimmten Art von Lernen (z. B. Labyrinthlernen) verursachen und zwar ganz unabhängig von irgendwelchen genetischen Faktoren. Damit müßte aber auch sofort jedwedes Lernverhalten selbst aus allen evolutionstheoretischen Betrachtungen ausgeschlossen werden. Denn was soll denn eine populationsgenetische Untersuchung über Lernfähigkeiten bei einer bestimmten Spezies, wenn diese Art von Verhalten als nun schon weitgehend nichtbiologisches Merkmal vollständig durch die Umwelt determiniert wird? Man erkennt sofort, daß ein solcher Ansatz schon von vornherein zum Scheitern verurteilt sein muß, da jeder nähere Bezug zur Biologie ganz bewußt ausgeschlossen wird. Nur radikale Milieutheoretiker werden sich einer solchen Sichtweise des Lernens anschließen und weiterhin behaupten, daß erlerntes Verhalten ausschließlich – und zwar letztlich sogar gänzlich unabhängig von der betrachteten Art – das Resultat einer Instruktion des Lebewesens durch seine Umwelt darstellt. Leute wie Hull, Watson und Skinner und andere überzeugte Lerntheoretiker waren in der Tat von einer solchen Betrachtungsweise nicht mehr weit entfernt. Inzwischen hat sich eine Art von stillschweigendem Kompromiß etabliert, der davon ausgeht, daß Lernen doch auch irgendwie von genetischen Faktoren zumindest peripher beeinflußt sein dürfte, daß aber dabei das Verhältnis von Umwelt zu Erbeinfluß ein besonders variabler wäre. Experimentelle Untersuchungen wie jene von Garcia über artspezifische Grenzen bestimmter Formen von Konditionierungen, aber auch der rasch steigende Einfluß der immer stärker evolutionstheoretisch orientierten Verhaltensbiologen auf dieses bislang allein den Humanpsychologen vorbehaltene Gebiet erklären diese Entwicklung. Vor allem aber waren es die Evolutionstheoretiker selbst, die an einer Integration des Lernverhaltens in die Theorie interessiert sein mußten. So war es nicht erstaunlich, daß mit der Zeit die noch bei Garcia heftig bekämpfte Vorstellung einer biologisch bedingten Begrenzung bzw. detaillierten Vorstrukturierung von Lernen zumindest in ersten Ansätzen akzeptiert wurde. Es gab eben gar keine andere Möglichkeit, da die vielen neuen Ergebnisse alle in ein und dieselbe Richtung zeigten. Lernen konnte somit erstmals auch als ein spezielles biologisches Merkmal mit besonderen Kennzeichen verstanden werden, als ein Resultat von instruktiven Umwelteinflüssen, das aber – und dies war das eigentlich Interessante an der Sache – von genetischen Faktoren nicht gänzlich unabhängig sein konnte.

Mit der Erkenntnis, daß Lernen doch nicht so einfach, wie es die ersten dogmatischen Milieu- und Lerntheoretiker noch gerne haben wollten, ganz unabhängig von jedwedem genetischen Einfluß betrachtet werden kann, begann sich ein außergewöhnlich reges Interesse für die konkreten Anteile von Ererbtem versus Erworbenem im Verhalten von Tier und Mensch zu manifestieren. Gerade beim Menschen allerdings waren solche Untersuchungen immer wieder von einem Netzwerk äußerst kontroversieller ideologischer Auseinandersetzungen überzogen, das es oft schwer, wenn nicht sogar völlig unmöglich machte, die Spreu, d. h. das weltanschaulich Hinein- und Hinzuinterpretierte, vom Weizen, d. h. den eigentlichen empirischen Ergebnissen, zu trennen. Milieutheoretiker waren gleichsam schon von ihrem wissenschaftlichem Bekenntnis her verpflichtet, sich voll und ganz für die Wichtigkeit und Unverzichtbarkeit des Umwelteinflusses bei der Ausprägung irgendeines menschlichen Verhaltensmerkmales einzusetzen, während Erbtheoretiker sich mit ebenso großem Eifer der Erfüllung ihres Credos widmeten, daß primär darin bestand, die Bedeutung des Milieus als strukturbildender Faktor auf eine *quantité négligeable*, also auf etwas weitgehend Vernachlässigbares, zu reduzieren. Die Auseinandersetzungen waren dementsprechend heftig und sind es zum Teil bis auf den heutigen Tag geblieben. Und hinter all dem fand und findet man dann immer noch die kleine wie auch die ganz große Politik verschanzt, die, wenn „konservativ" genannt, auf die angeborenen Fähigkeiten und Talente ihres Wählervolkes schwört, die aber, wenn „progressiv" sich gebend, alle ihre Hoffnungen auf eine hoffentlich steigende Anzahl von eines Besseren Belehrbaren setzt.

Wissenschaftliche Untersuchungen zum Thema Erblichkeit des Verhaltens gibt es natürlich nicht erst seit dem Untergang jener extremen Lerntheorien vom Anfang dieses Jahrhunderts, die grundsätzlich davon ausgingen, daß Lernen eine wissensvermehrende Instruktion durch die Umwelt darstellt. Eine diesbezüglich als klassisch zu bezeichnende Studie gab es schon 1934, als der Amerikaner Paul Wilson erstmals in systematisch-wissenschaftlicher Weise die Methode der Zwillingsforschung begründete. Die Beobachtung von Zwillingen und insbesondere der Vergleich von eineiigen mit normalen zweieiigen Zwillingspaaren versprach schon damals genaueren Aufschluß zu geben über den tatsächlichen Einfluß des von den Eltern Ererbten auf das Verhalten ihres Nachwuchses. Die komplizierte doppelspiralige Struktur der Erbsubstanz DNA war zur damaligen Zeit noch wissenschaftliche Fiktion und konnte erst 1953 von Watson und Crick entschlüsselt werden. Die Entdeckung, daß genetisches Material von einer Kernsäure gebildet wird, wurde hingegen von Griffith schon 1928, also 25 Jahre zuvor, an einem Bakterium *(Pneumococcus)* gemacht. Von den eineiigen und somit erbgleichen Zwillingen wurde nun erwartet, daß ihr Verhalten viel stärker einander ähneln sollte als im Falle der nichterbgleichen Geschwisterpaare. Diese Vermutung war auch schon einige Zeit zuvor von Forschern wie Dahlberg (1926), Holzinger (1929) und Siemens (1924) mehr oder minder klar bestätigt worden. Allerdings gingen deren Arbeiten immer noch von der Annahme aus, daß es berechtigt wäre, die Umwelten der untersuchten Zwillingspaare als perfekt identisch zu betrachten, vor allem dann, wenn sie in ein und derselben Familie aufwuchsen. Erst Wilson ging daran, diese Annahme genauer zu überprüfen und stellte für die damalige Zeit Überraschendes fest. Zuerst bemerkte er, daß schon zwischen einzeln und gemeinsam geborenen Geschwistern große Unterschiede in den Umweltbedingungen existieren. Dies braucht uns nicht zu erstaunen, da das in der Zeit konstant identische Alter der Zwillinge zu relativ ähnlichen Umweltsituationen führen kann. Dann aber stellte sich bald entgegen früherer Annahmen heraus, daß auch die Umwelten für zweieiige Zwillinge unterschiedlicher als für eineiige waren. Wilson erklärte sich diesen Umstand so, daß die unterschiedliche erbliche Ausstattung zu einer dementsprechend unterschiedlich aktiven Wahl bezüglich der Umwelt durch die zweieiigen Zwillingsgeschwister geführt hat und schloß daraus, daß der tatsächliche Einfluß der beiden elementaren Faktoren wiederum nur sehr schwer eingeschätzt werden kann.

Inzwischen ist die Erblichkeitsforschung an Zwillingspaaren zu einem regelrechten Boom ausgeartet, und es gibt kaum mehr ein Jahr, in dem nicht neue und immer wieder aufsehenerregende Ergebnisse über das quantitative Verhältnis von Natur zu Kultur im menschlichen Verhalten publiziert werden. Zuletzt erschien 1990 eine sehr umfangreiche amerikanische Studie (Bouchard 1990), die noch bis heute als der vorläufige Schlußpunkt zu diesem Thema gehandelt wird. Im Gegensatz zu vielen anderen vorangegangenen Untersuchungen widmete sich diese allerdings ganz gezielt dem Studium von früher

Kindheit an getrennt lebender Zwillingspaare, egal ob ein- oder zweieiige. In einer zehnjährigen Untersuchung wurden mehr als hundert solcher Paare einer großen Zahl intensiver psychologischer wie auch physiologischer Tests unterworfen und die so gewonnen Daten einer detaillierten statistischen Analyse zugeführt. Das Ergebnis in Kurzform besagt, daß ungefähr 70 Prozent der Variabilität des Intelligenzquotienten nachweislich mit genetischen Faktoren gekoppelt sind. Aber es kam sogar noch schlimmer: Vielfältigste Daten über Persönlichkeit, Temperament, berufliche und Freizeitinteressen sowie über soziale Einstellungen waren bei getrennt aufwachsenden monozygoten Zwillingen ungefähr die gleichen wie bei permanent zusammen lebenden Paaren. Als Erklärung wurde von den Autoren die Hypothese aufgestellt, daß genetische Unterschiede psychologische Unterschiede in erster Linie indirekt verursachen, indem sie die Auswahl der effektiven Umgebung des sich entwickelnden Kindes beeinflussen. Unter einer effektiven Umgebung kann dabei alles das verstanden werden, was im Rahmen der Interaktion mit dem Milieu vom Kind gezielt als Umwelt ausgewählt oder überhaupt wahrgenommen wird. Mit anderen Worten, das heranwachsende Kind lernt zwar durchaus durch Erfahrung, so wie es radikale Environmentalisten immer geglaubt haben, und dies dürfte auch einen großen Teil der festgestellten psychologischen Variabilität ausmachen, nur sind die effektiven, also tatsächlichen Erfahrungen, die Kinder dabei machen, zu einem sehr großen Teil selbstgewählt. Die spezielle Art und Weise, wie die Kinder dabei ihre eigenen Erfahrungen aus der großen Zahl an theoretisch möglichen auswählen, dies ist nach Meinung der Autoren nur durch den ständigen Einfluß des Genoms zu erklären. In diesem Sinne sprechen sie auch nicht mehr von einem rein genetisch additiven Effekt auf die allgemeine Ausprägung der Intelligenz beim Menschen, sondern betonen vor allem die untrennbaren Einflüsse von Gen/Umwelt-Interaktionen. Was sich hier in dieser und in ähnlichen Untersuchungen bereits mit aller Deutlichkeit abzeichnet, das ist die totale Relativierung, wenn nicht überhaupt Auflösung des klassischen Genom/Umwelt-Gegensatzes. Die Autoren sprechen zuletzt auch schon von einer neuen Formel, um ihre mehr als eindeutigen Ergebnisse zu charakterisieren: Natur via Kultur und nicht mehr, Natur versus Kultur. Das würde gleichzeitig bedeuten, daß gerade auch hochgradig vererbbare Merkmale, wie eben z. B. intelligentes Verhalten, einer Intervention von außen zugänglich sein müssen, da sich die Erblichkeit in diesen komplexen Bereichen des Verhaltens auf die Art der Interaktion mit der Umwelt und nicht, wie bisher in stereotyper Weise geglaubt wurde, auf die predeterminierte Realisierung eines unveränderbaren Zustandes bezieht. In einer Arbeit von Martin (1986) wird dieser Zusammenhang mit folgenden Worten auf den Punkt gebracht: „Menschen sind explorierende Organismen, deren angeborene Fähigkeiten und Neigungen ihnen helfen, dasjenige aus der Fülle der Möglichkeiten und Stimuli auszuwählen, was für sie relevant und adaptiv ist.

Die Ergebnisse von Beweglichkeit und Lernen behindern deshalb nicht, sondern verstärken die Wirkungen des Genotyps auf das Verhalten."

Bleibt also nur noch kurz zu klären, was es mit den restlichen 30 oder zumindest 20 Prozent – zwischen 5 und 10 Prozent der Varianz in solchen Untersuchungen werden irgendwelchen unbekannten Störfaktoren, also einer Art experimentellem Rauschen angelastet – auf sich hat, denn die kommen auf jeden Fall noch hinzu, um wenigstens 100 Prozent Intelligenz voll zu machen. Wenn schon 70 Prozent unserer zweifellos bemerkenswertesten Eigenschaft, nämlich über alle Maßen intelligent zu sein, genetisch beeinflußt sind, dann müßte uns der Rest wenigstens jenen heiß ersehnten Grad an völliger Ungebundenheit, genannt Willensfreiheit oder Freiheit des Geistes oder wie auch immer, vermitteln können. Doch sogar hier gibt es der verschiedenartigsten Probleme nicht wenige. Im Prinzip nämlich fängt genau an dieser Stelle alles wieder von vorne an und damit auch die Kritik am bereits erwähnten additiven Grundkonzept. Um es möglichst kurz zu gestalten: Es spricht einfach sehr viel dafür, daß das aktuelle Konzept einer quantitativ variablen Erblichkeit von Verhaltensweisen, trotz der unzweifelhaften beschäftigungstherapeutischen Wirkungen der damit assoziierten Berechnungen, schlicht und ergreifend falsch ist. Ohne hier einen Anspruch auf Vollständigkeit zu erheben, sollen im folgenden zumindest einige der wichtigsten Kritikpunkte kurz näher erläutert werden.

Die wohl schärfste, da rein technische Kritik an diesem Konzept kommt aus der Statistik selbst und betrifft das dabei wohl am häufigsten eingesetzte rechnerische Verfahren, die klassische 2-Weg-Varianzanalyse (ANOVA), die den Ausgangspunkt für die inzwischen im großen Stil angewandten multiplen Regressionsberechnungen darstellt. Wie Douglas Wahlsten erst kürzlich anhand von nur wenigen aufschlußreichen Beispielen zeigen konnte, ist diese Art der statistischen Behandlung des Problems oft nämlich gerade nicht geeignet, um jene Gen/Umwelt-Interaktionen mit ausreichender Sicherheit auszuschließen, die die Gültigkeit des additiven Modells in Frage stellen könnten (Wahlsten 1990). Das bedeutet, daß in vielen Fällen damit zu rechnen ist, absolut fiktive Zahlen über eine additive Wirkung von Genom und Umwelt zu erhalten, was andererseits wieder Anlaß gibt zu berechtigter Kritik am Konzept der Erblichkeit selbst. Die zuvor beschriebene Studie über das Verhalten von getrennt aufgewachsenen Zwillingspaaren ist ein schönes Beispiel dafür. Obwohl die Autoren ein allem Anschein nach wirklich gut abgesichertes Ergebnis von 70 Prozent Erblichkeit für den Bereich Intelligenz erhalten haben, versteigen sie sich nicht zu der naheliegenden Behauptung, daß dies bedeuten würde, diese 70 Prozent würden in statisch präformierter Weise vorliegen, um dann irgendwie von den restlichen Prozent an Umwelteinfluß additiv ergänzt zu werden. Ganz im Gegenteil, die Studie endet sogar mit einer strenggenommen dazu alternativen Hypothese, nämlich daß nur die spezifisch individuelle Art der Interaktion mit der Umwelt genetisch vorherbestimmt sein kann. Offensichtlich wurde hier schon längst verstanden, daß man bei einem Merkmal wie intelligentem Verhalten unmöglich davon sprechen kann, daß ein Großteil davon ohne jedwede Interaktion mit der Umwelt entsteht.

Ein weiteres, ganz besonders schweres Manko in den meisten von Psychologen durchgeführten Erblichkeitsuntersuchungen besteht darin, daß, anders als in der biologischen Verhaltensforschung üblich, nicht spezifische Verhaltensmuster in ihrer strukturellen Gesamtheit populationsmäßig erfaßt werden, sondern meist nur die hypothetischen Endpunkte eines komplexen Verhaltens als leicht zu handhabende Meßwerte in die Berechnung eingehen. Hier stellt sich die nicht ungewichtige Frage, ob denn damit auch wirklich garantiert sein kann, daß tatsächlich ein und dasselbe Verhalten untersucht wird. Gerade im kognitiven Bereich ist diese Frage alles andere als leicht mit Ja zu beantworten. Nehmen wir nur ein Beispiel aus dem großen Bereich der Gedächtnisleistungen. Deren Überprüfung durch eine einfache Befragung nach irgendwelchen gedächtnismäßig zu speichernden Items ist zwar eine quantitativ sehr leicht zu verwertende Angelegenheit, was jedoch im konkreten Fall hinter einer richtigen bzw. falschen (oder gar keinen) Antwort auf eine Frage an kognitiven Gründen stecken mag, das verschwindet sang- und klanglos im physikalischen Ideal der statistischen Berechenbarkeit. Steigen wir nun eine oder gleich mehrere Stufen organischer Komplexität hinunter, und erinnern wir uns an das einfache Beispiel vom Anfang dieses Kapitels, wo Fruchtfliegen unterschiedlicher nationaler Herkunft und Mentalität (sparsame schottische versus künstlerisch begabte israelische Drosophilen; siehe Tabelle weiter oben) verschieden lange Flügeln entwickeln, je nach herrschender Temperatur während der Ontogenese. Wir können hier ernsthaft bezweifeln, daß z. B. die temperaturbedingte Länge x = 115,0 bei irgendeiner dieser Fliegen wirklich haargenau dasselbe ist wie die populationsbedingte Länge x = 115,0 bei irgendeiner anderen Fliege. Rein quantitativ betrachtet sind sie natürlich identisch, da besteht keine Frage, aber ist ein Insektenflügel mit der exakten Länge x = 115,0 automatisch dasselbe wie ein anderer Flügel mit eben genau derselben Länge x? Physiologisch im Detail betrachtet wohl kaum, wenn auch rein äußerlich wahrscheinlich wenig, wenn nicht überhaupt gar nichts von irgendwelchen Unterschieden zu erkennen sein wird. Darüber hinaus kann aber auch ohne weiteres das Variieren der Flügellänge selbst als ein genetisch verankertes Merkmal verstanden werden, das bei verschiedenen Arten in ganz unterschiedlicher Form vorliegt. Und so ist es auch, denn schon andere Insektengruppen (Schmetterlinge, Käfer) können ganz andere Variationsmuster ein und desselben Merkmals zeigen.

Dieses Beispiel mag vielleicht etwas umständlich klingen, die dahinter liegende Problematik keinesfalls. Halten wir zum Schluß noch nach einem einfacheren Beispiel Ausschau. Als Ethologe fällt einem hier sofort die unter be-

stimmten Umständen sehr adaptive Fähigkeit von manchen tetrapoden Land-
wirbeltieren ein, den überraschenden Sturz in ein rein aquatisches Milieu
durch die gekonnte Anwendung des Verhaltensmusters Schwimmen zu lösen.
Wie sieht es diesbezüglich beim Menschen aus? Als Neugeborener kann er
nachweislich ganz gut schwimmen oder zumindest im Wasser bäuchlings
ohne größere Probleme mit der Atmung dahintreiben. Sobald unser
Schwimmling allerdings auf den Rücken kippt, wird es kritisch. Dies zeigt, daß
diese Art von Schwimmen wahrscheinlich ein rudimentäres vierbeiniges Wei-
terlaufen im Wasser ist. Diese phantastische Fähigkeit verliert sich dann aber
recht bald wieder, um viel später nochmals, aber diesmal als richtiges
Schwimmen mit vergleichsweise großem lerntechnischen Aufwand erworben
zu werden. Was würde uns hier eine Erblichkeitsberechnung an hochinteres-
santen Einsichten vermitteln können? Eigentlich gar nichts, außer vielen abstrusen und einander widersprechenden Ergebnissen. Zuerst wäre schon das
angeborene Schwimmenkönnen und sein darauffolgendes Verschwinden wie
auch das mögliche spätere Wiederauftauchen dieser Fähigkeit ein Problem für
sich. Aber auch dann, wenn wir einfach einen dogmatischen Trennstrich ziehen würden und – was ethologisch gerechtfertigt erscheint – das „Schwimmen" des Neugeborenen nicht als echtes Schwimmen gelten lassen wollten,
hätten wir immer noch große Probleme mit der zu messenden Verhaltens-
kategorie Schwimmen. Es schwimmt nämlich bekanntlich jedermann auf eine
für ihn ganz typische Weise, und die läßt sich wohl schwerlich als ein Meß-
punkt auf einer kontinuierlichen Skala abbilden. Somit ist aber auch gleichzeitig fraglich, ob Schwimmen bei dem einen Individuum überhaupt sinnvoll
vergleichbar mit dem Schwimmen bzw. Nichtschwimmenkönnen eines anderen ist, und ob es zum Beispiel gerechtfertigt ist, einen Mittelwert zu berech-
nen. Ich übertreibe hier natürlich bewußt, um das dahinter liegende Problem
etwas pointierter zum Ausdruck zu bringen. Es ist natürlich klar, daß sich das
von mir kritisierte Konzept eines additiven Zusammenhangs von Genom und
Umwelt natürlich ausschließlich auf quantitative Merkmale beziehen kann
und nur in diesem Rahmen auch sinnvoll anwendbar ist. Ich möchte allerdings
entschieden bestreiten, daß es solche isolierte, rein quantitative Merkmale
tatsächlich in der belebten Natur gibt. Es scheint vielmehr so zu sein, daß es
menschlicher Erfindungsreichtum ist, der aus jenen zum Teil überaus komplizierten biologischen Strukturen künstlich sogenannte quantitative Merkmale
herausschneidet, um sie dann ganz ohne störendes Beiwerk seinen routinier-
ten Berechnungen zuführen zu können. So erfolgreich diese Methode in bestimmten anderen Anwendungsgebieten wie Physik und moderner Technik
sein kann, so bescheiden ist deren Erfolg gerade in der hier diskutierten
Domäne.

Der nun folgende Punkt schließt mehr oder minder nahtlos an den vorhergehenden an. Alle Erblichkeitsberechnungen beziehen sich bekanntlich auf

rein intraspezifische Vergleiche, das heißt, man bewegt sich nur innerhalb einer einzelnen biologischen Spezies. Sobald man aber den Bereich einer bestimmten Art verläßt, wird das Konzept erst so richtig widersprüchlich und in Kürze überhaupt nicht mehr anwendbar, obwohl vom Prinzip her gegen einen Vergleich zwischen Arten nichts einzuwenden wäre. Da letztlich Mitglieder jeder Art mit Mitgliedern jeder anderen Art genetisch verwandt sind und viele Arten oft nur geringfügige genetische Unterschiede aufweisen (Beispiel *Felidae*, Katzenartige), ist es vollkommen willkürlich, die Anwendung von Erblichkeitsberechnungen nur auf den innerartlichen Bereich zu beschränken. Zumindest ist bislang kein triftiges Argument bekannt, das derlei Vergleiche verbieten würde. Ein solcher Artenvergleich müßte jedoch zwangsläufig zu teilweise sehr abstrusen Ergebnissen führen, da rein quantitative Daten über Eigenschaften, die oft nicht einmal zueinander homolog sind, also nicht auf genetische Verwandtschaft zurückzuführen sind, keinen Sinn ergeben. Ein anschauliches Beispiel aus dem morphologischen Bereich wäre, wie schon bei *Drosophila* gehabt, der Vergleich von Flügellängen bei Vögeln, Insekten und Fledermäusen. Aus dem Verhaltensbereich könnte man die Fähigkeit zu schwimmen hernehmen und beispielsweise einen Vergleich zwischen Raubtieren, Huftieren und Primaten in Angriff nehmen. Das Ergebnis wäre natürlich ein vollkommener Nonsens, da für eine – bloß vermeintlich – identische Verhaltensweise mit großer Wahrscheinlichkeit ganz unterschiedliche Erblichkeiten berechnet würden. Nun stellt das Schwimmen innerhalb dieser drei Tiergruppen sicherlich kein homologes, also abstammungsgleiches Verhalten dar (vgl. Greene 1994), so daß ein solch paradoxes Ergebnis für den Zoologen keine große Überraschung wäre.

Ganz allgemein kann schließlich für die Gesamtheit der Ergebnisse aus der Erblichkeitsforschung gesagt werden, daß deren Vielfalt letztlich unerklärlich bleiben muß, da niemals eine echt kausale Begründung dafür angegeben werden kann, wieso gerade ein bestimmter Prozentwert an Erblichkeit oder eben Umweltbedingtheit so ist, wie er eben ist. Der Befund, daß die Vorliebe für bzw. die (verbreitetere) Abneigung gegenüber Jazzmusik zu 45% vererbbar erscheint, ist zwar für sich genommen höchst amüsant, ist aber auch weiter nicht erklärbar. Nicht viel anders steht es da mit einer Erblichkeit von 51% für die (positive oder negative) Einstellung zur Todesstrafe, mit 36% beim Thema arbeitende Mütter (Dafür- bzw. Dagegensein), mit 7% bei Koedukation, mit 44%, wenn es um das englische Königshaus geht, mit 25% Wahrheit der Bibel, und mit 8% „erbliche" Pyjamaparties (alle Werte aus Martin et al. 1986). Schöner kann wohl kaum die Absurdität solcher physikalistisch „exakten" Berechnungen demonstriert werden. Im Gegenteil, sobald man auch nur anfängt näher darüber nachzudenken, was das nun denn bedeuten könnte, um so mehr gerät man in Widersprüche, die sich als nicht mehr auflösbar herausstellen. Nehmen wir das Beispiel Jazz: An und für sich sollte man nämlich annehmen, daß der Kontakt mit und damit einhergehend auch eine überhaupt mögliche Einschätzung – egal, ob positiv oder negativ – dieser Art von zeitgenössischer Musik nur rein umweltbedingt vonstatten gehen kann, denn es gibt nicht wenige Länder auf dieser Erde, wo Jazz einfach noch nicht gespielt wird. Man sollte in solchen Ländern einmal versuchen, die Erblichkeit der Einstellung zur Jazzmusik zu ermitteln, es müßte fraglos ein frustrierendes Unternehmen sein. Aber auch in jenen Fällen, wo ein relativ hoher Prozentsatz an Erblichkeit für ein bestimmtes Merkmal eruiert worden ist, läßt sich oft mit Leichtigkeit eine Situation vorstellen, in der das genaue Gegenteil gültig ist. So zum Beispiel ist bekannt, daß das Körpergewicht eines Menschen unter normalen Umständen zu ungefähr 70% erblich bedingt ist. Man kann sich nun leicht extreme Lebensumstände (z. B. Hungerkatastrophen usw.) ausmalen, bei denen das erreichte Gewicht eines Erwachsenen sich allein von den Umweltbedingungen herleiten und den genetischen Anteil auf einen minimalen Prozentsatz schrumpfen läßt. Erstaunlicherweise wird dabei ein solches Schwanken des Erblichkeitsindexes für ein und dasselbe Merkmal oft gar nicht einmal als besondere Herausforderung oder gar als Widerlegung des Konzepts von der additiven Wirkung von Erbe und Umwelt verstanden. Das genaue Gegenteil ist der Fall. So stellt etwa Hans Eysenck in seinem Buch mit dem provokanten Titel „Die Ungleichheit der Menschen" folgendes über den Faktor Erblichkeit (Heritabilität h^2) fest:

Charakteristisch für eine Population ist die Unwahrscheinlichkeit, daß h^2 konstant ist; sie kann von Zeit zu Zeit und von Ort zu Ort variieren. Wenn man zum Beispiel Schulbildung im Sinne größerer Gleichheit für alle zugänglich macht, wird es die Wirkung der Heritabilität auf g (= „generelle mentale Fähigkeit") in demselben Verhältnis vergrößern, wie der Umwelteinfluß abnimmt; beschränkt man dagegen die Bildung auf wenige Begünstigte, so stellt sich der gegenteilige Effekt ein (Hans J. Eysenck 1975, S. 103).

Das Zitat von Eysenck, der in seinem Buch den etwas mühsamen Versuch unternimmt, mit einer wahren Flut von Prozentzahlen einen gegenüber der Umwelt dominanten Einfluß genetischer Faktoren für den Leser bloß plausibel zu machen, ohne gleichzeitig dafür auch eine wirklich gute Theorie anbieten zu können, zeigt sehr schön, was unter Erblichkeit in der Experimentalpsychologie eigentlich verstanden wird. Der Faktor h^2 bedeutet hier nämlich letztlich nichts anderes als die statistische Variabilität in den Begegnungswahrscheinlichkeiten einer bestimmten Anzahl von Erbträgern (= Population) mit bestimmten Umwelten, und sagt als solcher überhaupt nichts darüber aus, aus welchem Bereich – Umwelt oder Genom – die für die Entwicklung eines bestimmten Merkmals relevante Information stammen muß. Das Beispiel mit der Schulbildung drängt sich dabei regelrecht auf, um die eigentliche Schwäche dieses Konzepts zu demonstrieren. Wie Eysenck ganz richtig feststellt, muß der Einfluß der Erblichkeit h^2 auf die Manifestation einer allgemeinen Intelligenz g meßbar zunehmen, wenn ein offensichtlich limitierender

Umweltfaktor, nämlich der Zugang zur Bildung, erleichtert wird. Der Zusammenhang ist eine Trivialität: Wenn von 100 potentiell intelligenten Schülern alle 100, nehmen wir an, identisch gute Schulen besuchen dürfen, dann werden die verbleibenden Unterschiede in deren Intelligenz die zu berechnende Erblichkeit in die Höhe treiben, da die Umwelt als Ursache für diese wirklich hartnäckigen Unterschiede natürlich ausscheiden muß. h^2 für g nimmt also zu, die Erblichkeit für Intelligenz steigt scheinbar an. Wenn andererseits von 100 potentiell intelligenten Schülern 80 aus irgendwelchen (fadenscheinigen) Gründen von einer effizienten Schulbildung ausgeschlossen bleiben, so wird die Variabilität der Intelligenz der schließlich erwachsen Gewordenen natürlich eine stark umweltbedingte sein, da die restriktiven Umweltbedingungen die Hauptursache für die gemessenen Unterschiede sind. Daraus folgt wiederum logischerweise, daß der Einfluß von h^2 auf g abnehmen wird, die Erblichkeit von Intelligenz also abnimmt. Jetzt kommt aber die Gretchenfrage: Was ist dann eigentlich h^2? h^2 kann vieles sein, nur eines sicher nicht, nämlich ein Maß für die reale Vererbbarkeit von biologischen Merkmalen. h^2 bedeutet tatsächlich nichts anderes als die Wahrscheinlichkeit des Zusammentreffens eines bereits existierenden erblichen Merkmals mit einer für es günstigen oder eben ungünstigen Umwelt. Sind die Milieubedingungen ungünstig bzw. erfordern sie gar nicht oder nur unzulänglich die Ausbildung dieses Merkmals, so muß eine solche scheinbare Erblichkeit h^2 natürlich abnehmen, und dies auch für den Fall, daß eine echt genetische Erblichkeit des entsprechenden Merkmals vorliegt. So ist es eher trivial zu erkennen, daß das Nichtvorhandensein von Gewässern nur schwerlich ein als solches erkennbares Schwimmverhalten hervorrufen kann (einzige Ausnahme: „Sandbaden" von Sperlingsvögeln), genauso wie es wenig überraschend sein wird, daß der Verzicht auf einen organisierten Schulbetrieb nicht sehr viele großartige Mathematiker produzieren wird. So ist es auch durchaus denkbar, daß von den vorhin erwähnten 100 Individuen tatsächlich allesamt die für eine hohe Intelligenz notwendige Erbausstattung besitzen, und diese auch an ihre Nachkommen weitergeben, ohne daß es zugleich notwendig wäre, daß alle diese 100 Personen auch in ihrem persönlichen Leben eine außergewöhnlich hohe aktive Intelligenz zeigen müßten, da letzteres natürlich durch besondere widrige Umstände eines für hohe Intelligenz negativen Milieus sehr wohl verhindert werden kann. Wie uns Eysenck (1996, S. 12) anhand einer Tabelle über die Beziehung zwischen Berufsgruppen und Höhe des Intelligenzquotienten vor Augen führt, gibt es anscheinend eine Reihe optimaler gesellschaftlicher Nischen für verschieden intelligente Leute (Durchschnittswert für: Anstaltsinsassen = 57, Gelegenheitsarbeiter = 82, ungelernte Arbeiter = 87, angelernte Arbeiter = 98, Handwerker = 109, Facharbeiter = 117, leitende Angestellte = 132, Akademiker = 153). Dies ist natürlich eine allzu grobe Vereinfachung der realen Verhältnisse. Für Menschen, die aus irgendwelchen dummen Gründen gezwungen sind, sozusagen

im falschen Milieu aufzuwachsen, kann man jedoch ganz allgemein vorhersehen, daß sie nicht die günstigsten Bedingungen für ihre geistige Entwicklung
finden werden. Diese Beziehung ist allerdings auch reziprok zu verstehen.
Übertrieben formuliert würde das heißen: Es leidet der das Einfachere Bevorzugende genauso im intelligenzbetonten wie der in das Komplizierte Verliebte
im intelligenzfeindlichen Milieu. Ein Roman, der einen solchen letzteren existentiellen Unglücksfall in geradezu exemplarischer Weise zum Inhalt hat, ist
Robert Schneiders nicht umsonst so gefeierter *Schlafes Bruder* von 1995.

Erblichkeiten müssen jedoch, so sie in einem naturwissenschaftlichen Sinn
verstanden werden sollen, echte biologische Konstanten sein, und können somit auf gar keinen Fall in Abhängigkeit von Ort und Zeit und den damit assoziierten Umweltbedingungen variieren. Dies leuchtet auch sofort ein, wenn
man sich vorstellt, daß erblich letztlich heißen muß, daß bestimmte Gene oder
ganze Gruppen von Genen, beispielsweise für die Entwicklung jener allgemeinen Intelligenz g, existieren, die natürlich vollkommen unabhängig von einer
besonderen milieubedingten Förderung der Realisierung von g weitergegeben
werden können. In diesem Sinne ist es auch biologisch nicht vorstellbar, daß
ein konkretes Merkmal zu 30, 40 oder welchen Prozentzahlen auch immer genetisch bestimmt sein mag, denn letztlich geht es allein darum zu wissen, ob
bestimmte Gene in einem konkreten Genom vorhanden sind oder eben nicht.
Eine nur zu 50% existierende Nukleotidsequenz könnte auch wohl kaum ein
ernstzunehmendes empirisches Konzept sein. Denn entweder ist eine konkrete genetische Information zu 100% verfügbar und somit auch im Lauf der
Fortpflanzung an die Nachkommen übertragbar, oder eine solche Information
existiert eben nicht. Eine je nach Milieubedingungen variierende genetische
Erblichkeit ist folglich nichts anderes als ein direkter Widerspruch zu den
Grundthesen der modernen Evolutionstheorie.

Das populäre Spiel mit der Erblichkeit von Merkmalen ist also ein evolutionstheoretisch vergleichsweise uninteressanter bzw. letztlich sogar irreführender Ansatz, da nicht das mehr oder weniger zufällige Zusammentreffen
von bestimmten Gensequenzen mit bestimmten Umweltkonstellationen per
se von Interesse sein kann, sondern einzig und allein der reproduktive Erfolg
der diese Gensequenzen tragenden Individuen für die Evolution von Belang
ist. Solcherlei Pseudo-Erblichkeiten, wie sie in herkömmlicher Weise immer
wieder für die unmöglichsten Merkmale des Menschen (siehe Jazzophilie bzw.
-phobie) aufs neue berechnet werden, sagen vor allem aber nichts aus über die
eine zentrale Frage in der Biologie: Woher kommt die Information, die einem
biologischen Phänomen zugrunde liegt? Ein Vergleich verschiedener Arten
würde dabei, wollte man schon unbedingt die Erblichkeitsmethode anwenden,
noch am ehesten die Beantwortung dieser Frage mit sich bringen. So würde ein
Vergleich verschiedener Primatenarten zum Beispiel zutage bringen, daß die
Fähigkeit, höhere Mathematik zu begreifen, auch durch noch so begünsti

gende Umweltbedingungen keinem Schimpansen, keinem Berberaffen und schon gar nicht einem Pinselohräffchen beigebracht werden kann. Dies wäre zugleich auch der entscheidende empirische Test für die scheinbar so einleuchtende Behauptung, die Umwelt selbst könnte neue Merkmale induzieren. Da professionelle Erblichkeitsforscher zumeist jedoch allein schon den rein deskriptiven Blick über Speziesgrenzen hinweg als nicht legitim betrachten, wird es weiterhin schwierig sein, hier zu einem Konsens zu kommen.

Ein letzter wichtiger Kritikpunkt am additiven Erblichkeitskonzept betrifft die Frage nach den zugrundeliegenden Mechanismen, deren Aufklärung letztlich die Entscheidung über die Gültigkeit dieses Konzepts mit sich bringen müßte. Arthur Jensen, in Verteidigung seiner heftig umstrittenen Abhandlung mit dem Titel *Environment, heredity and intelligence* (1969), hat hier sicher nicht ganz unrecht gehabt mit seiner Meinung, daß die quantitativen Ergebnisse der Erblichkeitsforschung nicht einfach direkt auf das einzelne Individuum umgelegt werden können, da es sich hierbei um rein statistische Parameter für ganze Populationen und eben nicht um Beschreibungen von Einzelfällen handelt. Der Streit entzündete sich dabei an der Feststellung Jensens, daß das schlechtere Abschneiden der schwarzen Bevölkerung Amerikas bei Intelligenztests nicht allein durch Umweltfaktoren zu erklären wäre. Jensen dazu:

Erblichkeit ist eine Populationsstatistik, welche die relative Größe der genetischen Komponente (oder das Assemble genetischer Komponenten) in der Populationsvarianz des fraglichen Merkmals beschreibt. In bezug auf eine Messung oder ein Merkmal eines Individuums hat sie keine vernünftige Bedeutung. Eine einzelne Messung hat per definitionem keine Varianz. Es gibt keine Möglichkeit, den IQ eines bestimmten Individuums in erbliche und Umweltkomponenten aufzuteilen, wie wenn dieses Individuum, sagen wir, 80% des IQ ererbt und 20% aus seiner Umwelt erworben hat. Das ist natürlich Unsinn (Arthur Jensen 1973, S. 80).

Doch kann auch dies nicht der Weisheit letzter Schluß sein. Wenn es auch logischerweise nicht erlaubt ist, zu behaupten, daß das intelligente Verhalten von einzelnen Individuen zu exakt 70% vererbt und zu 30% oder sogar noch weniger von der Umwelt bestimmt ist, so darf man sich aber doch wohl fragen, was denn überhaupt an Relevanz in derartigen Berechnungen stecken mag, wenn die Beziehung zum empirischen Einzelfall eine dermaßen verzwickte ist. Mir kommt dies so vor, als würde jemand darauf bestehen, daß aus der Ermittlung der, sagen wir, mittleren Nasenlänge von *Homo sapiens* keinerlei Schlüsse über die tatsächliche Länge der Nase bei einem konkreten Individuum, das ansonsten mit den üblichen Artmerkmalen eines echten Menschen beschrieben wird, gezogen werden dürfen. Natürlich werden wir nicht erwarten, daß unser lieber Nachbar gerade jene perfekte mittlere Länge zur Schau stellen wird, die Anthropologen in mühsamer Kleinarbeit über den ganzen Globus verteilt ermittelt haben. Es wird sich aber mit großer Wahrscheinlichkeit um eine Länge gerade in diesem Bereich und nicht um Dimensionen von ganz anderer Natur handeln. Und es wird dabei dieser Wert auch weiterhin eine Längenangabe bleiben und nicht aus unerklärlichen Gründen zu einer plötzlich in Richtung anderer Modalitäten veränderten Größe mutieren. Aus der mittleren Nasenlänge bei *Homo sapiens* wird also normalerweise kein mysteriöses Maß für irgendwelche verborgenen anderen Eigenschaften abzuleiten sein, genauso wenig wie aus der erblich bedingten Varianz einer Population eine mit einemmal unfaßbare Größe für das Einzelindividuum werden kann, außer man möchte gezielt verhindern, daß eine solche Konsequenz gezogen wird. So scheint es, als ob viele Erblichkeitsforscher in einer Art Bewußtseinsspaltung einerseits ganz versessen darauf wären, endlich die genetisch bedingte Erblichkeit der menschlichen Intelligenz physikalisch exakt in quantitativen Prozentsätzen zu beweisen, und andererseits sich alle Mühe geben zu betonen, daß das auf keinen Fall zwingend heißen muß, daß dieselbe Intelligenz in einem konkreten Fall auch wirklich erblich bedingt sein müßte. Gemeint ist mit diesem konkreten Fall dann oft der fiktive Leser oder Gesprächspartner, dessen außergewöhnlich hohe Intelligenzleistung natürlich auf keinen Fall durch eine etwaige zu starke genetische Komponente geschmälert werden darf. Das obige Zitat von Jensen ist hier symptomatisch für eine solche Doppeldeutigkeit des erbtheoretischen Ansatzes.

Glücklicherweise gibt es aber bereits zwei genauest analysierte Fälle von Verhalten, die es uns gestatten zu beurteilen, inwieweit das Erblichkeitskonzept überhaupt noch berechtigt ist, Aussagen über zugrundeliegende Mechanismen zu treffen. Die Arten, um die es hier geht, sind der bereits kurz erwähnte Seehase *Aplysia* und die Art *Hermissenda*, beides marine Schnekkenformen, für die es erstmals gelungen ist, ein sogenanntes „angeborenes" und ein sogenanntes „erlerntes" Verhalten bis in feinste molekularbiologische Details hinein zu untersuchen. Individuen der Gattung *Aplysia* erinnern dabei mit ihren langen ohrenförmigen Fortsätzen am Kopf sowie auch mit ihrem beachtlichen Gewicht (bis zu 5 kg) entfernt an das Bild eines echten Hasen, ohne bislang auch nur ein einziges Mal bei deren typischen Fortbewegungsweise, dem Hopsen, beobachtet worden zu sein. Für *Aplysia* konnte dafür demonstriert werden, wie eine Familie von durch Vervielfachung aus einem Prototyp entstandenen Genen die komplexen und, wie man schon von vornherein vermutete, angeborenen Verhaltensmuster der Eiablage steuern (Scheller & Axel 1984). Bei *Hermissenda* hingegen wurde nachgewiesen, daß auch das erlernte Assoziieren von Licht- mit Turbulenzreizen im umgebenden Wasser erstens auf einem vorgegebenem Schaltplan von Nervenzellen und zweitens auf einer festgelegten Sequenz von darauf aufbauenden neuroanatomischen und letztlich biochemischen Veränderungen beruht (Alkon 1983). Mit anderen Worten, der tatsächliche Unterschied zwischen beiden Arten von Verhalten ist am ehesten noch als ein Unterschied an vorhandener Komplexität zu beschreiben, hat aber keineswegs auch nur irgend etwas mit einem Unterschied zwischen genetischer und umweltbedingter Information zu tun. Ganz im Gegenteil, die zugrundeliegenden Mechanismen zeigen sehr schön, daß die entsprechende biologische Information in beiden Fällen bereits vorhanden sein muß. Ansonsten könnte nämlich weder *Aplysia* seiner Eiablage nachkommen, noch könnte *Hermissenda* die für ihre Art typische Assoziation von bestimmten Lichtreizen mit ganz bestimmten Strömungsreizen vollziehen. *Hermissenda* wendet sich dabei unter günstigen Bedingungen dem Licht, also der Wasseroberfläche zu, um dort ihre Nahrung, in der Regel Hydropolypen, abzuweiden, reduziert jedoch in sinnvoller Anpassung an turbulente Strömungsverhältnisse diese ihre ansonsten positiv phototaktische Tendenz hin zum Licht. Bei anhaltend rauher See kann sie sich sogar für mehrere Wochen in tiefere Regionen zurückziehen. Hier bestätigt sich also noch einmal auf experimenteller Ebene, was wir schon zuvor über Lernverhalten vermutet haben. Es existieren immer schon *im voraus* präzise definierte Regeln tierischen Verhaltens. Der bislang wohl schönste empirische Beweis dafür, daß Lernen nichts mit einem Neuerwerb von Information zu tun haben kann, stammt allerdings von einer ganz anderen Tierart. Bei *Drosophila*, der Lieblingsfliege aller modernen Verhaltensgenetiker, konnte erstmals ein Gen für bestimmte Lern- und Gedächtnisfähigkeiten identifiziert werden, somit also mit einem Schlag die Antinomie von Gen versus Umwelt endgültig auf den Schrotthaufen überholter Konzepte verbannt werden (Levin 1992). An dieser Stelle kann nun auch schon eine Prognose über die Zukunft von Erblichkeitsberechnungen gewagt werden. Mit der Zunahme ähnlicher Untersuchungen wie jener über Drosophilas Lern- und Gedächtnis-Gen wird dieser rein theoretisierende Forschungszweig rasch in jener Versenkung verschwinden, in die er schon längst hineingehört, denn je genauer wir Bescheid wissen werden über die exakten kausalen Zusammenhänge zwischen Genom und komplexen Verhaltensmustern, auch sogenannten gelernten, um so uninteressanter und irreführender werden uns solche Berechnungen vorkommen. Das teilweise Weiterbestehen des Erblichkeitskonzepts drückt also nichts anderes aus als unser zurzeit noch relativ großes Nichtwissen in diesem Bereich.

Wenden wir uns zum Schluß dieses Kapitels wieder der Kernaussage einer kognitiv interpretierten Evolutionstheorie zu, und versuchen wir, deren wichtigste Aussage: Lernen hat nichts mit Erkenntnisgewinn zu tun, in populationsgenetische Betrachtungen zu integrieren. Wie wir gesehen haben, widerspricht diese Kernaussage in direkter Weise der Sinnhaftigkeit aller psychometrischen Erblichkeitsberechnungen, und zwar insofern, als sie zeigt, daß keine solche Berechnung die Art der Herkunft semantischer Information quantitativ zu bestimmen vermag. Was hier mit großer Begeisterung immer wieder aufs neue berechnet wird, sind einzig und allein *Realisierungswahrscheinlichkeiten von bereits vorhandener genetischer Information* unter bestimmten

Umweltbedingungen. Nur so ist überhaupt verständlich und letztlich trivial, daß sowohl je nach Milieu als auch untersuchter Spezies ganz unterschiedliche Ergebnisse zu erwarten sind. Unsere genetisch angelegte Fähigkeit, schwimmen zu lernen, läßt sich deswegen auch ohne Beisein von Wasser nur schwerlich demonstrieren. Daß diese Berechnungen rein gar nichts mit den konkreten Mechanismen zu tun haben, die einem komplexen Verhalten zugrunde liegen, zeigt darüber hinaus noch die Unmöglichkeit, sich zum Beispiel die Interaktion von 70% genetischem mit 30% umweltbedingtem Einfluß konkret vorzustellen. In welchem tatsächlichen Moment eines Verhaltens würde der genetische Einfluß plötzlich aufhören zu existieren und wie würde sich dieses selbe Verhalten aufgrund eines Umwelteinflusses fortsetzen können? Derartig unsinnige Fragen können *ad libitum* verlängert werden, man wird darauf keine Antwort finden können. Eine evolutionäre Interpretation des Erblichkeitskonzepts, die den Zuwachs an biologischer Information als wichtigste Komponente der Evolution betrachtet, muß hingegen folgendes einheitliches Ergebnis aller ihrer Berechnungen postulieren: 100% der Information in lebenden Systemen müssen eigenständig-autonomen, d. h. genetischen Ursprungs sein (Heschl 1992a), denn bereits auch nur ein Bruchteil lamarckistischer Information, der direkt von der Umwelt aufgenommen werden könnte, wäre ein direkter und unauflöslicher Widerspruch zu den Grundaxiomen der modernen Evolutionstheorie als da immer noch geblieben sind Mutation und Selektion. Was die Umwelt vermag, das besteht ausschließlich darin, in selektiver Weise eine Bewertung der sich in der Zeit verändernden Organismen vorzunehmen. Die zufallsartigen Veränderungen selbst jedoch müssen allein von den lebenden Systemen riskiert werden.

Um noch einmal den Unterschied zwischen der bloßen Realisierungswahrscheinlichkeit eines bereits in den Genen angelegten Phänotyps und dem Erwerb einer wirklich neuen Information zu verdeutlichen, wollen wir zum Schluß betonen, daß ausnahmslos ein jedes einzelne biologische Merkmal permanent in seiner Entwicklung und letztlichen Ausprägung sowohl von den Genen wie von der Umwelt beeinflußt wird, daß das aber eben nicht, wie so oft irrtümlicherweise interpretiert, bedeutet, daß dabei in gezielter Weise eine für das lebende System neuartige Information aufgenommen wird, also echter evolutionärer Fortschritt stattfindet. Die Umwelt beeinflußt zwar unentwegt in äußerst selektiver Weise einen jeden Organismus, daran besteht kein Zweifel, aber sie hat deswegen noch lange nicht die Autorität, Lebewesen gezielt darüber zu instruieren, wie sie ihre jeweiligen Überlebensprobleme zu meistern hätten. So sagt uns bekanntlich die komplex zusammengesetzte Nahrung, die wir dazu noch in Unmengen tagtäglich in uns hineinstopfen, genauso wenig, wie wir sie am besten biochemisch zu verdauen hätten, wie uns ein mathematisches Problem selbst sagen könnte, wie wir es erfolgreich zu lösen hätten. Es wäre dann ja auch jederzeit von jedermann zu lösen. Die immer noch weit verbreitete Vorstellung, die Umwelt könnte uns auserwählte Menschen instruieren, ist in dieser Hinsicht noch viel irreführender als Darwins gutgemeinter Vergleich der natürlichen Zuchtwahl mit den bekannten Verfahren in der künstlichen Haustierzucht. Würde dieses Prinzip nur in einem einzigen Fall funktionieren, dann bräuchten wir uns in Zukunft nicht mehr mit Evolution, sondern nur mehr mit einer übernatürlich unverstehbaren Theologie von unsterblich gewordenen Wesen zu beschäftigen. Die moderne Verhaltensgenetik spricht hier aber schon längst von ganz anderen, dafür aber wesentlich interessanteren Dingen:

Die Verhaltensgenetik beschäftigt sich schon lange nicht mehr mit einem einfachen Austesten des Einflusses einer genetischen Komponente auf die Variation. Genetische Studien diskreter Verhaltensvarianten innerhalb von Populationen untersuchen Prozesse, die unterschiedliche Strategien innerhalb einer Population aufrechterhalten. Genetische Analysen quantitativer Unterschiede können Aufschluß geben über den Verlauf der Selektion auf bestimmte Verhaltensmerkmale. Die Untersuchung genetischer Wechselwirkungen zwischen Merkmalen weist auf mögliche Grenzen für einen evolutionären Wandel hin und liefert zugleich Information über die physiologische und entwicklungsbedingte Grundlage von Verhaltensvariation [Ü. d. A.] (A. A. Hoffmann 1994, S. 42).

Und die fortschrittlichsten Verhaltensgenetiker, die tagtäglich mit dieser Materie zu tun haben, diskutieren bereits mit Selbstverständlichkeit so etwas scheinbar Widersprüchliches wie eine spezielle „Natur der Erziehung" (Plomin & Bergeman 1991), mit einer inzwischen schon eigenständigen „Genetik der Erfahrung" (Plomin 1994) als erstes, vielversprechendes Resultat. Die empirische Verhaltensforschung kennt dafür schon seit einiger Zeit ein scheinbar genau so paradoxes „Lernen durch Instinkt" (Gould & Marler 1987). Hier treffen sich auf den ersten Blick voneinander vollkommen unabhängige Forschungsbemühungen zu einer mehr als auffallend ähnlichen Aussage. Und eines Tages – dafür kann schon jetzt jede Wette gehalten werden[7] – wird eine solche Art von heute noch unkonventioneller Genetik alles das, was hier rein evolutionstheoretisch vorhergesagt wird, in allen seinen komplizierten Details bestätigen.

13. Ein überflüssiges Evolutionsgesetz

Gesetz von der Vererbung
erworbener Eigenschaften:
Alles, was die Individuen durch den
Einfluß der Verhältnisse, denen ihre
Rasse lange Zeit hindurch ausgesetzt
ist, und folglich durch den Einfluß
des vorherrschenden Gebrauchs oder
konstanten Nichtgebrauchs eines
Organs erwerben oder verlieren,
wird durch die Fortpflanzung auf die
Nachkommen vererbt, vorausgesetzt,
daß die erworbenen Veränderungen
beiden Geschlechtern oder den
Erzeugern dieser Individuen gemein
sind.

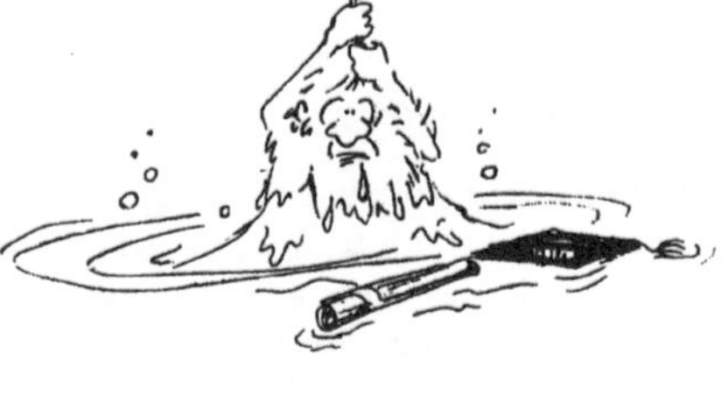

        Jean-Baptiste de Lamarck

Über Lamarck soll in diesem Buch nun aber nicht nur gelästert werden, denn
schließlich war er es, der als erster die wahre Bedeutung der Idee der Evolution
des Lebendigen schon lange vor Darwin begriffen hatte. Wir können hier sogar die Behauptung aufstellen, daß in bezug auf das, was die zentrale Frage der
biologischen Vererbung betrifft, Lamarck in einem ganz paradoxen Sinne,
wenn auch etwas gegen seine wirklichen Intentionen, vollkommen recht gehabt hat. Seine sogenannten (individuell) erworbenen Eigenschaften können
nämlich tatsächlich von einer an die nächste Generation weitervererbt werden
und werden es auch permanent, da alle diese Eigenschaften in Wirklichkeit
nicht wirklich neu erworbene sind, sondern die dafür notwendige biologische
Information immer schon in den Genen vorhanden war. Das heißt nichts anderes, als daß das, was Lamarck postuliert hat, eben jene bis auf den heutigen
Tage so bekämpfte und zugleich auch irgendwie sagenumwobene Vererbung
erworbener Eigenschaften, gar nicht notwendig bzw. in einer die Theorie eher
störenden Weise überflüssig ist, da diejenige vermeintlich neuartige Information, um die es in diesem Prozeß geht, in jedem Fall bereits vorhanden ist und
somit logischerweise nicht mehr in den Genen gespeichert zu werden braucht.
Deshalb bedarf es nun auch keineswegs mehr, wie irrtümlicherweise für den
Fall *Homo sapiens* immer wieder angenommen, der Annahme einer ganz besonderen Art von kultureller oder geschichtlicher Evolution, die vollkommen
unabhängig von oder, in manchen Fällen, sogar gegen die Prinzipien der bio-

logischen Evolution vonstatten gehen könnte. Das genaue Gegenteil ist der Fall, denn Lamarck hat einen Mechanismus für etwas postuliert, was eigentlich ohnehin im Rahmen der Darwinschen Theorie von Mutation und Selektion möglich ist und somit auch keiner gesonderten Erklärung mehr bedarf. Was wir also in Lamarcks Konzept der erworbenen Eigenschaften nun mit ruhigem Gewissen streichen können, ist das Prädikat „erworben", da Lernen und andere scheinbare Neuerwerbungen nichts mit einem echten evolutionären Neuerwerb zu tun haben.

Wir sollten diesen Zusammenhang noch etwas klarer formulieren, um Mißverständnisse soweit als möglich zu vermeiden. Lamarcks berühmt-berüchtigte Vererbung erworbener Eigenschaften geht davon aus, daß vielzellige Individuen im Laufe ihres mehr oder weniger langen Lebens Erfahrungen sammeln können, die hernach als neuartige Informationen irgendwie dem dafür zuständigen Genom einverleibt werden sollten, um der Evolution erhalten zu bleiben. Eine solche direkte und, vor allem, *gerichtete* Weitergabe von neuen genetischen Informationen würde natürlich eine enorme Beschleunigung des Evolutionsprozesses bedeuten, da der umständliche Weg des zufallsgesteuerten Herumprobierens mittels Mutationen scheinbar umgangen werden könnte. Der ursprüngliche Grund, der zur Entwicklung dieses einfachen und zugleich intuitiv einleuchtenden Konzeptes führte, ist allerdings eher darin zu suchen, daß mit dem ersten Aufkeimen von Evolutionsideen die Frage zu klären war, wie denn jener so harmonisch wirkende Zusammenhang der zahlreichen verschiedenen Lebensformen zustande kommen konnte. Für die Pioniere des Evolutionsgedankens wie Buffon (1707–1788), Lamarck (1744–1829), Geoffroy Saint-Hilaire (1772–1844), Goethe (1749–1832) und Erasmus Darwin (1731–1802), dem Großvater von Charles Darwin, ging es dabei in erster Linie darum, diese offensichtlich so starke Gerichtetheit im natürlichen System der Lebewesen und in deren Evolution zu erklären.

Am bekanntesten hier ist wohl die Geschichte von der Evolution des immer länger werdenden Giraffenhalses, von dem Lamarck annahm, daß er ursächlich durch die steten Bemühungen der Tiere, an pflanzliche Nahrung in großer Höhe zu gelangen, bewirkt wurde. Da der Körperbau der Tiere in so sinniger Weise zu ihrem Verhalten paßt, schien es absolut klar, daß nur die jederzeit beobachtbare Zielgerichtetheit des individuellen Verhaltens diesen Trend zur Verlängerung des Halses erklären konnte. Eine alternative Möglichkeit, dies wird leider auch immer wieder vergessen, wurde zur damaligen Zeit allerdings gar nicht einmal zur Diskussion gestellt. Sogar Charles Darwin selbst fand nichts Außergewöhnliches oder gar Falsches an Lamarcks Interpretation, und im Prinzip stand sie der eigentlichen Entdeckung Darwins, dem Wirken der natürlichen Selektion, auch lange Zeit nicht direkt im Wege. Ganz im Gegenteil, Lamarcks Vererbungsmechanismus und Darwins Selektionsprinzip rundeten das damalige Bild der Evolution in zum Teil optimaler Weise ab.

Lamarcks Tiere bemühten sich heldenhaft um eine Anpassung an ihre konkreten Lebensbedingungen, vererbten diese in irgendeiner Weise an ihre Nachkommen und waren so bestens gerüstet für die daraufhin ansetzende unbarmherzige Auslese Darwinscher Prägung. Daß eine derartige Kombination von zugleich gerichteter Variation wie auch gerichteter Selektion einen evolutionären Kurzschluß verursachen könnte, bei dem notgedrungenermaßen in immer kürzeren Zeiträumen immer besser angepaßte und letztlich absolut unsterbliche Organismen entstehen müßten, konnte dabei nicht einmal den scharfsinnigsten Kritikern des Evolutionsgedankens auffallen. Natürlich soll hier nicht behauptet werden, daß Darwins Auffassung natürlicher Variabilität nicht schon in eine ganz andere Richtung deutete, da sie klarerweise stärker von einer mehr zufallsartig naturgegebenen Basis ausging. Das folgende Zitat beweist sogar, daß Darwin kurz vor der Entdeckung des mutativen Zufallscharakters der biologischen Variabilität stand, wenn er auch noch zögerte, selbst daraus die Konsequenzen für seine Theorie zu ziehen:

Der Fall ist auch insofern interessant, als er beweist, daß bei Tieren und Pflanzen jede Summe von Modifikationen durch Anhäufung geringer, irgendwie nützlicher spontaner Abänderungen ohne Unterstützung durch Gebrauch oder Gewohnheit bewirkt werden kann, denn eigentümliche, auf die Arbeiter oder unfruchtbaren Weibchen beschränkte Gewohnheiten konnten die allein Nachkommen hervorbringenden Männchen und fruchtbaren Weibchen nicht beeinflussen, mögen sie auch noch so lange gewährt haben. Es wundert mich, daß bisher niemand den Fall der geschlechtslosen Insekten gegen die wohlbekannte Lehre Lamarcks von den ererbten Gewohnheiten vorgebracht hat (Charles Darwin 1859/1963, S. 381).

Es war also vielmehr so, daß selbst der höchst kritische Darwin die gut versteckte münchhausensche Komponente in Lamarcks ansprechenden Ideen nicht erkannte (oder vielleicht gar nicht erkennen wollte), wo sich letztlich Lebewesen jederzeit am eigenen Schopf aus ihrem jeweiligen evolutionären Sumpf ziehen können, und zwar immer dann, wenn dies von der Umwelt gefordert wird. Sogar Ernst Haeckel (1834–1919), der kämpferische deutsche Verfechter darwinscher Ideen der Jahrhundertwende, ist genau demselben Irrtum anheimgefallen, wobei er noch die wissenschaftshistorischen Zusammenhänge rund um die wichtigsten Vertreter des Evolutionsgedankens uns besser als jeder Wissenschaftsphilosoph erklärt:

Wie ich selbst, so hat auch Spencer von Anfang an auf das Entschiedenste die Keimplasmatheorie von Weismann bekämpft, welcher jenen wichtigsten Faktor der Stammesgeschichte leugnet und ausschließlich durch die „Allmacht der Selektion" erklären will. ...; denn Charles Darwin war von der fundamentalen Bedeutung der progressiven Vererbung (Anm.: = Vererbung erworbener Eigenschaften) ebenso felsenfest überzeugt wie sein großer Vorgänger Jean Lamarck und wie Herbert Spencer. Ich hatte drei Mal das Glück, Darwin in Down besuchen zu dürfen, und jedes Mal haben wir über diese Hauptfrage unsere übereinstimmenden Ansichten ausgetauscht (Ernst Haeckel 26. 3. 1898, in Heberer 1968, S. 420).

Nun, die Zeiten haben sich geändert, und es hat sich inzwischen herausgestellt, daß eine gerichtete Evolution, so wie Lamarck sie sich noch vorgestellt hatte, einfach nicht möglich ist, da nur Mutationen, d. h. ungerichtete genetische Zufallsveränderungen, das Ausgangsmaterial für das Wirksamwerden der natürlichen Selektion hergeben können. August Weismann hat also, was gerne vergessen wird, *ganz alleine* recht gehabt mit seiner Keimplasmatheorie. Was aber ist aus Lamarcks individuellen Erwerbungen geworden, sind auch diese inzwischen schon aus unserem modernen Evolutionskonzept verschwunden? Interessanterweise nein und dies, so werden wir gleich sehen, verursacht bis auf den heutigen Tag die entsprechenden theoretischen Probleme. Während sich die Interpretation des evolutionären Mechanismus entscheidend durch die Entdeckung und Erforschung der molekulargenetischen Komponenten der Vererbung geändert hat, blieb die Interpretation der Aktivitäten des Individuums auf dem historischen Niveau Lamarcks zurück, denn Lernen wurde weiterhin als ein individueller, wenn auch nun unsinnigerweise der biologischen Evolution leider nicht weiter nützlicher Fortschritt betrachtet. Genau an diesem Punkt hat man einfach vergessen, Lamarck und Darwin zugleich zu kritisieren, denn eines haben unsere bisherigen Erörterungen ganz deutlich gezeigt: Lernen hat nichts mit Erkenntnisfortschritt zu tun, und dessen Resultat, das sogenannte Gelernte, stellt somit auch keinerlei adaptive Verbesserung oder gar eine Neuerwerbung des vielzelligen Organismus dar. Sobald man nun eine solche konsequent evolutionäre Interpretation in die noch immer anhaltenden Diskussionen rund um Lamarcks Version der Evolutionstheorie einführt, löst sich mit einemmal der verflixte gordische Knoten aus den scheinbaren lamarckistischen Irrtümern.

Beispiele dafür gibt es unzählige, und bei näherer Betrachtung stellt sich auch sofort heraus, was hier an Grundsätzlichem verwechselt wurde. Nehmen wir nur die vielleicht spektakulärsten Experimente, die zum Zwecke einer Bestätigung von Lamarcks Ideen immer wieder unternommen wurden und zum Teil in abgewandelter Form immer noch bis auf den heutigen Tag versucht werden. Dabei handelt es sich noch gar nicht um so komplexe Angelegenheiten wie die Tradierung erlernter Fähigkeiten von einer Generation auf die andere, sondern um grundlegende physiologische Regenerationsprozesse, die in lamarckistischer Perspektive die einfachste Stufe einer adaptiven Modifikation, oder kurz: eines echten Neuerwerbs des Individuum darstellen. Zumeist geht es dabei um den gezielt herbeigeführten Verlust eines Teils einer Extremität oder eines sonstigen wichtigen Organs, dessen Beschaffenheit in der nächsten Generation dann mit großer Aufmerksamkeit und der Hoffnung auf irgendwelche markante Veränderungen untersucht wurde. Die neu erworbene Eigenschaft sollte doch – so die Überlegung wirklich überzeugter Lamarckisten – die Gene zukünftiger Generationen irgendwie beeinflussen können. Sogar der Schöpfer der Keimplasmatheorie selbst ließ sich zur Abwehr dieses Irrglaubens zu wahrhaft makabren Prozeduren verleiten:

Zugleich bewiesen Versuche an Mäusen, daß das Abschneiden des Schwanzes, auch wenn es bei beiden Eltern geschieht, doch keine, auch noch so geringe Verkürzung des Schwanzes bei den Nachkommen zur Folge hat. Ich habe selbst derartige Versuche angestellt und zwar während 22 aufeinander folgenden Generationen und ohne jeden positiven Erfolg. Unter den 1592 Jungen, die von entschwänzten Eltern erzeugt wurden, war nicht ein einziges mit einem irgendwie defekten Schwanz (August Weismann 1904, Bd.2, S. 56).

Die vielen solcherart traktierten und verstümmelten Versuchstiere, egal ob primitive Wirbellose (z. B. Insekten, Schnecken) oder uns schon etwas sympathischere Wirbeltiere (z. B. Kröten, Salamander, Mäuse) zeigten nur eines mit großer Deutlichkeit. Genau das, was fälschlicherweise als ein biologisches Merkmal angesehen wurde, das heißt, der abgeschnittene Schwanz, die entfernte Extremität, der entfernte Finger und so weiter wird tatsächlich nicht von einer Generation auf die nächste übertragen, dafür aber alles das, was diese spezielle Art von Experimentatoren gerade nicht als erbliches Merkmal erkennen konnten, nämlich der Regenerationsprozeß selbst. Dies hat sogar schon der einflußreiche Embryologe und Entwicklungstheoretiker C. H. „Wad" Waddington vor nun bereits 30 Jahren erkannt:

Das alte Problem der Beziehung zwischen Vererbung und Umwelt in der Evolution (von dem oft, obwohl etwas unkorrekt, gesprochen wird als das Problem des Lamarckismus) wurde, so denke ich, weitgehend aufgeklärt durch die Einsicht, daß die Fähigkeit eines Organismus auf umweltbedingten Stress während der Entwicklung zu antworten, selbst eine erbliche Qualität ist [Ü. d. A.] (C. H. Waddington 1968b, S. 20).

Allerdings hat sich auch schon Weismann einige Jahrzehnte zuvor mit einer ähnlichen Ansicht geäußert:

... ist das Regenerationsvermögen ... eine Anpassungserscheinung, wenn auch eine in ihren Anfängen uralte, welche auf besonderem Mechanismus beruht, und nicht überall in gleicher Ausdehnung und Stärke hervortritt? Wir haben früher schon Tatsachen kennen gelernt, welche uns dieser Auffassung geneigt machen müssen. ... Neue Untersuchungen ... stellen diese Tatsache außer Zweifel (August Weismann 1904, Bd.2, S. 3).

Im direkten Gegensatz zu Weismann zieht Waddington dann aber gerade aus dieser vollkommen richtigen Einsicht einen absolut absurden Schluß, nämlich den, daß das, was seiner Meinung nach eigentlich ohnedies erblich ist, in der Folge durch den Mechanismus einer sogenannten „genetischen Assimilation" zu einer „angeborenen" Eigenschaft werden müßte. Übersetzt in Normaldeutsch hieße das behaupten, daß das, was ohnedies ist, schon noch werden könnte:

Des weiteren hat der Nachweis, daß eine Kombination dieser Tatsache mit jener einer entwicklungsgesteuerten Kanalisation zum Auftreten eines Prozesses genetischer Assimilation führt, durch welchen die Wirkung einer „Vererbung erworbener Eigenschaften" genau nachgeahmt werden kann, die ganze Hitzigkeit aus dieser uralten Debatte entfernt. Diese Entwicklungen der biologischen Theorie haben allerdings, wie ich glaube, beträchtliche philosophische Implikationen, denn sie zeigen wie es möglich ist für Eigenschaften wie mentale oder perzeptive Fähigkeiten, die ursprünglich in der Wechselwirkung mit der Umwelt entstanden, in späteren Generationen „angeboren" zu sein in einem Ausmaß, das sie unabhängig macht von irgendwelchen besonderen Umweltreizen [Ü. d. A.] (C. H. Waddington 1968b, S. 20).

Was kann man dazu noch viel sagen?: Erstens stehen vermeintlich „angeborene" Merkmale auch immer in Wechselwirkung mit der Umwelt, und zweitens wäre dies also immer noch Lamarck – mit einem beeindruckenden Fachausdruck ("genetische Assimilation") auf scheinbar modern getrimmt. Heute wissen wir jedoch, daß jene Information, die zweifellos bereits vorhanden war – aus der Perspektive des betroffenen Organismus gesprochen: wie heile ich meinen kaputten Fuß, wie regeneriere ich mein verletztes Gewebe usw. – auch wirklich weitergegeben wird, während jene, die von den Experimentatoren künstlich dazugedacht wurde, wie z. B. der Akt der Verstümmelung eines Körperteils, natürlich nicht übertragen werden kann. Wozu denn auch? Darüber hinaus wäre dies auch wirklich ein echtes Wunder gewesen, da in einem solchen Falle sogar der bewußte Wille des Experimentators zu übertragen gewesen wäre! Im Prinzip haben also jene Leute erwartet, daß das Versuchstier ungefähr in einem vergleichbaren Lebensalter wie sein verstümmelter Vorfahre hergeht und sich nun aber – in weiser Voraussicht der Dinge, die da kommen mögen – selber das antut, was der bösartige Experimentator im Sinne gehabt hat. Man sieht schon auf den ersten Blick, was hier – zum Leidwesen der vielen Versuchstiere – auf geradezu tragische Weise nicht richtig erkannt wurde. Man hielt bestimmte ungünstige Umweltbedingungen (z. B. Verstümmelung des Schwanzes) für den Erwerb eines neuen Merkmals und sah dafür gerade nicht das eigentliche biologische Merkmal (z. B. nach Verletzung abheilender Schwanzstummel), um das es letzten Endes allein gehen kann. Wir dürfen hier die Sache also mit Weismann kurz auf den Punkt bringen: „Es gibt keine Vererbung von Verstümmelungen!" (Weismann 1904, Bd.2, S. 56)

Eine ganz ähnliche Situation liegt vor in all jenen Fällen, in denen durch den Gebrauch bzw. Nichtgebrauch eines Organs – für Lamarck der wichtigste Motor der morphologischen Evolution – die Struktur desselben verändert wird, sei es durch eine bloße Reduktion oder Vermehrung, aber auch mittels komplizierterer Umbauten des betroffenen Gewebes. Wiederum am bekanntesten und zugleich trivialsten ist hier der Fall des tierischen Muskelgewebes, das sich bei entsprechender Betätigung beispielsweise beim Menschen zu je nach Geschmack entweder an- oder eher unansehnlichen Fleischpaketen türmen kann, bei erzwungenem Nichtgebrauch (Beispiel Ruhigstellung durch Gipsverband) jedoch zu teilweise dramatischer Atrophierung (Muskelschwund) neigt. Viele derartige Veränderungen sind weitgehend reversibel und stellen zweifellos eine adaptive Anpassung an die jeweils herrschenden konkreten Umweltbedingungen dar. Für Lamarck stellten sie zugleich aber auch rein individuell erworbene neue Eigenschaften dar, die zum Vorteil der

Nachkommen vererbt werden sollten. Wiederum ist es einfach zu zeigen, daß hier etwas geschehen soll, was ohnehin der Fall ist. Natürlich werden die berühmten muskulösen Arme des Schmiedes nicht in der Weise vererbt, daß des Dorfschmieds Sohn schon ausgestattet wie Klein Popeye auf die Welt kommt und anstelle zum Schnuller gleich zum Hammer greift. Dies wäre auch nicht unbedingt ein besonderer Vorteil, den es zu vererben gelten könnte. Im Gegenteil, es wäre wahrscheinlich eher eine Gefahr für die betroffene Pflegeperson. Der Fall des echten Comicstars Popeye liegt allerdings insofern etwas anders, da dieser weniger durch intensives Training seiner Arme als vielmehr durch den willentlichen Verzehr von Unmengen von Spinat zu einem ganz plötzlichen und ungewöhnlich starken Muskelzuwachs kommt, der sich dafür aber auch um so schneller wieder zurückbildet. Auch in diesem Fall sollten wir nicht ausschließen, daß das exzessive Verschlingen von Spinat mit all seinen willkommenen Konsequenzen direkt an die Nachkommen vererbt werden kann.

Die genetische Information, um die es hier geht und die ohne irgendwelche lamarckistischen Probleme gleich direkt an die nächsten Nachkommen weitergegeben werden kann und die selbstverständlich bereits bei Väterchen Schmied und ähnlich, aber natürlich nicht notwendigerweise identisch, bei anderen Vätern existiert, besteht schlicht und einfach darin, schon bestehendes Muskelgewebe bei entsprechenden Anforderungen in einem bestimmten, aber niemals beliebigen Ausmaß zu vergrößern, andernfalls es konstant zu halten oder eben auch gegebenenfalls zu verringern. Das entsprechende Erbprogramm dafür kann natürlich in vielfältiger Weise verändert werden, aber ausschließlich durch zufallsartige Mutationsprozesse. Man kann sich zum Beispiel ohne weiteres vorstellen, daß die Dimension der, nennen wir es die Standardmuskelanlage, unterschiedliche Werte annehmen kann, was schon bei völlig untrainierten Kleinkindern einen deutlichen Unterschied im Körperbau bewirken kann. Oder die spezifische Art, das Ausmaß und der zeitliche Verlauf des Muskelauf- bzw. -abbaus kann sich ganz verschieden gestalten und so zu unterschiedlichsten Resultaten führen (man vergleiche zu diesem Zweck den steiro-amerikanischen Terminator-Muskel Arnold Schwarzenegger mit dem Grazer Catcher-Muskel Otto Wanz). Und es ist nur mehr eine Trivialität, um festzustellen, daß alles das bis auf das letzte kleine Detail vererbt werden kann (vgl. „Schwarzenegger gene": Dickman 1997). Hätte Lamarck sein Konzept genauer zu Ende gedacht und hätte er die logischen Schlüsse daraus gezogen, er hätte sich – so ihn das noch irgendwie berühren sollte – eine Menge posthumer und, wie ich meine, zum großen Teil ungerechtfertigte Schmach erspart. Inwieweit überhaupt der Streit um die Vormachtstellung in der Biologie des frühen 19. Jahrhunderts zwischen Frankreich und England zu einer übertrieben negativen Darstellung der Forscherpersönlichkeit Lamarcks, quasi als Antiperson zum – eigentlichen Lamarckisten – Darwin, geführt hat, soll hier nicht beurteilt werden. Es erstaunt jedenfalls nicht wenig, noch in unserer heutigen liberalen Epoche die Bezeichnung „Lamarckist" in Biologenkreisen wie ein Schimpfwort gebraucht zu sehen, ähnlich wie „Kommunist" in der aufgeklärten Politik des 20. Jahrhunderts.

Dies alles, Regenerations- und Verheilungsprozesse (über den aktuellen Wissensstand darüber, siehe *Science* 276 [1997], 60–87: „Frontiers in Medicine: Regeneration") wie auch Organveränderungen durch Gebrauch oder Nichtgebrauch während der Ontogenese ergibt durch und durch Sinn, erfüllt also eine biologische Funktion und ist somit auch evolutionär adaptiv, nur hat es eben nicht das geringste mit irgendeiner Art von biologischem Neuerwerb des Individuums zu tun. Das von uns so geschätzte Individuum ist nämlich, wie wir inzwischen bereits verstanden haben, ganz generell von evolutionärem Fortschritt ausgeschlossen, was sich allein schon darin zeigt, daß es in gezielt gesetzmäßiger Weise Strategien zur Anwendung bringt, die zuvor schon auf der eigentlich evolutionären Ebene der phylogenetischen Keimbahn in mutativ zufallsartiger Weise gegen die Unbilden der natürlichen Selektion mühsam erkämpft werden mußten. Hier können wir nun noch einmal mit Erfolg unser Prinzip vom zufallsartigen Erkenntnisgewinn zur Anwendung bringen und somit auch theoretisch begründen, wieso Lamarck sich irren und zugleich auch ungewollterweise recht haben mußte. Individuen wenden gerichtete, d. h. nichtzufallsartige Methoden zur Lösung bestimmter Probleme an, und es ist genau diese Tatsache, die uns zeigt, daß wir es in all diesen Fällen gerade nicht mit echtem evolutionärem Fortschritt zu tun haben. Zugleich aber steht damit einer realen genetischen Vererbung dieser individuell oft höchst unterschiedlichen Verhaltensstrategien an den jeweiligen Nachwuchs natürlich nichts mehr im Wege.

Lamarck ist also in gewisser Weise sogar Unrecht geschehen, da erworbene Eigenschaften tatsächlich vererbt werden, wenn auch aus dem einfachen Grund, daß sie schlichtweg keine Neuerwerbungen darstellen. Sein letztlich entschuldbarer Irrtum bestand also weniger darin, daß er einen neuartigen und schon gar nicht einen zu Darwin im Gegensatz stehenden Evolutionsmechanismus postulierte, sondern vielmehr darin, daß er, aber auch der gefeierte Darwin, nicht erkennen konnte, daß das vielzellige Individuum in Wirklichkeit von evolutionären Neuerwerbungen ausgeschlossen bleiben muß. Die übliche Darstellung Lamarcks als direkten Gegner von Darwins Ansichten muß sogar als eine Art von dramaturgischer Meisterleistung der Nachfolgegenerationen von Evolutionstheoretikern angesehen werden, da sich beide Forscher gerade in jenem einen, in der Folge erst strittigsten aller Punkte, nämlich der Vererbung erworbener Eigenschaften, absolut einig waren. Einer der schönsten und zugleich amüsantesten Belege dafür findet sich in Darwins Hauptwerk, der „Entstehung der Arten", selbst:

Wir kennen keines unserer domestizierten Säugetiere, das nicht in manchen Ländern hängende Ohren zeigt, und die Erklärung, die man dafür vorgebracht hat, daß nämlich Hängeohren vom Nichtgebrauch der Ohrmuskeln herrühren, weil die Tiere nur selten beunruhigt werden, klingt sehr wahrscheinlich (Charles Darwin 1859/1963, S. 37).

Hätten wir die fiktive Möglichkeit, beide Persönlichkeiten in einer heute stattfindenden wissenschaftlichen Konfrontation einander gegenüberzustellen, sie müßten wahrlich erstaunt sein über ihre inzwischen so ganz verschieden gewordenen Ansichten über die wirklichen Mechanismen der Evolution. Der einzige wesentliche Punkt, in dem allen Anschein nach Darwin tatsächlich Lamarck widersprach, betraf die Annahme einer *Generatio spontanea* für die Entstehung einfachster Lebensformen aus unbelebter Materie. Aber kehren wir jetzt zurück zur eigentlichen Problematik. Jene spezielle Information des Individuums, die nach der irrigen Ansicht der Lamarckisten einschließlich Darwins irgendwie in den Genen gespeichert werden soll, braucht also gar nicht auf umständlichste Weise dorthin transferiert werden, da sie ohnehin schon in den Entwicklungsanweisungen des Genoms vorhanden ist. Den meisten Versuchen, Lamarcks Ansichten experimentell zu stützen, lag nämlich der gutgemeinte Glauben zugrunde, daß etwas, was freie Individuen in ihrem Leben entwickelt haben, doch irgendwie auf die als vorgegeben aufgefaßte Physiologie und speziell Genetik zurückwirken könnte. Aus dieser vagen Vorstellung heraus entwickelte sich erst später die scheinbar ernstere Problematik bezüglich der Realität lamarckistischer Evolutionsmechanismen und ihre Gegenüberstellung mit darwinistischen Prinzipien von genetischem Zufall und natürlicher Auslese. Zu Zeiten von Darwin konnte dies jedoch noch nicht möglich sein, da über die genetische Grundlage der Evolution – abgesehen vom österreichischen Wissenschaftseremiten und posthumen Begründer der Genetik, dem erbsenzüchtenden Augustinerabt von Brünn, Gregor Mendel (1822–1884) – noch keinerlei konkretes Wissen existierte. Es erstaunt allerdings nicht wenig, daß bis auf den heutigen Tag manch versteckter und oft nicht sogleich als solcher erkennbarer Aspekt von Lamarcks Vererbung erworbener Merkmale als denkbarer Mechanismus der Evolution noch immer durch die Fachwelt geistert. Auch dafür ist Weismann bis auf den heutigen Tag eine gültige Informationsquelle geblieben:

Es sind immer wieder die alten Geschichtchen, welche teils unverändert, teils in neuer Fassung vorgetragen werden (August Weismann 1892b, S. 520).

Sogar nicht wenige erklärte Darwinisten haben, ohne es zu merken, bestimmte Elemente eines evolutionären Lamarckismus weiter tradiert. Die zurzeit am weitesten verbreitete Interpretation des Problems Lamarckismus bzw. als Lösung desselben verstandene Version besagt nämlich, daß sich eine lamarckistische Vererbung erworbener Eigenschaften nur deswegen evolutionär nicht durchgesetzt hat, da die meisten dieser Eigenschaften keinerlei reale Verbesserung für den betroffenen Organismus darstellen und somit eine solche Vererbung eher nachteilige Effekte nach sich ziehen würde. Der Evolutionstheoretiker Maynard Smith bringt diese Ansicht mit den folgenden Worten auf den Punkt:

Wir würden auch gerne wissen, warum der genetische Mechanismus so ist, wie er ist. Wenn es möglich ist, ein Tonbandgerät zu entwerfen, das Informationen in beide Richtungen (Anm.: gemeint sind die beiden Möglichkeiten von Wiedergabe bzw. Aufnahme) übertragen kann, dann hätte sich auch ein genetischer Mechanismus mit einem Zwei-Wege-Fluß der Information entwickeln können – vom Phänotyp zum Genotyp genau so wie vom Genotyp zum Phänotyp. Die Antwort ist die, daß die meisten phänotypischen Veränderungen (ausgenommen erlernte) nicht adaptiv sind: diese sind das Ergebnis von Verletzung, Krankheit und hohem Alter. Ein Erbmechanismus, der ein Elter befähigte, solche Veränderungen an seinen Nachwuchs weiterzugeben, würde nicht durch die natürliche Selektion begünstigt werden [Ü. d. A.] (John Maynard Smith 1989).

Nur aus diesem eher rein technischen Grund, so wird weiter gefolgert, ist auch das sogenannte zentrale Dogma der Molekularbiologie universell gültig, welches einen Informationsfluß vom Genotyp, also von den Nukleinsäuren DNA (Doppelhelix) und RNA (einfacher Strang) zum Phänotyp, also den Proteinen, jenen komplex gefalteten Aminosäureketten, zuläßt, die Realisierung einer Umkehrung dieser Kodierungsrichtung aber strikt untersagt. Wobei das zentrale Dogma hier nichts anderes ist als der Versuch einer molekularbiologischen Begründung der Weismannschen Nichtvererbbarkeit erworbener Merkmale. Mit anderen Worten, es sind allein die physiko-chemischen Bedingungen im molekularen Bereich, die jedwede instruktive Rückwirkung von den ausführenden Proteinen auf die informationsspeichernden Nukleinsäuren verbieten. Diese Argumentation scheint auf den ersten Blick durchaus einleuchtend zu sein in all jenen Fällen, wo durch spezielle Regenerationsprozesse negative Einflüsse, die durch Verletzungen, Krankheiten und Alterserscheinungen entstanden sind, zum Teil wieder ausgeglichen werden, obwohl, wie schon in den vorhergehenden Beispielen angedeutet, ja nicht – wie Maynard Smith irrtümlicherweise noch meint – die Verletzung selbst ein Merkmal darstellen kann, sondern allein dessen erfolgreiche Verheilung. Auch ein typisches Krankheitsbild sollten wir also nicht unbedingt als einen negativen und somit nicht zu vererbenden neuen Phänotyp interpretieren. Wieder wird hier die funktionell richtige Reaktion eines Organismus mit dem durch die Umwelt gestellten Problem verwechselt, denn natürlich soll nicht die krankheitsauslösende Ursache selbst (z. B. Verletzung, Virusbefall, Vergiftung durch verschiedene organische oder anorganische Substanzen, schädliche Oxidationen in den Zellen usw.) vererbt werden, sehr wohl aber die, wenn möglich adäquate Reaktion des überlebenswilligen Körpers darauf. Erst letzteres ergibt das entsprechende Krankheitsbild, und die einzig relevante Information, die dahintersteckt, ist jene, die der vielzellige Organismus in jeder einzelnen der millionen-, ja milliardenfachen Kopien seiner genetischen Grundausstattung für alle solche Fälle bereits parat hält. Eine eigene Disziplin, bezeichnenderweise „evolutionäre Medizin" genannt, beschäftigt sich inzwischen mit diesem Thema, wobei erstmals sowohl der Heilungsprozeß selbst wie auch der nicht weniger wichtige Versuch des Heilens durch eine weitere Person, vom Medizinmann bis hin zum modernen Dr. med., in einer evolutionären Perspektive betrachtet werden (Nesse & Williams 1994; Fábrega 1997). Um die Sinnhaftigkeit eines solchen Unterfangens auch wirklich zu verstehen, dürfen wir nicht vergessen, daß wir bis in die letzten Winkel unseres Körpers hinein im wahrsten Sinne des Wortes vollgepackt sind mit individueller genetischer Information. Wenn wir für einen Moment die hoch-, nämlich ca. 65prozentige Wäßrigkeit unseres irdischen Daseins vergessen, so besteht die verbleibende Festsubstanz unseres Körper noch immerhin zu 15% aus Kernsäuren, was bei einem angenommenen Durchschnittstrockengewicht von etwa 45 kg (gesamt 70 kg) immerhin beinahe 7 kg an konzentriertester Information ausmacht (Lehninger 1985).

Bei echten Alterserscheinungen könnte man nun vielleicht noch am ehesten auf die Idee kommen, daß dahinter nichts wirklich funktionell Sinnvolles stecken kann, denn dazu ist das Altwerden – wie jedermann, der sich diesem widmet, sofort bestätigen wird – einfach zu wenig angenehm, wenn nicht sogar unangenehm, um als eine besondere weise Einrichtung von Mutter Natur bewertet zu werden. Insbesonders wird auch der natürliche Abschluß eines jeden Lebens, das unvermeidliche Sterben des einzelnen Individuums, nicht gerade als bewundernswerte Erfindung der Evolution der Vielzeller gefeiert (Ludwig von Bertalanffy wies als erster auf den evolutionären Preis der Entstehung von Vielzellern durch die Notwendigkeit des obligaten Sterbens des Individuums hin). Ganz im Gegenteil, ist es doch wohl nicht schwer zu zeigen, daß unser ganzes mythologisches und religöses Denken im Prinzip in direkter oder indirekter Weise von dem einzigen, subjektiv durchaus nachfühlbaren Bestreben gekennzeichnet ist, in irgendeiner vorstellbaren Weise zu persönlicher Unsterblichkeit zu gelangen (Topitsch 1988). Und doch, wenn es auch schwerlich ein Trost sein kann, der Tod des Individuums macht, evolutionär betrachtet, durchaus seinen Sinn:

Nur vom Nützlichkeitsstandpunkt aus verstehen wir die Einrichtung des natürlichen Todes, wir sehen ein, daß die K e i m z e l l e n potentia unsterblich sein m ü s s e n , wie die Einzelligen, daß aber die Zellen, welche die Gewebe des Körpers zusammensetzen, vergänglich sein k ö n n e n und es im Interesse ihrer oft hohen und einseitigen Differenzierung, die eben ihre Leistungen für den Körper bedingen, wohl auch sein m ü s - s e n . [...] Hier kann es keinem Zweifel unterliegen, daß der Tod eine im Organismus selbst virtuell enthaltene, also gewissermaßen vorgesehene Einrichtung ist, das unvermeidliche Endziel einer Entwicklung, die mit der Eizelle beginnt, mit der Ablösung der Keimzellen, d. h. mit der Fortpflanzung ihren Höhepunkt erreicht und dann einen rascheren oder langsameren Niedergang einhält bis zum natürlichen Ende des Individuums (August Weismann 1904, Bd.1, S. 274 und Bd.2, S. 298).

So ist es nämlich sowohl mit dem Sterben wie auch mit dem Altwerden. Weit davon entfernt, das rein physikalische Resultat von bloßen Abnützungserscheinungen zu sein, die letzten Endes – vergleichbar etwa der Situation einer überbeanspruchten Maschine – zum technischen Kollaps des lebenden Roboters namens Körper führen, sind Tod und Altern ganz zweifellos funktionelle Aspekte eines je nach betrachteter Art oft ganz unterschiedlichen Lebenszyklus, wo mehr oder minder alles seinen bestimmten Platz hat. So ist zum Beispiel *Homo sapiens* inzwischen dafür bekannt, daß sein kurzes Leben in eine ganze Anzahl von unterschiedlichen Lebensabschnitten eingeteilt werden kann, wo ein Stadium – ähnlich der Abfolge derselben bei vielen Insekten – in sinnvoller Weise auf das nächste folgt, oft gekoppelt mit einer Änderung sowohl im rein physischen Bereich (Physiognomie, Körperform, Geschlechtsmerkmale usw.) wie auch natürlich in den jeweils praktizierten Verhaltensstrategien (Science Special Issue [1996]: Patterns of Aging. *Science* 273: 42–74, 80). Dem nicht genug, ist erst kürzlich ein Gen entdeckt worden, daß – ganz ähnlich wie bei Mäusen (Kuro-o et al. 1997) – für das Erscheinungsbild des Werner-Syndroms, eines extrem beschleunigten Alterungsprozesses beim Menschen, verantwortlich zeichnet (Yu et al. 1996). Vom Fötus über den Neugeborenen bis hin zum Opa bzw. zur Oma durchläuft der Mensch also mehrere Abschnitte seines Lebens mit oft ganz unterschiedlichen Zielvorstellungen und Funktionen, wobei die genaue Abfolge dieser einzelnen Phasen natürlich niemals eine dermaßen rigide sein kann wie bei den für ihre zum Teil dramatischen strukturellen Veränderungen während der Ontogenese bekannten holometabolen Insekten (vgl. Paradebeispiel *Lepidoptera*: Ei ⇒ Raupe ⇒ Puppe ⇒ Schmetterling). Nichtsdestotrotz scheint sogar im Falle der für ihre entwicklungsmäßige Flexibilität so bewunderten Wirbeltiere ein ganz konkreter und, wie sich erst kürzlich herausgestellt hat, genetisch vorgegebener Takt von ca. 90minütigen Wachstums- bzw. Umbauphasen einen Großteil der ontogenetischen Entwicklung in rhythmischem Schwung zu halten (Literatur in Pennisi 1997). Zugleich wird damit aber klar, daß man diese gesetzmäßigen Veränderungen in unserem Aussehen wie auch im Verhalten nicht mehr als bloß negative Alterserscheinungen abtun kann, will man einer evolutionär adäquaten Beurteilung gerecht werden.

Der individuelle Tod selbst, so bedauerlich er für unser subjektives Vorausempfinden auch sein mag, stellt überhaupt einen für unser Thema besonders interessanten Aspekt einer evolutionären Interpretation der menschlichen Individualgenese dar (Rose 1991). Wie wir gesehen haben, muß die Ontogenese von Vielzellern aus selektiv-funktionellen Gründen von echtem Erkenntnisfortschritt ausgeschlossen bleiben, ja die Entstehung eines neuartigen Individuums kann sogar als eine Art bloßer „Nebeneffekt" der genetischen Veränderungen in der Keimbahn angesehen werden, die die Individualentwicklung im Sinne eines wohldefinierten Reaktionsrepertoires determinieren

(Müller 1990). Den für uns hier in dieser Sache wichtigen informationstheoretischen Zusammenhang haben in der Entwicklungsbiologie erstmals Lewis Wolpert (1978) und M. Apter in einer gemeinsamen theoretischen Arbeit von 1965 präzisiert, und zwar unter dem Titel „Cybernetics and Development", welcher zugleich auch schon eine erste profunde Kritik an der voreiligen Anwendung von Shannons Informationstheorie miteinschließt, da „... es richtiger ist, in Ausdrücken wie Instruktionen anstatt Information zu denken, ... (da) Instruktionen nicht an besonderen Orten existieren, sondern das System als ein dynamisches Ganzes handelt." Wolpert faßte dies dann drei Jahre später beim legendären IUBS-Symposium (*Towards a Theoretical Biology*) unter der Ägide von C. H. Waddington folgendermaßen zusammen:

> Wir schlugen vor, daß die Entwicklung dieser Komplexität leichter verstanden wird, wenn das Ei so betrachtet wird, daß es das *Programm* (Hervorh. d. A.) für die Herstellung des Organismus enthält und nicht die gesamte Spezifikation des Organismus, den es entstehen läßt (Lewis Wolpert 1968, S. 125).

Aus all dem ergibt sich eine erste logisch zwingende Begründung für die Notwendigkeit des Sterbens des Individuums aus der Perspektive der Evolutionstheorie, denn um ein echtes Evolvieren einer vielzelligen Art ermöglichen zu können, müssen notgedrungenermaßen deren Individuen zu einem mehr oder weniger vorgegebenen Zeitpunkt, wie man so treffend sagt, „das Zeitliche segnen", um möglicherweise fortschrittlicheren Typen, letztlich also ihren eigenen durch genetische Mutationen und Neukombinationen veränderten Nachkommen Platz zu machen. In den Worten von Stephen Stearns: „Der Preis der Spezialisierung in Keimbahn und Soma ist der Tod" (Stearns 1992, S. 183). Dies mag zwar etwas häßlich für unser persönliches Empfinden klingen, die biologischen Zusammenhänge sprechen jedoch eine mehr als deutliche Sprache. Anders als noch vor einigen Jahren wird heute immer klarer, daß der natürliche Tod des Individuums – wir reden hier natürlich nicht vom Gefressenwerden durch einen entsprungenen Zirkuslöwen oder vom Überfahrenwerden durch einen adrenalingesteuerten Lenker eines dezent übermotorisierten Automobils – keineswegs eine rein biochemische Kapitulation der hauseigenen Physiologie vor den stressigen Unbilden des täglichen Überlebenskampfes mit seinen zahlreichen Herausforderungen ist, sondern vielmehr ein unter konkreter genetischer Kontrolle stehender Art von Ablauftermin. Dies heißt natürlich nicht, daß es eigene Gene geben muß, die nichts anderes zu tun haben, als sich um eine etwa gar zeitlich exakte Begrenzung unserer individuellen Lebensspanne zu kümmern. So ist denn auch die direkte genetische Determination der potentiellen Länge des Lebenszyklus nicht übermäßig hoch und liegt bei allen bisher untersuchten Arten unter einer „Erblichkeit" von 35% (Finch & Tanzi 1997). Es reicht zu diesem Zweck aber schon vollkommen, wenn sowohl direkte (Eizinger & Sommer 1997; Hodgkin,

Plasterk & Waterston 1995; Jazwinski 1996; Yu et al. 1996) wie indirekte Auswirkungen der jeweiligen genetischen Konstitution (antagonistische Pleiotropie-Effekte, Mutationsanhäufungen: Williams 1957; allgemeiner Rückgang der Hormonproduktion: Lamberts, van den Beld & van der Lely 1997) letztlich das ausmachen, was wir persönlich überaus konkret als begrenzte Lebensdauer erfahren. Faktum bleibt dabei immer noch, daß zum Beispiel Fadenwürmer im Schnitt 15 Tage, Fruchtfliegen 40 Tage, Mäuse 27 Monate und Menschen 72 Jahre lang leben (Finch & Tanzi 1997). Entscheidend ist hier also einzig und allein, daß es bis auf ganz wenige Ausnahmen – manche Grasrhizome werden auf ein Alter von 15.000 (!) Jahren geschätzt (Noodén 1988) – bei praktisch allen übrigen Vielzellern keine wirksame Selektion hin auf ein ewiges individuelles Leben gegeben hat:

Folglich hat die Antwort auf die Frage „Wieso altern wir?" drei Teile. Erstens haben wir eine klare Trennung in Keimbahn und Soma. Zweitens geht die Stärke der Selektion mit dem Alter zurück, bis hinter einem bestimmten Punkt, festgelegt durch Faktoren der Evolution einer reproduktiven Lebensspanne, ältere Organismen unbedeutend sind für die Evolution. Drittens, unter diesen Bedingungen werden zwei Arten genetischer Effekte möglich, (a) die Akkumulation von mehr Mutationen mit stärkeren (Anm.: negativen) Auswirkungen auf ältere als jüngere Klassen und (b) die Akkumulation antagonistisch pleiotroper Gene, die jüngeren Altersklassen auf Kosten älterer zugute kommt. Reife ist derjenige Punkt im Lebenszyklus, nach dem diese Effekte beginnen sollten sich zu zeigen und vor dem diese selben Effekte niemals beobachtet werden sollten (Williams 1957) [Ü. d. A.] (Stephen Stearns 1992, S. 200).

Zu all dem paßt, daß auf der Ebene der Zellvermehrung sehr viel dafür spricht, daß somatische Linien eine begrenzte Anzahl von Teilungen zur Verfügung haben, mit der sie zurecht kommen müssen, während in der Keimbahn spezielle Gene aktiviert sind, die für die potentielle „Unsterblichkeit" ihrer Linie zu sorgen haben (Ehrenstein 1998). So vermehren sich zum Beispiel Nervenzellen im wesentlichen sehr rasant nur während der frühen Embryonalentwicklung, um dann ein ganzes Leben lang mehr oder minder eine Art von neuronalem *Status quo* aufrechtzuerhalten, was bei näherer Betrachtung eine gar nicht so schlechte Einrichtung ist, da – im Gegensatz zu den trägen Pflanzen – die volle Bewegungsfähigkeit eines Tieres am besten schon mit der Geburt, also mit jenem bedrohlichen Auf-die-Welt-Kommen gegeben sein sollte. Die Anzahl der Nervenzellen bleibt dann jedoch ein Leben lang ziemlich konstant (Morrison & Hof 1997) bzw. nimmt auch insgesamt durch Regenerationen auf keinen Fall zu, was langfristig gesehen eine Voraussetzung dafür wäre, ewig leben zu können.

Aber zurück wieder zu Lamarck: Es ist also alles andere als zutreffend zu meinen, daß die meisten phänotypischen Veränderungen deswegen nicht adaptiv sind und somit deren Übertragung auf die Nachkommen durch die natürliche Selektion nicht begünstigt wurde, weil sie das Resultat von Verletzungen, Krankheit und Alter sind. Eine Verletzung selbst, der krankmachende Umstand und die alterungsbeschleunigenden Faktoren der Umwelt sind klarerweise alles andere als adaptiv und sollten bzw., logisch richtiger, können gar nicht an die Nachkommen vererbt werden, während natürlich die Fähigkeit zur Abheilung einer Verletzung, zum Überstehen einer gefährlichen Krankheit und sogar das gezielte Altwerden als nützliche Einrichtung genetisch weitergegeben werden kann und auch permanent wird. Schon diese wenigen exemplarischen Fälle zeigen uns, wie vorsichtig man sein muß, wenn man mit Recht von nichtadaptiven Merkmalen biologischer Systeme sprechen will. Hier irren gelegentlich, wie wir gesehen haben, sogar überzeugte Darwinisten.

Noch widersprüchlicher und somit zugleich aber auch interessanter für unser Thema wird die Situation in bezug auf die evolutionäre Interpretation des Lernens. In diesem Fall ist nicht einmal den abgebrühtesten Reduktionisten entgangen, daß es hier alles andere als einfach ist, so ohne weiteres von tatsächlich unvorteilhaften, also nichtadaptiven Merkmalen zu sprechen. Man einigte sich folglich auf einen, wie es schien, akzeptablen Kompromiß, der darin bestand, die Resultate von Lernprozessen als die einzig wirklich bedeutsame lamarckistische Ausnahme im gesamten Evolutionsgeschehen gelten zu lassen. Immerhin haben sogar so einflußreiche Theoretiker wie Maynard Smith, Gould (S. J.), Dawkins und viele andere einer solchen Interpretation zugestimmt. Somit war scheinbar klar, daß Lernen und dessen Weitergabe über die Generationen hinweg nicht mehr mit den üblichen Prinzipien des Darwinismus beschrieben werden kann. Eine eigene kulturelle Evolution mußte also geboren werden, um diesem Problem Abhilfe zu verschaffen und um gleichzeitig zumindest durch die biologistische Namensgebung den Kontakt zur eigentlichen Evolutionstheorie nicht gänzlich aufgeben zu müssen. Daß damit allerdings ein echter Widerspruch zur biologischen Evolutionstheorie in die Welt gesetzt worden war, das war nur wenigen Biologen wirklich bewußt. Denn wenn schon die Evolutionstheorie Darwins kühnen Anspruch auf eine wirklich umfassende Erklärung des Lebendigen verwirklichen soll, dann darf sie nicht so schnell und billig vor einem Phänomen, das zweifellos ein Thema der biologischen Verhaltensforschung und somit auch der modernen Evolutionsbiologie darstellt, kapitulieren.

Auch Richard Dawkins, der sich wie viele andere vor ihm mit der evolutionären Interpretation von komplexen kognitiven Phänomenen beschäftigte, hat diese heikle Situation erkannt und versucht, einen Ausweg aus dem Dilemma zu finden. Im Gegensatz zu der Mehrheit der schon als klassisch zu bezeichnenden evolutionären Erkenntnistheoretiker rund um Lorenz und Campbell, die weiterhin an einer unauflösbaren Dualität bzw. einer zeitlichen Parallelität von biologischer und kultureller Evolution festhalten, hat Dawkins zumindest ansatzweise eine Lösung im Sinne von Darwin angestrebt. Die von ihm konzipierte Mem-Theorie der kulturellen Entwicklung versucht eine Art

logischer Fortsetzung der bereits gut abgesicherten Gen- bzw. Genom-Theorie
der biologischen Evolution zu sein. Meme („mimem" [gr.] = Nachahmung;
„memoria" [lat.] = Gedächtnis; même [fr.] = dasselbe; Dawkins 1978) sind für
Dawkins so etwas wie die geistigen Grundelemente dessen, was in herkömmlicher Sicht menschliche Kultur ausmacht. Der Bereich dessen, was alles als
Mem verstanden werden kann, ist dabei allerdings ein gleichzeitig sehr weit
gefaßter wie auch ein zugleich schwer von anderen Phänomenen abgrenzba-
rer. Im wesentlichen handelt es sich um Gedanken und Ideen der verschiedensten Art, also letztlich um sprachlich formulierbare und damit auch tra-
dierbare mentale Begriffe, von einfachen Bezeichnungen für Klassen von
Objekten und Geschehnissen, wie z. B. „Haus", „Maus", „Loch", „wohnen", „fressen", „jagen", bis hin zu gänzlich abstrakten, der direkten Wahrnehmung nicht
so leicht zugänglichen Konzepten, wie z. B. „natürliche Selektion", „Vererbung
erworbener Eigenschaften", „Nobelpreisverleihung", „elektrische Induktion",
„logische Deduktion" und so weiter. Damit schließen die Meme mehr oder
minder alles von irgendwelchen Menschen einer Gesellschaft mit kultureller
Tradition irgendwann einmal Gedachtes und dann Mitgeteiltes mit ein.

Während allerdings in der genetischen Evolution materielle Gene um das
Überleben in vielzelligen Körpern kämpfen, sollen nun in der Kulturgeschichte des modernen Menschen immer mehr bloße Ideen und Gedanken die
Rolle der einstmals dominierenden evolutionären Replikatoren übernehmen
und somit den Einfluß der Gene zunehmend schwächen. In letzter Instanz
schwebt Dawkins sogar eine Art von historisch zu bezeichnender Machtüber-
nahme vor, bei der die Heerschar der zuletzt erfolgreichsten Meme („Gott",
„Leben nach dem Tod", „Evolutionstheorie"?) aufgrund ihrer unvergleichlich
höheren Ausbreitungs- und Replikationsgeschwindigkeit die dominierenden
Informationseinheiten der gesamten Menschheitsentwicklung werden könnten. In logischer Konsequenz dieses Ansatzes kommt er dann auch noch zu
dem Schluß, daß irgendwann einmal die von uns entworfenen Computer als
Träger und immer mehr auch schon als scheinbar autonome Entwickler der
neuesten Meme unsere eigene Evolution in die Hand nehmen könnten, eine
Prognose, die von einem breiten Publikum mit entsprechend großer Begeisterung für die zurzeit zweifellos beliebtesten Spielzeuge von *Homo sapiens* aufgenommen wird.

Das mag alles recht überzeugend und gleichzeitig ganz phantastisch klingen, aber steckt dahinter auch irgendein heuristisch wertvolles Konzept, das
uns helfen könnte, die Evolution von Mensch und Tier, sei es biologisch oder
kulturell, besser zu verstehen und, vor allem auch, adäquater zu erklären?
Dawkins selbst hat diesbezüglich schon seine eigene, immerhin sehr ehrliche
Skepsis angemeldet, nachdem er vor allem von Vertretern der eigenen Bran-
che, also von Kollegen recht heftig für seine Mem-Theorie kritisiert wurde und
manche ihn sogar schon des Verrats an der guten Sache der genetischen

Evolution bezichtigt hatten. 1976 noch mit großer Begeisterung und Überzeugung als eigenes Kapitel mit der Überschrift „Meme, die neuen Replikatoren" an den Schluß seines egoistischen Genbestsellers gestellt, spricht Dawkins bezeichnenderweise fast ein Jahrzehnt später, im *Blinden Uhrmacher* von 1987, nur noch auf einer einzigen kurzen Seite als *science fiction* von seinem ursprünglichen Konzept. Obwohl also dieses ganze Szenario nicht einer gewissen Originalität entbehrt und auch schon gar nicht so wenige Anhänger und Verfechter gefunden hat, muß es doch an einem grundsätzlichen Defizit scheitern. Es handelt sich, wie Dawkins schon im *Extended Phenotype* (1982) erstmals selbst eingesteht, höchstens um eine bloß äußerliche Analogie, die eher dazu gedacht war, das evolutionistische Standardkonzept der Genselektion rein bildlich zu veranschaulichen. Inzwischen sieht es nun allerdings eher so aus, als ob die Mem-Theorie noch mehr dazu geeignet wäre, eine echt evolutionäre Betrachtung der kulturellen Entwicklung beim Menschen eher zu behindern als zu fördern. Das Hauptproblem liegt dabei darin, daß schlußendlich eben doch wieder explizit lamarckistische Rückwirkungen vom Phänotyp zum sogenannten Replikator zugelassen werden. Dawkins spricht in diesem Zusammenhang ganz elegant von „'lamarckistischen' Ursachenketten", was inzwischen natürlich von Sozial- und Kulturwissenschaftlern, aber auch von vermeintlich naturalisierten Wissenschaftsphilosophen, die allesamt immer noch an einer unüberwindlichen Aversion gegen alles Genetische leiden, mit memetisch ansteckender Begeisterung aufgenommen wird. Damit wird aber auch schon wieder die einheitliche Natur des Evolutionsmechanismus, eben jener grundsätzliche Zufallscharakter der die evolvierenden Systeme verändernden Prozesse in Frage gestellt. Also müßten Evolution und Kultur konsequenterweise doch wieder strikt voneinander getrennt werden – ähnlich wie bisher schon praktiziert in der fruchtlosen Geist-und-Materie-Debatte der letzten Jahrhunderte. Somit wären wir allerdings wieder genau da gelandet, wo ohnehin schon alle Philosophen, Geisteswissenschaftler und andere humanistischen Gemüter ihre dauerhaften Quartiere aufgeschlagen haben. Wozu dann also der ganze aufwendige Exkurs in die Welt der Evolutionstheorie, wenn sich zum Schluß wieder herausstellt, daß man eigentlich im Kreis gegangen ist? Eine etwas persönlicher gefärbte, deswegen aber nicht weniger treffende Kritik an der Dawkinsschen Geschichte von den Memen hat der Philosoph Dennett vorgebracht:

Ich weiß nicht, wie es Ihnen dabei geht, aber ich für meinen Teil bin zunächst nicht sehr angetan von der Idee, mein Gehirn sei nur eine Art Dunghaufen, in dem sich die Ideenlarven anderer Leute erneuern, bevor sie Kopien von sich selbst in einer informationellen Diaspora aussenden (Daniel Dennett 1994, S. 267).

Dennett hat nicht ganz unrecht: Würde man Dawkins in dieser Sache wirklich ernst nehmen wollen, dann müßte sich die ganze Sache *genau so* und nicht anders abspielen. Letzten Endes muß Dawkins mit seiner für einen erklärten Darwinisten überraschend lamarckistischen Kulturtheorie der Meme deswegen scheitern, da er sich genau so wie schon viele andere vor ihm nur auf den rein physikalischen Informationsbegriff stützt, der es natürlich erlaubt, in beliebiger Weise Informationsträger aller Art zu generieren bzw. diese in die Welt zu projizieren, wo immer man glaubt, daß es vielleicht von Nutzen sein könnte. In einer solchen Perspektive ist es auch ohne weiteres erlaubt, die Träger der genetischen Information, die sogenannten Replikatoren, von deren bloß phänotypisch körperlichen Wirkungen zu trennen. Dawkins ging sogar so weit, den gesamten Organismus, zum phänotypischen Vehikel degradiert, von seinen selbstsüchtigen Superreplikatoren, den Genen, zu trennen, ohne zu bemerken, daß damit gleichzeitig auch gerade das, was genetische Information ausmacht, nämlich ihre funktionell untrennbare Bedeutung für den Lebensprozeß selbst, verlorengehen muß. Genau hierin liegt die Schwachstelle aller ähnlichen Konzepte, die den so modisch gewordenen Informationsbegriff unkritisch und in den meisten Fällen eben ziemlich falsch auf alles Mögliche anwenden. So werden mit einemmal irgendwelche strukturierten Anordnungen der unbelebten Welt zu wichtigen rein statischen Informationen, die es zu beschreiben oder gar zu enträtseln gilt, und es wird oft gar nicht bemerkt, daß jene faszinierende Information erst durch unsere Beschäftigung mit der Materie selbst den Dingen zugeschrieben wird. Im Prinzip ist also Dawkins Mem-Theorie, heuristisch gesehen, nicht viel mehr wert als eine astrologische Interpretation der Bedeutung des Universums und seiner Bewohner. Astrologie hat natürlich seinen Sinn, aber nur in bezug auf das Denken seiner Anwender, in deren Köpfen allein jene mystische Information zu suchen ist.

Interessanterweise hat die gesamte Poppersche Linie der evolutionären Wissenschaftstheoretiker – und dazu gehören nicht gerade wenige prominente Leute diesseits und jenseits des naturwissenschaftlich-philosophischen Grabens – eine Theorie der kulturellen Entwicklung entworfen, die praktisch identisch mit Dawkins' Mem-Theorie und somit mindestens genau so verführerisch und zugleich falsch ist wie jene. Gemeint ist hier eine jener berühmten Popperschen Unter-Welten dieser, wie wir sicher sein dürfen, ohnedies schon mehr als komplizierten Welt. Welt Numero 3, in Poppers Diktion zweifellos die wertvollste aller Welten, inkludiert alles das, was bei Dawkins unter dem sehr biologistisch anmutenden und wiederum in Analogie zu Genpool geprägten Terminus „Mem-Pool" läuft, wenn auch mit etwas anspruchsvollerem Inhalt. Es geht um das sogenannte Wissen im objektiven Sinn, worunter Popper das gesamte Kulturerbe versteht, welches kodiert als philosophisches, theologisches, wissenschaftliches, historisches, literarisches, künstlerisches und aber auch technologisches Wissen in bestimmten materiellen Substraten der Welt Nr. 1 (z. B. Werkzeuge, Maschinen, Bücher, Kunstwerke, Musik) vorliegt. Bezeichnenderweise hat auch Popper wie Dawkins nicht bemerkt, daß in all diesen Substraten keinerlei Information, und schon gar nicht so etwas Übernatürliches wie objektives Wissen vorhanden sein kann. Allein, das hat der großen Popularität seines so schön einfachen und einprägsamen Modells keinen Abbruch getan. Ganz im Gegenteil, denn, wie sich leicht überprüfen läßt, greifen die meisten Naturwissenschaftler, die sich irgendwann einmal – vielleicht in einer besonders kreativen Phase ihrer Karriere – mit Erkenntnistheorie beschäftigen, auf Poppers cartesianischen Entwurf zurück, unter anderem sicherlich deswegen, weil er in so attraktiver Form dem Selbstverständnis der meisten Wissenschaftler als den letzten Gralsrittern des objektiven Wissens entspricht. Zur Welt 3 gesellen sich dann noch Poppers Welten 1 und 2, die die Sache erst so richtig in Bewegung bringen sollen, dadurch daß damit so etwas wie denkende und aktiv handelnde Wesen mit ins Spiel kommen – Poppers nicht gerade geliebte „Subjekte". Welt 2 besteht dabei aus individuellen Bewußtseinszuständen, und die Welt 1 der physikalischen Gegenstände und Zustände schlußendlich fügt dem noch ein passendes Gehirn hinzu, damit das alles auch ordentlich funktionieren kann. Und doch kann so ein Schema niemals in irgendeiner praktikablen Weise funktionieren, da dessen Anwendung auf die leider bloß einzige Welt, die wir haben, genau das verlangt, was zuvor mit großer Akribie ausgeschlossen worden ist. Nur ein kleines Beispiel möge genügen, um den daraus resultierenden schwindelerregenden Veitstanz der Gedanken zu illustrieren. Wenn wir uns dazu hinreißen lassen, über etwas, nehmen wir an, Wissenschaftliches nachzudenken, in welcher aller Welten befinden wir uns dann eigentlich? Sind wir nur in Welt 2 der Bewußtseinszustände oder doch auch in Welt 3 des objektiven Wissens? Was aber ist aus unserer Welt 1, unserem über alles geschätzten Gehirn, geworden, das, wie wir inzwischen vielleicht durch das Erlebnis besonderer Berauschungszustände erfahren haben, seine niedere materielle Herkunft schwerlich leugnen kann? Es ist zu befürchten, wir befinden uns dabei gleichzeitig in allen dreien der Popperschen Welten, ja noch viel schlimmer, wir müssen befürchten, daß wir ohne unsere konkreten Gehirne unsere konkreten objektiven Gedanken gar nicht so richtig denken können. Die vermeintliche Objektivität unserer Gedanken allerdings stürzen uns dann in noch weit größere Probleme. Wenn sie in uns, in unserem Gehirn, aber auch in einem Buch stecken können, wieso gehören sie dann aber ausschließlich zur noblen Gesellschaft der Welt 3? Sie dürfen zwar ein bißchen wechselwirken mit anderen Welten, aber wie können sie plötzlich zu einer Welt 2 in einer anderen Person werden, wenn ihnen das doch strikt untersagt sein müßte? Oder dürfen sie dies doch gelegentlich, vielleicht mit einer besonderen Ausnahmegenehmigung? Wie sieht es es denn dann mit ihrer für so wertvoll gehaltenen Objektivität aus, haben sie diese vielleicht wieder gegen eine schmutzige subjektive Phantasie eingetauscht? Andererseits müßten sie doch auch wieder sogar noch objektiver werden, wenn sie sich in einem anderen Gehirn zu Welt 1 materialisieren. Oder verstehen wir da etwas ganz und gar falsch? Wir dürfen zumindest nicht erwarten, daß irgendein überzeugter Popperianer diesem argumentativen Frevel zustimmen wird.

Wir haben uns natürlich erlaubt, die Angelegenheit etwas zu dramatisieren, und man könnte das sogar noch *ad libitum* fortsetzen, aber ich denke, es war deutlich genug, um die generelle Nutzlosigkeit solcher kategorischer Weltaufspaltungen, um nicht zu sagen Spaltereien, zu demonstrieren. Bei näherer Betrachtung wird der haarspalterische Unsinn auch sofort klar. Wenn ich die Welt in nur zwei (z. B. Leib/Seele) oder eben mehrere seinsmäßig oder, wie der Philosoph, der weisheitsliebende Mensch, so schön sagt, ontologisch voneinander getrennte Welten zerteile (z. B. Platons Ideen, Kants Kategorien und die Welt an sich, Poppers Welten, Hartmanns Schichten: der deutsche Philosoph entwarf mit seinem *Aufbau der realen Welt* von 1964 eine als klassisch zu bezeichnende „kategoriale Schichtenlehre des Seienden"), um hernach die verzwickte Wechselwirkung zwischen jenen wieder zu hinterfragen, so gibt mir das zwar reichlich gedankliche Beschäftigung für mindestens ein ganzes langes Leben, aber keinerlei Aussicht auf irgendeine interessante Lösung der vielleicht sogar mit Absicht unlösbar gemachten Aufgabe. Erkenntnistheoretisch betrachtet liegt hier in einem gewissen Sinne eine Art von schizophrener Sicht der Dinge vor, wo ein und dasselbe Phänomen unter verschiedenen Bedingungen oft ganz unterschiedliche Interpretationen erfahren kann. Ja, die Situation erinnert sogar an jene amüsanten frühkindlichen Stadien des heranwachsenden menschlichen Geistes, in denen ein und dasselbe Objekt oder Subjekt je nach den Umständen (z. B. Veränderung der Perspektive) noch als getrennt voneinander existierende Wesenheiten verstanden wird. Am deutlichsten äußert sich dies in jener Phase der sprachlichen Entwicklung, wo der heranwachsende Sprößling, nach seinem Interesse für ein naschhaftes Angebot befragt, mit der Feststellung antwortet, daß nicht „ich", sondern „Anna" oder „Anton" die sofortige Übergabe z. B. einer Schokolade erwartet. So sieht sich das Kleinkind in diesem Alter vorstellungsmäßig noch lange nur in der Benennung durch seine Familie realisiert und keineswegs schon als Einheit des eigenen Ichs *mit* seiner Benennung. Dies ändert sich erst langsam mit der Zeit und den Erfahrungen des Kindes. So scheint also die Vereinheitlichung von zuvor noch mehr oder weniger strikt voneinander getrennten Erlebnisbereichen ein Charakteristikum der menschlichen Entwicklung hin zu immer leistungsfähigeren kognitiven Spezial- wie auch Globalfunktionen zu sein.

Kehren wir also zuletzt wieder zu unserer favorisierten Einwelttheorie des Lebens, einer selbstorganisatorischen Evolutionstheorie zurück (Götschl 1995: „… Verstehen der Welt, wo die Struktur und Dynamik von Natur und Kultur in einer vereinheitlichenden Weise dargestellt werden kann…" S. 109). Eines bleibt auch hier ganz klar: Die physiko-chemischen Bedingungen des zentralen Dogmas sprechen unmißverständlich gegen jedwede lamarckistische

Rückmeldung vom Organismus als Phänotyp zu seinem Genotyp, den Genen, aber wieso eigentlich? Das zentrale Dogma spricht nur deswegen gegen Lamarck, so können wir jetzt präzisieren, da bei letzterem eine zielgerichtete, d. h. mutationsunabhängige Evolution angenommen wird, die etwas zu lösen versucht, was nicht mehr gelöst zu werden braucht: die Herkunft des Wissens des Individuums. Da vom einfachen Regenerationsprozeß bei einer Verwundung bis zum Erlernen mathematischer Algorithmen (Heschl 1994b, 1996) bei *Homo sapiens* ausschließlich gerichtete und somit notwendigerweise vorausgewußte (aber deswegen nicht unbedingt bewußte) Strategien zur Anwendung kommen, hat die individuelle Entwicklung, so eindrucksvoll sie sich auch dem erstaunten Betrachter darstellen mag, nichts mit einem echten Neugewinn an Information zu tun. Daß dabei die Nukleinsäuren und nicht die Proteine die relevanten Moleküle der Vererbung darstellen, ist mehr oder minder als ein evolutionshistorischer Zufall zu betrachten bzw. hat sicherlich auch viel mit deren molekularen Eigenschaften und Wechselwirkungen untereinander und mit anderen Molekültypen zu tun. Im Prinzip könnte man sich nämlich auch das genaue Gegenteil dieser Situation vorstellen, also die Proteine als Träger der Erbinformation und die Nukleinsäuren als die dienstbeflissenen Ausführenden der evolutionsbewährten Programme der ersteren. Am grundlegenden Mechanismus der Evolution, nämlich der unumgänglichen Veränderung biologischer Strukturen durch Zufallsprozesse, würde sich dadurch rein gar nichts ändern. Um hier noch einmal den Vergleich mit einem Tonbandgerät zu strapazieren: Es ist keine peinliche Panne der Evolution, daß das Band der Informationen nur in einer Richtung oder besser: nur im Kreis (vgl. „zirkuläre Kausalität"; Haken 1989, S. 25) abgespielt werden kann. Ganz im Gegenteil, auch nur die geringste Möglichkeit einer lamarckistisch gerichteten Aufnahme von vermeintlich vorliegender äußerer Information würde diese selbe Evolution umgehend ad absurdum, d. h. ins Unbelebte zurückführen.

Evolution muß also, so ärgerlich das auch sein mag für uns rationale Wesen, die nichts so sehr lieben als das vernünftig Geordnete, mit echt chaotischen Methoden arbeiten, um irgendwie zu einem Erfolg zu kommen. Die wirklich überzeugten Lamarckisten haben dennoch immer wieder daran geglaubt, daß so etwas wie eine Vererbung erworbener Eigenschaften tatsächlich möglich und, vor allem, auch notwendig wäre, um Evolution restlos erklären zu können, während die das Feld der Evolutionstheorie zweifellos zu Recht dominierenden Darwinisten bis auf den heutigen Tag nicht bemerkt haben, daß die scheinbar auf so mysteriöse Weise erworbene Lamarcksche Information im Lernverhalten keineswegs ein unlösbares Problem darstellt, das als Sonderfall einer sogenannten kulturellen Evolution strikt von der biologischen Evolution getrennt werden müßte. Die Angst oder, eher noch, das gesellschaftliche Tabu, das dahintersteckt und das es den Biologen einfach nicht gestattet, die Evolution der Organismen einschließlich des Menschen unter einer einheitlichen evolutionären Perspektive zu betrachten, wurde von Dawkins nur allzu treffend in seinem ansonsten herzerfrischend respektlosen *Selfish Gene*-Buch formuliert:

Wenn eine Art ausgenommen werden soll, so muß es dafür spezielle gute Gründe geben. Gibt es irgendwelche guten Gründe für die Vermutung, daß unsere eigene Spezies einzigartig ist? Ich glaube, die Antwort lautet ja. Ein Großteil dessen, was am Menschen ungewöhnlich ist, läßt sich in einem einzigen Wort zusammenfassen: „Kultur" (Richard Dawkins 1978, S. 223).

Unsere jetzige Antwort auf diese scheinbar so triviale und doch zweifellos brisanteste Frage der modernen Evolutionstheorie muß da ganz anders lauten, nämlich nein und nochmals nein, wobei wir nun allerdings im Gegensatz zu früher behaupten können, daß wir diese Antwort auch zureichend begründen können. Es sieht zwar alles ganz danach aus, als würden sich unsere Gedanken und Ideen in genau derselben Weise wie unsere Gene fortpflanzen und weiterverbreiten, ja dies sogar mit noch weitaus größerer Geschwindigkeit und Effizienz tun, als es echte Gene jemals vermöchten. In Wahrheit jedoch haben uns unsere eigenen Gedanken bislang eine überraschende Tatsache verheimlicht, vielleicht auch mit gutem Grund: ihr Wissen war immer schon in uns da und kam auch niemals von außen oder gar von oben auf uns herab.

14. Das „Wunder" der Sprache[8]

Es war das gesprochene Wort, das
uns die Freiheit gab. ... Bis zum
„großen Sprung" hatte sich die
menschliche Kultur über
Jahrmillionen im Schneckentempo
entwickelt. Jeglicher Wandel wurde
vom langsamen Tempo genetischer
Veränderungen bestimmt. Nach dem
„großen Sprung" war es mit der
Abhängigkeit kultureller von genetischen Veränderungen vorbei. Trotz
des kaum noch wahrnehmbaren
Wandels unserer Anatomie übertrifft
die kulturelle Evolution der letzten
40.000 Jahre bei weitem alles, was
sich in den Jahrmillionen davor tat.
Jared Diamond

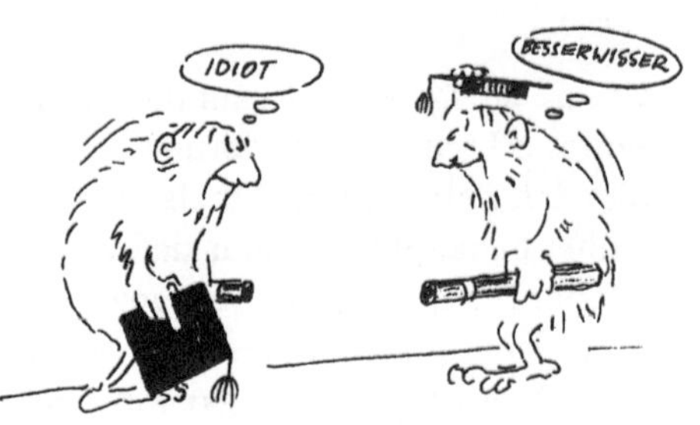

Wir sind nun mit diesem Zitat an jener Stelle angelangt, an der es gilt, den
scheinbar wichtigsten Grund für die Annahme einer Sonderstellung des Menschen einer kritischen Prüfung zu unterziehen. Noch einmal muß betont werden, daß dabei unter Sonderstellung nicht irgendwelche besondere Merkmale
unserer Spezies gemeint wären, sei es unsere eigenartig zweibeinige Fortbewe-
gungsart oder unser nacktmullähnliches (Fam. *Talpidae)* auffälliges Nacktsein, denn diesbezüglich hält, wie schon gesagt, eine jede einzelne Spezies ihre
eben ganz spezielle Sonderstellung inne. Es hätte sonst auch gar keinen Sinn,
von der Existenz von *Spezies* zu reden. Es geht hier um die viel grundlegendere
Frage, ob wir Menschen uns tatsächlich mit Recht rühmen dürfen, eine echte
Ausnahme von den bekannten Mechanismen der biologischen Evolution zu
sein. Auch der Anthropologe und Genetiker Jared Diamond, aus dessen Buch
„Der dritte Schimpanse" das obige Zitat stammt, kapituliert letztlich vor dem
mysteriösen Wunder der menschlichen Sprache. Genauso „wie anderen Wissenschaftlern, die sich hierüber den Kopf zerbrachen", fällt auch ihm nur die
allzu plausible Antwort in der umstrittenen Causa *Homo sapiens* ein. Es muß
schließlich doch die Sprache sein, was denn sonst, die uns erst zu so einzigartigen Wesen, wie wir es doch unzweifelhaft sind, gemacht hat. Ansonsten wäre
auch nicht verstehbar, wieso wir uns, rein genetisch betrachtet, so gar so wenig von unseren nächsten Verwandten, von denen wir uns natürlich doch

gerne etwas distanzieren möchten, unterscheiden. 1,6% Unterschiede in den Gensequenzen zu den beiden Schimpansenarten, das kann doch unmöglich den Kern der Sache treffen, da muß doch einfach noch etwas viel Bedeutenderes dazukommen, damit eine so einzigartige Art wie *Homo sapiens* sich in so dramatischer Weise nicht nur von den übrigen Mitgliedern aus der großen Familie der Primaten, sondern sogar von allen übrigen lebenden Arten unterscheiden kann. Diamond selbst scheint jedoch von dieser allzu gängigen Interpretation gar nicht so sehr angetan zu sein, denn immerhin bezweifelt er etwas später doch noch, was die Befähigung zu echter Sprache betrifft, den generell für sehr groß gehaltenen Unterschied zwischen dem Menschen und seinen nächsten Verwandten:

Doch fast jede Entdeckung von Elementen menschlicher Sprache bei Tieren stößt auf die entschiedene Skepsis vieler Wissenschaftler, die von der sprachlichen Kluft zwischen Mensch und Tier überzeugt sind. ... Mir persönlich kommen dagegen die Alternativhypothesen, mit denen die Skeptiker versuchen, tierisches Verhalten zu erklären, nicht selten viel komplizierter vor als die simple und oft plausible Erklärung, daß der Mensch eben nicht so einzigartig ist (Jared Diamond 1994, S. 189/190).

Im folgenden wollen wir versuchen, noch etwas konsequenter als Diamond zu sein. Wenn wir das bisher Gesagte miteinbeziehen und den Versuch unternehmen, eine evolutionstheoretische Beurteilung des Phänomens Sprache abzugeben, so bleibt nämlich vom großen Wunder der Sprache nicht mehr viel übrig. Vor allem jener Punkt, in dem es um den erkenntnisgewinnenden, somit also evolutionsprogressiven Status von sprachlichen Äußerungen und Interaktionen geht, wird uns zeigen, daß die Darstellung symbolischer Kommunikation als jene Besonderheit der menschlichen Spezies, die es ihr als einzige und damit tatsächlich einzigartige Art erlaubt, die Mechanismen der biologischen Evolution zu umgehen, schlicht und einfach ein Irrtum ist. Oder, besser gesagt, es handelt sich eher noch um eine Illusion, da wir gleich sehen werden, daß das Festhalten daran nicht viel mehr als das Beharren auf einem liebgewordenen Glaubensbekenntnis darstellt. Vielleicht liegt aber auch die ganz besondere Faszination sprachlicher Kommunikation darin, daß sie subjektiv das hehre Gefühl einer echten Anteilnahme an den persönlichen Gedanken der Mitmenschen vermittelt und somit zumindest ein bißchen über den wenig tröstlichen, aber dennoch objektiv gegebenen Tatbestand der physischen Getrenntheit hinwegzutäuschen vermag. Damit einher geht offensichtlich in direkter Weise die Vorstellung oder sogar auch die gefühlsmäßige Gewißheit, daß wir Menschen untereinander echtes Wissen und darunter vor allem auch wirklich neuartiges Wissen austauschen können.

Das Schwierige an der Sprache liegt nun offensichtlich darin, daß es sich so schwer über sie reden läßt, da dieses Reden selbst wiederum von den zu reflektierenden Möglichkeiten der Sprache abhängen muß. Sei es wie es sei, die Situation änderte sich mehr oder minder schlagartig, sobald man, wie es mo-

derne Sprachforscher inzwischen gewöhnt sind zu tun, die Sprache als bloß
eine unter vielen anderen möglichen Formen menschlichen Verhaltens verstand, eines Verhaltens, von dem anzunehmen war, daß es im Rahmen einer
umfassenden Evolutionstheorie des Menschen auch eine konkrete adaptive
Funktion zu erfüllen hat. Jener große Mann, dem es schließlich, nach den ersten vergleichbaren Versuchen des berühmten Freiherrn Wilhelm von
Humboldt (1767–1835) „Über die Verschiedenheit des menschlichen Sprach-
baues und ihren Einfluß auf die geistige Entwicklung des Menschengeschlechts", gelungen ist, die Untersuchung der menschlichen Sprache vom hohen Roß der bloßen Sprachphilosophie herunterzuholen in die profanen
Niederungen der wissenschaftlichen Forschung, heißt Noam Chomsky. Was er
über das Sprachverhalten des Menschen zutage gebracht hat, läßt sich ohne
weiteres mit den Beiträgen eines Charles Darwin zur Formulierung der modernen Evolutionstheorie vergleichen. Die Parallele zu Darwin ist allerdings
weitaus überraschender, als man es jemals vermuten würde, wenn man sich
nur den Lebenslauf des jungen Chomsky vor Augen hält.

Als ein Mensch, der sich schon früh für Politik nicht nur zu interessieren begann, sondern sich auch gleich zu engagieren wußte – „Ich bin in der radikalen jüdischen Gemeinde von New York aufgewachsen. Das war zur Zeit der
Wirtschaftskrise." (Chomsky 1973, S. 165) – kommt Chomsky erst über große
Umwege zu jenem besonderen Fachgebiet, in dem er später so unglaublich
berühmt werden sollte. Angeregt durch gemeinsame politische Interessen begann er bei Zellig Harris, dem damaligen Leiter des Linguistik-Departments
an der Universität von Pennsylvania, Sprachwissenschaft zu studieren und versuchte sich die ersten Jahre hindurch mit der Umsetzung von behavioristischen Methoden bei der Erforschung des Spracherwerbs. Dabei ging er wie jeder andere brave Behaviorist davon aus, daß es durch die Annahme von
einigen wenigen induktiven Prinzipien möglich sein sollte, die Erklärung dieses doch so unglaublich komplexen Phänomens zu vereinfachen. Obwohl er,
im Gegensatz zur immer noch großen Heerschar der Lerntheoretiker, recht
bald erkannte, daß mit dieser allzu begrenzten Methode der Reduktion – egal
welchen Verhaltens auch immer, sei es einer Maus oder eines Menschen – auf
einfache assoziative Lernprinzipien kein Preis zu gewinnen war, gelang es ihm
erst vergleichsweise spät, auch andere Leute für den Wert seiner inzwischen
neu formulierten Sprachtheorie zu begeistern (Chomsky dazu: „Auch nachdem ich selbst überzeugt war, konnte ich noch keine Publikation erreichen.
Sehr wenige Leute sprachen dieser Arbeit irgendeinen Wert zu." 1973, S. 187).

Chomskys genialer Einfall oder, wie er selbst schreibt, eigentlich aus einem
Hobby heraus geborene Idee: „Ich nahm an, diese generativen Grammatiken
seien nur ein Spaß und mein privates Hobby" (Chomsky 1973, S. 186), war die
Annahme einer sogenannten generativen Grammatik, die als eine Art von
Tiefenstruktur des menschlichen Geistes alle notwendigen Instruktionen für

den Erwerb einer konkreten Sprache, sei es nun des Englischen oder des Japanischen, enthält. Die Existenz einer solchen universellen, d. h. allen Menschen gleichermaßen gemeinsamen Grammatik sollte nach Chomsky dadurch notwendig sein, daß Kinder bis zum Alter von nur vier Jahren unter normalen Bedingungen ein Ausmaß an Sprachbeherrschung erreichen, wie es unter der Annahme von bloß assoziativ vonstattengehenden Lernprozessen nie und nimmer möglich wäre. Ganz unabhängig von rein punktuellen Lernprozessen, in denen nur einzelne Wörter und Wortbedeutungen oder verschiedene spezielle Satzbauregeln erworben werden, bilden sich in relativ kurzer Zeit ungewöhnlich stabile Strukturen, die weit über alles das hinausgehen, was allein die bloß sinnliche Erfahrung an Material anzubieten hätte. Eines seiner Lieblingsbeispiele, die Chomsky dabei immer wieder ins Treffen führt, um die Richtigkeit seiner Argumentation zu untermauern, bezieht sich auf das Prinzip der Strukturabhängigkeit von grammatikalischen Prozessen. Dieses Prinzip besagt nichts anderes, als daß zum Beispiel Kinder niemals in der Weise neuartige Satzkonstruktionen wie z. B. Fragesätze, Verneinungen, Veränderungen im Zeitmodus, Relativsätze usw. bilden, daß sie – was sich als einfache lerntheoretische Regel anbieten würde – bloß die Reihenfolge der Wörter in einem konkreten Satz umkehren, um so, ganz unabhängig von der Ausgangsstruktur des Satzes, eine neue Aussage zu kreieren. Beispielsweise würden sie niemals aus der zweifellos etwas frühreifen Feststellung „Chomsky unternahm den ersten Versuch einer naturwissenschaftlichen Sprachwissenschaft" die Frage „Sprachwissenschaft naturwissenschaftlichen einer Versuch ersten den unternahm Chomsky?" ableiten, was aber rein theoretisch ohne weiteres denkbar wäre und sich eigentlich, bei entsprechender Tradition, dann auch über Generationen hinweg auf Dauer erhalten sollte.

Aber noch ganz andere, noch viel beliebigere Zufallsvariationen wären zumindest lerntheoretisch denkbar, und doch treten sie in keiner Sprache der Erde auf. Wenn, wie Chomsky nachweist, das Erlernen des Japanischen nur unwesentlich abweicht vom Erlernen des Englischen, so muß tatsächlich gefragt werden, wie dies denn möglich sein kann, ohne daß nicht doch in irgendeiner Form vorgegebene Strukturen mit ihm Spiel sind. Ginge nämlich der Erwerb einer Sprache tatsächlich nach den idealisierten und als universell erachteten Prinzipien der behavioristischen Lerntheorie vor sich, dann müßten, erstens, Kinder alles nur denkbar Mögliche erlernen können und, zweitens, sollten Sprachen dann unter dem völligen Verlust der Übersetzbarkeit in relativ kurzer Zeit auch strukturell auseinanderdriften. Ein gutes Beispiel, daß dem gerade nicht so ist, zeigt die leider schon im Verschwinden begriffene Sprachenvielfalt Neuguineas – immerhin an die 1.000 Sprachen auf ungefähr 800.000 Quadratkilometer –, deren Sprecher aber genau so wie alle anderen Menschen auch eine neue, scheinbar ganz andersartige Sprache erlernen und somit gleichzeitig in die eigene Sprache übersetzen können. Nach neueren Schätzungen werden auch im Laufe des nächsten Jahrhunderts der fortschreitenden Globalisierung von den weltweit etwa 6.500 existierenden Sprachen fast die Hälfte davon, also an die 3.000, vom Erdball verschwinden bzw., richtiger formuliert, einander wechselseitig assimilieren (Quelle: *Atlas of the World's Languages*. Moseley & Asher, Routledge, 1994). Am deutlichsten zeigen jedoch Kleinkinder aus aller Welt, daß Menschen, egal welcher Herkunft, bereits das notwendige Vorwissen besitzen, um jede einzelne der vielen Sprachen unseres Planeten perfekt lernen zu können. Es ist hier für Eltern immer wieder faszinierend zu beobachten, mit welcher Leichtigkeit Kinder im Alter von 3–5 Jahren eine zweite Sprache zusätzlich zur Muttersprache hinzulernen, noch dazu ganz ohne Grammatikunterricht und anderen für Erwachsene ausgesprochen mühsamen Sprachlernübungen. Was allerdings dabei zugleich auch vollkommen unberührt bleibt, sind alle jene individuellen Charakteristika, die ein jeder Mensch ganz unabhängig von der jeweils erlernten Sprache beibehält, sei es die spezifische Art bestimmte Laute in einer besonderen Weise zu artikulieren oder sei es auch nur die Art, sich mittels eines ganz persönlichen grammatikalischen oder lexikalischen Stils auszudrücken.

Chomskys Prinzipien- oder Parametertheorie der Sprache besagt nun, daß alle Menschen angeborenermaßen über ein Set von universalen, also der gesamten Spezies eigenen Prinzipien verfügen, mit dem sie sich irgendeine beliebige Sprache einer Kultur aneignen können. Chomsky ist sich dabei allerdings voll im klaren, daß die Annahme einer solchen universalen Grammatik (UG) eigentlich eine grobe Vereinfachung darstellt, da – wie gerade eben beim Sprachlernen des Kindes angedeutet – individuelle Unterschiede von vornherein nie ganz ausgeschlossen werden können. Nichtsdestotrotz ist es absolut legitim, genau so wie es Biologen tagaus, tagein praktizieren, wenn sie die typischen Artmerkmale einer Spezies angeben, in analoger Weise zu versuchen, den allen Menschen gemeinsamen Typus eines bestimmten Verhaltens aus der großen Fülle der individuellen Reaktionsweisen herauszufiltern. So wird sich heutzutage, trotz einer immer noch bestehenden wissenschaftstheoretischen Debatte über das Wesen des Typus (vgl. Riedl 1987a), wohl niemand mehr daran stoßen, daß Niesen, Husten oder Lachen eine arttypische Verhaltensweise von *Homo sapiens* ist, obwohl wir, vor allem wenn wir Städter sind (was in Bälde zu 80% der Fall sein wird), fast jeden Tag neuen auffälligen Varianten bestimmter Verhaltensmuster begegnen werden. *Die* universale Grammatik wird also mit sehr großer Wahrscheinlichkeit in keinem einzigen Menschen dieser Welt realisiert sein, genausowenig wie es *die* Birne oder *den* Berg wirklich geben wird, aber man versteht trotzdem, was Chomsky damit meint, wenn er behauptet:

Wir wollen die „Universale Grammatik" (UG) als das System von Prinzipien, Bedingungen und Regeln definieren, die Elemente bzw. Eigenschaften aller menschlichen Sprachen sind, und zwar nicht nur zufälligerweise, sondern eben aus Notwendigkeit – wobei ich natürlich an eine biologische, nicht an eine logische Notwendigkeit denke. Die UG kann man somit als Ausdruck des „Wesens der menschlichen Sprache" verstehen. Die UG ist bezüglich aller Menschen invariant. Die UG spezifiziert, was beim Spracherwerb erlangt werden muß, damit dieser erfogreich ist (Noam Chomsky 1977, S. 41).

Die universale Grammatik, die gelegentlich auch „generative" Grammatik genannt wird, da sie Sprache zu generieren vermag, ist somit nichts anderes als ein hochspezifisches System von sich in der Ontogenese entfaltenden Regeln, mit denen dann im Endergebnis eine zumindest theoretisch unbegrenzte Zahl von Sätzen erzeugt werden kann. Was also offensichtlich von einem jeden Kind nur mehr gelernt werden muß, ist keineswegs die Sprache selbst, sondern höchstens die variablen regionalen und historischen Besonderheiten in Aussprache und Bedeutung eines bestimmten Sprachidioms, wobei auch ganz unterschiedlich erscheinende Sprachen nichts anderes darstellen als geringfügige Variationen ein und desselben Grundmusters. Dies erklärt unter anderem, wieso die direkte Übersetzung von einer Sprache in eine andere überhaupt möglich ist, was absolut ausgeschlossen wäre, würde der Erwerb einer Sprache nach rein assoziativen Regeln oder gar zufallsbedingt unter den oft sehr stark variierenden Milieubedingungen verschiedener Kulturen stattfinden.

Welche Konsequenzen können nun für unser Thema aus Chomskys Sprachtheorie gezogen werden? Die zentrale Frage nach der Möglichkeit von Erkenntnisgewinn kann auch für den Fall der menschlichen Sprache ganz klar beantwortet werden. Sprache und damit auch jegliche andere Form von symbolischer Kommunikation, die auf ihr aufbaut, hat zwar sehr viel mit Regeln, Gesetzmäßigkeiten und wohldefinierten Mechanismen zu tun, aber zugleich gerade deswegen auch nicht das Geringste mit irgendeiner Art von Erkenntnisfortschritt und Informationsvermittlung. Keinem anderen als Chomsky gelang es, so schön zu demonstrieren, daß die Sprache nur über ihren regelhaften und ausnahmslos systematischen Charakter zu verstehen ist. Dies heißt nichts anderes, als daß das die Sprache erwerbende Subjekt, im typischen Fall das heranwachsende Kind, bis in die letzten Details schon immer genau weiß, wie es vorzugehen hat, und daß in der gesamten Sprachentwicklung echte Zufälle, die nichts anderes wären als empfindliche Störungen der Funktion, keine konstitutive Rolle spielen. Ganz im Gegenteil, eine jede solche zufallsartige Änderung in einem Bereich müßte unweigerlich auch die Gefährdung der Kohärenz des gesamten Sprachsystem mit sich bringen. Wie uns die Evolutionstheorie lehrt, hätte eine solche Änderung überhaupt nur dann eine zwar immer noch geringe Chance auf eine Verbesserung des gesamten Systems, wenn sie bereits in der Keimbahn ansetzen würde, also genau dort, wo die einzige Möglichkeit besteht, die Kohärenz der Physiologie und des Verhaltens des späteren Vielzellers nicht von vornherein zu gefährden. So schließt gerade die außergewöhnliche Regelhaftigkeit das aus, was der Sprache irrtümlicherweise zuerkannt wird, nämlich die Möglichkeit, unabhängig von der rein biologischen Evolution zu Erkenntnisgewinn zu gelangen.

Man könnte hier einwerfen, daß eine solche Interpretation nun doch die Chomskysche Sprachtheorie maßlos überstrapaziere und eigentlich nur für eigene Zwecke mißbrauche, denn schließlich behauptet jene doch nur, daß ein gewisser struktureller Rahmen des Spracherwerbs, eben jene berühmte universale Grammatik, angeboren ist, daß aber eine Fülle von spezielleren Details doch als qualitativ neuartige Informationen vom lernenden Subjekt erst erworben werden müssen. Für diesen Einwand würde sprechen, daß man in der generativen Grammatik zusätzlich noch zwischen einer – *nomen est omen* – eher basaleren Tiefenstruktur und einer eher peripher angelegten Oberflächenstruktur unterscheidet. Während erstere so etwas wie das biologische Substrat abgibt, auf dem der Spracherwerb aufbaut, so sollte doch zumindest die letztere als ein Rest der verbliebenen Freiheit des Individuums die Möglichkeit für wirkliche Neuerwerbungen miteinschließen. Im Prinzip käme dies wieder der alten Zweiteilung von Angeborenem versus Erworbenem gleich, und wir hätten uns wieder herumzuschlagen mit der leidigen Frage der Erblichkeit der verschiedenen an der Funktion der Sprache beteiligten Komponenten. Zum Glück ist aber auch eine solche, durch einen Rückfall in eine längst überholte Dichotomie gekennzeichnete Interpretation schon längst nicht mehr zu rechtfertigen, und bereits Chomsky selbst hat in sehr klaren Worten präzisiert, was viele seiner Interpreten offenbar bis auf den heutigen Tag nicht so recht verstanden haben oder vielleicht auch nicht so richtig verstehen wollten:

Der Ausdruck „Tiefenstruktur" hat sich unglücklicherweise als sehr irreführend erwiesen. Er führte eine Reihe von Leuten zu der Annahme, daß eben nur die Tiefenstrukturen und deren Eigenschaften wirklich „tief" (im nichttechnischen Sinne des Wortes) sind und daß der Rest oberflächlich, unwichtig, in jeder Sprache anders sei usw. Dies war jedoch nie beabsichtigt. Die phonologische Theorie enthält Prinzipien der Sprache, die tief, universell, unerwartet, aufschlußreich usw. sind. Dasselbe gilt, wie ich glaube, auch für die Theorie der Oberflächenstrukturen und andere Elemente der Grammatik (Noam Chomsky 1977, S. 102).

Was Chomsky hier indirekt klarstellt, ist nichts anderes als die empirische Tatsache, daß der gesamte Bereich der sprachlichen Kommunikation eine Kategorie menschlichen Verhaltens darstellt, die bis ins letzte Detail hinein durch wohldefinierte und somit determinierte Gesetzmäßigkeiten gekennzeichnet ist. Und anders als viele Biologen, die immer noch Angst vor dem Naturwunder Mensch haben, scheut er auch nicht davor zurück, dieselbe Annahme noch für ganz andere, scheinbar einzigartig menschliche Bereiche in Anspruch zu nehmen:

Parallel zu der Sprachfähigkeit und in einer höchst komplexen Form mit dieser interagierend existiert ferner jene Fähigkeit des Geistes, die das Common Sense Verständnis, wie man es nennen könnte, konstruiert, d. h. ein System von Annahmen, Erwartungen und

Kenntnissen über die Natur und das Verhalten von Objekten, ihre Stellung innerhalb eines Systems „natürlicher Arten", die Organisation dieser Kategorien, und die Eigenschaften, die die Kategorisierung von Objekten und die Analyse von Ereignissen determinieren. Eine allgemeine „Hypothese der Angeborenheit" wird auch Prinzipien miteinschließen, die für die Stellung und die Rolle des Menschen in der sozialen Welt relevant sind wie auch für die Natur und die Bedingungen der menschlichen Arbeit, die Struktur unseres Handelns, unseres Wollens und unserer Entscheidungen usw. (Noam Chomsky 1977, S. 47).

Anhand dieser Aussage könnte man nun meinen, in Chomsky den unerwartet konsequentesten aller modernen evolutionären Erkenntnistheoretiker angetroffen zu haben, hätte er nicht im letzten Moment vor der doch irgendwie angsteinflößenden Alles-oder-nichts-Entscheidung einer echt evolutionären Interpretation die Flucht nicht, wie sonst allgemein üblich, nach vorne, sondern nach hinten ergriffen. Gerade jener Noam Chomsky, der als rationalistischer Linguist und nicht, wie man angesichts seiner nativistischen Sprachtheorie glauben könnte, als vom Darwinismus restlos überzeugter Biologe angetreten war, die Sprachkompetenz des Menschen als ein biologisch vorgegebenes Merkmal der Spezies *Homo sapiens* zu betrachten, jener Chomsky also, der im Beitrag der Sprache nicht viel mehr sah als im Beitrag von Armen und Beinen zur Besonderheit der menschlichen Fortbewegung seit unseren ersten *erectus*-Vorgängern, genau dieser große Denker verwirft zuletzt gerade alle jene Konsequenzen, die den eigentlich zentralen Punkt der ganzen Sache betreffen, nämlich den erkenntnistheoretischen Status der sprachlichen Kommunikation. Das Ganze beginnt mit einer mehr als skeptischen Betrachtung des Einflusses der natürlichen Selektion auf die Entstehung intelligenter Verhaltensweisen beim Menschen:

Wie die physischen Strukturen haben sich ohne Zweifel auch die kognitiven Strukturen auf gewisse Weisen entwickelt; von beiden können wir aber nicht ernsthaft behaupten, daß wir bereits wüßten, welche Faktoren in einem bestimmten Stadium der Evolution eine Rolle spielten und deren Ergebnis determinierten bzw. auch nur signifikant beeinflußten. ... Zu den vom Menschen im Verlauf der Evolution entwickelten Systemen gehören unter anderem die Fähigkeit, Wissenschaft zu betreiben, sowie die Fähigkeit, intuitiv mit ziemlich fundamentalen Eigenschaften des Zahlensystems arbeiten zu können. Soweit wir wissen, besitzen diese Fähigkeiten keinen Selektionswert, wenngleich es natürlich durchaus möglich ist, daß sie sich als ein Teil von anderen Systemen entwickelten, denen ein solcher Wert zukommt. ... Es wäre ein schwerwiegender Fehler anzunehmen, daß alle bzw. auch nur die interessanten strukturellen Eigenschaften, die sich im Verlauf der Evolution entwickelt haben, durch natürliche Selektion „erklärt" werden können. Für eine derartige Annahme liegen im Fall von psychischen Strukturen sicher keine Gründe vor (Noam Chomsky 1977, S. 75).

Und endet schließlich, in bezug auf die damit notwendigerweise einhergehende Frage nach den möglichen Grenzen der menschlichen Intelligenz, wieder mit dem uralten Mythos von der kosmischen Sonderstellung des menschlichen Geistes:

Man beachte, daß diese mir ganz natürlich erscheinenden Ansichten über den Bereich und die Grenzen unseres Wissens dem menschlichen Fortschritt keine endlichen Grenzen setzen. Die ganzen Zahlen bilden eine unendliche Menge, sie erschöpfen aber nicht die reellen Zahlen. Ebenso sind auch der Entwicklung der menschlichen Fähigkeiten keine Grenzen gesetzt; gewissen durch unsere biologische Natur auferlegten Grenzen können wir jedoch nicht entkommen. Es gibt vermutlich keinen kognitiven Bereich, auf den derartige Feststellungen nicht zutreffen (Noam Chomsky 1977, S. 150).

Die nicht nur bei Chomsky, sondern auch bei Piaget, Popper, Lorenz, Campbell und anderen immer wiederkehrende und offensichtlich subjektiv sehr starke Überzeugung von den prinzipiell unendlichen Möglichkeiten des menschlichen Geistes erfordert eine eigene Betrachtung. Natürlich ist es rein theoretisch nicht ausgeschlossen, daß infolge der wiederholten Anwendung spezifischer grammatikalischer Regeln auf sprachliche Handlungen eine enorme Vielfalt an immer wieder unterschiedlichen Sätzen generiert wird. In den Worten von Chomsky heißt dies, daß, „um es nochmals zu sagen, eine Grammatik ein System von Regeln und Prinzipien ist, welches eine infinite Klasse von Sätzen mit ihren formalen und semantischen Eigenschaften generiert" (Chomsky 1977, S. 55). Aber dies allein heißt noch lange nicht, daß das Erkenntnisvermögen des Menschen deswegen als grundsätzlich unbegrenzt aufzufassen ist. Unabhängig von den vielen verschiedenen Variablen, die durch Schwankungen der Umwelt und des sozialen Milieus einen Einfluß auf die Sprache ausüben, sind nämlich Varianten ein und desselben universalen Grundmusters der UG durchaus vorhersehbar bzw. bei Bedarf jederzeit generierbar. Gerade dadurch aber hat die scheinbar so unendlich große Zahl an möglichen Varianten schon rein gar nichts mit irgendeinem Erkenntnisfortschritt zu tun, da das erkennende System, d. h. der lebende Organismus, immer schon genau weiß, wie er vorzugehen hat. Gerade letzteres muß aber ausgeschlossen bleiben, wenn wir überhaupt das Recht haben wollen, von echtem Erkenntnisgewinn sprechen zu wollen. Im Prinzip ist die scheinbare Unendlichkeit sprachlicher Systeme sogar direkt mit der allerdings weniger stark formal begründeten Unendlichkeit der Realisierungen instinktiven Verhaltens vergleichbar, da auch in diesem Falle Tiere eben nicht wie programmierte Roboter in perfekt stereotyper Weise herumhüpfen oder brüllen, oder fressen, oder sich paaren usw., sondern aufbauend auf flexiblen biologischen Regelsystemen wohldeterminierte Verhaltensmuster erzeugen. Flexibilität im Verhalten wird hier oft irrtümlich mit einer Unbestimmtheit der zugrundeliegenden genetischen Programme gleichgesetzt, eine Schlußfolgerung, die jeglicher empirischen Grundlage entbehrt.

Kommen wir aber nochmals zurück zu Chomskys überraschendem Rückzieher vor einer Integration seiner doch sehr an den Ergebnissen der Naturwissenschaften orientierten Sprachtheorie in eine der wichtigsten Basistheorien der biologischen Wissenschaften, der Evolutionstheorie. Sein erst im letzten Moment unternommener und ganz offensichtlich nicht strikt antibiologistisch, sondern vielmehr *antievolutionistisch* bedingter Schwenk zurück zum philosophischen Mythos vom Naturwunder Mensch ist insbesondere deswegen bedauerlich, da er der richtigen Sicht der Dinge in bezug auf den untrennbaren Zusammenhang von Evolution und Erkenntnisgewinn schon äußerst nahe war. Die von ihm sehr ausführlich diskutierte „Hypothese der Angeborenheit" für praktisch alle kognitiv relevanten Bereiche des menschlichen Denkens und Handelns geht schon von Anfang an weit über alles das hinaus, was sich sogenannte evolutionäre Erkenntnistheoretiker, seien es richtige Naturwissenschaftler oder bloße Philosophen, bislang jemals an Behauptungen über die evolutionäre Bedingtheit menschlicher Intelligenz zu äußern getrauten. Dem nicht genug, liefert uns Chomsky auch noch eine kurze und, wie ich glaube, absolut treffende Darstellung dessen, was deklariertes Hauptthema des vorliegenden Buches über das vermeintliche Naturwunder Mensch ist, mit dem einzigen Unterschied allerdings, daß – so man die Gültigkeit der Evolutionstheorie für alle Bereiche des Lebens voll akzeptiert – unsere Schlußfolgerungen grundsätzlich anders ausfallen müssen:

Kehren wir zum Hauptthema zurück. Angenommen, wir wählen ein Problem in einem Bereich B aus, das außerhalb der kognitiven Kompetenz von O liegt. Der Organismus O wird dann nicht wissen, wie er vorzugehen hat. O wird keine kognitive Struktur besitzen, die für eine Behandlung dieses Problems zur Verfügung steht. Es gibt auch keine LT(O,B) (Anm.: Lerntheorie = Lernkompetenz von O für B), die O befähigen könnte, eine solche Struktur zu entwickeln (Noam Chomsky 1977, S. 35).

Nur etwas später heißt es dann:

Außerhalb der Grenzen der kognitiven Kompetenz besitzt infolge einer unglücklichen Notwendigkeit eine empiristische Lerntheorie Gültigkeit (Anm.: gemeint ist ein Lernen durch Versuch und Irrtum). Daher ist nur ein geringer Wissenserwerb möglich, der Bereich dessen, was wir entdecken können, ist minimal, und bei allen Bereichen und bei jeder Spezies werden sich Einförmigkeiten finden (Noam Chomsky 1977, S. 53).

Dem ersten dieser zwei Zitate kann in bezug auf die Analyse der grundsätzlichen Ausgangssituation nur voll und ganz zugestimmt werden. Eine ähnlich korrekte Beschreibung der fundamentalen Problematik der Überwindung kognitiver Grenzen finden wir sogar schon beim ersten großen Sprachlogiker der Neuzeit, bei Ludwig Wittgenstein, wobei dieser allerdings über die bloße Beschreibung der Ausgangssituation noch nicht weit hinausging:

Das Buch will also dem Denken eine Grenze ziehen, oder vielmehr – nicht dem Denken, sondern dem Ausdruck der Gedanken: Denn um dem Denken eine Grenze zu ziehen, müßten wir beide Seiten dieser Seite denken können (wir müßten also denken können, was sich nicht denken läßt) (Ludwig Wittgenstein 1921/1963, S. 7).

Die Konsequenzen, die wir heute daraus ziehen können, sind jedoch ganz anderer Natur als bei Chomsky, der letztlich doch wieder eine Methode, nämlich eine allgemein-diffuse Lerntheorie einführt oder gar noch bei Wittgenstein, der mit dem bekannten Ausspruch „Worüber man nicht reden kann, darüber soll man schweigen" (Wittgenstein 1921/1963, S. 7) sich schon einige Zeit zuvor einer eigenartig paradoxen Art von wissendem Schweigen verschrieb. Dabei ist eine evolutionstheoretische Schlußfolgerung so einfach zu ziehen, wie es einfacher nicht gehen kann. Für den Bereich, für den man keine Kompetenz besitzt, muß man kognitiv blind bleiben, da es eben keinerlei Möglichkeit gibt, mit irgendeiner Art von Kompetenz genau in diesen absolut verbotenen Bereich vorzudringen. Außerhalb der Grenzen der kognitiven Kompetenzen eines Lebewesens besitzt somit nicht infolge einer, wie Chomsky bedauert, unglücklichen, sondern einer konkret angebbaren erkenntnistheoretischen Notwendigkeit nur die evolutionäre (Nicht-)Methode von zufallsartiger Variation und natürlicher Selektion eine Chance auf Erfolg. Entgegen Chomskys Vermutung hat dieser Evolutionsmechanismus jedoch rein gar nichts mit einem Lernen nach der Versuch-und-Irrtum-Methode zu tun, da auch ein solches eine gerichtete kognitive Kompetenz wie jede andere darstellt. Genau deswegen ist aber auch in jedem bislang unzugänglichen Bereich prinzipiell nur ein absolut ungerichtetes Voranschreiten durch genetische Mutationen möglich, da – um es noch einmal ganz naiv, um nicht zu sagen blöd zu formulieren – natürlich niemals gewußt werden kann, was *per definitionem* eben nicht gewußt werden kann.

Zusätzlich zu dieser spezifisch evolutionistischen Betrachtung läßt sich auch noch eine allgemein systemtheoretische Behandlung des menschlichen Sprachvermögens formulieren, die im Endergebnis aber zu genau demselben Schluß kommt. Der Zusammenhang zwischen Sprachvermögen und postuliertem Erkenntnisgewinn durch sprachliche Kommunikation kann nämlich ganz generell als die Frage nach der Möglichkeit eines Informationstransfers von einem biologischen System auf ein anderes betrachtet werden. Und hier wirkt sich so etwas wie ein kognitiver Determinationsbruch zwischen physisch voneinander getrennten Systemen aus. Dies besagt nichts anderes, als daß – im Gegensatz zur quasi-perfekten inneren Kohärenz eines lebenden Systems, die gegeben ist, solange das System überlebt – die äußeren Beziehungen zwischen solchen autonomen Systemen, da sie unvorhersagbaren Einflüssen ausgesetzt sind, starken physikalischen Fluktuationen unterliegen. Es mag trivial klingen, aber diese Tatsache erlaubt es uns erst überhaupt, von konkreten Systemen zu reden, die als voneinander getrennt betrachtet werden dürfen. Diese ganz speziellen physikalischen Einheiten, die, da sie belebt sind, auch „Wesen" oder heute besser Organismen genannt werden, sind zugleich auch die letztlich entscheidenden Einheiten bzw., richtiger formuliert, *Ganzheiten* der Selektion in einer Systemtheorie der Evolution. Dabei demonstrieren schon ganz einfache Überlegungen die Bedeutung von individuellen Organismen als die letzten Endes relevanten Einheiten, an denen die natürliche Selektion ansetzt. So kann kein einzelnes Organ eines Vielzellers (Herz, Lunge, Nervensystem usw.) gegenüber den übrigen selektiert werden, da in einem solchen Fall das ganze Unternehmen unweigerlich Schiffbruch nehmen muß. Metaphern wie „im selben Boot sitzen" oder „dasselbe Schicksal teilen" weisen hier sehr schön auf diesen Zusammenhang hin, wenn diese gelegentlich auch in irreführender Weise von Gruppenselektionisten überstrapaziert werden (Wilson & Sober 1994). Kohärente Organisation wäre ein etwas technischerer Ausdruck für jene autonomen Systeme, genannt Lebewesen, die durch physikalische Determinationsbrüche voneinander getrennt sind und dadurch automatisch in Konkurrenz zueinander stehen. Daß sich trotzdem sogar fundamentale Systemgrenzen im Laufe der Evolution, wenn auch selten, verschieben können, zeigt sehr schön die Entstehung der Vielzeller selbst. Hier wurden aus zuvor unabhängigen individuellen Einzelsystemen, den einzelligen Vorfahren, im Laufe der Zeit ganz neuartige Mega-Individuen, bei denen die früheren Brüche im kausalen Zusammenhang durch neu entstandene starke raumzeitliche Kohärenzen überbrückt wurden. Voraussetzung dafür allerdings war die Aufrechterhaltung der genetischen Identität und somit Kooperativität aller Somazellen.

Was nun den Status der zwischen Individuen stattfindenden Interaktionen betrifft, so läßt sich zweierlei sagen. Erstens ist die Interaktion eine physikalisch permanente, d. h. kein System kann es sich aussuchen, ob es mit seiner Umwelt interagieren will oder nicht – sogar eine perfekte Nichtinteraktion, falls physikalisch möglich, wäre immer noch eine spezielle Form fehlender Interaktion –, und zweitens ist sie eine kognitiv neutrale. Letzteres heißt nichts anderes, als daß das Wissen eines jeden lebenden Systems an seinen konkreten *materiellen* Grenzen endet und somit alles, was von draußen kommt, eine spezielle Interpretation erfordert, die erst aus der rein physikalischen Information verschiedenster Materie- und Energiezustände eine echt semantische, also bedeutungstragende Information, erkennbar als stabile Prozeßstrukturen, zu generieren vermag. Anders formuliert bedeutet dies, daß Erkenntnis nur *innerhalb* der dynamisch-stabilen Organisation eines lebenden Systems entstehen kann und daß das, was wir so gerne in unreflektierter Manier als einen Austausch von Information bezeichnen, in Wirklichkeit eine rein physikalische Wechselwirkung darstellt, deren spezielle kognitive Interpretation vom betroffenen System selbst abhängt. Lebende Systeme sind also im Gegensatz zu ihrer energetisch-materiellen Offenheit durch eine kognitive Isoliertheit ausgezeichnet. Daran ändert auch gar nichts die gelegentlich geäußerte Wunschvorstellung, daß wir Menschen geistig doch mit allen (oder zumindest fast allen) anderen Individuen einer sozialen Gruppe auf unentwirrbare Weise verbunden sind und daß daher das Denken des einzelnen kein rein individuelles sein kann. Sogar wenn alle Menschen dieser Welt diese erbauliche Meinung teilen würden, wären letztlich eben nur alle, d. h. ein jeder für sich damit alleine.

Zurück zur Kommunikation zwischen lebenden Systemen. Die Vernachlässigung der systemtheoretischen wie auch erkenntnistheoretischen Tatsache der Isoliertheit ist in allen jenen Fällen noch nicht weiter gravierend, wo einander sehr ähnliche oder vielleicht sogar fast identische Systeme miteinander interagieren. Nur in diesen speziellen Fällen kann tatsächlich angenommen werden, daß jene semantische Information, die sich auf ein und dieselbe physikalische Information, bestehend aus optischen, akustischen, chemischen oder anderen Signalen bezieht, mehr oder weniger dieselbe sein wird. So kann man eben beispielsweise, wie es Chomsky auch aus Gründen einer einfacheren Darstellungsweise tut, unter Vernachlässigung aller vorhandenen individuellen Unterschiede vom Vorhandensein einer universalen Sprachgrammatik ausgehen, die es uns Menschen erlaubt, im Rahmen der sprachlichen Kommunikation untereinander Gedanken, Ideen, ja ganze Theorien auszutauschen. Diese Darstellung der Verhältnisse hat allerdings den großen Nachteil, daß man dabei sehr leicht wieder zu der völlig irrigen Annahme verleitet wird, es würden tatsächlich echte Gedanken, Ideen usw. ausgetauscht werden. Solchen telepathiegetränkten Anschauungen muß dann die anscheinend doch nicht für jedermann triviale Tatsache entgegengehalten werden, daß zum Beispiel in dem ausgesprochenen Wort „Gedanke", also in dessen rein akustischer Realisierung, natürlich schwer der Gedanke „Gedanke" selbst stecken kann. Ein solcher Irrtum wird aber gerade in vielen populär-philosophischen Abhandlungen über das Wesen der menschlichen Sprache begangen, wo z. B. über die Entstehung und die Auswirkungen einer popperschen Welt Numero 3, der Welt des objektiven Wissens in unseren gescheiten Büchern, Filmen und anderen „objektiven" Medien diskutiert wird. Daß Chomsky selbst dieser unreflektierten und, erkenntnistheoretisch betrachtet, grundfalschen Ansicht nicht auf den Leim gegangen ist bzw. daß er schon von Anfang an eine systembezogene Konzeption von Erkenntnisprozessen im Kopf hatte, zeigt uns folgendes Zitat:

Was die Tatsache betrifft, daß die Regeln der Sprache „öffentliche Regeln" sind, so haben wir es tatsächlich mit einer kontingenten Tatsache zu tun. Es ist eine Tatsache der Natur, daß die von den einzelnen Individuen in ähnlichen Umständen innerhalb ihrer kognitiven Fähigkeit entwickelten kognitiven Strukturen einander gleichen. *Dies geht auf die Ähnlichkeit ihrer angeborenen Konstitution zurück* (Hervorhebung d. A.). Wir teilen also die Regeln der Sprache mit den anderen, wie wir mit ihnen eine Organisation des Gesichtsfeldes teilen. Beide uns gemeinsamen Systeme spielen eine Rolle in der erfolgreichen Kommunikation (Noam Chomsky 1977, S. 90).

Was letztlich also übrigbleibt vom großartigen Wunder der Sprache, ist nichts anderes, als daß es sich bei dieser Lieblingsbeschäftigung unserer Spezies um eine bloße Wechselwirkung wie jede beliebige andere auch zwischen belebten Systemen handelt, wo die kognitive Interpretation in vollkommen unabhängiger Weise voneinander von den jeweiligen Partnern der Interaktion bestimmt wird. Und diese Interpretation wird in der Regel, eineiige Zwillinge (siehe McClearn 1997; Gottesman 1997) und andere Klone der Natur natürlich ausgenommen, eine unterschiedliche sein. So wird zum Beispiel eine „Kommunikation" zwischen Beute und Räuber mit großer Wahrscheinlichkeit nicht zu identischen semantischen Botschaften der Interaktion führen (z. B. „Schau her, ich bin freßbar, aber bitte, friß mich nicht" versus „Schau her, ich bin ein Räuber, es tut mir leid, aber ich möchte dich nur zu gern fressen"), genausowenig wie die Wechselwirkung zwischen Parasit und Wirt dies tun wird. Sobald nämlich auch nur geringste Unterschiede in der kognitiven Konstitution bestehen, wird sofort sichtbar, daß die Gleichsetzung von rein physikalischer mit echt semantischer Information zu groben Fehlinterpretationen führt. Diese sind zwar im Fall der perfekten Kooperation zwischen identischen Systemen in raffinierter Weise verdeckt, zugleich aber lassen sie uns gerade das eigentliche Wesen der Wechselwirkung zwischen lebenden Systemen verkennen.

Die moderne Linguistik, die zu einem großen Teil mit Chomskys Hilfe die gute alte Sprachphilosophie meilenweit hinter sich gelassen hat, hat inzwischen bereits endgültig Anschluß an die Methoden und Theorien der Naturwissenschaften gefunden (Wind et al. 1992). Sie liefert uns inzwischen, wenn man den Stand der Forschung von vor nur wenigen Jahrzehnten bedenkt, ein unglaublich genaues Bild der Verhältnisse im Falle der Entwicklung und Funktion der menschlichen Sprache. Die neueren Arbeiten des Sprachforschers und Chomskyerben Steven Pinker sind ein anschauliches Beispiel dafür. In seinem erst kürzlich erschienenen Buch *Der Sprachinstinkt: Wie der Geist Sprache hervorbringt* (1994), faßt Pinker sehr anschaulich den Stand der Dinge in der Causa Sprache zusammen, wobei er der Theorie allerdings genau dasjenige Element hinzufügt, das bei Chomsky leider noch völlig fehlt: die biologische Evolution der Befähigung zur Sprache durch die Wechselwirkung von Mutation und Selektion. Da der Spracherwerb seiner Meinung nach nur mehr sehr wenig bis rein gar nichts mit irgendwelchen allgemeinen Lernprozessen skinnerscher Art zu tun hat, wo die Frage nach dem Zweck eines solchen Lernens schon lange nicht mehr eine beantwortbare ist, sondern ganz eindeutig mit anderen, wie Pinker meint, „weitgehend angeborenen" Instinkten verglichen werden kann, ist es nur naheliegend, die Evolution der Sprachkompetenz mit der Evolution aller übrigen biologischen Strukturen, und sei es die der Entwicklung hin zum sprechtrompetenden Elefantenrüssel, zu vergleichen. Pinker geht aber auch in einigen anderen Punkten nicht unwesentlich über Chomsky hinaus, und zwar dadurch, daß er das Vorhandensein einer inneren geistigen Sprache, *mentalese*[9] genannt (müßte analog zu „chinesisch" oder „französisch" mit „geistisch" übersetzt werden), postuliert, die in jedem Fall einer grammatisch geregelten sprachlichen Äußerung vorauszugehen hat. Eine solche Auffassung des Verhältnisses von Denken und Sprechen ist insofern neu, als bei Chomsky diese beiden Gehirnfunktionen noch weitgehend als im wesentlichen unabhängig voneinander oder höchstens parallel agierend betrachtet wurden. Bei Pinker hingegen wird erstmals eine klare hierarchische Reihung vorgenommen, bei der dieser „inneren Sprache" eine viel wichtigere Rolle als bisher zugeschrieben wird[10]. Dies trifft sich somit hervorragend mit den frühen Arbeiten des großen Piaget-Interpreten Hans G. Furth, der ein ganz normal entwickeltes „Denken ohne Sprache" (1972) auch bei von Geburt an gehörlosen Kindern nachweisen konnte (1964, 1971). Dafür weiß man heute, daß solche Kinder untereinander – man sollte es nicht für möglich halten – eine ganz und gar eigene Zeichensprache entwickeln, was schöner als alles linguistische Gerede zeigt, daß Sprache nicht von außen kommt (Goldin-Meadow 1998). Was nun den zentralen Punkt der Frage nach dem erkenntnistheoretischen Status von Sprache betrifft, da äußert sich Pinker noch am präzisesten in der Konklusion einer empirischen Arbeit von ihm über die Art und Weise, wie beim Menschen der richtige Gebrauch von regelmäßigen versus unregelmäßigen Verbdeklinationen funktioniert:

Obwohl es Anzeichen dafür gibt, daß das Gedächtnissystem, das beim Erwerb und dem Gebrauch der Sprache verwendet wird, einige der Eigenschaften eines assoziativen Netzwerks besitzt, erschöpfen diese Eigenschaften nicht die kognitiven Fähigkeiten des Gehirns. Wenn wir uns nur auf eine einzige grammatische Regel konzentrieren, finden wir reichlich Evidenz für ein System, welches modular, unabhängig von Realweltbedeutungen, nicht-assoziativ (unberührt von Häufigkeit und Ähnlichkeit), empfindlich für abstrakte formale Unterscheidungen (zum Beispiel Stamm gegen abgeleiteter Form, Hauptwort gegen Verb), komplexer als die Arten von „Regeln", die gezielt unterrichtet werden, sich nach einem Plan unabhängig von äußeren Einflüssen entwickelnd, organisiert durch Prinzipien, die nicht gelernt werden können, und sehr wahrscheinlich ausgestattet mit einem eigenen neuronalen Substrat und einer eigenen genetischen Basis [Ü. d. A.] (Steven Pinker 1991).

Dem bleibt nicht viel hinzuzufügen, außer daß – wie schon bei Chomsky erörtert – auch alle eventuell am Sprachgebrauch und am Erwerb der Sprachkompetenz beteiligten, rein assoziativen Mechanismen ebenfalls keine Ausnahme machen von der Tatsache, daß Sprache nichts mit irgendeinem Zuwachs an Wissen und Erkenntnis zu tun hat. Ganz unabhängig von der spezifischen Art der beteiligten Lernmechanismen, die eigentlich nur um die wissenschaftlich bessere Beschreibung des Phänomens Sprache konkurrieren, ob nun mehr universalgrammatische Strukturentwicklung oder mehr behavioristische Lernprinzipien oder eine moderne pinkersche Kombination aus beiden – in einem *science*-Artikel von 1991 (vol. 253: 532) spricht Pinker von einem „rule-associative-memory hybrid model" –, ist klar, daß Sprache nichts anderes darstellt als ein sich vollkommen gesetzmäßig entfaltendes Verhaltensrepertoire von sprachlich unterschiedlich begabten Mitgliedern der Art *Homo sapiens* und somit, von seiner grundsätzlichen Natur her, die Realisierung von Erkenntnisgewinn ausschließt. Daran ändert auch nichts die immer wieder

Erstaunen hervorrufende Beobachtung, daß Sprachen sich doch so phantastisch unabhängig von ihren biologischen Trägern, den menschlichen Sprechern, zu entwickeln scheinen und dies dazu auch noch in einem Tempo, welches die (ur)langweilig langsame biologische Evolution weit hinter sich zu lassen scheint. So ist es natürlich schon eindrucksvoll zu erfahren, daß sich beispielsweise zwei Schwestersprachen innerhalb von nur 500 Jahren zu scheinbar absoluter gegenseitiger Unverständlichkeit entwickeln können oder daß, um ein ganz anderes Beispiel zu nennen, eine bereits existente Sprache durch eine andere vollkommen ersetzt wird. Allein, der Schein trügt, denn in ersterem Fall bleibt sehr wohl immer auch ein großes Ausmaß an Übersetzbarkeit erhalten, genauso wie im letzteren Fall die Abhängigkeit von der genetischen Konstitution der Spracherwerber eine nicht zu umgehende ist. So gelang es erstaunlicherweise bisher immer noch nicht, trotz zahlreicher persönlicher Kontakte, irgendeine der wenigen noch verbliebenen intakten Gruppen von wildlebenden Schimpansen, Gorillas oder Organ-Utans für wenigstens eine von unseren vielen herrlichen Menschensprachen zu begeistern. Dies kann allerdings auch ganz andere, weitaus tiefschichtigere Gründe haben. Antoine Le Grand, ein Verfechter cartesianischer Ideen im England des 17. Jahrhunderts, berichtet von der Existenz „eines gewissen Stammes in Ostindien, der da glaubt, daß die in ihrer Umgebung ungemein häufigen Affen zwar eine Sprache verstehen und sprechen können, von dieser Fähigkeit aber nicht Gebrauch machen wollen, da sie (Anm.: wahrscheinlich zu Recht) fürchten, sonst nur zum Arbeiten eingespannt zu werden" (aus Antoine Le Grand: *An Entire Body of Philosophy, According to the Principles of the Famous Renate Des Cartes*). Dies heißt zugleich jedoch noch nicht, daß unsere äffischen Verwandten nicht doch auch einige Schwierigkeitsgrade in *mentalese* meistern könnten, wie das Beispiel einiger erst kürzlich entdeckter kognitiver Begabungen bei Bonobos zeigt (Savage-Rumbaugh & Lewin 1995).

In welch detaillierter Weise unsere genetischen Anlagen den Erwerb von sprachlichen Fähigkeiten nicht nur instruieren, sondern kognitiv vollständig determinieren, zeigen neuere Untersuchungen über den Erbgang bestimmter hochspezifischer Sprachstörungen *(specific language impairment, SLI)*. Verschiedene grammatische Regeln wie beispielsweise Zeitbildung (Verben), Zahl, Geschlecht, Fall oder Person werden von den betroffenen Individuen in systematischer Weise falsch bzw. überhaupt nicht angewandt. Ein fiktiver und wohl etwas unrealistischer Extremfall wäre zum Beispiel: „Dich gebte neues ich Bucher meiner zum an schenken lieben deines Frauen" (interessanterweise werden ganz ähnliche, aber natürlich bewußt gemachte grammatikalische „Fehler" beim österreichischen Sprachkünstler Ernst Jandl [geb. 1925] zu einem Kunstgenuß der ganz besonderen Art: mutter gesagt: sterne ausschneiden – nacht geworden schere genommen – stern geschnitten stern verschwunden – wehgetan daumen gefunden; Ernst Jandl, 1970/85, S. 63). Vergleichbare

grammatikalische Schwächen zeigten eine 80%ige Konkordanz, d. h. Zusammentreffen bei eineiigen Zwillingen, und sogar noch in 35% der Fälle hatten
auch zweieiige Zwillinge dieselbe Sprachstörung (Tomlin, J., unpublizierte
Daten, zitiert in Pinker, S., *Nature* 253: 530–535, 1991). In einer ausgedehnten
Fallstudie über die Verbreitung von SLI bei einer 30köpfigen Familie, die sich
über immerhin drei Generationen hinweg erstreckte, konnte man sogar nachweisen, daß dieses Defizit mit großer Wahrscheinlichkeit auf den Erbgang eines voll wirksamen dominanten Gens innerhalb eines nicht geschlechtsge-
bundenen Chromosoms beruht (Gopnik, M. in *Nature* 344: 715, 1990).

Ein anderes Thema, das hier nur noch kurz behandelt werden soll, stellt der
ganze große Bereich der Erforschung der neuralen bzw. neuronalen Grundlagen des Sprachvermögens dar. In diesem Bereich ist in letzter Zeit dermaßen
viel geschehen, daß es fast schon unmöglich geworden ist, in nur einigen wenigen Zeilen einen auch nur einigermaßen zutreffenden Überblick zu geben.
Ein eher allgemeiner, neurobiologisch inzwischen allerdings relativ gut abge-
sicherter Befund besagt, daß mindestens drei ganz unterschiedliche Systeme
am Sprachverhalten beteiligt sein müssen. Die Neurolinguisten Hanna und
Antonio Damasio beschreiben diese Systeme so:

Wir sind überzeugt, daß das Gehirn die Sprache mittels dreier wechselwirkender Gruppen
von Strukturen verarbeitet. Die erste, eine ganze Batterie neuraler Systeme sowohl in der
rechten als auch in der linken Hemisphäre, ist für den nichtsprachlichen, durch verschiedene sensorische und motorische Systeme vermittelten Austausch zwischen dem Organismus und seiner Umgebung vorhanden – das heißt, für all das, was eine Person tut, wahr-
nimmt, denkt oder fühlt. ...
Die zweite Gruppe – eine kleinere Anzahl neuronaler Systeme, die zumeist in der linken
Hirnhälfte lokalisiert sind – repräsentiert Phoneme, Phonem-Kombinationen und syntaktische Regeln für das Kombinieren von Wörtern. Werden diese Systeme vom Gehirn selbst
aktiviert, so stellen sie Wortformen bereit und bilden gesprochene oder geschriebene Sätze;
werden sie hingegen von außen durch Gesprochenes oder Geschriebenes stimuliert, führen
sie die ersten Verarbeitungsschritte dieser auditiven oder visuellen Sprachsignale durch.
Eine dritte Gruppe von Strukturen, die ebenfalls größtenteils in der linken Hirnhemisphäre
lokalisiert sind, vermittelt zwischen den ersten beiden. Diese Instanzen können einen
Begriff aufnehmen und das Hervorbringen von Wortformen stimulieren, oder sie können
Wörter empfangen und die anderen Hirnteile veranlassen, die entsprechenden Begriffe auf-
zurufen (Antonio & Hanna Damasio 1992, S. 80/81).

Entgegen früheren Anschauungen, wo man mehr oder minder der Meinung
war, es müßte ein eng umgrenztes und isoliertes Sprachzentrum existieren,
zeigt sich heute um so deutlicher die enge Vernetzung des sprachlichen
Systems mit praktisch allen anderen kortikalen Strukturen. Am vielleicht in-
teressantesten ist hier die Entdeckung der dritten Gruppe von neuronalen
Strukturen, da sie am ehesten noch den Kern dessen trifft, was bei der sprachlichen Kommunikation von besonderer Bedeutung ist: die Verbindung von
rein sprachlichen Repräsentationen (Nomen, Verb usw. als komplexes sensori-

sches bzw. motorisches Ereignis) mit nichtsprachlichen Repräsentationen als den eigentlichen Begriffen unseres Denkens (Objekt- und Prozeßrepräsentationen, Kategorisierungen, Abstraktionen, Analogisierungen und Metaphernbildungen, Formalisierungen). Daß diese Vermittlungs- oder Mediationsstrukturen in irgendeiner Form existieren müssen, läßt sich sehr schön anhand eines psychologischen Phänomens demonstrieren, das wir als das „es liegt mir auf der Zunge"-Syndrom bezeichnen könnten und das subjektiv wohl schon ein jeder normale Mensch gelegentlich miterlebt hat. Ich meine damit jene gar nicht so seltenen Situationen, wo jemand, vielleicht im Laufe einer angeregten Diskussion, irgendeinen Namen oder sonst ein spezielles Wort, beispielsweise ein besonders klug klingendes Fremdwort, in die Runde werfen möchte, und es ihm trotz intensivster Bemühungen nicht sogleich gelingt, den passenden Ausdruck aus seinem inneren Lexikon, also aus Damasios Sprachsystem Nr. 2, abzurufen. In solchen, gelegentlich außerordentlich unangenehmen Situationen – man denke nur an öffentliche Prüfungen im Rahmen akademischer Prüfungen, wo eine ganze Zuhörerschaft gierig darauf wartet, ob schlußendlich das einzig richtige Wort erklingen wird – ist ganz offensichtlich nicht unser fachliches Denken blockiert, denn der Betroffene weiß ja genau, worum es geht, und auch nicht unser Register an entsprechenden sprachlichen Ausdrücken dafür (das richtige Wort wartet sozusagen nur darauf, seinen Auftritt zu bekommen), sondern einzig und allein jene von den beiden Damasios so treffend charakterisierten Vermittlungsinstanzen. Interessanterweise hilft in solchen kommunikativen Notsituationen oft nur eine zeitweilige Ablenkung vom Thema, die es dem offensichtlich durch irgendeinen Umstand (z. B. unsympathischer oder sehr sympathischer Gesprächspartner) verirrten Vermittlungssystem – es sucht dabei vielleicht in falschen Regionen des Lexikons – erlauben, einen neuen Anlauf zu nehmen. Jedenfalls ist die besagte Redewendung eine in den meisten Sprachen dermaßen geläufige (deutsch: „mir liegt das Wort auf der Zunge", englisch: „I have it on the tip of my tongue", französisch: „j'ai le mot sur le bout de la langue"), daß es alles andere als wahrscheinlich ist, daß es sich hier um ein abnormales oder gar pathologisches Phänomen handelt.

Noch aufschlußreicher in diesem Zusammenhang sind Beobachtungen an Personen, die gerade in den dafür zuständigen Hirnarealen, also hauptsächlich im linken Schläfenlappen, wobei konkretere Begriffe am vorderen, inneren und allgemeinere eher am hinteren Pol vermittelt werden, irreversible Schädigungen erleiden mußten, denn in manchen Fällen ist dadurch nicht nur der Zugriff zu den verschiedenen Arealen der lexikalischen Einheiten erschwert, sondern darüber hinaus auch die grammatikalische Struktur der geäußerten Sätze selbst schwer beeinträchtigt. Bezeichnenderweise ist in solchen Fällen oft der Zugang zu Verben und anderen Funktionswörtern *gleichzeitig mit* einer solchen grammatikalischen Dysfunktion gekoppelt, was darauf hinweist,

daß Grammatik, als syntaktische Koppelung von Wörtern verstanden, nicht
viel mehr ist als ein symbolhaftes Agieren im rein sprachlichen Raum. Genau
hier dürfte auch Chomskys universale Grammatik angesiedelt sein, mitsamt
all ihren hypothetischen Tiefen- und nicht weniger tiefen Oberflächenstrukturen der menschlichen Sprachkompetenz, die somit weniger eine eigene besondere Sprechfähigkeit darstellt, sondern letztlich als perfekt *identisch* betrachtet werden kann mit Piagets universaler Handlungslogik. In einem solchen Fall wären dann die bekannten spezifischen Sprachzentren im menschlichen Gehirn weniger als Zentren eines rein sprachlichen Bewußtseins zu betrachten, sondern vielmehr als eine Art angeschwollener akustischer Areale
mit entsprechend (über)dimensionierten sensorischen wie auch motorischen
Anteilen zur Bewältigung der Fülle an zu hörenden wie zu sprechenden
Lauten.

Die spezielle Lage bzw. Nachbarschaft dieser Zentren spricht denn auch tatsächlich für eine solche Interpretation. So liegt zum Beispiel die Wernickesche
Sprachregion, die hauptsächlich für die sensorische Speicherung sowohl der
gehörten wie auch der gesprochenen Laute zuständig ist, gleich anschließend
an die primäre Hörrinde, die in den sogenannten Heschlschen[11] Windungen
lokalisiert ist. Schädigungen dieser Region machen sich dementsprechend als
Störungen des Sprachverständnisses (sensorische Aphasie) bemerkbar. Hingegen ist die Brocasche Region, die für die syntaktische Realisierung des Gesprochenen, also für die grammatikalisch richtige Bildung von Wortformen
und Sätzen zuständig ist, im direkten Anschluß an die primären motorischen
Zentren für den Bereich Lippen, Kiefer, Zunge und Kehle zu finden. Bei einem
Ausfall dieser Region kommt es, wie zu erwarten, zu den Symptomen eines ge-
störten Sprechens (motorische Aphasie), bei der typischerweise die normalen,
d. h. *nichtsymbolischen* Funktionen der zum Sprechen verwendeten Muskeln,
also Essen, Trinken und Schlucken vollkommen intakt bleiben.

Bleibt uns nur noch ein weiteres, einer ursächlichen Klärung noch bedürf-
tiges, wenn auch schon seit langem bekanntes Phänomen, nämlich die sogenannte Lateralisierung der Zentren sowohl für gesprochene wie auch bloß ge-
zeigte Sprache (Hickok, Bellugi & Klima 1996), die sich in fast allen Fällen in
nur einer der beiden, nämlich der linken Hirnhemisphäre befinden: das
Brocasche motorische Sprachzentrum in der 3. linken Stirnwindung des Groß-
hirns und das Wernickesche sensorische Sprachzentrum im linken parietalen
und temporalen Lappen. Dies erstaunt nicht wenig, denn bei keinem anderen
Wirbeltier ist bislang eine vergleichbar ausgeprägte Asymmetrie der beiden
Hirnhälften festgestellt worden. Hier haben wir also endlich einmal ein greif-
bares morphologisches Kennzeichen vor uns, in dem sich *Homo sapiens* wirklich von allen anderen Tieren deutlich zu unterscheiden scheint. Stimmt leider
nicht mehr so ganz: Unsere nächstverwandten Affenbrüder (und Schwestern)
müssen in die Betrachtung miteingeschlossen werden, seitdem erst kürzlich

beim Schimpansen der Nachweis eines deutlich abgrenzbaren Wernicke-Zentrums erbracht worden ist (Gannon, Holloway, Broadfield & Braun 1998). Dies erklärt uns einerseits, wieso die bisher gescheitesten Affen der Geschichte (Washoe, Kanzi, Bakala, Goma, Congo und, last not least, Judy) so unglaublich viel verstehen konnten, ohne zugleich – von einfachsten Ein-Wort-Sätzen per Zeichensprache einmal abgesehen – jedweden komplizierteren Kommentar abzugeben und andererseits macht dies verständlich, wieso wir Menschen selbst in unserer Entwicklung als Kinder (und später als Fremdsprachen-lernende) zuallererst mit einem umfassenden Verstehenlernen von Wörtern und Sätzen beginnen, bevor wir selbst zum aktiven Sprechen übergehen. Also doch wieder nur ein sehr sehr relativer Unterschied zwischen sprechend-denkendem Menschen und scheinbar stumm-dahindämmerndem Affen. Sei es, wie es sei, an und für sich müßte man davon ausgehen, daß eine jede neuronale Funktion primär symmetrisch organisiert sein sollte, denn schließlich haben sich ja die beiden Hirnhälften schon mindestens seit Bestehen der Wirbeltiere auf die getrennte Verarbeitung der sensomotorischen Ein- und Ausgänge der beiden ebenfalls zueinander symmetrischen Körperhälften geeinigt. Wozu also diese störende ästhetische Verunstaltung eines ansonsten doch so harmonisch symmetrischen zentralen Steuerorgans? Was kann der tiefere Grund für diese ungewöhnliche morphologische Besonderheit sein?

An dieser Stelle wollen wir uns die Freiheit erlauben, eine vielleicht etwas gewagte, jedoch, wie wir gleich sehen werden, gar nicht einmal so unplausible evolutionäre Spekulation anzustellen. Ausgangspunkt meiner Überlegungen ist eine Beobachtung, die ich an meinen beiden Söhnen machen konnte. Mich interessierte schon seit längerem die konkrete ontogenetische Entwicklung des Zeigens mit dem in der Regel dafür zuständigen Zeigefinger auf Objekte, einer ganz charakteristischen Verhaltensweise, die in dieser Form bei keinem einzigen unserer nächsten Verwandten zu sehen ist. Meine These bestand nun darin, daß diese beim Menschen allgegenwärtige und dadurch gerade besonders unauffällige, weil so selbstverständliche Handlung vielleicht wichtiger für die geistige Entwicklung des Kleinkindes ist, als man das bisher annimmt. Konkreter Auslöser für eine genauere Untersuchung dieser Reaktion war eine regelrechte Art von Zeigespiel, das einer meiner Neffen im Alter von etwa 15 Monaten mit seinen eigenen Eltern, aber sehr gern auch mit anderen Verwandten eine Zeitlang zu treiben pflegte. Er zeigte in verschiedenen Situationen auf bestimmte Objekte und verlangte dann wortlos, daß man ihm das entsprechende Wort dazu vorsagte. Diesem scheinbar belanglosen Zeitvertreib frönte er mit sichtlicher Genugtuung, denn nicht nur die Eltern, sondern auch irgendwelche andere im richtigen Moment anwesende Erwachsene benannten wie auf ein geheimes inneres Kommando hin das angezeigte Objekt (z. B. „Lampe!"), welches daraufhin immer öfter auch von dem Buben selbst wiederholt, also nachgesprochen wurde. Ähnliche Zeigespiele konnte ich auch bei anderen Kindern beobachten, so daß ich mir vornahm, der Sache etwas genauer auf den Grund zu gehen.

Als in der Folge meine beiden Söhne einer nach dem andern in das entsprechende Alter kamen – bzw., um auf Nummer Sicher zu gehen, schon einige Monate zuvor – begann ich regelmäßige Videoaufnahmen in einer bestimmten halbexperimentellen Situation zu machen. Hauptdrehort dafür war der tägliche Frühstückstisch, an dem sich, zum Leidwesen meiner Frau, die aber all dies heroisch „im Dienste der Wissenschaft" über sich ergehen ließ, über einige Wochen hinweg folgende stereotype Szene wiederholte. Da auch Kinder genau so wie Erwachsene frühmorgens meistens relativ hungrig zu sein pflegen, wurde das Objekt der kindlichen Begierde, die universal verwendbare Saugflasche mit dem schmackhaften Muttermilchersatz, an einer gut übersichtlichen und zentralen Stelle des Tisches abgestellt, und zwar so, daß der zu filmende Proband diese zwar gut sehen, aber keinesfalls direkt mit den Händen ergreifen konnte. Der Abstand zwischen ausgestreckter Hand und Milchflasche betrug dabei in etwa einen halben Meter. Wie man sich vorstellen kann, waren die Reaktionen des unfreiwilligen Hauptdarstellers dementsprechend heftig, dafür aber, wie der ganze Rest der Familie aus nächster Nähe miterleben durfte (oder mußte), auch sehr aufschlußreich. Was mit zornig emotionalem Schreien und Fuchteln der Hände in Richtung Milchflasche begann, entwickelte sich nämlich von Mal zu Mal mehr hin zu einem zuerst entschlossenen Hinlangen und Hinstrecken, aber dann auch immer mehr zu einem rein demonstrativen Hingreifen und letztlich zu einem echten Hinzeigen zum einzigen Platz der Erfüllung aller momentanen Wünsche. Und tatsächlich, das, was ich intuitiv vermutet hatte, trat auch wirklich ein, aus dem Greifen mit der ganzen Hand wurde mit der Zeit ein immer deutlicheres, zuerst allerdings noch mehrfingriges, dann aber immer öfter nur noch einfingriges Zeigen auf das nicht erreichbare, aber doch so deutlich sichtbare Objekt! Zudem änderte sich parallel zu diesen stufenweisen Verbesserungen des Zeigeaktes die Art der begleitenden Laute, die unser überaus motiviertes Versuchsobjekt von sich gab. Aus dem emotionsgeladenen Schreien und Brüllen wurde immer öfter ein Brabbeln und Quatschen, bis schließlich sogar so etwas Ähnliches wie Worte entstanden waren. Meinem älteren Sohn Oliver gelang es sogar, das Wort „Hunger", welches ihm niemals in irgendeiner Form vorgesagt worden war, in ganz selbständiger Weise neu zu erfinden. Aus einem bloßen Zungenschnalzen, das im Prinzip nur den längst überfälligen Eßakt gleichsam in der Luft vorwegzunehmen pflegte, wurde immer öfter ein noch rein konsonantisches Lallen in der Art von „nga, nga", welches sich schließlich zu einem doch recht deutlichen „nunga, nunga" differenzierte. Um der Qual schließlich ein Ende zu setzen und um meinen Sohn nicht irreversibel auf eine eigenartige und später vielleicht doch einmal mißverständliche Version des Wortes „Hunger" zu fixieren, durfte er zum Schluß doch noch die richtige Aussprache des betreffenden Ausdrucks erfahren.

Wie kann das alles nun zusammenpassen? Eine evolutionäre Arbeitshypothese könnte davon ausgehen, daß erst mit dem Erwerb des sich aus dem bloßen Greifverhalten durch eine entsprechende Ritualisierung entwickelnden Zeigeverhaltens, gekoppelt mit einer Veränderung der begleitenden Lautäußerung – nämlich weg von der rein emotionalen Erregung (Gebrüll) zur eher symbolhaft-sachlichen Feststellung („nunga, nunga") –, der eigentliche Startschuß zum Erwerb der menschlichen Sprache gesetzt wurde[12]. Aus dem bloßen Ergreifen und manuellen Behandeln von Objekten könnte so das erste echte „Begreifen" und schließliche Benennen von Objekten entstanden sein, wobei hier bereits das individuelle und das soziale Verhalten eine erste wichtige Synchronisation erfahren. Dazu paßt genau, daß auf seiten der fürsorglichen Eltern ein eigenes Programm dafür vorgesehen ist, das auch prompt in solchen Situationen mit den jeweils richtigen Antworten (z. B. „Hunger", „hunger", „faim", „fame", „hambre", „honger" usw.), und, wenn es sein muß, tausendmal reagieren wird, nein: reagieren muß. Der Drang eines Erwachsenen, einem Kind und vielleicht dazu noch seinem eigenen, das auf irgendein Objekt mit dem Finger zeigt und zugleich nur unverständliches Gebrabbel von sich gibt, das entsprechende Wort in betont deutlicher Manier, z. B. mit auffallend lauter und zweckmäßig frequenzadaptierter[13] Stimme, vorzusagen, ist von beinahe instinkthafter Zwanghaftigkeit. So ist es in der Regel ein Leichtes für das heranwachsende Kind, erwachsene Personen je nach Bedarf und je nach dem bereits erreichten Niveau seiner sprachlichen Kompetenz für eigene Zwecke einzuspannen, und wenn es bloß das vorübergehend geduldige Anhören spannender Geschichten für die beginnende Langzeitspeicherung von ersten Wörtern im Alter von acht Monaten ist (Jusczyk & Hohne 1997). Will Klein-Junior bzw. Klein-Seniorita jedoch einmal nicht lernen oder kann es etwas noch gar nicht lernen, dann tut es dies auch nicht, ganz unabhängig von den Bemühungen der allerliebsten Eltern.

Fehlt zum Schluß noch der aktuelle Stand des Wissens zur Hemisphärenspezialisation. Da die meisten von uns Menschen konstitutive Rechtshänder sind und somit auch öfter mit dieser als mit der schwachen linken Hand Zeigeakte vollführen, liegt es nahe, daß hier ein vielleicht anfangs nur geringfügiger Effekt bewirken konnte, daß die linke Hirnhälfte, die, wie schon die Morphologen seit langem wissen, verschaltungsbedingt für die visuelle Verarbeitung der rechten Hälfte des Gesichtsfeldes zuständig ist, der zeigenden rechten Hand, die doch zu einem größeren Teil rechts von der Symmetrieachse gesehen wird, die ersten symbolhaften Laute und schließlichen Wörter zuordnen mußte. Dieser eigentlich eher nebensächliche Sachverhalt könnte im weiteren bewirkt haben, daß zumindest eine geringfügige evolutionäre Tendenz hin zur linken Hälfte als der späteren Sprachhemisphäre ins Rollen gebracht wurde. Höchst interessant in diesem Zusammenhang ist die Beobachtung, daß nur bei Rechtshändern (zu 99%) die Sprachzentren in der linken Hemisphäre liegen, während bei immerhin etwa 33%, also einem Drittel aller Linkshänder, dieselben Zentren praktisch seitenverkehrt in der rechten Hemisphäre zu finden sind. Darüber hinaus liegt eine dritte, erst relativ spät durch Penfield und seine Mitarbeiter entdeckte *tertiäre* Sprachregion (Penfield & Roberts 1959) genau im Anschluß an die primären motorischen Zentren für den rechten Arm und die rechte Hand. Die beste Stütze für unsere These kommt allerdings aus Untersuchungen über die Menschheitsentstehung selbst. So wurde der erste vergrößerte Frontallappen bei einem 2 Millionen Jahre alten Schädel von *Homo habilis* (heute: *rudolfensis)* entdeckt (KNM-ER 1479; Falk 1983), und zwar auf der linken Seite, ähnlich dem Broca-Areal. Aus genau derselben Zeit stammen nun aber auch die ersten archäologischen Hinweise auf eine beginnende Händigkeit in der *Homo*-Linie (Toth 1985). Dies alles, wie überhaupt die enorme Bedeutung händischer Manipulationen für die kognitive Entwicklung des Menschen, ist doch ein starkes Indiz für einen engeren Zusammenhang von Zeigehändigkeit und Sprachlateralisation. Dazu paßt in hervorragender Weise, daß unsere nächsten lebenden Verwandten, die ungewöhnlich intelligenten Bonobos, immerhin schon mit der ganzen Hand symbolhaft nach Dingen und in bestimmte Richtungen greifen können und somit zumindest ansatzweise eines echten Zeigens fähig sind. Obwohl ihnen dabei aus irgendeinem unbekannten evolutionären Grund noch keine richtig gescheiten Laute oder gar Worte in den Sinn kommen wollen, stehen sie mit dieser Fähigkeit doch bereits unzweifelhaft direkt an der Schwelle zur beabsichtigten Kommunikation, wie aus dem gleich anschließenden Zitat zu entnehmen ist. Zu diesem Zweck halte man sich zugleich das Bild eines wißbegierig kleinen Zwergschimpansen namens Kanzi vor Augen, der mit seiner rechten(!) Hand in eine bestimmte Richtung zeigt, den Blick an seine Betreuerin, Sue Savage-Rumbaugh gewandt und dabei den Mund fast unmerklich öffnet, so als wollte er uns jetzt doch endlich etwas Wichtiges sagen. Darunter steht erklärend, so als wäre es nicht weiter besonders erwähnenswert:

Kanzi zeigt mir mit einer Geste, wohin er gehen möchte. Er machte seit seinem zwölften Lebensmonat Gesten und benutzte sie in Verbindung mit Lexigrammen, nachdem er die formellen Symbole beherrschte (Sue Savage-Rumbaugh 1995, S. 160 [Text zu Abb.7]).

Am Ende unseres Exkurses in die Welt des in sein Zeigespiel verliebten, da Erwachsene so schön lenkbar machenden Kindes möchte ich noch auf einen Befund hinweisen, der sogar aus der Perspektive der reinen Linguistik einen ernstzunehmenden Hinweis darstellt. Es ist bekannt, daß nur ganz, ganz wenige Klänge in wirklich allen Sprachen der Erde vorkommen. Der zweifellos interessanteste aller dieser potentiellen Urlaute unserer behaarten Vorfahren heißt kurz und einfach „tik", was in den meisten Sprachen in irgendeiner Form mit Wörtern in der Bedeutung von „Finger" („finger", „digit", „doigt", „dito", „dedo",„vinger" usw.) oder „Ding" („one",„thing",„chose",„cosa",„ding" usw.)

zu tun hat *(Atlas of the World's Languages.* Moseley, C. & Asher, R. E., eds., Routledge, 1994). In diesem Zusammenhang von Bedeutung ist auch der auffallende etymologische Zusammenhang zwischen „wissen" und „weisen", letzteres im Sinne von „zeigen" und dadurch „wissend (="weise") machen". Wie hieß es doch noch in der Bibel? Am Anfang war das Wort. Und wie noch bei Goethes „Faust"? Am Anfang war die Tat. Nun, beides zusammen könnte richtig sein, denn am Anfang waren Finger und Dinger, und dann gleich auch das erste, gelegentlich noch höchst linkische, da unter Umständen falschhändige Zeigen auf das Wort.

Wenn nun schon die Sprache im Rahmen einer evolutionären Betrachtung ihren einzigartigen Sonderstatus einer erkenntnisvermittelnden Fähigkeit der Spezies *Homo sapiens* verlieren muß, so fragt man sich, was denn dann die eigentliche Funktion sprachlichen Verhaltens sein kann. Eine Antwort darauf ist relativ leicht zu geben, da eine solche schon seit längerer Zeit von Forschungsdisziplinen wie Spieltheorie, Soziobiologie und Verhaltensökologie parat gehalten wird (Trivers 1985; Hamilton 1964; Axelrod 1984; Maynard Smith 1982; Krebs & Davies 1991; Wilson 1975). Was in der Perspektive dieser neuen Disziplinen zählt, ist alleine das Resultat eines bestimmten Verhaltens beim jeweiligen Partner bzw. Gegner der Interaktion. Ziel egal welchen Verhaltens auch immer ist die durch einen natürlich nur in den seltensten Fällen bewußt geschehenden Kosten/Nutzen-Vergleich zu erreichende relative Maximierung der biologischen Gesamtfitneß (= Eigenfitneß + Verwandtenfitneß; *inclusive fitness*, Hamilton 1964) seines Anwenders. Wobei die abschwächende Beifügung „relativ" hier beabsichtigt ist, denn empirische Studien zur Optimierungsproblematik biologischer Merkmale haben gezeigt, daß nicht in allen Fällen unbedingt jenes Optimum erreicht wird, das aufgrund manch allzu abstrakter theoretischer Modelle postuliert wurde. Intraspezifische Kommunikation, also Kommunikation zwischen Lebewesen ein und derselben Art, ist dabei nur ein Spezialfall unter vielen anderen ganz gewöhnlichen Interaktionen zwischen Organismus und Umwelt, die eben in der Regel aus belebten wie auch unbelebten Komponenten besteht. Die wesentlichen Funktionen, die dabei in der innerartlichen Auseinandersetzung zum Tragen kommen, sind Aspekte sozialen Verhaltens, die mit Ausdrücken wie Kooperation, Manipulation, Synchronisation, Konkurrenz, Altruismus, Reziprozität usw. umschrieben werden können. Die menschliche Sprache kann im Rahmen dieser verschiedenen Funktionsbereiche natürlich in ganz unterschiedlicher Weise zum Einsatz kommen, und es würde den Rahmen der vorliegenden Untersuchung sprengen, um alle diese zum Teil erst noch zu erforschenden Aspekte im Detail erörtern zu wollen. Einen guten Überblick über die verschiedenen Formen, Störungen und Paradoxien von hauptsächlich sprachlichen Interaktionen gibt hier das Buch von Watzlawick, Beavin und Jackson über „Menschliche Kommunikation" (1982) bzw. zum Teil auch – trotz teilweise sehr

philosophisch angehauchter Erörterungen: „Bei unserem speziellen Vorhaben
können wir das philosophische Problem jedoch nicht ganz beiseite lassen" (S.
21) – Berger und Luckmanns Standardwerk über „Die gesellschaftliche Konstruktion der Wirklichkeit" (Fischer, Frankfurt, 1982) und dies, obwohl beide
Ansätze schon von ihren theoretischen Ausgangspositionen her völlig falsch
liegen. So findet man beispielsweise bei Watzlawick den bezeichnenden Satz:

... gerade auf diesem Gebiet ist es unerläßlich, den Begriff des *Informationsaustausches*, also
der Kommunikation, zu berücksichtigen (Paul Watzlawick et al. 1982, S. 30).

Bei Berger und Luckmann hört sich die im Prinzip identische Überzeugung in
etwa so an:

Der Gedankengang, den wir entwickelt haben, ist ein allgemeiner systematischer Versuch,
die Rolle, die (Anm.: *übertragbares)* Wissen für die Gesellschaft spielt, in das richtige Licht
zu rücken (Peter Berger & Thomas Luckmann 1982, S. 197).

Aber es ist auch nicht das Ziel unseres Unterfangens, hier einen Überblick über
alle existierenden Varianten sprachlicher Interaktion zu geben, sondern das,
was wir geklärt haben wollten, war allein die bis heute strittige Frage, ob Sprache und, damit einhergehend, menschliche Kultur insgesamt auch wirklich
jene unisono von fast allen Theoretikern verkündete große lamarckistische
Ausnahme vom ansonsten rein darwinistisch laufenden Alltagsbetrieb der
Evolution darstellt. Unsere evolutionstheoretisch begründete Antwort darauf
muß ein definitives Nein sein, und somit wäre dieses Thema auch fürs erste
einmal abgeschlossen. Von Interesse ist dabei allerdings noch, daß die modernen Verhaltensbiologen, die sich bislang nicht explizit mit dieser Thematik beschäftigt haben, dennoch an einigen Stellen der richtigen Sicht der Dinge
schon sehr, sehr nahe gekommen sind. Dies nimmt auch nicht wunder, denn
schließlich sind sie es, die das rein theoretische Konzept tagtäglich in die Empirie ihrer Forschungsprojekte umsetzen müssen. So finden wir zum Beispiel
im vielleicht einflußreichsten Lehrbuch der modernen Verhaltensforschung,
in Krebs' und Davies' Ökoethologie, unter der bezeichnenden Überschrift
„Information über nichts", die folgende, leider nur aus einem einzigen Satz bestehende, aber dennoch äußerst aufschlußreiche Passage:

Letzten Endes hat Kommunikation wahrscheinlich überhaupt nichts mit semantischer
Information zu tun, sondern ist einfach eine Methode, mit welcher Signalgeber Empfänger
manipulieren (Dawkins & Krebs 1978; Krebs & Dawkins 1984) [Ü. d. A.] (David Harper 1991,
S. 384).

David Harper, der Autor des gesamten sehr ausführlichen Kapitels über
Kommunikation bei Tieren kommt denn auch selbst am Ende seiner
Ausführungen zu dem Schluß, daß zumindest im Methodischen doch einiges
mit der konventionellen Anwendung der Informationstheorie auf tierisches
Verhalten nicht ganz stimmen kann:

Viele Untersuchungen über Kommunikation setzen stillschweigend voraus, daß Tiere Signale in derselben Weise klassifizieren, wie wir es tun. Die Schwäche dieser Annahme unterminiert die Anwendung der Shannonschen Informationstheorie ... [Ü. d. A.] (David Harper 1991, S. 397).

Kürzer und prägnanter kann eigentlich unser hier rein evolutionstheoretisch abgeleiteter Befund gar nicht bestätigt werden, und dies genau in zweierlei Hinsicht. Erstens haben Dawkins und Krebs, auf deren Publikation sich Harper hier beruft, mit ihrem ausgeprägten Spürsinn für neuartige Konzepte in der Verhaltensforschung schon das informationslose, d. h. bedeutungsleere Wesen von Kommunikation erahnt, obwohl beide immer noch zögern, diese Einsicht in allgemeiner Weise anzuwenden. So denkt etwa Dawkins, wie eine neuere Publikation von ihm über die epidemieartige Ausbreitung bestimmter Modewörter zeigt (Goodenough & Dawkins 1994) – wer Kinder im Pubertätsalter hat, weiß wovon die Rede ist (siehe universal verwendbare Ausdrücke wie „megageil", „ursuper", „cool", „urgut" usw., aber auch, für ältere Semester, „komplex", „vernetzt", „virtuell", „global" usw.) –, gar nicht im Geringsten daran, sein idealistisches Konzept einer sogenannten Memesis, einer Evolution von ätherisch im Raum herumschwirrenden Memen, und damit einhergehend das vermeintlich lamarckistische Wesen der kulturellen Tradition in der Senke der zwar durchaus originellen, aber dennoch unzutreffenden Hypothesen verschwinden zu lassen. Zweitens aber weist Harpers eher beiläufige und primär methodisch gehaltene Kritik an der unkritischen Anwendung des Shannonschen Informationskonzepts genau auf jenen Punkt hin, an dem in der Regel die Mißverständnisse ihren Anfang nehmen. Jener Irrtum, der einen glauben macht, daß es doch möglich ist, echte kognitive Bedeutungen zu transferieren, entsteht nämlich bezeichnenderweise gerade in denjenigen trivialen Fällen, wo beide (oder mehrere) Kommunikationspartner *bereits* schon jene semantische Information besitzen, die scheinbar – für einen naiven Betrachter – ausgetauscht wird, wo also genau das bereits als vorausgesetzt angesehen werden muß, was irrtümlicherweise als erst einzutretendes Resultat von Kommunikation interpretiert wird. Vielleicht zögern aus diesem Grund noch viele Verhaltensbiologen, so auch Krebs und Dawkins, die Allgemeingültigkeit der Nichttransferierbarkeit von Information zu akzeptieren, obwohl eine solche nicht nur für den spezifischen Fall der gezielten „Manipulation" eines Empfängers gelten muß (deren Erfolg immer von der konstitutionellen Manipulierbarkeit des letzteren abhängig ist, also nie wirkliche kognitive Manipulation sein kann!), sondern gerade auch in all jenen scheinbar diametral entgegengesetzten Fällen, wo – nehmen wir z. B. den Extremfall einer fast perfekten Kooperation bei genetisch identischen Partnern (Paradebeispiel: Körperzellen) – sehr eng miteinander verwandte Individuen ganz offensichtlich doch einander etwas Wichtiges mitteilen möchten, ganz ohne irgendwelche informationsverzerrende böse Absichten oder Hintergedanken. So findet sich in der ersten Ausgabe der inzwischen schon den aktuellen Standard der modernen Verhaltensforschung definierenden *Öko-Ethologie* (Krebs & Davies 1981) im Kapitel „Signale der Tiere" abschließend sogar der Satz:

Wird überhaupt Information ausgetauscht, so ist dies wahrscheinlich falsche Information, aber es ist möglicherweise besser, das Konzept der Information ganz aufzugeben (Richard Dawkins & John Krebs 1981, S. 242).

Diesem Vorschlag kann hier nur voll und ganz zugestimmt werden. Leider wurde aber gerade dieser vielversprechende Ansatz in der neueren Ausgabe von 1991 nur mehr am Rande erwähnt (siehe vorhergehendes Zitat von Harper). Dafür nähern sich bereits einige moderne Neurowissenschaftler von einer ganz anderen Ausgangsposition aus der richtigen, nämlich evolutionären Sicht der Dinge, wie beispielsweise Walter Freeman, der am Schluß eines Artikels über die „nichtlineare Neurodynamik von Intentionalität" (1997) treffend ausführt:

Repräsentationen (Anm.: Informationen) sind bloß materielle Objekte wie z. B. Gesten, Klänge, Düfte und Lichtwellen, die über bestimmte Verhaltensweisen zum Zwecke der Kommunikation zwischen Gehirnen geformt werden. Es gibt keine solche Repräsentationen in Gehirnen, nur Bedeutungen. Umgekehrt besitzen Repräsentationen keine Bedeutung, obwohl sie in Übereinstimmung mit Bedeutung in übertragenden Gehirnen geformt werden und somit die Konstruktion von Bedeutung in empfangenden Gehirnen in Gang setzen können. Diese Aussage gilt auch für die Wörter auf dieser Seite. Sie haben keine Bedeutung [Ü. d. A.] (Walter Freeman 1997, S. 301).

Sogar wenn zwei genetisch absolut identische menschliche Individuen, also eineiige Zwillinge, die noch dazu in einem absolut identischen Milieu aufgewachsen sind – wir nehmen hier einmal an, es gäbe ein solches –, miteinander kommunizieren, dann beruht die fast perfekte Kooperation zwischen beiden ganz und gar nicht auf einem vermeintlich ebenso perfekten Austausch von semantischer Information, sondern es ist einzig und allein die Identität ihrer genetischen Konstitution, die bewirkt, daß sie, im Vergleich zu den ewig zerstrittenen normalen Geschwistern, oft ein ganzes Leben lang in so beeindruckend harmonischer Weise miteinander kooperieren können. Oder, wie wir in diesem Kapitel schon an einer anderen Stelle von Chomsky gehört haben: „Dies geht auf die Ähnlichkeit ihrer angeborenen Konstitution zurück" (zum Ausmaß der „Vererbbarkeit" dieser kognitiven Übereinstimmung siehe McClearn 1997; Gottesman 1997). Ein Zitat aus einer Arbeit von Nancy Segal über „Kooperation, Konkurrenz und Altruismus bei menschlichen Zwillingen" (1988) demonstriert darüber hinaus die enge emotionale Bindung, die zwischen eineiigen Zwillingen bestehen kann: „Meinen Bruder sterben sehen war, wie mich selbst sterben sehen." Trotzdem scheint es in solchen Fällen für den naiven Betrachter einfach zu einleuchtend und überzeugend zu sein, daß dabei auch echte Bedeutungen übertragen werden, denn – wie man immer

wieder zu hören bekommt – „die beiden verstehen einander ja so gut", so daß
es alles andere als leicht ist, ihn vom genauen Gegenteil zu überzeugen. Und
doch, es ist nichts anderes als eine schöne, aber leider ganz und gar falsche
Vorstellung, die wir, wollten wir auf ihre neuere ideengeschichtliche Herkunft
Rücksicht nehmen, als die große lamarckistische Illusion bezeichnen könnten,
eine Illusion aber auch, die sicher schon lange vor Lamarck existiert hat. Diese
endgültig zu widerlegen und dadurch das komplizierte Gebäude der Evolutionstheorie kohärenter und, vor allem, erstmals auch universell gültig zu machen, das ist das deklarierte Ziel unseres Unterfangens, vor dem allerdings –
so er es jetzt schon bereuen sollte – der wißbegierige Leser noch im Vorwort
gewarnt worden war.

Die ganze Sache beginnt im Falle der menschlichen Kultur da noch interessanter zu werden, wo die Verteidiger einer bestimmten Idee durch ihre gesellschaftliche Kooperation unter Umständen zu beträchtlichen selektiven Vorteilen gegenüber anderen ideologischen Gruppierungen gelangen. Genau an
dieser Stelle hört sich freilich in jeder Kultur das Märchen von der freien Kom-
munikationsgesellschaft insofern auf, als hier handfeste miteinander in Konkurrenz stehende soziale Interessen aufeinandertreffen, die in letzter Konsequenz immer auch mit biologischen Interessen assoziiert sind. In diesem
Sinne ist Karl Marx' Idee von der Macht des sozialen Klassenkampfs als Motor
der gesellschaftlichen Entwicklung gar nicht ganz so abwegig, wie manche
gerne glauben machen möchten. Der Unterschied ist nur der, daß die Wirkung
der natürlichen Selektion viel differenzierter betrachtet werden muß, als es
von den Ideologen des Marxismus jemals getan wurde. Natürlich kommt es
(leider) gelegentlich vor, daß innerhalb einer menschlichen Population eine
gesellschaftliche Schicht eine andere mit rein physischer Gewalt fast vollkommen ausrottet, aber solche Ausbrüche roher Gewalt, oft mit dem aufklärerisch-
hehren Slogan der (Russischen, Französischen, bürgerlichen usw.) Revolution
umschrieben, die unweigerlich auch immer zu einer genetischen Veränderung
der Population führen, sind eher die Ausnahme als die Regel. Was allerdings
um einiges schwerer zu beobachten sein wird und dennoch im Laufe der Zeit
und Generationen mit Notwendigkeit zu subtilen Veränderungen der genetischen Landschaft führen muß, ist nicht dieser allgegenwärtige und permanente Wettstreit zwischen irgendwelchen ätherischen Ideen selbst, sondern
zwischen den *Trägern* dieser Ideen. Auch hier irrte schon wieder einmal
Popper, als er meinte, daß das Besondere an der menschlichen und hier vor allem der wissenschaftlichen Erkenntnisfähigkeit in der Möglichkeit bestünde,
falsche Hypothesen anstelle, wie angeblich früher noch üblich, der eigenen
Person sterben zu lassen (Popper 1973). Hier kommt, wie man leicht erkennen
kann, das populäre Klischee von der darwinistisch-brutalen Steinzeit und der
hochgebildet-friedlichen Neuzeit zum Einsatz. Allerdings ist auch dessen
Gegenteil, die Mär von der gemütlich überschaubaren Pleistozänhorde und

dem allgegenwärtigen hochtechnisierten Massenmord, nicht weniger ein Klischee. In Umkehrung eines wohlbekannten Ausspruchs des ersten modernen Kriegstheoretikers nach Niccolo Machiavelli (1469–1527), Carl von Clausewitz (1780–1831): „Der Krieg ist eine bloße Fortsetzung der Politik mit andern Mitteln" (1981, S. 39), läßt sich da schon eher das genaue Gegenteil von Poppers idealisierter Sicht der Dinge feststellen: Politik und, damit einhergehend, menschliche Kultur ganz allgemein, ist nichts anderes als die Fortsetzung des Krieges mit anderen Mitteln. Aber zum Kriegerischen in unserer Kultur noch später.

15. Intelligenter Sex

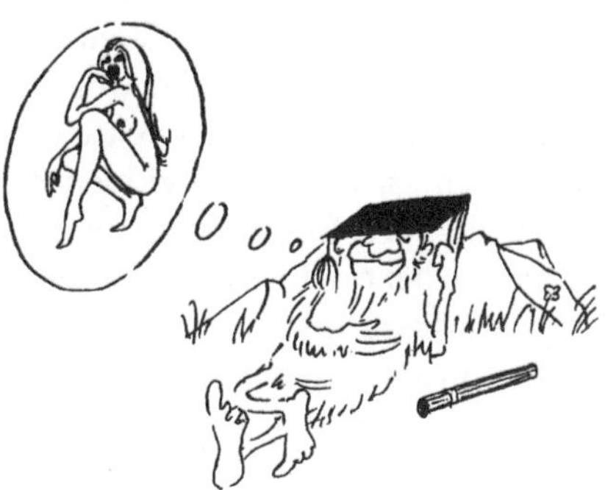

Das vielleicht größte Rätsel in der ge-
samten Biologie betrifft die
Bedeutung der sexuellen
Fortpflanzung.

Robert Trivers

Wenn schon das Wunder der Sprache kein wirkliches Wunder sein kann, vielleicht ist dann die sexuelle Fortpflanzung, wie hier Trivers mit einem für Naturwissenschaftler ungewohnten Pathos andeutet, ein so großes Rätsel der belebten Natur, daß wir es gleichsam als Ersatz für den Verlust des geliebten
Kulturwunders Sprache annehmen könnten. Trivers hat nämlich mit seinem
enthusiastischen Statement insofern vollkommen recht, als die Mechanismen
und die damit assoziierten Funktionen der geschlechtlichen Fortpflanzung bis
vor kurzem noch als unproblematisch und nicht einmal einer besonderen
Erklärung für bedürftig angesehen wurden. Lange Zeit glaubte man nämlich,
daß Sex (gemeint ist sexuelle Fortpflanzung; Puritanern sei die Sparsamkeit
des Ausdrucks vor Augen gehalten) einfach die durchschnittliche Evolutionsrate einer Spezies erhöhen würde und daß allein deswegen schon asexuelle
Arten, also sich ungeschlechtlich fortpflanzende Arten, auf Dauer gesehen
automatisch von sexuellen Arten verdrängt werden müßten. Inzwischen hat
sich die Situation aber grundlegend geändert, und es gibt seit ungefähr 20
Jahren eine sehr angeregte und immer noch im Fluß befindliche Debatte um
die wirklichen adaptiven Funktionen der sexuellen Fortpflanzung. Wenn uns
also schon nach echten Wundern der Natur dürstet, dann hätten wir zumindest mit der Frage nach dem Wenn und Aber von Sex einen sicherlich attraktiven und zugleich auch, wie ich versuchen werde zu zeigen, hochqualifizier-
ten Kandidaten gefunden.

Es ist schon eigenartig genug, daß wir Wunder oft nur dort zu sehen pflegen, wo dann bei genauerem Hinsehen – wie im Falle der Sprache – eigentlich
nichts Außergewöhnliches zu bemerken ist. Gerade da, wo jede vernünftige
Person genau zu wissen glaubt, daß wir Menschen uns von jedem anderen
Lebewesen auf diesem Planeten unterscheiden, also bei allen jenen großartigen Errungenschaften, die irgendwie mit menschlicher Kultur zu tun haben,
wie Denken, Bewußtsein, Sprache, Tradition, gerade da lösen sich die Wunder
des menschlichen Daseins in relativ kurzer Zeit in nichts auf, sobald wir nur

eine konsequent evolutionäre Betrachtungsweise einführen. Wenn nun, wie wir soeben feststellen mußten, zu unserer großen Enttäuschung die menschliche Sprache nichts mit der Übermittlung von Wissen zu tun haben kann, sondern nur eine unter vielen anderen möglichen Formen von Verhaltensinteraktionen zwischen Individuen darstellt, so könnte uns doch vielleicht die sexuelle Fortpflanzung aus diesem Dilemma der kognitiven Isoliertheit befreien. Überraschenderweise hat sich allerdings bislang noch kein einziger evolutionärer Erkenntnistheoretiker genauer mit dieser Möglichkeit beschäftigt, obwohl sich schon rein oberflächlich ein Vergleich anbietet. Dies wohl deswegen, weil das Thema als zu gewöhnlich, um nicht zu sagen: vulgär für philosophische Erörterungen erscheint. Die These, die wir hier vertreten möchten, geht jedoch noch ein gutes Stück weiter, indem sie nämlich behauptet, daß es sich bei der Darstellung der sexuellen Fortpflanzung als einem Austausch von Information nicht bloß um eine nette Metapher handelt, sondern daß erfolgreicher Sex – und nicht nur technisch guter, wie von Woody Allen immer wieder behauptet („Sex ohne Liebe ist eine leere Erfahrung. Ja, aber was leere Erfahrungen betrifft, ist es eine der besten") – auch für uns geistreiche Menschen die absolut einzige Möglichkeit darstellt, mit anderen Individuen unserer eigenen Art tatsächlich kognitiv, also erkenntnismäßig zu kommunizieren.

Was geschieht denn eigentlich beim, nehmen wir einmal an, wirklich erfolgreichen Sex? Oberflächlich betrachtet nicht viel, obwohl sich gar nicht so wenige seriöse Zeitschriften mit ungewöhnlicher Regelmäßigkeit mit immer wieder neuen Facetten dieses einen existentiellen Themas beschäftigen, außer daß sich (meistens) zwei Körper relativ eng aneinanderschmiegen und sodann mit allen Tricks versuchen, einander so lange wie nur irgendwie möglich möglichst nah zu sein. Nun, darin mag sicherlich eine gewisse Kunst verborgen sein, die sich nicht jedem Unerfahrenen sofort eröffnet und um die sich eine eigene journalistische Diskussion bzw. sogar Illustration drehen mag, aber steckt da auch noch Tieferes dahinter? „Der Liebe Sinn ist unergründlich", sagte schon ein gewisser Friedrich von Schiller (1759–1805), und tatsächlich, was hier in Wirklichkeit vor sich geht, grenzt wahrlich an ein Wunder. War das Verschmelzen der leiblichen Körper der sich innigst Liebenden immerhin schon ein sehr engagierter Versuch, dieses in der Tat meta-physische Ziel auch zu erreichen, so stellt das, was im Falle einer erfolgreichen Befruchtung einer weiblichen Eizelle durch eine männliche Samenzelle vor sich geht, alles bisher Dagewesene weit in den Schatten.

Ohne hier groß in Details gehen zu wollen, kann schon allein von der Problematik her vorausgeschickt werden, daß es an ein absolutes Wunder grenzt, daß so etwas überhaupt funktionieren kann. Dies macht verständlich, wieso sich neuerdings sogar der Vatikan selbst sehr eingehend mit allen nötigen Details der biologischen Entstehung eines neuen Menschen beschäftigt, wenn auch nur zu jenem undurchführbaren Zweck, eine definitive zeitliche Abgrenzung vornehmen zu wollen (Godfrey 1995). Es passiert halt leider bei *Homo sapiens* zurzeit einfach viel zu oft (vielleicht sollte er dafür besser *Homo exponentialis* heißen?), und scheinbar deswegen stellt es für den Durchschnittsbürger auch nichts Außergewöhnliches dar. Ganz im Gegenteil, es wird sogar behauptet, daß zu diesem, nämlich erfolgreichen Sex sowieso ein jeder – gemeint ist damit auch der Dümmste – fähig wäre, es also damit nicht weit her sein könne. Dieses Alltagsthema paßt in unerwarteter Weise zur reproduktiven Enthaltsamkeit bestimmter geistiger Eliten, die sich durch das besserwissende Belehren und selektive Beurteilen anderer voll der multiplikativen Vervielfachung kleiner Portionen ihrer indirekten Fitneß verschrieben haben. Doch Scherz beiseite, die Kompliziertheit der Vorgänge im Falle der sexuellen Fortpflanzung sind alles andere als trivialer Natur und beschäftigen seit nun schon einiger Zeit eine ganze Kohorte von hochspezialisierten Molekularbiologen und Genetikern. Was uns an diesen Vorgängen für unser Thema besonders interessiert, ist die Tatsache, daß nicht einmal die sexuelle Fortpflanzung als einfache physikalische Übertragung genetischer Information betrachtet werden kann. Was stattfindet, ist keineswegs ein Austausch von isolierten Partikeln von Information, eben jenen berühmten Genen, sondern vielmehr eine Reihe von komplexen internen Umstrukturierungen während der Ontogenese des Vielzellers, die dann erst durch die nicht weniger komplexe Verschmelzung zweier zuvor getrennt existierender Systeme (Eizelle + Samenzelle) eine Art von vorübergehendem Endergebnis in Form einer befruchteten Eizelle finden:

In einem allgemeinen Sinn stellen alle Rekombinationsereignisse verschiedene Typen topologischer Umstrukturierung dar [Ü. d. A.] (Benjamin Lewin 1985, S. 574).

Die wichtigsten Vorgänge finden dabei schon während der Reifung der Keimzellen statt, wo durch genetische Rekombinationsprozesse permanent neue Genomvarianten erzeugt werden. Im wesentlichen sind hier zwei Vorgänge von Bedeutung: die Neukombination zuvor getrennter Chromosomen der Großelterngeneration wie auch die Neukombination zuvor noch getrennter Genabschnitte innerhalb ein und desselben Chromosoms. Damit allein ergeben sich schon praktisch unendlich viele Kombinationsmöglichkeiten, die von Generation zu Generation zu einer konstanten Durchmischung der genetischen Struktur führen. Die verkürzte Darstellung aller dieser Prozesse als Übertragung genetischer Information von einem System auf ein anderes ist aber deswegen irreführend, da in keinem einzigen Fall ein Genpartikel, sei es ein Genabschnitt, ein komplettes Gen oder ganze Chromosomen, rein physikalisch in der Weise ausgetauscht werden, daß eines der beiden miteinander kommunizierenden Systeme ein solches Partikel einfach losschicken würde, auf daß dieses dann von einem anderen System irgendwie aufgenommen werde. Nicht einmal bei der Infektion von lebenden Zellen durch die fast schon als leblos zu betrachtenden Viren schwirren nackte DNA-Partikel durch die Gegend, sondern es muß immer noch eine, wenn auch stark reduzierte Minimalphysiologie des Virus mit im Spiel sein, wenn es gilt, einen infizierbaren Wirtsorganismus zu finden, der dann allerdings – meist zu dessen bedauerlichem Nachteil – einen Großteil der üblichen physiologischen Hausarbeiten übernimmt.

Echte kognitive wie auch zugleich biologische Kommunikation kann also nur über den Umweg der materiellen Systemvereinigung geschehen und kann gerade nicht so funktionieren, wie man sich das oft gemeinhin vorstellt, nämlich als physikalische Übertragung von objektiv, d. h. partikulär vorgegebenen Informationen. Gerade rein objektiv betrachtet, liegt nämlich auch im Falle des isolierten Erbmoleküls keinerlei semantische Information vor, da diese erst durch die Integration desselben in ein entsprechend geeignetes lebendes System entsteht, weswegen, wie schon ganz am Beginn unserer Ausführungen angedeutet, Lebensprozesse auch mit Recht als *die* elementaren Erkenntnisprozesse auf unserem Planeten angesehen werden können. Aber wieso eigentlich verlieren auch so hochgeordnete Teile eines lebenden Systems, wie es DNA-Moleküle nun einmal sind, alle ihre kognitiven Eigenschaften, sobald sie nur den Verband des Systems verlassen? Die Ursache dafür ist wiederum allein darin zu suchen, daß damit für den betroffenen Teil die Kohärenz der lebenserhaltenden Prozesse unterbrochen wird, jene DNA somit *de facto* zu einem leblosen Stück Materie degradiert wird, welches zwar im besten Falle von anderen noch lebenden Systemen wie irgendeine sonstige, bloß energetisch wertvolle Substanz wie z. B. Nahrung aufgenommen und in die systemeigene Physiologie integriert wird, das aber von selbst nicht wieder zu Leben erwachen kann. In diesem Zusammenhang ist es auch von nicht geringem Interesse zu erfahren, daß gerade jene Enzyme, hauptsächlich verschiedene Arten von Kinasen, die mit großer Wahrscheinlichkeit bei unseren prokaryotischen, noch keinen Zellkern besitzenden Vorfahren für die Reparatur der DNA zuständig waren, heute mit jenen meiotischen Rekombinationsprozessen beschäftigt sind, die die Grundlage genetischer Austauschprozesse darstellen (Keith & Schreiber 1995). Dies zeigt mehr als deutlich, daß das, was bei der sexuellen Fortpflanzung eigentlich vor sich geht, nur sehr unpräzise als physikalische Übermittlung von bereits existenter Information beschrieben wird.

Nach all diesen kritischen Anmerkungen zur Möglichkeit bzw. Unmöglichkeit eines partikulären Transfers von semantischer Information ist es, im Gegenteil zur Sprache, im Falle der sexuellen Fortpflanzung natürlich trotzdem kein gravierender Fehler von einer Übertragung genetischer Information zu sprechen, da ja in jedem einzelnen Fall das, was dafür unbedingt vorausgesetzt werden muß, also die materielle Fusion zweier getrennter biologischer Systeme, immer als gegeben vorausgesetzt wird. In diesem Sinne leistet folglich die sexuelle Fortpflanzung tatsächlich das, was der menschlichen Sprache bisher irrtümlicherweise zugeschrieben wird, nämlich eine echte Kommunikation zwischen voneinander getrennt lebenden kognitiven Systemen, sei es Mensch oder Mikrobe.

Eine Aufwertung von Sex zu einem erkenntnistheoretischen Medium erster Klasse wird zwar nicht wenige der zahlreichen in philosophischer Informationstheorie geschulten Erkenntnistheoretiker vor den Kopf stoßen, dies erklärt uns aber noch lange nicht, wieso ein solches Phänomen überhaupt existiert bzw., konkreter gefragt, was denn eigentlich die adaptive Funktion dieser einzig echten Sprache des Lebendigen – der Evolutionsforscher Graham Bell spricht sogar von einem „masterpiece of nature" (Bell 1982) – ausmachen könnte. Kehren wir also wieder zu dem wirklich spannenden Hinweis von Trivers auf das biologische Rätsel der sexuellen Fortpflanzung zurück. Das erste, was diesbezüglich entdeckt wurde, betrifft die schon eingangs erwähnte Evolutionsrate, von der man zunächst einmal pauschal annahm, daß sie bei sich sexuell fortpflanzenden Arten automatisch höher sein müßte als bei Arten, die sich ausschließlich ungeschlechtlich durch Parthenogenese, also durch rein mitotische Teilungen von Keimzellen (z. B. unbefruchtete Eizellen) in genetisch identische Tochterzellen (Klone), reproduzieren. Nun ist es tatsächlich so, daß bei geschlechtlichen Arten in jeder neuen Generation durch mannigfaltige Rekombinationsprozesse eine große Variabilität an verschiedenen Genotypen erzeugt wird, die in der nächsten Runde wiederum neue Typen hervorbringen, und so fort. Was also die Veränderung des genetischen Materials in der Zeit betrifft, so übertrifft die sexuelle Fortpflanzung mit ihrer kombinatorischen Vielfalt natürlich bei weitem die identische Weitergabe der Erbmoleküle, bei der Veränderungen allein nur durch die vergleichsweise seltenen Mutationen entstehen können (durchschnittlich einmal pro sechs Millionen identischer Replikationen). Obwohl zwar letztlich alle genetischen Neuerungen auf bestimmte Mutationen zurückgehen müssen, so sorgt doch die geschlechtliche Fortpflanzung dafür, daß deren mögliche Zahl an Kombinationen *in ein und demselben* Organismus unvergleichlich höher sein kann als in vollkommen voneinander isolierten Linien rein ungeschlechtlich evolvierender Arten.

Es war erst in den siebziger Jahren, als man bemerkte, daß Sex auch als eine sehr ineffiziente Methode der Fortpflanzung interpretiert werden kann, da die Anzahl der Nachkommen, verglichen mit der dazu ungleich einfacheren geschlechtslosen Variante, um einiges geringer, genauer gesagt, genau die Hälfte beträgt. Denn eigentlich sind Ausdrücke wie „sexuelle Vermehrung", „sexuelle Reproduktion" und sogar der neutralere Term „sexuelle Fortpflanzung" nicht ganz richtig gewählt, da in der Realität eigentlich das genaue Gegenteil dessen eintritt, was damit behauptet wird. Da aus zwei sich vereinigenden Keimzellen immer nur ein einziges neues Individuum entstehen kann, muß es – verglichen mit der einfachen Teilung bei der identischen Reproduktion – notwendigerweise in jeder neuen Generation zu einer dementsprechenden Verringerung an Nachkommen kommen. Man müßte also genaugenommen von sexueller Reduktion und nicht Reproduktion sprechen. Auf der rein genetischen Ebene spricht man deswegen auch immer schon von sogenannten Reduktionsteilungen (Meiose).

Sexuell sich fortpflanzende Arten sollten folglich diesen schon rein technisch gegebenen Nachteil zumindest kompensieren, um evolutionär überhaupt konkurrenzfähig bleiben zu können. Andernfalls würden nämlich unter ansonsten gleichen Bedingungen niemals geschlechtliche Arten entstehen oder gar bereits existierende ungeschlechtliche verdrängen können. Der Vorteil der sexuellen Austauschprozesse muß also ein beträchtlicher sein, um in dem Ausmaß, wie tatsächlich zu beobachten, die evolutionäre Bühne zu beherrschen. Fast alle existierenden Arten pflanzen sich heutzutage rein geschlechtlich fort, wohingegen nur mehr sehr wenige überhaupt noch auf die ungeschlechtliche Methode zurückgreifen, und wenn, dann dies auch nur im Rahmen eines zyklischen Wechsels mit der offensichtlich doch abwechslungsreicheren geschlechtlichen Variante. Rein vegetativ sich vermehrende Organismen sind inzwischen sogar, obzwar auf jeden Fall einmal die Regel, zu einem Großteil von unserem Planeten verschwunden. So gibt es nur mehr relativ wenige sexuell vollkommen enthaltsame Arten, beispielsweise bestimmte Pflanzenarten auf extremen Standorten ohne Konkurrenz, viele Viren, und einige wenige andere Borderliner der Evolution.

Das, was nach den neuesten Untersuchungen den besonderen Vorteil der geschlechtlichen Fortpflanzung auszumachen scheint, trifft sich letztlich genau mit unserer Frage nach den Möglichkeiten von echter kognitiver Kommunikation. Es wird bei der geschlechtlichen Fortpflanzung eben tatsächlich semantische Information zwischen getrennt existierenden Systemen im Sinne einer Fusion ausgetauscht, und es ist genau diese austauschbare und somit Variabilität erzeugende Information, die unter bestimmten evolutionären Randbedingungen von Vorteil sein kann. Das Schlüsselwort in diesem Zusammenhang heißt „widrig" *(contrary),* für ängstliche Gemüter vielleicht auch „widerwärtig", und bezieht sich auf die spezifischen Selektionsbedingungen, denen ein lebendes System ausgesetzt sein muß, um zu einem Wechsel von der ungeschlechtlichen zur geschlechtlichen Fortpflanzung gezwungen zu werden (Trivers 1985). Als erstes fällt einem hier natürlich die feindliche und verständlicherweise oft als unbarmherzig beschriebene unbelebte Umwelt ein, die mit ihren verschiedenen physikalischen Einflüssen wie Temperatur, Strahlung, Druck, Materiezusammensetzung usw. einen permanenten selektiven Druck auf jedes Lebewesen ausübt. Der Eindruck von Unbarmherzigkeit ist nicht einmal übertrieben, wenn man sich nur vorstellt, was passieren würde, wenn kurzfristig innerhalb weniger Jahre – nehmen wir einen besonders dramatischen Fall – die mittlere Temperatur der Erdoberfläche, bedingt durch irgendein kosmisches Ereignis (z. B. verstärkte Sonneneruptionen), um durchschnittlich 100 Grad Celsius ansteigen würde. Ein solches Szenario würde für die gesamte Biosphäre ein absolut unausweichliches Schicksal bedeuten, da innerhalb kürzester Zeit alles Leben im wahrsten Sinn des Wortes verbruzzeln würde, ungeachtet aller evolutionär noch kurzfristig möglichen Versuche, dem drohenden Untergang zu entkommen. Ein realistischeres und leicht vorhersehbares Ende alles Lebens auf der Erde ist an die zu erwartende Explosion der Sonne in ca. 5 Milliarden Jahren gekoppelt, was in kurzer Zeit die rein aquatische Chemie aller aktuellen Lebensprozesse überfordern würde. Die potentielle Unsterblichkeit des Lebens ist so zugleich auch immer mit einer systembedingten historischen Flüchtigkeit dieses Phänomens verbunden. Stephen Jay Gould hat eine ganze Reihe von solchen, wie er sagt, „historischen Kontingenzen" zusammengestellt. Anhand von sieben Szenarien, die jeweils einen evolutiv bedeutsamen Abschnitt (Entstehung der eukaryotischen Zelle, erste Vielzeller, kambrische Explosion, moderne Fauna, Landwirbeltiere, Säugetiere, *Homo sapiens)* betreffen, demonstriert er eindrucksvoll, wie verdammt unbeabsichtigt die Entstehung des Menschen war (Gould 1991, S. 348–363).

Wenn sie überhaupt in irgendeiner Weise miteinander korreliert sind, so verändern sich physikalische Zustände in der Regel allerdings nur relativ langsam über große Zeitabschnitte hinweg (z. B. Klimaschwankungen), so daß lebende Organismen im Prinzip genug Zeit zur Verfügung hätten, um sich den dahindriftenden Veränderungen kontinuierlich anzupassen. Eine solche Situation, so hat sich aufgrund von Modellberechnungen herausgestellt, würde aber geschlechtlichen Arten nicht unbedingt einen Vorteil gegenüber parthenogenetischen verschaffen, da Variabilität in diesem Fall allzu sehr zu Lasten der Vermehrungsrate geht. Darüber hinaus würde bei langfristigen Anpassungsprozessen an rein physikalische Parameter die geschlechtliche Fortpflanzung eher noch einen zusätzlichen Nachteil mit sich bringen, da Rekombinationsprozesse in einem solchen Fall auch die schon existierenden guten Genkombinationen wieder über den Haufen werfen könnten.

Widrig heißt also vielmehr, daß sich die Umweltbedingungen mehr oder minder *permanent* zu Ungunsten des betroffenen Organismus verändern müssen, in dem Sinne, daß immer das, woran sich eine Art soeben erfolgreich angepaßt hat, im nächsten Moment oder, vielmehr, in der nächsten Generation, schon wieder überholt sein kann. Nur unter solchen, wie es scheint, sehr extremen Bedingungen kann die geschlechtliche Fortpflanzung einen deutlichen Vorteil gegenüber ihrer über alles Geschlechtliche erhabenen Konkurrentin herausholen. Ist die physikalische Umwelt für solche Herausforderungen einfach zu träge, so schafft dies die belebte Umwelt eines Lebewesen in der Regel mit Leichtigkeit. Zwar ist diese nicht in dem Sinne unbarmherzig wie die unbeirrbaren physikalischen Parameter, die, wenn es sein muß, uns ausnahmslos alle mitleidlos verschmoren lassen würden, dafür aber um so gezielt bösartiger als alle unbelebten Brachialgewalten der Natur zusammengenommen.

Da hört sich die normale Konkurrenz zwischen zwei Arten um eine bestimmte lebenswichtige Ressource, sei es Raum, Futter, Unterschlupf oder sonst einen wichtigen Faktor, noch vergleichsweise harmlos an, obwohl rein von der Theorie her eine der beiden Arten im Extremfall einer 100%igen Abhängigkeit von dem jeweiligen Faktor zum Aussterben verurteilt sein muß. Allerdings kommt es nur selten vor, daß eine Art, wie zum Beispiel der Pandabär mit seiner unveränderlichen Vorliebe für Bambusblätter, von einer einzigen Ressource abhängig ist. Oft ist es so, daß Tiere doch ein ganzes Spektrum verschiedener Ressourcen auszunutzen wissen, so daß im Falle einer Konkurrenz mit anderen, ähnlich lebenden Arten noch immer eine bestimmte Anzahl evolutionärer Ausweichmöglichkeiten besteht. Äußert sich ein solches Ausweichen dann schließlich auch in der Veränderung der morphologischen Struktur der betroffenen Arten, so spricht man von Merkmalsversetzung *(character displacement)*. Berühmtestes Beispiel dafür ist wohl die auf Galapagos lebende Gattungsgruppe von 14 verschiedenen Darwinfinken *(Geospizini)*, die, mit großer Wahrscheinlichkeit von nur einer einzigen Art ausgehend, eine konkurrenzbedingte Auffächerung in mehrere einander sehr ähnliche und doch in wichtigen Merkmalen verschiedene Arten erfuhr. Durch Spezialisierungen in der Schnabelform wie auch durch entsprechende Veränderungen im Verhalten konnten so ganz unterschiedliche, am nächstliegenden Festland (Mittel-, Südamerika) von ganz anderen Arten besetzte ökologische Nischen eingenommen werden.

Ist die allgegenwärtige Konkurrenz zwischen zwei in ihren vitalen Ansprüchen und Interessen irgendwie ähnlichen Arten noch relativ harmlos, so zeigen andere Formen von biotischen Beziehungen zwischen lebenden Organismen die zuvor angedeutete Bösartigkeit in geradezu exemplarischer Manier. Räuber/Beute- und Parasit/Wirt-Beziehungen sind aus der Sicht des jeweils ersteren reine Ausbeutungsbeziehungen und demzufolge auch dadurch gekennzeichnet, daß in der Regel des einen Anpassung an den anderen automatisch ein Nachteil für den anderen sein muß und umgekehrt. Daraus resultiert zwangsläufig eine Art von permanentem Rüstungswettlauf, in welchem jede Spezies, die auch nur eine Zeitlang evolutionär sozusagen auf der Stelle tritt, Gefahr läuft, aus dem Rennen geworfen zu werden. Natürlich gibt es in diesem Rennen auch gegenseitige positive Abhängigkeiten in der Weise, daß ein zu großer Nachteil für die eine Seite (Beute/Wirt) schließlich auch zu einem Nachteil für die andere (Räuber/Parasit) werden kann und umgekehrt, vor allem dann, wenn die Beziehung zwischen den Gegenspielern eine von allen anderen isolierte ist, was allerdings nur ganz selten vorkommt, da die meisten Arten in komplexer Weise mit verschiedensten anderen Arten interagieren.

Daß ein Räuber allerdings letztlich durch das Zurückgehen seiner Beute infolge Übernutzung selbst in Gefahr gerät, seine Existenzgrundlage zu verlieren, ist noch einsichtig, daß eine Beute durch das Verschwinden seines Hauptfeindes einen Nachteil zu spüren bekommt, schon weniger. So können und könnten manche potentielle Beutetiere ganz gut auch ohne ihre Räuber auskommen, genauso wie die meisten Wirtstiere ein in doppeltem Sinne, nämlich ontogenetisch wie phylogenetisch, viel fitteres Leben führen könnten, als sie es mit ihren verschiedenen Plagegeistern, egal, ob eher harmlose Darmparasiten (Band-, Spulwürmer usw.) oder gefährliche Viren, tun. So erschiene ein menschliches Leben ganz ohne Viren als durchwegs lebenswert und würde wohl kaum unser evolutionäres Fortbestehen in irgendeiner besonderen Weise beeinträchtigen. Als Beispiel für das Fehlen von Raubtieren möge man nur an die auf isolierten Inseln wie z. B. den Galapagos lebenden Tierarten denken, die deswegen auch – dummerweise – keine Scheu vor dem Neueindringling Mensch zeigen. Aber auch viele unserer bejagten Tierarten würden, so wir sie jemals nach ihrer Meinung befragen wollten, keinen wirklichen Ersatz für ihre ehemaligen Räuber in Form eines menschlichen Jägers als Hüter des ökologischen Gleichgewichts verlangen. Schließlich geht ja auch uns Menschen keiner unserer alten Freßfeinde mehr so wirklich ab, oder sollten wir uns etwa doch noch für die technisch durchaus machbare Einbürgerung von Löwen und Tigern in unsere städtischen Gärten und Parks einsetzen, damit das ökologische Gleichgewicht für unsere Spezies wiederhergestellt wird? Die gesellschaftliche Legitimierung der technisch hochgerüsteten Jagd der Neuzeit durch das grüne Tarnmäntelchen der Ökologie entbehrt damit aber auch jeder wissenschaftlichen Grundlage. Eine ehrliche Philosophie der Jagd, so eine solche überhaupt noch zeitgemäß ist, kann sich im wesentlichen nur auf ein einziges Argument berufen, und das ist die Lust am hochtechnisierten Erschießen von absolut chancenlosen und schon lange nicht mehr wilden Tieren. Die Grenze zur normalen Massentierhaltung ist hier nur mehr eine fließende.

John Endler hat die oft sehr verwickelten evolutionären Beziehungen zwischen Räuber und Beute in einer anschaulichen Übersichtsarbeit zusammengefaßt und sie mit den viel engeren und spezifischeren Beziehungen zwischen Parasit und Wirt verglichen, wobei er zu dem Schluß kommt, daß es gleich mehrere Faktoren sind, die bewirken, daß es im Falle von Räuber und Beute nur in ganz seltenen Fällen zu einer echten Koevolution kommt (Endler 1991). Räuber ernähren sich in der Regel von mehreren Beutetierarten, so daß es wenig Sinn macht, sich allzu sehr auf nur eine Art zu spezialisieren. Räuber versuchen zumeist aber dennoch, immer die häufigste ihrer Beutearten auszunutzen, was aber wiederum bewirken kann, daß genau diese Art zahlenmäßig zurückgeht und somit automatisch vom Räuber ein Wechsel zu einer anderen Art erzwungen wird. Dies erschwert ebenfalls wieder eine Spezialisierung. Besondere Abwehrstrategien der Beutetiere werden zumeist nur gegen das immer gefährlicher werdende Ende einer Verfolgungssequenz hin gezeigt, so daß der Räuber eher auf allgemeine Jagdstrategien hin angepaßt sein muß als auf überspezialisierte Verhaltensweisen, die er dann nur selten einsetzen kann. Das Leben/Mahlzeit-Prinzip *(life/dinner principle;* Dawkins & Krebs 1979) besagt darüber hinaus, daß eine fehlgeschlagene Attacke eines Räubers immerhin das Weiterleben des Beutetieres bedeutet, dem auf der anderen Seite bloß eine verpatzte Mahlzeit des Jägers gegenübersteht. Der Selektionsdruck auf Überlebensstrategien der Beute wird also um einiges stärker sein als der auf das Erlangen einer einzigen Mahlzeit durch die Anwendung hochspezialisierter Jagdstrategien. Schließlich und endlich sorgen noch die ganz unterschiedlichen Populationsdichten von Räuber und Beute wie auch deren meist sehr verschieden lange Generationenfolgen für sehr unterschiedliche evolutionäre Möglichkeiten. Während ersterer durch seine relative Seltenheit und Langlebigkeit mit niedriger genetischer Variabilität (z. B. Raubkatzen) und langsamer Evolutionsgeschwindigkeit zu kämpfen hat, läuft ihm die letztere im wahrsten Sinne des Wortes auch evolutionär gesehen immer ein klein wenig voraus. Dies erklärt nun auch viel besser, wieso es im Falle des Parasiten, wo ein meist winziger Bösling mit einer atemberaubenden Generationenfolge – man denke nur an seinen letzten grippalen Infekt, wo innerhalb von wenigen Stunden aus ein paar mickrigen Keimen ein ganzes Heer von Abermillionen ernsten Gegnern wird – einem ganz spezifischen Wirt das Leben schwer macht, genau umgekehrt sein muß.

Nur im Falle der Parasit/Wirt-Beziehung und gerade nicht bei der so allseits beliebten Räuber/Beute-Beziehung kann man daher mit Recht von einem gemeinsamen evolutionären Schicksal sprechen, das die beiden Arten wie mit einem unsichtbaren Band, genannt Koevolution, aneinanderkettet. In der öffentlichen Diskussion wurde daraus etwas voreilig verallgemeinernd die Fiktion vom ökologischen Gleichgewicht abgeleitet, das es zu erhalten gilt, sollte der drohende Kollaps des Ökosystems Erde noch aufgehalten werden. Gäbe es allerdings tatsächlich so etwas wie ein ökologisches Gleichgewicht als ein biologisches Naturgesetz, dann könnte es einerseits von keiner Art, d. h. auch von uns Menschen nicht, gefährdet werden und bräuchte andererseits auch nicht in künstlicher Weise erhalten werden. In der Natur kommt es aber nicht selten vor, daß eine Art verschwindet, ohne daß deswegen auch schon automatisch eine zweite oder sogar mehrere andere zugleich mit aussterben müssen. Unsere eigene Art ist dafür das sicherlich beste und auch aktuellste Beispiel. Wir ziehen nun schon seit geraumer Zeit von einer (Aus-)Beuteart zur anderen und haben inzwischen schon zahlreichen Großtierarten den evolutionären Garaus gemacht, so zum Beispiel während der letzten 50.000 Jahre immerhin ca. 73% der Großsäuger Nordamerikas, 80% derjenigen von Südamerika und nicht weniger als 86% jener von Australien (Diamond 1994). Das soll uns erst einmal jemand nachmachen.

Rein evolutionstheoretisch betrachtet, handelt es sich also bei einer echten Koevolution wie im Falle von Parasit und Wirt um das Ergebnis einer permanent destabilisierenden Selektion, die unter Umständen bewirkt, daß die beiden Arten in einem prinzipiell offenen und evolutionär unbegrenzten Wettrennen gefangenbleiben können. Diese einfachen Fälle sind aber, wie schon gesagt, nicht unbedingt die Regel, denn meistens finden wir ein Netzwerk von verwickelten Beziehungen zwischen einer Vielzahl von Arten, so daß sich die selektiven Anforderungen an jede einzelne Art noch um ein Vielfaches erhöhen können.

Sich um jeden Preis permanent verändern lautet also die selektiv erzwungene Devise unter solchen verschärften Überlebensbedingungen, und dieser Devise sind bislang mehr als 99% aller existierenden Tierarten gefolgt, indem sie sich voll und ganz der geschlechtlichen Fortpflanzung verschrieben haben. Die wenigen Ausnahmen, die es noch heute gibt, bestätigen dazu noch die Regel: Nur unter Bedingungen eines stark reduzierten biotischen, d. h. konkurrenzbedingten Anpassungsdrucks wechseln solche Arten vorübergehend zur ungeschlechtlichen Fortpflanzung über, um jedoch bei geänderter Situation sofort wieder zur geschlechtlichen Fortpflanzung zurückzukehren. Paradebeispiel dafür sind viele Arten unserer bekannten Wasserflöhe (Fam. *Cladocera*; Kleinkrebse), die nur in der Zeit ungehinderter Expansion im Frühjahr, wo sich in kühleren Breitengraden die Gewässer zu erwärmen beginnen, zur von freudschen Hemmungen (ohne Psychotherapie!) entfesselten Methode der ungeschlechtlichen Fortpflanzung übergehen, um dann schließlich doch wieder, nach Sättigung des Milieus mit Individuen, dem geselligeren Sex zu frönen (Übersicht in Bell 1982). Aber auch viele Pflanzenarten, die sich eine Zeitlang rein vegetativ vermehren, um möglichst schnell nur kurze Zeit freistehende (z. B. Ruderalflächen), aber auch sehr lebensfeindliche (z. B. Gebirge, Wüsten) und somit vergleichsweise artenarme Lebensräume zu besiedeln, sind eine Bestätigung für diesen Zusammenhang.

Eine allgemeine Konkurrenzhypothese ist somit die zurzeit immer noch am meisten diskutierte, da zweifelsohne plausibelste theoretische Möglichkeit, die weite Verbreitung der geschlechtlichen Fortpflanzung zu erklären. Van Valen (1973) versah dieses seiner Meinung nach „neue evolutionäre Gesetz" mit der phantasievollen Bezeichnung „Rote-Königin-Hypothese" *(red queen hypothesis)*, und bezog sich damit auf Lewis Carrolls (1832–1898) berühmte *Alice im Wunderland*, wo die Rote Königin fast wie mit hellseherischer Absicht die folgenden Worte zu dem kleinen Mädchen spricht: „Du siehst, hier mußt du so schnell rennen, wie du kannst, nur um an ein und derselben Stelle zu bleiben". Sexuelle Austauschprozesse haben also nicht so sehr den einfachen Zweck, eine gerichtete Evolution hinsichtlich besserer Anpassung an bestimmte ökologische Anforderungen zu fördern, sondern sind primär offensichtlich allein dazu da, um konkurrenzfähige Arten ununterbrochen in evolutionärer Bewe-

gung zu halten, da jedes auch nur kurzes Stehenbleiben an einer Stelle schon
bald ein unabschätzbares Risiko mit sich bringen kann. Daß die allgegenwärtigen Parasiten in diesem Szenario eine besondere Rolle spielen müssen, ergibt
sich dabei allein schon aus dem Umstand, daß die meisten Plagegeister, verglichen mit ihren Wirtsarten, in der Regel eine um ein Vielfaches kürzere
Generationsdauer besitzen. Dadurch besitzen sie gleich von Anfang an einen
oft beträchtlichen Vorsprung, der von der parasitierten Art nur mit diversen
Tricks kompensiert werden kann. Einer davon ist sicherlich der hier diskutierte permanente phylogenetische Zickzacklauf der Wirtsart durch ein obli-
gatorisches Praktizieren der geschlechtlichen Fortpflanzung. So nimmt es
auch nicht Wunder, daß kein einziges Tier mit einer etwas längeren individuellen Lebensspanne, also praktisch alle Wirbeltiere und die meisten höheren
niederen Tiere – man verzeihe diesen terminologischen Widerspruch –, niemals auf die viel primitivere und doch auf den ersten Blick sogar kostengün-
stigere Variante der ungeschlechtlichen Fortpflanzung zurückgreift. Nur
Arten mit verhältnismäßig bescheidenen Lebenszyklen, was die zeitliche Dauer betrifft, können es sich überhaupt und wenn, dann auch nur interimsmäßig,
leisten, im Sinne einer möglichst raschen zahlenmäßigen Vermehrung ihrer
Individuen auf ein parthenogenetisches Klonieren ihrer Genausstattung über-
zuwechseln.

Die Parasiten sind also zugleich der Fluch und der Segen der Evolution,
denn sie allein sind es ganz offensichtlich, die teilweise unabhängig von physikalischen Veränderungen, die natürlich auch Anpassungsprozesse von seiten
der Lebewesen erforderlich machen, das genetische Roulette der geschlechtlichen Fortpflanzung auf Dauer in Bewegung halten können. Bringt dieses permanente Durchmischen der Gene zwar nicht immer etwas wirklich Neues mit
sich, so kann und wird es zweifellos gelegentlich doch auch zu Umbrüchen mit
unabsehbaren Folgen kommen. So laufen beispielsweise in einfachen Gen-für-
Gen-Modellen beide Partner, also Wirt und Parasit zugleich, in Form ihrer
Gen-Allele im Kreis (z. B. A1, A2 steht für Resistenztypen des Wirtes, B1, B2
steht für Virulenztypen des Parasiten: A1 $\Rightarrow$ B1 $\Rightarrow$ A2 $\Rightarrow$ B2 $\Rightarrow$ A1 $\Rightarrow$ ...). Aus diesem können sie dann nur mehr durch eine entsprechend neuartige Mutation
(z. B. A3) entkommen (siehe Clarke 1976). Auf jeden Fall paßt dieses Bild einer
Vielzahl miteinander wechselwirkender und sich deswegen permanent und
doch nur ab und zu sich in Wesentlichem verändernder Populationen ganz gut
in die aktuellen Diskussionen rund um den Stellenwert eines sogenannten
punktuierten Gleichgewichts in der Evolution (Gould & Eldredge 1977, 1993;
ein überzeugendes Beispiel findet sich bei Elena, Cooper & Lenski 1996).
Detaillierte Vergleiche zwischen größeren systematischen Einheiten haben
nämlich in letzter Zeit immer öfter gezeigt, daß eine kontinuierliche Evolution
von Merkmalen eher die große Ausnahme als die Regel darstellt, was besagt,
daß Phasen relativer Ruhe mit Phasen mehr oder minder stürmischer evolu-

tionärer Veränderungen miteinander abwechseln. Die geschlechtliche Fortpflanzung ist sicherlich keine ausreichende Erklärung dafür, das mag schon stimmen (cf. Stenseth & Maynard Smith 1984), aber dafür kann sie vielleicht jenen *élan vital* oder „Lebensschwung" bereitstellen, der für den französischen Naturphilosophen Henri Bergson (1859–1941) noch so etwas unfaßbar Mystisches darstellen mußte. Es scheint nämlich tatsächlich so zu sein, daß Arten mit geschlechtlicher Fortpflanzung sich in zweifacher Hinsicht darauf spezialisiert haben, nur auf den jeweils günstigen Moment zu warten, erstens als Individuum, um einen möglichst fitten Fortpflanzungspartner zu ergattern, und zweitens als Art und Population, um wenigstens ab und zu eine der sich selten bietenden Entwicklungschancen zu ergreifen.

Die Parasitismushypothese, wie der Konkurrenzfaktor aufgrund der besonderen Bedeutung der Parasiten auch noch genannt wird, geht eigentlich schon auf eine frühe Arbeit von Haldane (1949) zurück, der als erster auf die evolutionäre Bedeutung einer kontinuierlichen Anpassung einer Wirtsart an seine koevolvierenden Antagonisten hinwies. Diese These ist zwar eine sehr plausible, aber sie reicht, wie erst kürzlich gezeigt wurde, dennoch alleine nicht aus, um das außergewöhnlich stabile Vorkommen der geschlechtlichen Fortpflanzung zu erklären. Um ein Aufrechterhalten derselben gegenüber ihrer billigeren Konkurrentin, der ungeschlechtlichen Fortpflanzung, auf Dauer zu gewährleisten, bedarf es noch eines zusätzlichen Effektes, der als Mullersche Ratsche *(Muller's ratchet)* oder auch Mutationsakkumulations-Modell bekannt ist. Die nicht mehr ganz neue Idee dahinter besagt in etwa, daß in einer Population ohne sexuelle Rekombination unter bestimmten Voraussetzungen eine unvermeidbare Tendenz dahingehend auftreten kann, daß es mit der Zeit zu einer Anhäufung von schädlichen Mutationen kommt (Muller 1932; Haigh 1978). Wie bei einer Sperrklinke für ein Zahnrad wird dabei eine Gruppe von sehr fitten Individuen mit wenigen schädlichen Mutationen nach der anderen aufgrund der meist zu geringen Individuenzahl aus dem evolutionären Rennen ausscheiden. Ein Ausweg aus dieser sich ähnlich wie bei einer echten Ratsche Schritt für Schritt verengenden Falle scheint nur über die geschlechtliche Fortpflanzung möglich zu sein, die direkt über Rekombinationsprozesse wieder die ursprüngliche Genverteilung herzustellen vermag.

Erst dann, wenn man die Mullersche Mutationsakkumulationshypothese mit der Haldane-Van Valenschen Konkurrenzhypothese kombiniert, ergibt sich in Modellberechnungen ein deutlicher und evolutionär stabiler Vorteil für sich sexuell reproduzierende Individuen gegenüber asexuell reproduzierten Klonen (Howard & Lively 1994). Während allerdings die tatsächliche Auswirkung der Mullerschen Ratsche bislang noch umstritten war (siehe jedoch Morell 1997: „Sex befreit Viren von genetischer Ratsche") – einerseits erfordert sie hohe Mutationsraten, um anwendbar zu sein, andererseits wird sie aber dennoch kurzfristig bis zu einem gewissen Grad durch kompensatorische

Mutationen wettgemacht (Wagner & Gabriel 1990) –, so sprechen die empirischen Daten doch sehr für die Gültigkeit zumindest der Parasitismushypothese. Anhaltspunkte für einen starken Einfluß von Parasiten auf die Genvielfalt einer Art gibt es sogar beim Menschen, wobei die vielleicht überzeugendsten Beispiele dafür aus Afrika stammen. So entdeckte man erst kürzlich, daß Gene des sogenannten Haupt-Histokompatibilitäts-Komplexes (MHC, *major histocompatibility complex*), die für die Kodierung wichtiger Transportmoleküle bei der spezifischen Immunabwehr des menschlichen Körpers zuständig sind, einen beträchtlichen Grad an genetischem Polymorphismus zeigen, der als biologische Variabilität in direkter Weise mit dem Vorkommen des Malaria-Erregers *Plasmodium falciparum* assoziiert ist. Interessanterweise unterscheiden sich außerdem noch zusätzlich die Polymorphismus-Muster der davon betroffenen west- und ostafrikanischen Bevölkerung, was andeutet, daß in diesem Fall die Wechselwirkung mit noch weiteren Krankheitserregern eine Rolle spielen dürfte (aus: *Infection, Polymorphism and Evolution*, Royal Society, London, 25–26. 5. 1994; *Adaptations for Disease Resistance and Virulence*, Ciba Foundation, London, 27. 5. 1994). Eine Frage, die sich hier natürlich aufdrängt, bezieht sich auf die Bedeutung solcher spezieller Polymorphismen für andere Bereiche der Evolution nicht nur der menschlichen Spezies. Waren Polymorphismen in solchen anderen Bereichen die bloß zufällige rekombinatorische Konsequenz der primär parasitenbedingten genetischen Variabilität, oder haben sich gänzlich unabhängig davon Variabilitäten ergeben, die selektiv von ganz anderen Erfordernissen der Umwelt erzwungen worden sind? Auf jeden Fall demonstriert die Malaria-assoziierte Variabilität in sehr schöner Weise den enormen Einfluß von Krankheitserregern auf unsere Evolution und ist in diesem Sinne auch zumindest ein wichtiges Indiz für die teilweise Richtigkeit der Parasitismushypothese in Sachen geschlechtlicher Fortpflanzung. „Teilweise" deswegen, weil inzwischen schon einige Arten bekannt sind, wo Sex in Abwesenheit von Parasiten stabil zu sein scheint (Lyons 1997). Eine im Detail wahrhaft verflixte Sache also, obwohl vom Prinzip her immer noch Weismanns frühe Idee, daß es bloß an der „Schaffung individuell erblicher Merkmale als Material für das Wirken der natürlichen Auslese" (1889) liegt, gültig ist, einfache darwinsche Konkurrenz also den ganzen, dafür durchaus herrlich anzusehenden Aufwand lohnen muß.

Was kann nun abschließend von seiten unserer These, daß echt kognitive Kommunikation, die also einen realen Transfer von semantischer Information beinhaltet, nur über materielle Fusionsprozesse zwischen getrennten Systemen erfolgen kann, zu einem besseren Verständnis der Evolution beigetragen werden? Diese These erlaubt uns zwar nicht, die soeben diskutierte adaptive Notwendigkeit der geschlechtlichen Fortpflanzung zu begründen – hier steht weiterhin Parasitismusmodell gegen oder kombiniert mit anderen Hypothesen –, dafür aber gibt sie uns zumindest die Möglichkeit, eine zusätzliche argumentatorische Stütze für die spezielle Form sexueller Austauschprozesse zu formulieren. Wäre nämlich ein realer Informationsaustausch ohne die starken biologischen Einschränkungen der geschlechtlichen Fortpflanzung möglich, dann hätte sich, absolut unabhängig von selektiven Vor- und Nachteilen bezüglich der ungeschlechtlichen Fortpflanzung, eine solche Art der Fortpflanzung überhaupt gar nicht erst entwickeln brauchen. Da aber, wie wir jetzt sicher sein können, semantische Information immer nur innerhalb von lebenden Systemen generiert werden kann, können wir jetzt auch mit Fug und Recht die Behauptung aufstellen, daß die während der geschlechtlichen Fortpflanzung stattfindenden rekombinatorischen Prozesse tatsächlich die bislang einzige auf diesen Planeten existierende Möglichkeit darstellen, eine echt kognitive Kommunikation zwischen unabhängigen Organismen zu realisieren. Die spezifische Systemabhängigkeit dieses in der Tat evolutionär einzigartigen Kommunikationsmechanismus zeigt sich überdies in weiteren Besonderheiten der geschlechtlichen Fortpflanzung, die – würde man immer noch von der irrigen Vorstellung einer partikulären Übermittlung objektiver Information, vielleicht sogar in Bits gemessen, ausgehen – nicht zu verstehen sind.

Da wäre zum Beispiel schon einmal die an und für sich, so scheint es, gänzlich triviale Tatsache, daß nicht alle Lebewesen dieser Erde miteinander kommunizieren können. Dies überrascht nicht einmal den braven Biologiestudenten, denn er lernt ja schon am Anfang seines Studiums, daß es eben soundso viele verschiedene „natürliche" Arten gibt und daß diese, so die faszinierende Entdeckung von Darwin, ausnahmslos alle durch gemeinsame Abstammung miteinander verwandt sein könnten. Jedoch hat Verwandtschaft, wie ein jeder von uns nur zu gut weiß, auch ihre Grenzen. So hat es denn auch bis auf den heutigen Tag noch niemanden wirklich ernsthaft beunruhigt, daß, nur um ein Beispiel aus den vielen Tausend möglichen zu nennen, die Spitzmausdame nichts mehr mit dem Elefantenbullen zu tun haben will. Auch daß der Menschenfloh, ob Männchen oder Weibchen, keinerlei verdächtige Absichten hegt, wenn er sich unbemerkt in unseren guten alten Kleidern versteckt, dies hat eigenartigerweise bislang noch niemanden wirklich stutzig gemacht.

Dabei, und ich meine dies jetzt ganz und gar nicht als geschmacklosen Scherz, wäre an und für sich gar nichts dagegen einzuwenden, wenn Floh mit Mensch und Hund mit Katz und Wal mit Fisch und so weiter ihren Spaß miteinander hätten. Wieso denn nicht, was ist hier offensichtlich passiert, daß so viele, viele, nein, eigentlich alle Arten einander nicht mehr so richtig mögen bzw., was gar nicht so selten ist, sich eher hassen? Wie steht es doch in all den bunten Beziehungsratgebern: Ohne wirkliches Verständnis keine richtige Liebe! Man ahnt ja gar nicht, welch eine Weisheit hier sicherlich schon zum hundertsten Male zum besten gegeben wurde, denn genau das ist es, was der erfolgreichen Verständigung zwischen den Arten abgeht, nämlich ein bißchen oder, seien wir ehrlich, einfach viel zu viel Verständnis. Die kognitive

Kommunikation zwischen verschiedenen Arten will einfach deswegen nicht mehr so richtig funktionieren, weil das Wissen von Floh und Mensch, Maus und Elefant usw. inzwischen schon dermaßen unterschiedlich geworden ist, daß keine gescheite Verständigung mehr möglich ist. Man hat sich sozusagen über die Jahre hinweg doch ein wenig bis unter Umständen ganz beträchtlich auseinandergelebt, und jetzt, da man unversehens wieder aufeinandertrifft, ist man schlichtweg sprachlos und will, auch rein geistig betrachtet, einfach nichts mehr miteinander zu tun haben. Dabei könnte man sich in bestimmten Bereichen unter Umständen vielleicht sogar noch wichtige Dinge sagen, wenn sie nur in irgendeiner Weise richtig verstanden werden würden. So wäre es für unsere Maus unter Umständen von Vorteil, wenn sie zum Beispiel bei einer ernsthaften Bedrohung wie ein kleiner Elefant brüllen oder einfach die böse Katze mit ihren spitzen Stoßzähnen in die Flucht jagen könnte. Oder etwa nicht?

Das, was in all diesen Störungen echter Kommunikation zu unüberwindlichen Schwierigkeiten führt, ist nichts anderes als die biologische Art als kognitive Grenze einer kommunikationsfähigen Population von Einzelindividuen. Das unabhängig von allen philosophischen Haarspaltereien absolut natürliche Phänomen der natürlichen Art ist ebenso eine biologische Realität wie die komplexen Verwandtschaftsbeziehungen zwischen ebendenselben (siehe Maynard Smith 1989: „Macroevolution", S. 273–302). Dabei zeigen uns die variablen Grenzen zwischen diesen Populationen, daß zum ersten die jeweilige evolutionäre Position einer solchen Grenze abhängig ist von der Art des Wissens, um das es in jedem konkreten Fall geht, daß also Art nicht gleich Art ist, und zweitens, daß der Wissensaustausch ein tatsächlich systemabhängiger und somit auch tendenziell ganzheitlicher ist. Wäre letzteres nicht so, dann hätten wir keinen Grund mehr, die Möglichkeit auszuschließen, daß auch weit voneinander entfernte, also nur sehr indirekt miteinander verwandte Individuen zumindest in jenen partiellen Bereichen, wo sie noch ein relativ ähnliches Wissen besitzen (und davon gibt es zur Genüge), miteinander erfolgreich kommunizieren könnten.

Dawkins' Metapher vom isolierten egoistischen Gen ließe uns im Prinzip einen solchen grenzenlosen Raum der Evolution erwarten, jedoch die eisernen Vorhänge der Nichtkommunikation zwischen den Arten sprechen eindeutig dagegen. Kommunizieren können nämlich ganz offensichtlich nur mehr diejenigen Individuen miteinander, die eine möglichst ähnliche genetische Grundstruktur besitzen, wo also nur mehr über einzelne Positionen darin, aber nicht mehr über die Struktur selbst diskutiert werden darf. Sobald jedoch durch Mutationen jene ungewöhnlich stabile Struktur selbst berührt wird, dann wird es heikel in dem Sinne, daß dann die Überschreitung der Artgrenze erstmals zur Debatte steht. Fehlt hier dann der nötige Konsens innerhalb einer Population, so muß es unvermeidlich zur großen sozialen Spaltung kommen, und die irreversible Geschichte von (mindestens) zwei neuen Arten kann beginnen. Es sind wahrscheinlich auch dies genau jene Zeiten evolutionären Aufruhrs, in denen eine Phase relativer Ruhe oft gleich von mehreren aufeinanderfolgenden Phasen der Umwälzung abgelöst wird. Empirische Details darüber, wodurch eine solche anhaltende Störung des intraspezifischen Gleichgewichts einer Art letztlich ausgelöst werden, besitzen wir allerdings bis auf den heutigen Tag nur äußerst spärliche und wenn, dann nur sehr indirekte Hinweise aus der Paläontologie oder aus Genvergleichen rezenter Arten, die uns aber über den tatsächlichen historischen Verlauf der Artenbildung auch nur hypothetische Überlegungen anstellen lassen.

Am vielversprechendsten müßte diesbezüglich eigentlich die Haustierzucht und, damit einhergehend, die moderne genetische Haustierforschung sein, die uns sozusagen *in vivo* den Prozeß der Darwinschen Entstehung der Arten vor Augen führen könnte. Allein, das Resultat all unserer bisherigen Bemühungen in diesem Bereich ist eher enttäuschend wie zugleich auch äußerst interessant. Obwohl sich Menschen nun schon seit einigen Jahrtausenden teilweise sehr intensiv mit der Züchtung von bestimmten Haustierrassen beschäftigen, ist es nämlich bis auf den heutigen Tag noch nicht gelungen, so etwas scheinbar Einfaches wie eine neue Haustier*art* herauszuzüchten. Im Prinzip sind nämlich alle unsere sogenannten Haus-Tiere, von der modernen Haus(Labor)-Maus bis zum Zirkus- und Arbeitselefanten, trotz unserer alles andere als einfühlsamen Methoden der künstlichen Selektion immer noch jene Wildtierarten geblieben, von denen wir einst einmal mit großen evolutionären Ambitionen ausgegangen sind.

Unser ältestes Haustier, der Haushund, der seit mindestens 12.000 Jahren (Clutton-Brock 1995) – Wolf und Mensch dürften sogar schon vor mehr als 300.000 an gemeinsamen Lagerplätzen gelebt haben (Olsen 1977) – unser treuer Begleiter sein durfte, ist ein gutes Beispiel dafür. Trotz zum Teil gewaltiger Unterschiede in der äußeren Erscheinung ist jeder Hund bis heute immer noch ein echter Hund *(Canis lupus familiaris)* und als solcher immer auch noch der böse alte Wolf *(Canis lupus)* geblieben, da er genetisch mit diesem ohne weiteres kompatibel, also kreuzbar ist. Die rein oberflächlichen Unterschiede zwischen dem winzigen Zwergpinscher und dem riesigen Bullmastiff sind sogar derartig eindrucksvoll, daß ein naiver Betrachter sie für die Merkmale zweier verschiedener Arten halten könnte. Und doch ist es klar, daß alle diese verschiedenen Rassen, es sind schätzungsweise an die 400, bis auf den heutigen Tag im Prinzip nichts anderes geblieben sind als nur stark in einer Reihe von Merkmalen variierende Wölfe. So gibt es eben sehr große (z. B. Irischer Wolfshund) und ganz kleine Hunde (z. B. Yorkshireterrier), unglaublich hagere (z. B. Greyhound) und äußerst plumpe (z. B. Bulldoggen), kurzhaarige (z. B. Ungarische Bracke) und langzottelige (z. B. Altenglischer Schäferhund), glatthäutige (z. B. Dackel) und runzelfaltige (z. B. Boxer), ruhige (z. B. Bernhardiner) und hektische (z. B. Pudel). Das Prinzip, das dabei hinter dem äußerst variablen Modell Hund steckt, ist immer noch nichts anderes als der morphologisch-funktionelle Grundbauplan der Wildpopulation der Wölfe.

Daß Wolf und Hund einer einzigen gemeinsamen Art angehören, haben die ausführlichen Untersuchungen von Wolf Herre am Institut für Haustierkunde in Kiel gezeigt (Herre 1973; siehe auch Zimen 1988). Herre kreuzte sogar Pudel, also eine schon sehr unwölfische Hunderasse, mit Wölfen, wobei, wie zu erwarten, die daraus entstehenden Pudelwölfe, kurz „Puwos" genannt, eine bunte Mischung der Merkmale der beiden Stammeltern zeigten. Im Verlauf der weiteren Züchtung erhielten sich dann über relativ lange Zeit hinweg die dominanten Eigenschaften der Wildform, die ganz entgegen dem Klischee vom aggressiven und bösartigen Wolf besonders sein scheues und vorsichtiges Wesen demonstrierten. Interessanterweise kann man aber auch beobachten, daß Haushündinnen, so ihnen die Möglichkeit der Wahl noch überhaupt erlaubt wird oder sie sich diese durch entsprechend getimtes Entlaufen einfach nehmen, sich am liebsten immer noch mit fremden Hunderüden einlassen, die der Wildform sehr ähnlich sind, also zumeist mit Schäferhundartigen und dergleichen, und dies ungeachtet ihres eigenen, oft nicht mehr sehr wilden oder gar wolfsartigen Aussehens. Genau aus diesem Grund ist auch das Resultat jener ungewollten Kreuzungsexperimente, die gelegentlich noch heute in manch einem der größeren, d. h. unüberschaubaren städtischen Parks passieren können, zumeist ein Schäferhundmischling (man spricht dann berechtigterweise von Promenadenmischungen). Den Weibchen schwebt also offensichtlich immer noch das Urbild männlicher Wolfsartigkeit vor Augen, wenn sie sich in freier Manier für einen entsprechenden Freier entscheiden dürfen.

Daß es zwar vergleichsweise leicht ist, verschiedene neuartige Hunderassen herauszuzüchten, daß es aber alles andere als leicht ist, eine wirklich neue Hundeart zu kreieren, das sollte zumindest uns Biologen sehr zu denken geben, denn eigentlich zeigt uns dies, daß die Sache mit Darwins natürlicher Auslese doch nicht ganz so einfach sein kann, wie wir uns das gemeinhin als überzeugte Anhänger des Evolutionsgedankens so vorstellen. Dabei sind, wie jeder, der irgendwie mit Tierzucht zu tun hat, schnell feststellen kann, unsere selbsterfundenen Methoden der künstlichen Auslese nicht gerade zimperlich. Ganz im Gegenteil, wenn wir uns die sogenannte Härte der natürlichen Selektion draußen in der Wildbahn näher ansehen, dann werden wir wohl schwerlich Fälle finden, in denen zum Beispiel, wie bei Katzen früher noch üblich, gleich nach der Geburt des Nachwuchses nach kurzer und strenger Prüfung des vorliegenden Resultats die entsprechenden Todesurteile nicht nur ausgesprochen, sondern auch gleich vollzogen werden. Zu dieser immerhin schon beachtlichen Härte der rein physischen Auslese kommt noch eine Gerichtetheit des Selektionsdrucks hinzu, wie sie wahrscheinlich in freier Wildbahn nur ganz selten, wenn überhaupt jemals, auftritt. So ist es in der modernen Tierzucht üblich, nur nach strengen Kriterien vorselektierte Tiere überhaupt zur Nachzucht zuzulassen, so daß über viele Generationen hinweg in ganz gezielter Weise auf die Realisierung sehr spezieller Merkmale hingearbeitet werden kann. Dabei muß natürlich auf bereits vorhandene Merkmale zurückgegriffen werden, die dann allerdings im Laufe der Zeit neue Ausprägungen zeigen können. Beispiele dafür sind Merkmale wie Fettleibigkeit (Mastschweine), Langhaarigkeit (Angoraformen), aber auch Verhaltensänderungen wie Bewegungsfaulheit (Milchvieh), Zahmheit (Hauskatze) bzw. gesteigerte Aggressivität (Kampfhunde).

Die Richtung des Selektionsdrucks beim verhaustierlichten Wolf geht dabei ganz deutlich in Richtung einer immer stärker werdenden Vermenschlichung des Hundes, und dies sogar bei jenen Rassen, die nicht primär auf Herzigkeit und menschlichen Ausdruck hin gezüchtet werden. Im einst schönen alten Wien[14], einer heute sich besonders hundefreundlich gebenden Stadt[15], geht sogar das Gerücht um, daß Hund und „Herrl" (bzw. „Frauerl") einander im Laufe ihres Zusammenlebens immer ähnlicher werden. Wie auch immer man solche Geschichten interpretieren mag, es gibt auf jeden Fall Anzeichen dafür, daß Menschen ihren treuesten aller Kameraden nach Kriterien auswählen, die nach dem (unbewußten) Vorbild wünschenswerter menschlicher Eigenschaften entwickelt worden sind. Dies wäre auf jeden Fall schon einmal eine weitaus vernünftigere biologische Erklärung für die, sollte sie tatsächlich existieren, rein äußerliche Ähnlichkeit als die doch etwas schwierigere Erklärung über das physische Einander-ähnlich-Werden von Hund und Mensch. Was aber ontogenetisch noch absolut unmöglich ist, kann phylogenetisch sehr wohl durch einen entsprechenden Selektionsdruck angestrebt und realisiert werden. Was die künstliche Evolution der Kopfform des Hundes betrifft, so scheint sogar tatsächlich so etwas wie eine teilweise Vermenschlichung stattgefunden zu haben, denn nicht wenige Hunderassen zeigen einige eindeutig menschliche Züge ihrer Morphologie. So fällt zum Beispiel auf, daß, verglichen mit dem langköpfigen Wolf, die Schnauze des Hundes meist wesentlich verkürzt und zugleich auch verbreitert wurde. Auch wurde die ursprünglich noch relativ gerade Profillinie des Kopfes derart verändert, daß sich inzwischen bei vielen Hunden bereits ein ausgeprägter Knick zwischen einer, genau wie beim Menschen, deutlich trennbarer Stirn und Nase befindet. Am deutlichsten kommen alle diese humanoiden Veränderungen bei Rassen wie Boxer und Bulldogge (englische und französische), aber auch bei Chow-Chow und Japan-Chin, der beinahe schon wie E. T. aussieht, zum Vorschein. Man hat dann gelegentlich schon den Eindruck, es vielleicht doch mit echten Artgenossen zu tun zu haben – beispielsweise auf entsprechend gut gemachten Scherzpostkarten mit einem Hundepaar in irgendeiner volkstümlich urigen Tracht, der Rüde in strammer alpiner Montur (z. B. „Steira"-Anzug), die Hündin im kessen ländlichen Dirndl. Die Vermenschlichung des Hundes hat natürlich nicht bei der äußeren Form haltgemacht, sondern hat sich auch der verschiedenen Verhaltensformen von *Canis lupus* bemächtigt. Am bekanntesten ist hier sicherlich die sprichwörtliche Treue des Hundes, die ausgehend von der ohnehin schon starken sozialen Tendenz bei der Stammform das hypertrophierte Resultat einer extremen Auslese darstellt. Dabei hat der menschliche Einfluß auf den Hund anscheinend sogar in ähnlicher Weise gewirkt wie bei seiner eigenen Spezies, nämlich in Richtung einer allgemeinen Verlängerung der Jugendentwicklung, einer Neotenie, was sich gerade auch in der anhaltenden Unterwürfigkeit von Hunden im Gegensatz zu Wölfen zeigt. Das eigenartig aufgeregte Gekläffe und Gebell unserer vermeintlich erwachsenen Hunde ist dafür das beste Beispiel. Es stammt von jungen Wölfen, die noch ganz auf die Fürsorge ihrer Eltern angewiesen sind, die, als ihre Welt noch in Ordnung war, als absolut geräuschlose Raubritter durch unsere Wälder streiften.

So wundert es uns auch nicht mehr, wenn beispielsweise einer durch sein Selbstbewußtsein und seinen Egoismus inzwischen weltberühmt gewordener Vertreter aus der gar nicht so entfernt verwandten Gruppe der *Felidae*, ein Kater namens Garfield, seinen evolutionären Leidensgenossen Odie als andauernd sabbernde, durch und durch doofe und penetrant unterwürfige Nervensäge beschreibt. Zur Ehrenrettung unseres Haushundes muß an dieser Stelle gesagt werden, daß er selbst gar nichts dafür kann, denn er war schließlich unserem überaus menschlichen Selektionsdruck während allzu vieler Hundegenerationen (mind. 12.000) ziemlich hilflos ausgeliefert. Was wir allerdings trotz größter Bemühungen letztendlich doch nicht erreicht haben, das ist die Schaffung einer neuen Art, obwohl die Voraussetzungen dafür, wie wir im anschließenden Zitat gleich sehen werden, nicht hätten besser sein können:

In der Praxis werden jene Ereignisse, die zu einer neuen Art führen, in kleinen randständigen Populationen auftreten, da solche Populationen eher einer untypischen Umwelt und damit einhergehend einer gerichteten Selektion ausgesetzt sind, und da sie außerdem ausreichend räumlich isoliert sind, damit genetische Veränderungen stattfinden können, ohne daß diese durch einen Genzufluß von außen wieder weggeschwemmt werden [Ü. d. A.] (Maynard Smith 1989, S. 280).

Die notwendigen Voraussetzungen für die erfolgreiche Schaffung einer wirklich neuen Art *Canis domesticus* – die übliche Bezeichnung, *Canis familiaris*, ist eigentlich irreführend, da sie den Status einer selbständigen Art impliziert (Linné betrachtete Wolf, Schakal und Hund als getrennte Arten) – dürften also vorhanden gewesen zu sein, und dennoch ist es nach immerhin schon 20 Jahrtausenden nicht einmal im Ansatz gelungen, die genetische Artgrenze trotz intensivster äußerer Selektion zu überschreiten. Während es also keiner allzu großen menschlichen Kunst bedarf, eine bereits existierende Art systematisch und mit – zu unserer sehr großen Schande – nachweisbarem Erfolg auszurotten, so scheint es doch noch ganz anderer Umstände zu bedürfen, daß eine neue Art entstehen kann. Unser liebenswürdiger Haushund zeigt uns

nicht nur, daß der sonst immer so durch und durch böse Wolf unserer Kinder-
und Jägermärchen uns außergewöhnlich gut gesonnen und treu ergeben sein
kann, sondern auch, daß die systembedingten Grenzen der Artbildung nicht
so ohne weiteres einem noch so starken äußeren Druck stattgeben. Die natürliche Grenze einer biologischen Art als identisch mit der Grenze der genetischen Rekombination zu definieren, so wie es der Grandseigneur der zoologischen Systematik, Ernst Mayr, schon tat (1967), ist ein erster logischer Schritt,
und doch stellt es nur die halbe Wahrheit dar. Sicherlich, an dem Punkt, wo
zwei verschiedene Genome nicht mehr miteinander verträglich sind, der
wechselseitige Austausch von Information also unterbrochen wird, ist ein
Wendepunkt der Evolution insofern erreicht, als eine Trennung eingeführt
wird, die mit allergrößter Wahrscheinlichkeit für immer weiterbestehen wird.
Solche endgültigen Trennungslinien können meistens in relativ einfacher
Weise experimentell überprüft werden, indem man Kreuzungsexperimente
durchführt und nachsieht, ob sie zu Erfolg führen oder nicht. Es bleibt dabei
jedoch die nicht unwichtige Frage ungeklärt, ob damit auch die tatsächlich gegebenen Grenzen und Einschränkungen der geschlechtlichen Fortpflanzung
erfaßt worden sind, die Frage also, ob Panmixie als die totale Durchmischung
des Genpools einer Art eine realistische Anschauung ist oder ob im wirklichen
Leben sogar noch weitere Beschränkungen hinzukommen.

Wie man angesichts dieser Überlegungen schon vorausahnen kann, ist letzteres nicht nur gelegentlich der Fall, sondern eigentlich die Regel, von der es
nur wenige Ausnahmen gibt. Tiere, und scheinbar auch Menschen, sind bei
weitem anspruchsvoller, als wir bislang bereit waren anzunehmen, vor allem
dann wiederum, wenn es um guten bzw. erfolgreichen Sex geht. Die effektiven
Grenzen genetischer Austauschprozesse liegen nämlich wesentlich enger bei-
einander, als man von der klassischen Populationsgenetik her, die eine biologische Art zu einem gewissen Teil bis heute noch als ein im Prinzip für jedes
Individuum frei zugängliches Sammelbecken von einzelnen Genen, dem sogenannten Genpool, betrachtet, erwarten sollte. Anstelle absolut freier
Partnerwahl bis hinaus zu den definitiven Grenzen genetischer Kompatibilität
innerhalb einer Art herrscht in der Regel meist selektive Partnerbevorzugung
mit zum Teil hochspezifischem Anforderungsprofil vor. Eine derartige „sor-
tengleiche" Verpaarung (assortative mating; beim Menschen: Thiessen &
Gregg 1980; Buss & Barnes 1986) bewirkt, daß einander vergleichsweise ähnliche und somit tendenziell auch genetisch nahestehende Individuen zueinan-
derfinden, wobei aber zu starke Ähnlichkeit oder Verwandtschaft durch wirksame Inzestschranken vermieden wird, um so die Nachteile bestimmter
genetischer Bürden möglichst gering zu halten.[16] Der Spruch „Gegensätze ziehen sich an" klingt zwar unheimlich attraktiv, gilt aber in dieser Form leider
nicht einmal für uns wählerische Menschen (Burgess & Wallin 1949). Da nämlich viele nachteilige Genvarianten bzw. Allele ihre volle phänotypische

Wirksamkeit und damit Schädlichkeit erst bei Gleichheit (Homozygotie) im mütterlichen wie väterlichen Beitrag zum neuen Genom entfalten (Beispiele: Bluterkrankheit, Sichelzellenanämie usw.), muß die Wahrscheinlichkeit eines solchen Zusammentreffens von zu nah verwandten Partnern vermieden werden. Es geht also ganz offensichtlich für die meisten Organismen vor allem darum, mittels einer geeigneten Fortpflanzungsstrategie ein möglichst günstiges Verhältnis von panmiktischem Durcheinander *(outbreeding)* und tendenziell isolationistischer Inzucht *(inbreeding)* zu gewährleisten.

Worum es hier letztlich geht, ist nichts anderes als die Frage nach der Stabilität der jeweiligen individuellen Genkombination, die, so sie phylogenetisch erfolgreich war, eine bestimmte Anzahl von Genen umfaßt, die nicht – wie uns wieder eine physikalistische Informationstheorie suggerieren könnte – isolierte Partikel von (egoistischer) Information, sondern ganz im Gegenteil fein aufeinander abgestimmte und selektiv ko-adaptierte Funktionselemente darstellen. Das bei der geschlechtlichen Fortpflanzung tatsächlich Schockierende und gleichzeitig Faszinierende liegt nämlich vor allem darin, daß bei jedem Mal scheinbar willkürlich und absolut zufallsartig die funktionelle Kohärenz und damit einhergehend auch die Adaptivität der bereits bestehenden Genzusammenstellung wieder zunichte gemacht wird, nur um einer gänzlich neuen Kombination Platz zu machen. Erreichte Adaptivität des Genoms und sexuelle Rekombination stehen also in dieser Hinsicht als direkte Gegenspieler einander gegenüber, und man muß sich fragen, ob die hauptsächlich mit der Parasitenabwehr zusammenhängenden Vorteile die sicherlich beträchtlichen Nachteile einer solchen permanenten Durchmischung von bereits evolutiv bewährten Genkombinationen auch tatsächlich aufwiegen. Eine Durchmischung bedeutet in der Regel ja auch eine merkliche Fitneßreduzierung aller davon betroffenen Gene, und zwar um so stärker, je stärker die zu fusionierenden Genome voneinander abweichen. Dies ist auch schon intuitiv leicht einsehbar, wenn man sich nur in etwas anthropomorpher Weise vorstellt, daß dann beispielsweise der genetische Befehl in bezug auf die Ausbildung des menschlichen Gehirns von mütterlicher Seite lauten könnte – wir übertreiben jetzt furchtbar: „Hier wollen wir nun ein ganz neues und wendigeres Sprach- und Kommunikationszentrum einrichten", während von väterlicher Seite die Anweisung kommen mag: „Laßt uns doch an dieser Stelle ein schönes neues mathematisch-geometrisches Zentrum errichten." Eine Art mendelscher Ausgleich zwischen beiden Vorschlägen nach dem Prototyp: aus „kurz" und „lang" wird eine „mittlere" Länge, wäre nur schwer, wenn überhaupt zu realisieren, und auch im Falle einer tatsächlich lebensfähigen Lösung dieses phänotypischen Problems würde auf jeden Fall die Fitneß des davon betroffenen Nachwuchses darunter leiden müssen. Anstelle eines evolutiv neutralen Freiraums der ungehinderten sexuellen Fortpflanzung innerhalb der mehr oder weniger weit gesteckten Grenzen der Art finden wir also eher eine kontinuierliche Reihe von Abstufungen, die sich zwischen den Nachteilen der reinen Inzucht, welche sich wieder der ungeschlechtlichen Fortpflanzung annähert, und den immer stärker werdenden Nachteilen der beliebigen Durchmischung ansiedelt. Genau zwischen diesen beiden extremen Polen muß irgendwo jenes Optimum zwischen vorteilhafter genkombinatorischer Konstanz und selektiv erzwungener Veränderung liegen, was allein schon daraus hervorgeht, daß ein kontinuierlicher Fitneßgradient von absoluter Sterilität bis hin zu optimaler Verträglichkeit bzw. Fertilität existiert.

Dieses Optimum könnte jedoch, wie man sich leicht vorstellen kann, je nach Art und betroffener Population, ganz verschieden aussehen. In der Regel ist es aber so, daß dessen Lage meist sehr nahe an der Grenze zur reinen Inzucht liegt, was beweist, daß lebende Systeme nur unwillig bereit sind, ihre jeweils bereits bewährte Individualität aufs Spiel zu setzen. Die geschlechtliche Fortpflanzung ist also doch eine eher durch einen entsprechenden Selektionsdruck von außen aufoktroyierte Zwangsmaßnahme, da Organismen, wie das Phänomen *assortative mating* zeigt, ganz eindeutig bestrebt sind, genetische Veränderungen so gering wie möglich zu halten. Andererseits ist es auch verständlich, daß positive, also sogar einen Selektionsvorteil mit sich bringende Neukombinationen von Genen am ehesten dann zu erwarten sind, wenn nicht zu unterschiedlich strukturierte Genome miteinander fusioniert werden. Denn was nützt schon die – isoliert betrachtet – wertvollste Information, wenn sie gar nicht richtig verstanden und entsprechend harmonisch in das bestehende Erkenntnissystem eines anderen lebenden Organismus integriert werden kann. Dies erklärt auch, warum die für sich selbst betrachtet durchaus beeindruckende Muskelkraft eines Elefantenbullen einem Mäusebären schon nicht mehr sehr zum Vorteil gereichen wird, auch wenn eine solche Kombination zumindest rein theoretisch vorstellbar wäre. Die geschlechtliche Fortpflanzung ist also in dieser Perspektive vor allem ein *Mischbarkeitsproblem von Erkenntnissen:*

Die Befruchtung bedeutet keinesfalls eine Verjüngung oder Erneuerung des Lebens, sie wäre durchaus nicht nothwendig zur Fortdauer des Lebens; sie ist nichts als *eine Einrichtung, um die Vermischung zweier verschiedener Vererbungstendenzen* möglich zu machen (August Weismann 1892b, S. 304).

Ein sehr schönes Beispiel, welch bedeutende Rolle die spezifische Art der Information spielt, die ausgetauscht bzw. neu kombiniert werden soll, findet sich im grundsätzlichen Unterschied in der Organisation von Pflanzen und Tieren. Die meisten Tiere sind hochzentralisierte Bewegungseinheiten, bei denen die möglichst rasche und perfekte Abstimmung aller Körperprozesse eine unbedingte Voraussetzung für eine erfolgreiche evolutionäre Karriere darstellt. Pflanzen haben in der Regel solchen Anforderungen nicht zu genügen, da bei ihnen die Koordination der verschiedenen Organe bzw. Gewebssysteme untereinander nicht dermaßen perfekt und, vor allem, zentralisiert sein muß. Sie verfügen somit bis zu einem gewissen Grad über bedeutend größere Freiheitsgrade ihrer internen Organisation als Tiere. Dieser fundamentale organisatorische Unterschied schlägt sich nun auch in entsprechenden Freiheitsgraden bei der geschlechtlichen Fortpflanzung nieder. Während bei Tieren meist schon ein stärkeres Outbreeding innerhalb einer Spezies mit starken Fitneßverlusten gekoppelt sein kann, ist bei Pflanzen oft sogar noch die Vermischung zweier verschiedener Arten, also die Bastardierung, nicht nur nicht genetisch möglich, sondern gelegentlich auch ein biologischer Vorteil (Rieseberg & Soltis 1991; Coyne 1996). Hingegen ist eine echte Bastardierung zwischen Tierarten nur für einige wenige Möwen- und Froscharten nachgewiesen worden (Remmert 1978; Hoffmann et al. 1978). Eher schon kann es vorkommen, daß im Überlappungsbereich von zuvor getrennt lebenden Unterarten die neu enstandene Mischrasse stabil ist oder sich in seltenen Fällen sogar auf Kosten der ursprünglichen Stammformen ausbreitet. Beispiele dafür sind die sich quer durch Mitteleuropa erstreckenden Vermischungszonen der Aaskrähe (Nebelkrähe: *Corvus corone cornix*, Rabenkrähe: *Corvus corone corone)* und der Schwanzmeise (westliche und östliche Form von *Aegithalos caudatus)*, wobei nur bei letzterer die in einem relativ großen Areal (Mitteldeutschland) lebende Mischpopulation offensichtlich keinerlei gröbere Fitneßeinbußen zu verzeichnen hat. Auch bei *Homo sapiens* existieren stabile Mischformen aus zuvor lange getrennt lebenden Populationen (z. B. Mestizen [Indianer/Weiße], Mulatten [Schwarzafrikaner/Weiße], Zambos [Schwarzafrikaner/Indianer]). Ganz allgemein dürften Mischformen überhaupt nur dann eine gewisse Chance auf längerfristige Etablierung haben, wenn die Vermischungen in relativ kurzer Zeit gehäuft auftreten und dadurch ein neuartiger intraspezifischer Selektionsdruck entsteht, der unter bestimmten Umständen den ursprünglichen Vorteil der Ausgangsformen ausgleichen kann (siehe auch Weiner, J. [1995]: Evolution Made Visible. *Science* 267: 30–33).

Dazu paßt auch die Beobachtung, daß Abstoßreaktionen zwischen Geweben bezeichnenderweise bei Pflanzen weit weniger spezifisch und heftig sind als bei Tieren, wo oft schon genetisch einander sehr ähnliche Zellen dennoch nicht so ohne weiteres miteinander kompatibel sind. So stellt eines der Hauptprobleme bei Organtransplantationen noch immer die sogenannte Überempfindlichkeitsreaktion vom verzögerten Typ dar, die erst nach einiger Zeit zur Abstoßung des eingepflanzten Organs führt (s. Schmidt & Thews 1997). Hingegen ist es vergleichsweise leicht, zum Beispiel eine Trägerpflanze mit verschiedenen gezüchteten Sorten derselben Art, mit einer fremden Art oder sogar mit einer ganz anderen Gattung zu veredeln, wie es im modernen Obst- und Weinbau, aber auch in der Gärtnerei (siehe Rosen) immer wieder geschieht, während schon eine Transplantation von Organen zwischen Tieren ein und derselben Art in jedem Fall beträchtliche Schwierigkeiten bereitet. Die unterschiedlich strikte Systemkohärenz von Pflanze und Tier bedingt also zugleich eine entsprechend unterschiedliche Mischbarkeit ihrer genetischen Informationen.

Nichtsdestotrotz zeigen beide Typen von Lebensformen, die konstitutiv sessile bzw. verwachsene der Pflanzen wie auch die konstitutiv mobile der Tiere, das Phänomen der assortativen Paarung, was uns beweist, daß das, was eine biologische Art ausmacht, nicht mehr so einfach wie bisher betrachtet werden kann. Eine dazu passende, sehr interessante These stammt von Josef Reichholf, dem Leiter der Zoologischen Staatssammlung München. Diese These besagt, daß die Artabgrenzung das genetische Resultat einer evolutionär stabilen Strategie (ESS, *evolutionary stable strategy;* Hamilton 1964) von Individuen darstellt, deren Ziel die Fitneßmaximierung eines konkreten Sets von ko-adaptierten Genen ist (vgl. Reichholf 1979). Wie die praktisch universelle Verbreitung der assortativen Verpaarung zeigt, kommt Reichholf mit dieser These der Wahrheit ungleich näher als alle rein nominalistischen oder typologischen Festsetzungen, die die Art letztlich zu einem rein theoretischen Konstrukt haben verkommen lassen. An dieser Stelle schließt sich neuerlich ein Kreis der Evolutionstheorie, und wir treffen hier wieder auf die bei Naturphilosophen und sogar noch bei einigen wenigen Biologen umstrittene Frage nach der tatsächlichen Einheit der Selektion (einen guten Einblick in die Kontroverse erhält man bei Wilson & Sober 1994). Das einzelne Gen, als funktionelle Einheit völlig isoliert betrachtet, kann dabei nicht des Rätsels Lösung sein, da es ihm prinzipiell egal sein muß, in welchem Genom es sich gerade befindet, solange es nur in der nächsten Fortpflanzungsrunde auch mit im Spiel ist.

Daß das egoistische Gen eigentlich schon längst seines vielleicht in früheren Zeiten noch aktiven evolutionären Egoismus beraubt wurde und inzwischen der genomischen Struktur als beflissener Träger aller Merkmale des Gesamtorganismus funktionell wie evolutiv untergeordnet ist und somit – wenn es nicht gemeinsam mit ihm untergehen will – dem Genom zu dienen hat, zeigen unter anderem auch die funktionellen Details der sexuellen Rekombinationsprozesse. So ist zum Beispiel nur durch das Gesamtgenom definiert, welches Gen sich genau an welchem Ort einzufinden hat, um im Rahmen eines rekombinatorischen Austauschprozesses von einem System zum anderen wandern zu können. Auch begrenzt die innerhalb einer Art absolut unveränderbare Zusammenfassung bestimmter Gene zu einem größeren Paket, genannt Chromosom, die Austauschvarianten schon im großen, aber darüber hinaus ist auch die spezielle Austauschwahrscheinlichkeit innerhalb des Chromosoms durch *crossing over*-Prozesse nicht gänzlich zufällig, sondern muß klarerweise selbst der Wirkung der natürlichen Selektion unterliegen (Trivers 1985). Alle diese Einschränkungen bewirken, daß sich ein Gen eben ganz und gar nicht mehr frei durch alle Genome dieser Welt bewegen kann, sondern ver-

gleichsweise eng an ein konkretes Set von ko-evolvierten Partnern gebunden
ist.

Drehen wir für den Moment einmal die übliche Perspektive einfach um und
betrachten wir genauer, was eigentlich herauskommen müßte, wenn das einzelne Gen tatsächlich die Einheit der Selektion wäre. Da dann ein jedes Gen
nur an seinem eigenen Vorteil interessiert sein dürfte, müßten somit tendenziell manche Genome auch beginnen können, sich Stück für Stück aufzulösen.
Zumindest müßten mit einer gewissen Wahrscheinlichkeit auftretende sezes-
sionistische Tendenzen einzelner Gene sich mit der Zeit auch durchsetzen
können, da nur sie allein die wichtigen replizierenden Einheiten wären. Daß
dem aber keinesfalls so ist, sondern daß das genaue Gegenteil davon passiert
und alle Genome dieser Welt immer größer werden, das ist nur dadurch erklärbar, daß das einzelne Gen ohne die Einheit des Genoms nicht mehr über-
lebensfähig und somit auch automatisch nicht mehr evolutionsfähig ist. Am
ehesten noch könnten Viren, die darauf spezialisiert sind, auf Kosten eines
Wirtsorganismus zu überleben, Beispiele für Dawkins egoistische Gene sein.
Gene aber, die sich *permanent* innerhalb von stabilen Genomen befinden,
müssen sich einfach anders verhalten, so sie nicht über kurz oder lang wieder
aus dem evolutionären Rennen geworfen werden wollen. Ein schönes Beispiel
dafür sind die erst seit relativ kurzer Zeit bekannten Meiose-antreiber-Gene
(meiotic drive genes), die sich in einer geschlechtlich reproduzierenden
Population offensichtlich in selbstsüchtiger Weise „auf Kosten der betroffenen
Individuen" ausbreiten können. Diese anfänglich durchaus bedrohlich wirkende Ausbreitung kommt aber spätestens dann zum Stillstand, wenn sich immer weniger überlebensfähige Individuen finden, die die „bösen" Gene noch
transportieren können. Ansonsten sterben diese wie von selbst wieder aus.
Fazit: Auch diese – im Gegensatz zu den wirklich bösartigen Viren – bloß
scheinbar egoistischen Gene sind bereits untrennbar an das Überleben eines
ganz bestimmten Wirtsorganismus gebunden, und können somit nur mehr *gemeinsam* mit allen seinen anderen Genen als ein regulärer Bestandteil des
Genoms evolvieren, wie im Falle des *Segregation-Distorter*-Gens bei der
Fruchtfliege (Hurst 1996). Inzwischen hat sich auch schon herausgestellt, daß
über die Wirkung anderer Gene, nämlich solcher, die für die Partnerwahl eine
wichtige Rolle spielen, dem versuchten Egoismus von solchen Meiose-antrei-
ber-Genen ein zusätzlich wirksamer Riegel vorgeschoben wird. Versuche an
Fliegen mit auffallend langen Stielaugen *(Cyrtodiopsis)* haben gezeigt, daß die
Länge dieses extravaganten Merkmals bei den Männchen dieser Art ein
Indikator für das Vorhandensein eines Meioseantrieb-unterdrückenden Y-
Chromosoms ist, und – das ist das wahrlich phantastische daran – deswegen
von den Weibchen bei der Partnersuche bevorzugt wird! (Burkhardt & de la
Motte 1988; Wilkinson, Presgraves & Crymes 1998)

Eine der Hauptursachen für die teilweise immer noch großen Differenzen in der Frage der Einheit der Evolution ist zweifellos in der scheinbar identitätszerstörenden Tätigkeit der sexuellen Fortpflanzung zu suchen. Gäbe es nur sich asexuell vermehrende Lebewesen auf diesem Planeten, so würden wir uns einen Großteil der oft hitzigen Debatten zu diesem Thema ersparen. Jede doppelsträngige DNA und auch jede einzelsträngige RNA, ob groß oder klein, portioniert oder en gros, würde sich bei jedem Vermehrungsschritt in identischer Weise perfekt verdoppeln und so endlich jene herrlich homogene Welt von obligat homozygoten Wesen hervorbringen, wo es auch für den letzten reduktionistischen Gentheoretiker, der die Welt allein von Gensequenzen bevölkert sieht, keinen Zweifel mehr über die einzig wahre Einheit der Selektion der Evolution gibt:

Wenn es zwar Sex, aber kein Crossing over gäbe, dann wäre jedes Chromosom ein Replikator, und wir sollten von Adaptationen zum Wohl des Chromosoms sprechen. Falls aber Sex überhaupt nicht vorkommt, dann können wir mit demselben Recht das gesamte Genom eines asexuellen Organismus als einen Replikator behandeln. Aber der Organismus selbst ist *kein* Replikator [Ü. d. A.] (Richard Dawkins 1982, S. 95).

Wenn wir jetzt noch die unsinnige, da sowohl in der Theorie wie vor allem in der Realität einfach nicht überlebensfähige Trennung zwischen Replikator und Vehikel über Bord werfen, dann fällt sogar noch das letzte Bollwerk einer zu einseitig genzentrierten Evolutionstheorie, und es wird sichtbar, was laut Dawkins in keinem einzigen Fall wahr sein dürfte: auch und gerade der Organismus ist – wenn man schon unbedingt diesen uneleganten Ausdruck verwenden will – ein Replikator! So sind Hansi 1, unser fiktiver Freund, und Hansi 2, dessen fiktiver eineiiger Zwillingsbruder, wie wir alle wissen, einander zum Verwechseln ähnlich, und, würden sie nun zum Zwecke der Herstellung einer garantiert identischen Umwelt wechselseitig im Sekundenrhythmus ineinanderschlüpfen können (was technisch leider schwer möglich ist), sie wären beide tatsächlich perfekte Replikatoren, da niemand mehr feststellen könnte, wer von beiden denn nun wirklich wer ist. Alle gröberen Identitätsprobleme beginnen also erst mit dem leidigen Thema geschlechtliche Fortpflanzung, und man könnte angesichts der verwirrenden Sexspiele der Natur schon beinahe die Vermutung aufstellen, daß dessen Hauptfunktion vielleicht gar nicht so sehr darin bestünde, allzu lästigen Parasiten oder Freßfeinden immer wieder durch eine gelungene rekombinatorische Kehrtwendung ein paar Schritte voraus zu sein, sondern vor allem auch darin, dem richtigen Verständnis seiner eigentlichen Funktion durch ebensolche rekombinationslogische Tricks regelmäßig eins auszuwischen. So wird auch verständlich, daß der Haupteinwand gegen Dawkins' Genselektionsmechanismus gerade aus dieser Ecke kommt:

Mir wurde oft vorgehalten, daß die Existenz von cistron-internem Crossing over ein fataler Einwand gegen den Replikator-Selektionismus wäre [Ü. d. A.] (Richard Dawkins 1982, S. 90).

Dies ist auch tatsächlich ein fataler Einwand, keine Frage, und man könnte sogar noch weiter gehen und behaupten, daß Dawkins' übertriebene Darstellung der sexuellen Rekombination als eine Art unbarmherziger genetischer Fleischwolf, der nur mehr hamburgertaugliche faschierte Genome („Mc-Genes"?) hinterläßt, letztlich auch seine eigenen geliebten egoistischen Gene sich in nichts bzw. in einzelne B(l)asen auflösen läßt. Bleiben wir also sicherheitshalber weiterhin auf dem Boden der harten Facts und der schlichten Tatsachen und schauen wir uns noch einmal genauer an, was an unerklärlicher Dramatik die geschlechtliche Fortpflanzung letzten Endes wirklich zu bieten hat. Das Schlimmste, was uns theoretisch hätte passieren können, die hemmungslos totale Panmixie aller existierenden Lebewesen auf dieser Erde, ist glücklicherweise schon nicht einmal der Fall, so daß wir sie getrost wieder von der Liste streichen können. Sex hat also seine wohldefinierten Anstandsgrenzen, und an die hält sich braverweise die Mehrzahl derjenigen Organismen, die wir mit der darwinistischen Ehrenbezeichnung Spezies versehen. Wie sieht es nun innerhalb der Arten aus? Auch hier finden wir wiederum nicht das vor, was man logischerweise zuerst einmal annehmen müßte, nämlich die grenzenlose Promiskuität aller fortpflanzungsfähigen Individuen der gesamten Population. Weit über das unvermeidliche Problem großer räumlich-geographischer Distanzen hinausgehend, welche natürlich schon per se jede Panmixie auch in zusammenhängenden Populationen stark einschränken, zeigen sich die meisten Tiere nämlich unerwartet anspruchsvoll, was die Wahl des Fortpflanzungspartners betrifft.

Aber Ausnahmen bestätigen die Regel. In jenen zumindest bei höheren Wirbeltieren eher seltenen Fällen, wo Werbeaufwand, Investition und Risiko vergleichsweise gering sind, lassen sich gar manche Individuen zu wahlloser Liebe hinreißen. Bezeichnenderweise sind es hier allerdings ganz generell die Männchen, die den Weibchen gegenüber den unschätzbaren Vorteil besitzen, sich kurz nach Abgabe einer kleinen unauffälligen Keimzelle wieder wortlos zu verabschieden, was letzteren physiologiebedingt bis auf den heutigen Tag versagt geblieben ist. In der Regel jedoch verstehen es die Weibchen sehr gut, durch diverseste Maßnahmen ihrerseits diesen unangenehmen psychologischen Nachteil auszugleichen. Zu den besten und nicht gerade unbekannten dieser Maßnahmen gehören eine generelle Sprödigkeit, kombiniert mit einer Fülle verschiedenster rigoroser Partnertests in bezug auf Einsatzbereitschaft, Spendierfreudigkeit, und, last, not least, Treue des potentiellen zukünftigen Göttergatten. In letzter Instanz kehrt sich dieser Nachteil sogar wieder in sein Gegenteil um, denn das krasse Mißverhältnis von einigen wenigen weiblichen Keimzellen zu einer Heerschar von rekombinationssüchtigen Samenzellen bewirkt, daß praktisch alle Weibchen einer Population mit relativ großer Wahrscheinlichkeit sich fortpflanzen werden, wohingegen Männchen keineswegs sicher sein können, ihre subjektiv so wertvollen Erbinformationen auch an die, oder wenigstens irgendeine, Frau zu bringen. Dieser Umstand bewirkt sogar, daß sich Weibchen bis zu einem gewissen Grad absolut gelassen zurücklehnen und der Dinge, die da kommen mögen, in Ruhe harren können, während den meisten Männchen dieses Planeten der ruhelose Streß auferlegt bleibt (man sieht es ihnen an), möglichst bald möglichst viele hoffentlich willige Geschlechtspartner zu „beglücken". Der soziobiologische Fachausdruck für diese grundlegende Asymmetrie in den sexuellen Interessen beider Geschlechter lautet treffenderweise *female choice*, was man – falls man mit dieser neudeutschen Version nicht wirklich zufrieden ist – auf echtdeutsch als „Damenwahl" übersetzen könnte. Interessanterweise bedeutet dies in Tanzkursen und Ballveranstaltungen, die ja letztlich auch nicht viel anderes sind als, wenn auch zweifellos sehr kultivierte, Partnervergleichs- und Partnervermittlungseinrichtungen (was sogar noch nach fixen Verpaarungen von Interesse sein kann), die Aufforderung an die anwesenden Damen, sich für den nächstfolgenden Tanz einen Mann ihrer (freien) Wahl auszusuchen, so als ob ansonsten allein nur die Männer die Qual der Wahl für sich gepachtet hätten.

In Wirklichkeit ist die ganze Geschichte nun doch nicht so einfach, wie hier dargestellt, da ja, evolutionär betrachtet, eine konkrete Strategie des einen Geschlechts automatisch auch immer eine entsprechende Gegenstrategie des anderen Geschlechts zur Folge haben muß. Dies resultiert allein schon daraus, daß, im Gegensatz zur wesentlich härteren interspezifischen Konkurrenz zwischen Individuen verschiedener Arten (z. B. Nahrungskonkurrenten, Räuber/Beute-, Parasit/Wirt-Beziehungen), bei der weitverbreiteten obligat geschlechtlichen Fortpflanzung beide Partner, also Männchen wie Weibchen, gewissermaßen dazu verdammt sind, einander letztendlich „in Liebe" zu vertragen, um nicht das Schicksal von evolutionären Aussteigern zu erleiden, das da hieße: *Rien ne vas plus!* Jede weibliche Keimzelle braucht zu ihrem Glück also eine männliche Keimzelle, und umgekehrt braucht jedes Spermium unbedingt eine reife und befruchtbare Eizelle, womit in weiterer Konsequenz gesagt ist, daß das, was in so populärer Manier als Kampf der Geschlechter (eine lesenswerte Studie darüber findet sich in Schweder & Riedl 1997) dramatisiert wird, ein prinzipiell unentscheidbarer sein muß. In den Worten des bekannten deutschen Verhaltensforschers Loriot: „Mann und Frau passen überhaupt nicht zusammen. Aber man kann sie fruchtbar miteinander kreuzen." Dies natürlich nur mit einer einzigen, allerdings sehr theoretischen Ausnahme: wenn alle Weibchen aus irgendeinem Grund gleichzeitig den Überlebenskampf verlieren, dann haben ihn auch schon im nächsten Moment alle Männchen verloren und umgekehrt. Wenn, dann stirbt die Art also, falls dies für radikale Geschlechterkämpfer ein Trost sein sollte, wenigstens gemeinschaftlich aus.

Zurück zum noch intakten Sex, wo sich bei vielen Arten inzwischen herausgestellt hat, daß sich in vergleichbarer Weise durchaus beide Geschlechter wählerisch geben können, vor allem dann, wenn der persönliche Einsatz ein

hochgesteckter ist. Da die Männchen oft erst durch bestimmte Verhaltensstrategien der Weibchen dazu gezwungen werden, ebenfalls größere Investitionen – jedenfalls größer als ein paar billigst hergestellte Samenzellen – in
die Fortpflanzung zu tätigen, müssen auch sie zur Strategie ihrer Wahl greifen:
male choice oder „Männerwahl" (das allgemein übliche Verfahren auf Tanzveranstaltungen) muß dies dann heißen und zugleich bedeuten, daß der endgültige Bereich der freien Partnerwahl noch stärker als bisher eingeschränkt
wird. Schon Darwin hat den großen Einfluß dieses wählerischen Verhaltens
insbesondere der Weibchen für die Evolution sich geschlechtlich fortpflanzender Arten erkannt und ihr sogar einen eigenen Namen gegeben. Im Unterschied zur natürlichen Selektion, die alle übrigen Milieueinflüsse auf
einen Organismus unter einem Begriff zusammenfaßt, bezieht sich Darwins
sexuelle Selektion ganz speziell nur auf dieses eine, besonders bei den
Weibchen aufgrund des Keimzellenvorteils ausgeprägt wählerische Verhalten
bei der Fortpflanzung:

> Diese Form der Zuchtwahl hängt nicht von einem Kampf ums Dasein mit anderen
> Lebewesen oder äußeren Umständen ab, sondern vom Kampf zwischen den Individuen ei
> nes Geschlechts, gewöhnlich des männlichen, um den Besitz des anderen. Das Schlußergeb
> nis für den erfolglosen Mitbewerber ist nicht dessen Tod, sondern eine geringe oder gar
> keine Nachkommenschaft. ... Eine geschlechtliche Zuchtwahl, die stets dem Sieger die Fort
> pflanzung ermöglicht, wird ihm feurigen Mut, starke Flügel und lange Sporen verleihen, ihn
> also ähnlich ausrüsten, wie ein brutaler Kampfhuhnzüchter es durch sorgfältige Auslese sei
> ner besten Hähne versucht (Charles Darwin 1859/1963, S. 131).

Die Ergebnisse von derartig raffinierter weiblicher Zuchtwahl, die schon in
Darwins Beschreibung praktisch nur mehr darin besteht, geduldig auf den
Ausgang des jeweiligen Turniers zu warten, um den Sieger hernach mit
Zuneigung zu belohnen, sind inzwischen von vielen Verhaltensforschern genau untersucht worden und haben nicht umsonst zu einem generellen Macho-
Bild des männlichen Geschlechts beigetragen. Ein solches Klischee ist allerdings deswegen nicht ganz ohne eine gewisse Berechtigung, da es der weitaus
größten Zahl aller Männchenarten dieser Welt gefällt, sich, wenn schon nicht
permanent, so doch zumindest so oft wie möglich in besonderen Kostümierungen, sogenannten Balzkleidern, zu zeigen oder sich wenigstens in auffallend werbewirksamer Weise bei Anwesenheit andersgeschlechtlicher Individuen zu gebärden. Letzteres besonders dann, wenn beispielsweise ein
besonderes morphologisches Outfit aus anderen selektiven Gründen nicht gerade opportun ist, so z. B. bei verstärktem Räuberdruck. In einigen wenigen
Fällen ist allerdings das übliche Verhältnis von Weibchen zu Männchen in sein
genaues Gegenteil verkehrt worden, so zum Beispiel beim Odinshühnchen
(*Phalaropus lobatus*) und beim Mornellregenpfeifer (*Eudromias morinellus*).
Hier konkurrieren prächtig gefärbte Weibchen um unauffällig tarnfarbene
Männchen, die sich voll und ganz der Brutpflege hingeben. Die Ursache dieses

ungewöhnlichen Rollentauschs dürfte in der sehr kurzen, dafür aber um so üp-
pigeren Sommerperiode (viele Insekten) hocharktischer Zonen zu suchen
sein. Da unter diesen extremen Bedingungen nur eine einzige Brut pro Jahr
und Paar mit maximal 4 Eiern die Regel ist (Maclean 1972), ist das kompetitive
Ausweichen der Weibchen auf andere Männchen die einzige Möglichkeit, zu
einer größeren Fortpflanzungsrate zu gelangen (Erckmann 1983). Es gibt aber
auch einige Vogelarten, wo sich Männchen und Weibchen in „vorbildlicher"
Weise die Jungen untereinander aufteilen und getrennt aufziehen (simultane
Brutaufteilung: Hoi 1987; Horsfall 1984; Price & Gibbs 1987).

Unter den berühmtesten Gockeln der Evolution finden sich jedoch so beeindruckende Konstruktionen wie die männlichen Varianten von – um nur ein
paar illustre Beispiele zu nennen – Pfau, Fasan, Auerhahn, Hirsch, Pavian,
Löwe, alles Arten also, bei denen die Konkurrenz zwischen den Männchen
noch zusätzlich durch polygyne Verhältnisse, wo ein Männchen viele
Weibchen haben kann, verschärft wird. Was müßte allerdings passieren, wenn,
wie oft implizit unter Berufung auf Darwin angenommen, nur diese eine Form
der sexuellen Selektion bei der geschlechtlichen Fortpflanzung eine Rolle spielen würde? Wenn tatsächlich gleichbleibende Kriterien einer optimal arttypi-
schen Partnerwahl zur Anwendung gelangen sollten, dann müßte in letzter
Konsequenz immer auch relativ bald eine stabile Population an perfekt
angepaßten Typen entstehen, und zwar ganz unabhängig davon, ob der Einfluß der sexuellen Selektion durch andere selektive Faktoren begrenzt wird
oder nicht. Es würde sich dadurch nur das Endergebnis in Richtung eines evolutionär optimalen Kompromisses verschieben, ohne daß deswegen die Extre-
misierung auf einen bestimmten Typ hin verhindert werden könnte *(runaway
process;* R. A. Fischer). Wenn wir diese Situation auf die Verhältnisse beim
Menschen übertragen, wo Mann und Frau wie bei jeder anderen Art zweifellos auch verschiedene Positionen im Geschlechterkampf vertreten, dann müßte das logischerweise bedeuten, daß wir eigentlich heutzutage nur mehr von
beneidenswerten Adonissen (oder vielleicht Mister Universums) und
Venussen (oder vielleicht Amazonen) umgeben sein dürften. Da dies offensichtlich nicht nur bei unserer Spezies keineswegs der Fall ist, sondern in der
Regel beide Geschlechter eine große Variabilität gerade auch in den ge-
schlechtsspezifischen Merkmalen zeigen, müssen noch ganz andere Faktoren
bei der geschlechtlichen Partnerwahl eine Rolle spielen. Schon Darwin selbst
hat eine solche Möglichkeit angedeutet:

Wer gefangene Vögel aufmerksam beobachtet hat, weiß, daß es bei ihnen oft individuelle
Bevorzugungen und Abneigungen gibt. So hat R. Heron die außerordentliche
Anziehungskraft bewundert, die ein gefleckter Pfauhahn auf seine Henne ausübte. Ich kann
hier nicht auf alle möglichen Einzelheiten eingehen ... (Charles Darwin 1859/1963, S. 132).

Der eigentliche Schlüssel zum besseren Verständnis der sexuellen Selektion ist

also weniger in der stark idealisiert dargestellten Partnersuche der klassischen
Ethologie zu suchen (zur Bedeutung des Gruppenselektions-Paradigmas daselbst, siehe Eibl-Eibesfeldt 1995a), wo noch plakative Schlüsselreize das alleinige Sagen haben, sondern viel eher schon im bereits erwähnten Phänomen
des *assortative mating*, das nichts anderes als einen Kompromiß zwischen der
von außen durch Parasiten und andere unangenehme Feinde aufgezwungenen
geschlechtlichen Fortpflanzung und der ansonsten optimal unbefleckten, d. h.
rein vegetativen Fortpflanzung darstellt. Konkret würde dies aber bedeuten,
daß das Individuum darauf bedacht sein müßte, zuallererst nach Kriterien der
genetischen Ähnlichkeit und erst in zweiter Linie nach bestimmten allgemeinen Kriterien eventuell fitneßsteigernder Merkmale wie beispielsweise sexuelle Attraktivität (Perrett, May & Yoshikawa 1994; Enquist & Arak 1994;
Johnstone 1994), physische Stärke, Treue, Ausdauer, Gesundheit, soziales Interesse, Fürsorglichkeit usw. Ausschau zu halten. Nur ein solches Verhalten kann
zugleich das Vorhandensein bestimmter quantitativer Trends (zuverlässiger,
schneller, leiser, sparsamer usw.) wie auch die Aufrechterhaltung davon unabhängiger Unterschiede, also eine anhaltende Variabilität an verschiedenen
Typen, von Typ T_1 bis T_n, erklären.

Das Optimum zwischen Anderssein *(outbreeding)* und Gleichsein *(inbreeding)* sollte dabei durch selektionsbedingte Verluste an inklusiver Fitneß bei
einem Ansteigen der genetischen Durchmischung in den meisten Fällen so
nah wie möglich bei der Inzuchtgrenze liegen. Denn je größer der genetische
Abstand zwischen den Paarungspartnern ist, um so größer muß notwendigerweise auch der Verlust an Gesamtfitneß, d. h. der Genomverbreitung in der
Population sein, der nur im Falle einer perfekten Inzucht, wo identische (z. B.
eineiige) Partner aufeinandertreffen, gleich Null wäre und damit aber schon
wieder einer rein vegetativen Vermehrung gleichkäme. Dies demonstriert wiederum anschaulich, daß – anthropomorph ausgedrückt – Lebewesen sich eigentlich gar nicht geschlechtlich fortpflanzen wollen, sondern daß sie erst
durch bestimmte Selektionsdrücke wie Mullers Ratsche und, vor allem, permanenten Parasitendruck dazu gezwungen werden. So konnte zum Beispiel
Patrick Bateson, einer der wenigen Spezialisten in der experimentellen Erforschung assortativen Paarungsverhaltens (Bateson 1978, 1983)[17] erstmals bei der
Japanischen Wachtel nachweisen, daß die Cousin/Cousine-Grenze hier offensichtlich eine ganz besondere Rolle spielt. Diese Vögel zeigten schon in einfachen Wahlversuchen eine besondere Vorliebe für jene Partner, die rein
äußerlich den Geschwistern der Testtiere ähnelten, mit denen diese zuvor gemeinsam aufgezogen worden waren (Bateson 1979). Am liebsten hielten sie
sich dabei bei Cousins/Cousinen ersten Grades (ca. 35% der Zeit) auf, dann bei
Cousins/Cousinen dritten Grades (ca. 25%) und hernach bei unbekannten eigenen Geschwistern (ca. 15%), mit denen sie zuvor noch nie Kontakt gehabt
hatten (Bateson 1982). Man muß sich hier zwar nicht sofort zu der Behauptung

versteigen, daß die zierlichen Wachteln mit ihrer nachgewiesenen Vorliebe für nahe Verwandte mit uns plumpen Zweibeinern direkt vergleichbar wären, aber es fällt zumindest auf, daß bei unserer eigenen Art das Thema Cousin/Cousine ein ganz besonders reizvolles zu sein scheint, und dies, wie wir gleich sehen werden, in jeder Hinsicht, vom realen Leben bis hin zu Kunst und Kultur:

> Von einem letzten Klang ist zu berichten, einem Klang von so filigraner Gestalt, daß er doch in all dem Rumor des Universums hätte untergehen müssen. Aber der Klang blieb und ging nicht unter. Er drang her von Eschberg. Es war das weiche Herzschlagen eines ungeborenen Kindes, eines Fötus, eines weiblichen Menschen. Was Elias gehört und geschaut hatte, vergaß er, aber den Klang des ungeborenen Herzens nicht mehr. Denn es war das Herzschlagen jenes Menschen, der ihm seit Ewigkeit vorbestimmt war. ... Und es lag Elsbeths Herz auf Elias' Herzen, und Elsbeths Herzschlagen ging in Elias' Herzschlagen. Da brüllte Johannes Elias Alder so entsetzlich auf, so jämmerlich, als müßte er bei hellem Verstand sterben. Da zertrümmerte der Schrei augenblicklich das Bewußtsein des Mädchens, und es sank ohnmächtig in den Körper des jungen Liebenden. Da erfüllte sich die Offenbarung, welche der Fünfjährige einst im Bachbett der Emmer vernommen, indem er das Herzschlagen eines ungeborenen Kindes gehört hatte. In dieser Nacht des allgegenwärtigen Grauens verliebte sich Johannes Elias Alder in seine Cousine Elsbeth Alder (Robert Schneider 1995, S. 35/78).

Was Robert Schneider hier mit überaus bewegenden Worten als emotionale Aufwühlung eines heranwachsenden Menschen wiedergibt, ist nichts anderes als das, was uns Menschen offensichtlich schon seit Urzeiten immer wieder aufs tiefste zu bewegen vermochte. Die evolutionäre Stimme des Herzens scheint uns nämlich mit einer gewissen Absicht zu sagen, daß wir besonders jene *fremden* Individuen später im Leben interessant und überaus sympathisch finden sollen, die den eigenen engsten Verwandten am ähnlichsten sind. Diese Wahl fällt dann eben oft genau in den Bereich der Cousinverwandtschaft und trifft die Kinder der Geschwister der Eltern, und so erstaunt es auch nicht zu erfahren, daß in vielen menschlichen Gesellschaften gerade die in „Schlafes Bruder" tragischerweise nicht glücken wollende Verheiratung von Cousins ersten Grades ein weitverbreitetes Phänomen darstellt (Fox 1967). Interessanterweise fällt auch meistens die kulturelle und teilweise sogar die formaljuridische Inzestschranke bei nicht wenigen Völkern genau in diesen Bereich. So belegt beispielsweise Paragraph 173 des deutschen Strafgesetzbuches StGB nur den Tatbestand des Inzests innerhalb der Kernfamilie mit einer entsprechenden Freiheitsstrafe. Die Wahl eines/r Cousins/Cousine als Sexualpartner stellt unter Umständen sogar einen allgemein verbreiteten optimalen Kompromiß zwischen *inbreeding* und *outbreeding* dar (van den Berghe 1983), zumindest scheint diese Strategie bei den meisten der bisher genauer untersuchten Arten die vorherrschende zu sein. Die Bezeichnung „optimal" schließt dabei natürlich keineswegs aus, daß unter natürlichen Bedingungen oftmals eine ganz andere Entscheidung getroffen wird bzw. werden muß, wenn beispielsweise die theoretisch beste Variante nicht realisierbar ist. *Assortative mating* beschreibt somit nur die generelle Tendenz vieler Tiere einschließlich *Homo sapiens*, sich mit genetisch möglichst ähnlichen, aber doch nicht zu ähnlichen Partnern zusammenzuschließen, und zwar nicht nur in Hinsicht auf die geschlechtliche Fortpflanzung, sondern in bezug auf praktisch alle sozialen Belange (vgl. Bischof 1985). Man könnte hier verallgemeinernd von einer Art *assortative association* sprechen, wobei die unbeabsichtigt vielleicht treffendste Beschreibung dieses Phänomens bisher von Astrid Lindgren stammt:

Wenn sich zwei kleine Jungen zum ersten Mal begegnen und sie sind von der gleichen Art, dann brauchen sie sich nur anzusehen, um sich auf Anhieb zu verstehen (Astrid Lindgren; aus *Michel von Lönneberga*).

Der Mensch stellt diesbezüglich nicht nur nicht eine vermeintliche Ausnahme von diesen erst in den letzten Jahrzehnten entdeckten biologischen Gesetzmäßigkeiten dar, sondern ist ganz im Gegenteil das paradigmatische Lehrbuchbeispiel der Soziobiologie schlechthin. Sein gesamtes Sozialverhalten, von ganz primären emotionalen Reaktionen (Sympathie) angefangen bis hinauf zu den am stärksten institutionalisierten Bereichen des Zusammenlebens (Gesetzgebung, Sozialsysteme, politische Systeme usw.) stellt die genetische Verwandtschaft einen der wichtigsten strukturierenden Faktoren seines Sozialverhaltens dar. So zeigen zum Beispiel viele Untersuchungen, daß die – nicht immer ganz rationale – Wahl des Geschlechtspartners praktisch in allen Merkmalsbereichen (physische Attraktivität, Intelligenz, Interessen, Bildung, sozialer Status usw.) hauptsächlich nach Kriterien der Ähnlichkeit vonstatten geht (Thiessen & Gregg 1980; Vandenberg 1972; Bouchard & McGue 1981; Rushton 1989; Mascie-Taylor & Boyce 1988; Mascie-Taylor 1987, 1989). Aber auch vermeintlich durch und durch rational gesteuerte Entscheidungen in verzwickten Kooperationsexperimenten nach Art des Gefangenendilemmas – dieses besteht darin, eine sichere Täuschungsstrategie wählen zu müssen, obwohl eine kooperative Taktik für beide Partner im Endeffekt ein besseres Ergebnis erzielen würde (formale Details in Maynard Smith 1991; Sigmund 1993) – werden schon durch eine kurze Gelegenheit von nur 30 Minuten Zeit zum Einanderkennenlernen im Sinne einer gefühlsmäßigen gegenseitigen Einschätzung entscheidend beeinflußt, nämlich immer in Richtung auf eine bereits bei der ersten Entscheidung präzisere Vorhersage des Verhaltens des, im Falle von Kooperation, künftigen Partners bzw., im Falle einer Verweigerung derselben, des späteren Gegners (Frank, Gilovich & Regan 1993). Aber sogar in Bereichen wie der Politik, wo man nicht so schnell auf die Idee käme, daß biologische Determinanten mit im Spiel sind, spielen phänotypische und somit letztlich auch genotypische Merkmale eine unvermutet wichtige Rolle. Unter anderem tun sie das, wenn sie als physiognomische Ähnlichkeiten zwischen politischen Mitstreitern bzw., im untersuchten Fall der russischen Perestroika, zwischen reformwilligen „Genossen" das präzise Ausmaß von deren Kooperativität untereinander beeinflussen (Heschl 1993a).

Aus all dem ergibt sich die aufschlußreiche Situation, daß während der sexuellen Rekombinationsprozesse eigentlich nicht, wie man ursprünglich hätte vermuten können, viel an Genen, sondern nur ein relativ geringer Prozentsatz des gesamten Genmaterials tatsächlich zufallsartig wild durcheinandergemischt wird, sei es durch eine Neuaufteilung der elterlichen Chromsomen oder durch *Crossing over*-Vorgänge innerhalb einzelner Chromosomen. Das heißt nichts anderes, als daß all die riesigen Bereiche der DNA, in denen sowieso schon perfekte Identität zwischen den Paarungspartnern herrscht, zwar ebenfalls während der Meiose ausgiebig herumverschoben und umgestellt werden, daß dies aber keinerlei faktische Veränderung der Nukleotidsequenz mit sich bringt. Unsere These wird nun dahin gehen, zu behaupten, daß die eigentliche Funktion der geschlechtlichen Fortpflanzung primär darin besteht, nur dasjenige an fremdem Genmaterial zu übernehmen, was im Prinzip schon selbst durch unabhängige Mutationen erfolgreich ins eigene Genom hätte integriert werden können. Mit anderen Worten, sexuelle Austauschprozesse bewirken im wesentlichen, daß lebende Systeme evolutionär mögliche, d. h. mit großer Wahrscheinlichkeit erfolgreiche Schritte viel *früher* setzen können, als es ihnen jemals möglich wäre, wenn sie immer nur Schritt für Schritt auf die passenden Mutationen warten müßten.

Die totale Durchmischung aller Gene durch die zufallsartige Verteilung der Chromosomen auf die neu entstehenden Keimzellen wie auch die *crossing over*-bedingte Neukombination von Genen innerhalb von Chromsomen erscheint jetzt in dieser doch etwas veränderten Betrachtungsweise der geschlechtlichen Fortpflanzung eher als eine technische Notwendigkeit als irgendein besonders adaptives Genaustauschverfahren, das hier am Werk wäre und das gemeinerweise allein darauf aus zu sein scheint, uns die kognitive Einheit des Genoms als zentrale Steuereinheit des Organismus zu vermiesen. Die Frage ist nämlich die, was es überhaupt sonst an denkbaren Möglichkeiten gibt, um, ausgehend vom phylogenetischen Vorläuferstadium einer identischen DNA-Reduplikation, nur ganz bestimmte Bereiche des ohnehin elendslangen Nukleotidstrangs auszutauschen? Versuchen wir uns zu diesem Zweck einmal als Meister dessen, was als *genetic engineering* oder Gentechnik zurzeit Furore macht, und probieren wir zum Beispiel nur ein ganz bestimmtes einzelnes Gen, nehmen wir an, ein für den Empfänger äußerst wertvolles, von einem Spendergenom G1 auf ein Empfängergenom G2 zu übertragen. Wie müßten wir am besten vorgehen? Konkreter gefragt: Ist es überhaupt möglich, gezielt nur einen bestimmten DNA-Abschnitt ohne größere Komplikationen gänzlich isoliert vom restlichen Genom zu übertragen? Die Antwort darauf muß für natürliche Organismen ein systembedingtes Nein sein, da wir ohne Informationen über das Gesamtgenom keinerlei strukturelle Möglichkeit hätten, den Ort und somit auch zugleich den molekularbiologischen Zugriff auf ein konkretes Gen, was auch immer man an Menge DNA darunter verstehen mag, zu definieren.

Die einzige Lösung, die, ausgehend von der bereits bewährten und somit auch bestens beherrschten Methode der identischen Reduplikation, evolutionär überhaupt offenstand, bestand offensichtlich darin, *nach* einer bereits erfolgten Verdopplung eine mehr oder minder beliebige Durchmischung des *gesamten* Genmaterials zu wagen. So hat sich, was sicherlich kein Zufall sein kann, die Meiose, die die eigentliche Quelle aller sexuellen Kombinatorik darstellt, als eine etwas kompliziertere Abfolge zweier normaler Vermehrungsteilungen etabliert, wobei der wesentliche Unterschied eigentlich nur mehr darin besteht, daß bei der zweiten Reifeteilung die Chromosomen, nicht wie ansonsten üblich, auf bloß zwei diploide (2n; n = 23 Chromosomen) Körperzellen, sondern nun auf vier haploide (n) Keimzellen mit nur jeweils einem einfachen Satz an Chromosomen aufgeteilt wird. Dabei hat sich, was noch am ehesten als gezielter Austausch interpretiert werden könnte, nicht einmal der isolierte Transfer von einzelnen Chromosomen etablieren können. Natürlich kann und wird es auch gelegentlich vorkommen, daß trotz wahlloser Durchmischung im Endeffekt genau nur ein einziges Chromosom oder überhaupt gar keines ausgetauscht wird, aber dies geschieht in der Regel zufällig und ohne Bezug zum konkreten Typ des Genoms. So etwas ist vergleichbar einer Situation, bei der zwei gleiche, aber verschiedenfärbige Pakete von Spielkarten (z. B. blau = Vater, rosa = Mutter) so lange miteinander gemischt werden, bis sich wieder per Zufall eine perfekte Trennung zwischen ihnen einstellt. Wie sieht es dann innerhalb der Chromosomen aus? *Crossing over*, das in der ersten Reifeteilung durch eine Überkreuzung zuvor noch getrennter väterlicher und mütterlicher Chromsomenhälften (Chromatiden) passieren kann, macht hier das, was auf der Ebene der genetischen Superpakete, der Chromosomen, vom zellulären Teilungsapparat, der kompliziert filigranen und doch beeindruckend effizient arbeitenden Teilungsspindel der Zelle bewerkstelligt wird, und sorgt damit – mit z. T. je nach Organismengruppe unterschiedlichen Mechanismen (McKim et al. 1998) – ebenfalls für eine zufallsartige Durchmischung wiederum aller Gene eines einzelnen Chromosoms. Wobei die Funktion der Teilungsspindel selbst wiederum von den Chromosomen kontrolliert wird, ein Paradebeispiel für die selbstorganisatorische, zirkulär-kausale Natur lebender Systeme (McKim & Hawley 1995; Nagele, Freeman, McMorrow & Lee 1995; zu analogen Prozessen bei der Mitose, siehe Elledge 1998). Nur da die Ähnlichkeit der verpaarten Genome in der Regel eine sehr große ist bzw. eine solche Ähnlichkeit in der Regel gezielt durch *assortative mating* angestrebt wird, konnte sich eine solche Technik, die auf den ersten Blick einen unglaublich chaotischen Eindruck hinterläßt, evolutionär auch durchsetzen.

Was also übrigbleibt, ist ein Genom, das in einer eigenartig schizophrenen Form vorliegt: als unter Umständen optimal angepaßtes Doppel-Ich von zwei einander sehr ähnlichen, aber doch auch geringfügig voneinander abweichenden Unter-Ichs der beiden elterlichen Chromosomensätze. Wenn somit der mühevolle, da prinzipiell zufallsartige und somit zugleich auch immer äußerst riskante Weg des Erkenntnisgewinns noch zusätzlich durch die raffinierten Strategien der geschlechtlichen Fortpflanzung verkompliziert wird, so steht doch schließlich auch fest, daß Sex ohne Zweifel die mit Abstand geistvollste Art der Unterhaltung zwischen Individuen seit der Erfindung des Lebens ist. Und dabei, mag man dies – aus welchen Gründen auch immer – bedauern oder nicht, wird es wohl für die wenigen noch verbleibenden Jahrmilliarden bleiben.

16. Im Kloster der Wissenschaft[18]

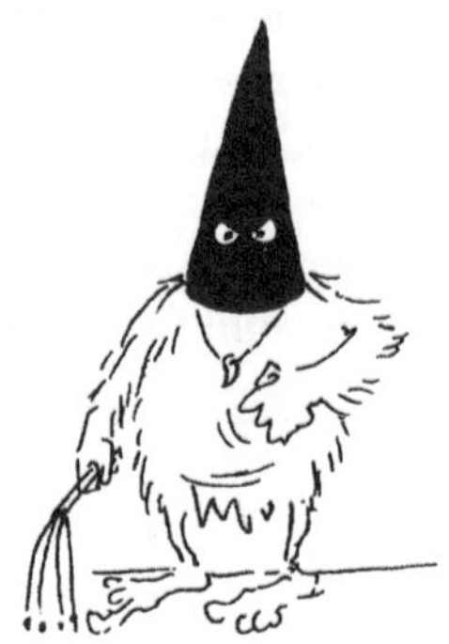

Für einen Biologen ist es verlockend,
die Evolution der Ideen mit der
Evolution der belebten Natur zu vergleichen.

Jacques Monod

In diesem Kapitel nun wollen wir einen kleinen gewagten Sprung machen, und
zwar vom scheinbar banalen und unkomplizierten Sex hin zur scheinbar intelligentesten und kompliziertesten Angelegenheit dieser Welt, dem menschlichen Großunternehmen der Wissenschaft. Zu diesem Zweck wollen wir, auch
wenn es uns gelegentlich vielleicht schwer fallen mag, uns zum Vorsatz machen, der im Eingangszitat von Jacques Monod sehr präzise erfaßten Ver-
lockung *zu widerstehen* und ihr gerade nicht, wie leider Monod selbst nur wenige Zeilen später, zu erliegen: „Ich gehe nicht so weit, von einer Selektionstheorie der Ideen zu sprechen. Aber man kann mindestens versuchen, einige
der Hauptfaktoren zu bestimmen, die dabei eine Rolle spielen" (1973, S. 203).
Die in einem solchen Vergleich steckende Anziehungskraft ist nämlich tatsächlich eine dermaßen große, daß inzwischen, nach zwei weiteren Jahrzehnten einer zunehmenden sogenannten Naturalisierung der Erkenntnistheorie in Richtung Evolutionstheorie, praktisch die gesamte Szene der modernen Wissenschaftstheorie von verschiedenartigsten Versionen einer überraschend einheitlichen Selektionstheorie des Wissenserwerbs beherrscht
wird. Da jede Wissenschaftstheorie, egal welcher Provenienz auch immer, ob
philosophisch inspiriert oder doch mehr naturwissenschaftlich angelegt, automatisch immer auch eine spezielle Erkenntnistheorie seiner Subjekte
miteinschließen muß – dies sogar dann, wenn, wie von Popper (1973), eine absurde „Erkenntnistheorie ohne ein erkennendes Subjekt" proklamiert wird –
kann uns ein solches Ergebnis nicht verwundern. Hat doch das, was heute evolutionäre Erkenntnistheorie genannt und seit Darwin abwechselnd von
Naturwissenschaftlern (hauptsächlich Biologen, Physikern und Psychologen) und – anscheinend sogar öfter (laut Campbell 1974 im Verhältnis von
22:18) – von Philosophen immer wieder neu entdeckt, aber zumeist wenig be-
achtet wurde, es mittlerweile geschafft, sich immerhin eine gewisse allgemeine
Popularität zu verschaffen (einen umfassenden historischen Überblick über
Darwin und das Auftauchen evolutionärer Theorien von Geist und Verhalten

gibt Richards 1987). So gibt es zurzeit gerade wieder einen enormen Boom rund um eine neue angelsächsische Variante einer *evolutionary psychology* (Barkow, Cosmides & Tooby 1992), genauso wie es schon zehn Jahre zuvor ein großes Aufsehen um eine neue Form der deutschsprachigen EE gab (Riedl & Wuketits 1988). Der Unterschied liegt auch hier nur mehr in den feinen Nuancen, wobei das Etikett „Erkenntnistheorie" ganz offensichtlich eine größere geistige Nähe zur Philosophie (z. B. Kants) widerspiegelt, wohingegen „Psychologie" stärker von bestimmten empirischen Richtungen (z. B. Chomsky modularer Sprachtheorie) inspiriert scheint. Auf den ersten Blick sieht also alles nach einer großen Trendwende in dem bislang weitgehend geisteswissenschaftlich dominierten Gebiet der Wissenschaftstheorie aus.

Der belgische Philosoph Werner Callebaut (1993) hat die diesbezügliche aktuelle Situation mit dem Titel eines sehr unterhaltsamen Sammelbandes treffend wiedergegeben: „Der Vollzug der naturalistischen Wende". „Unterhaltsam" deswegen vor allem, da Callebauts Buch mehr oder weniger lockere Unterhaltungen mit 24 Experten genau aus jenem in Bewegung geratenen Übergangsfeld zwischen Biologie und Philosophie enthält, das uns in einem speziellen Kapitel über den wissenschaftlich tätigen, also den promovierten Affen (bezüglich Phänotyp, siehe Buchumschlag) ganz besonders interessieren muß. Nach fast 500 langen Seiten intensivster philosophischer Debatte über die bloß theoretische Möglichkeit, inspiriert von der bereits seit langem bestehenden allgemeinen Evolutionstheorie auch eine speziellere evolutionäre Theorie der Wissenschaft zu formulieren, endet das Buch allerdings mit einem überraschenden Ergebnis, explizit gemacht durch die Überschrift des letzten Abschnitts, der eine Art Ausblick enthält: „Noch nichts ist bisher getan." Der Leser, der hier erwartete, endlich einmal etwas mehr darüber zu erfahren, „wie echte Wissenschaftphilosophie gemacht wird" (Untertitel), wird also wohl ein bißchen enttäuscht sein über das Endergebnis, zu dem er sich viele Seiten lang erst mühsam hintasten mußte. Damit soll aber keineswegs gesagt sein, daß nicht schon wertvolle Arbeit geleistet wurde, um die Wissenschaftstheorie dahin zu bringen, wo sie sich heute befindet. Was Callebaut mit diesem herrlich provokanten Schluß seines Buches zum Ausdruck bringen wollte, ist auch nichts anderes als eine dezente Anspielung auf die Tatsache, daß sich das gesamte Gebiet der Wissenschaftstheorie zurzeit in einer schweren Krise befindet, wo niemand so recht weiß, wohin die Entwicklung in der nächsten Zeit führen wird. Dabei sieht die Situation von außen betrachtet relativ einheitlich aus. Die Mehrheit der modernen Wissenschaftstheoretiker scheint sogar prinzipiell interessiert zu sein an einer grundsätzlichen Neuorientierung ihrer Disziplin im Sinne einer am Vorbild der Naturwissenschaften ausgerichteten inhaltlichen Umstrukturierung, was sich schon allein darin zeigt, daß gar nicht so wenige Philosophen sich bereits das äußerst schmucke Fähnchen einer evolutionären Wissenschaftstheorie angesteckt haben.

In einem gewissen Sinne allerdings sind solche Pattsituationen, wo sich Philosophen meist vergeblich als Wissenschaftler versuchen, beinahe schon typisch für die aktuelle Situation in der zeitgenössischen Erkenntnistheorie. Das Grundproblem liegt dabei hauptsächlich darin, daß die Evolutionstheorie als Erklärungsmodell für kognitive Phänomene, egal wie komplex auch immer diese sein mögen, nicht wirklich ernst genommen wird bzw., daß die meisten Wissenschaftstheoretiker eigentlich gar nichts mit echter Wissenschaft zu tun haben wollen. Sogar der Berufsphilosoph Popper, der erstaunlicherweise viel öfter noch als der Naturwissenschaftler Lorenz betont hat, wie wörtlich er es meint, wenn er sagt, „alles Leben ist Problemlösen" (Popper 1994a), hat letztlich nie wirklich wissenschaftliche Evolutionstheorie betrieben, um eventuell einer neuartigen Lösung der ewigen Rätseln der Philosophie auf die Spur zu kommen. Gerhard Vollmer, der durch die erstmalige präzise Übersetzung des englischen Ausdrucks „evolutionary epistemology" in die deutsche Spielform einer „evolutionären Erkenntnistheorie" bekannt wurde (Vollmer 1975), hat das Wesentliche dieser Problematik sehr treffend in einem Artikel mit dem bezeichnenden Titel „Was Evolutionäre Erkenntnistheorie nicht ist" (Vollmer 1995) beschrieben. Im Prinzip geht es nämlich auch in diesem Bereich „nur" darum, eine auf den ersten Blick scheinbar triviale Gleichsetzung zu akzeptieren, die dann in der Folge allerdings nicht nur manch' erhebend bedeutsame, sondern eventuell auch sehr unangenehme, da nicht gern gehörte Schlußfolgerungen mit sich bringen kann. Vollmer gibt dazu einige anschauliche Beispiele für solche Gleichmacherei in der Wissenschaftsgeschichte, die sich dann schließlich doch als sehr elementar herausstellten, wie beispielsweise die Gleichsetzung von Masse und Energie durch Einstein mit der berühmten Formel $E=mc^2$ oder die Identifikation des Lichtes mit einem bestimmten Ausschnitt aus dem kontinuierlichen Spektrum elektromagnetischer Wellen bei Maxwell. Wir könnten hier noch hinzufügen, daß die piagetsche Entdeckung des Zweijährigen, daß Opa im Schaukelstuhl haargenau derselbe ist wie Opa im Garten, nicht weniger aufregend ist als die Entdeckung des 23jährigen Newtons, daß – egal ob Legende oder nicht (vgl. Drake 1980) – der Fall des Apfels *nichts anderes* ist als die Anziehung zwischen irgendwelchen kosmischen, und sei es noch so großen Objekten. In solchen Momenten der Entdeckung eines ungeahnten Zusammenhangs schließt sich eine Lücke zwischen bislang voneinander getrennten Teilbereichen des Bewußtseins und es stellt sich das ein, was subjektiv so angenehm als bedeutsame Einsicht erlebt wird, nämlich daß die Welt viel kohärenter und oft dadurch auch einfacher als zuvor verstanden werden kann.

In bezug auf die evolutionäre Erkenntnistheorie sieht Vollmer ein solches Vorgehen jedoch als irreführend, da es doch ganz offensichtlich, wie ein jeder vernünftige Mensch zustimmen wird, wesensmäßige bzw. sogar, philosophisch gesprochen, ontologische, also seinsmäßige Unterschiede zwischen biologisch-organismischer und sozio-kulturell wissenschaftlicher Evolution geben *muß*! Ein solcher Eindruck entsteht auch tatsächlich, wenn man – wovor schon Monod mit Recht gewarnt hat (siehe Kapitelanfang) – den Vergleich zwischen beiden Bereichen als eher oberflächliche Analogie oder gar nur, was die immer noch am weitesten verbreitete Variante ist, als bloß bildhaft-metaphorische Ähnlichkeit betreibt. Die Unzulänglichkeit aller solcher pseudo-evolutionären Interpretationsansätze geht dabei schon allein daraus hervor, daß sich in der biologischen Evolution einzig und allein autonome Organismen und keineswegs irgendwelche Produkte von diesen in unabhängiger Weise voneinander evolutiv verändern können. So denkt kein Biologe im Ernst – sondern eben nur rein metaphorisch. – daran, von einer echten „Evolution" von Biberbauten, Bienenwaben, Spinnennetzen, Vogelnestern, und dergleichen mehr zu sprechen, so als ob es tatsächlich eine eigenständige Entwicklung dieser durchaus beeindruckenden Konstruktionen *unabhängig* von deren Erbauern geben könnte. Wenn, was hoffentlich nicht so bald passieren mag, keine Biber, Bienen, Spinnen oder Vögel mehr auf dieser Welt sein sollten, dann kann es logischerweise auch keinerlei Veränderung von deren komplizierten Bauten mehr geben.

Genau dieselbe triviale Weisheit gilt natürlich auch für ausnahmslos alle Produkte, die unsere eigene Spezies herstellt, so beeindruckt und selbstverliebt wir durch unsere technische Wunderwelt auch sein mögen. Insbesondere machen jene eigenartig blättrig-fragilen Kunstprodukte, die wir üblicherweise als „Bücher" (ursprünglich zusammengeheftete Buchenholztafeln) bezeichnen, keine Ausnahme von dieser Regel. Diese durch und durch leblosen Dinger, so wundervoll belebt sie uns manchmal auch bei der Lektüre erscheinen mögen, haben absolut nichts in sich, was sie für irgendeine Art von echter Evolution qualifizieren könnte. Und schon gar nicht haben sie so etwas Phantastisches wie bewußte menschliche Gedanken, Ideen oder gar ganze Weltbilder in sich, die sich in darwinistischer Manier zu einer Evolution wissenschaftlicher Theorien zusammentun könnten. Genau das aber behaupten alle jene, die sich in der eigenartig schwierigen, da von vornherein unsinnigen und letztlich zum Scheitern verurteilten Kunst einer evolutionären Wissenschaftstheorie versuchen. Auch Vollmer sieht die Schwierigkeiten dieser allzu verführerischen Analogie und kommt zu dem – durchaus vorhersehbaren – Schluß, daß die wissenschaftliche Entwicklung doch nicht gänzlich identisch sein kann mit der biologischen Entwicklung der eigenen Spezies. Allen Versuchen, die „Evolution" wissenschaftlicher Theorien in Analogie zur Evolution von biologischen Arten zu sehen, muß somit eine klare Absage erteilt werden, da hier in sehr oberflächlicher Weise Dinge gleichsam querfeldein verglichen werden, die zwar sicherlich irgendwie zusammenhängen, aber keinesfalls in so einfacher Weise, wie es das zweifellos nette Bild von der darwinistischen Evolution der Wissenschaft nahelegt. Biologen können dieser Skepsis ohne große

Schwierigkeiten zustimmen, denn in der Tat, die Entwicklung der Biberbauten und all der vielen anderen technischen Konstruktionen der belebten Welt, ist nicht als eigenständige Evolution zu verstehen, sondern, wie wir gleich noch genauer sehen werden, nur als Ausdruck der realen biologischen Evolution ihrer entsprechenden *Konstrukteure*.

Die irreführende, da ganz offensichtlich allzu oberflächliche Analogie von Wissenschaft und Evolution braucht jedoch nicht zugleich bedeuten, daß wir deswegen das, was wir unter wissenschaftlicher Entwicklung verstehen, als nicht-darwinistischen Prozess wieder vollkommen von der organismischen Evolution trennen müssen. Genau diesen Fehler aber begeht Vollmer, wenn er gegen Ende seiner Ausführungen feststellt: „Wissenschaftliche Erkenntnis dagegen ist für die Evolutionäre Erkenntnistheorie zwar relevant, aber nicht ihr eigentlicher Gegenstand" (Vollmer 1987, S. 154). Das hieße nichts anderes, als, gelinde gesagt, das Kind mit dem Bade auszuschütten, denn in bezug auf unsere Spezies würde dies wiederum den irrwitzigen Versuch bedeuten, die Entwicklung der Wissenschaft unabhängig von der biologischen Evolution unserer Denkfähigkeit zu betrachten. Es würde ja auch kein vernünftiger Biologe, um diesen Vergleich noch einmal zu strapazieren, hergehen und jetzt umgekehrt die Entwicklung der Biberbauten unabhängig von der Evolution derjenigen Organismen zu betrachten, die genau jene Bauten hervorbrachten, eben der Biber. Die Probleme mit allen diesen überaus attraktiven bisherigen Versionen einer vermeintlich „evolutionären Wissenschaftstheorie" (Oeser 1984), von Popper (1973), Toulmin (1967), Campbell (1965), Mohr (1983a), Hull (1988) und vielen anderen, bis hin zu Oesers spannend zu verfolgendem „Abenteuer kollektiver Vernunft" (1987a)[19], beruhen deswegen auch vor allem darauf, daß das, was biologische Evolution in den Naturwissenschaften bedeutet, nur in einem sehr unverbindlichen, um nicht zu sagen, literarischen Sinne verstanden wird. Worum es aber eigentlich geht, ist nicht eine hübsche und deswegen auch sehr modische Metapher von der Wissenschaft als eine entfernte Art von rein geistiger Evolution in einem ätherisch abgehobenen Raum objektiver Erkenntnis, wo nur mehr abstrakte Hypothesen anstelle von deren Erfindern den falsifikatorischen Exitus erleiden, sondern einzig und allein um die buchstäbliche Anwendung der Evolutionstheorie auf das *gesamte* Verhaltensrepertoire des Menschen, das Betreiben von Wissenschaft folglich miteingeschlossen. „Buchstäblich" heißt dabei nichts anderes, als daß genau jene Gleichsetzung zwischen Leben und Erkenntnisprozeß, die sich schon so viele evolutionäre Erkenntnistheoretiker angeblich auf ihre Fahnen geschrieben haben, auch wirklich ernst genommen wird. Diese konsequente Gleichsetzung, und nur diese allein ist das wirklich Neue an der gesamten Geschichte rund um die evolutionäre Erkenntnistheorie. Ähnlich wie damals Newton, sollte dieses schöne wissenschaftshistorische Märchen tatsächlich stimmen, mit einemmal erkannte, daß der Fall des Apfels vom (Apfel)Baum nicht nur sehr ähnlich, sondern wesensmäßig absolut *identisch* mit der Bewegung von Himmelskörpern ist, genau so ist es heute möglich zu verstehen, daß der Lebensprozeß, und zwar schon der allerprimitivste, *seinem innersten Wesen nach* ein Erkenntnisprozeß ist, bei dem autonome Organismen nichts anderes tun als eben – solange sie nicht ausgestorben sind – zu *wissen*, wie sie sich selbst unter extremen Konkurrenzbedingungen erhalten und fortpflanzen können.

Die vielen Ungereimtheiten innerhalb der aktuellen Szene der evolutionären Erkenntnistheorie rühren letztlich einfach daher, daß bislang kein einziger ihrer Vertreter der schon bei Darwin vorhandenen Überzeugung, „daß jedes geistige Vermögen und jede Fähigkeit nur allmählich und stufenweise erlangt werden kann" (Darwin 1859, S.488), auch wirklich Glauben geschenkt hat. Eine echt evolutionäre Interpretation der Wissenschaft muß nämlich, wie wir in den vorhergehenden Kapiteln gesehen haben, einige Begrenzungen akzeptieren, die eben nicht ganz so leicht zu verdauen sind, vor allem nicht für alle jene, die bis heute noch an eine Sonderstellung des Naturwunders Mensch glauben. Eine erkenntnistheoretische Anwendung der Evolutionstheorie hat uns bislang gezeigt, daß nur rein zufallsartige Veränderungen echt kognitive Veränderungen, also neuartige Evolutionsschritte sein können und daß deswegen deren aussichtsreichstes Auftreten schon aus rein systembedingten Gründen der Vielzellerorganisation vom Lebenszyklus her auf die Keimbahn beschränkt sein muß. Des weiteren stellte sich heraus, daß nur die sexuelle Fortpflanzung als sozusagen harter materieller Verschmelzungsprozeß von zuvor getrennt lebenden Organismen (Keimzellen) einen echten Austausch von kognitiver Information erlaubt, daß also alle die zahlreichen bekannten Formen von weicher Interaktion zwischen Individuen wie wechselseitige Wahrnehmung, Signalaustausch und, beschränkt auf höhere Wirbeltiere, symbolische Kommunikation nichts mit einem Transfer von Wissen zu tun haben. Wie, so wird man sich jetzt mit Bestürzung fragen, soll man mit diesem wahren Schreckgespenst einer evolutionären Betrachtung von *Homo sapiens* das hehre Unternehmen genannt Wissenschaft erklären?

Beginnen wir zu diesem Zweck mit einem Forschergeist, der, obwohl ein ähnlich unbedarfter Anti-Evolutionstheoretiker wie Chomsky, trotzdem bereits die ersten wichtigen Schritte in die richtige Richtung getan hat. Diesmal verdanken wir es einem aus seiner engeren Zunft abgewanderten Physiker, daß wir heute schon längst nicht mehr ein so einseitig rationalistisches Bild der Wissenschaft besitzen wie noch zur Jahrhundertwende, als der logische Positivismus eines Rudolf Carnap (1929) und Ludwig Wittgenstein (1921) eine fast klösterlich enthaltsame Betrachtung der Dinge suggerierte. Dies bedeutet nicht, daß deswegen schon die neueren Ansichten in dieser Sache etwa als irrationalistisch zu bezeichnen und somit auch gleich wieder, wie vermeintliche Verfechter des Vernunftcharakters der Wissenschaft fordern könnten, zu verwerfen wären. Thomas Kuhns beeindruckender Entwurf einer „Struktur wissenschaftlicher Revolutionen" (1962) hat uns nur gezeigt, daß wir die Vernunft der Wissenschaft nicht, wie seit Ewigkeit geschehen, in den wissenschaftlichen Biberbauten zu suchen haben, sondern, wenn überhaupt, dann vielmehr bei jenen eigenartigen Wesen, die solche Bauten in Form von Büchern, Labors, Universitäten und Forschungszentren erst zu Leben erwecken, also bei den einzigen bislang promovierten Affen dieser Welt, den Wissenschaftlern der Gattung *Homo sapiens*. Kuhns Ansatz, der in Fleck (1935/94) einen frühen Vorgänger hat, ist damit, zumindest versuchweise, der erste wirklich evolutionäre, denn er war es immerhin, der im Gegensatz zu Popper, bereits verstanden hat, daß uns die isolierte Betrachtung von wissenschaftlichen Ideen für sich allein nicht viel weiter bringen kann, wenn wir wirklich versuchen wollen zu verstehen, was es mit deren erfolgreichen Veränderung und Entwicklung eigentlich auf sich hat. Dabei hat Kuhn im Prinzip nichts anderes gemacht als das, was ein jeder angehende Verhaltensforscher machen würde, wenn er sich erstmals in seinem Leben staunend vor einem echten Biberdamm wiederfände. Er würde mit Sicherheit nicht, so er tatsächlich interessiert daran wäre, später einmal in die elitäre Gemeinschaft der Ethologen aufgenommen zu werden, eine möglichst detailgetreue Beschreibung des Dammes verfassen, um hernach so schnell wie möglich andere Biberbauten ausfindig zu machen, mit dem Zweck, dadurch genügend Material für eine spezielle Theorie der Evolution des Biberdammes sammeln zu können. Das einzige, was einen Verhaltensforscher in einer solchen Situation interessiert, ist der Konstrukteur eines solchen Bauwerks und er wird somit mit großer Aufgeregtheit auf das erste Erscheinen eben desselben warten und hernach versuchen zu beobachten, wie (Tevis 1950) und unter welchem Aufwand (Krebs 1984) jenes absolut unakademisch wirkende Wesen überhaupt eine so kompliziert wirkende technische Konstruktion zuwege bringen kann.

Der Biberdamm als Untersuchungsobjekt ist natürlich zweifellos hochinteressant, aber einzig und allein in bezug darauf, was er einem Verhaltensforscher über die kognitiven Fähigkeiten des Bibers – und nicht etwa über sich selbst – aussagen kann. Technische Konstruktionen von Lebewesen, egal welcher Entwicklungsstufe sie auch angehören mögen, können uns selbstverständlich als indirekte Indikatoren einiges über das Verhalten ihrer Erbauer sagen, aber sie haben für sich genommen keinerlei besonderen Wert oder gar, wie man es für unsere geschätzten Bücher so gerne annimmt, irgendeinen Inhalt. Hier treffen wir wieder einmal auf jene irreführende Verwechslung von echt semantischer Information, die nur innerhalb von Organismen einen Sinn ergibt, mit bloß physikalischer, die als statische Anordnung von irgendwelchen Dingen dieser Welt, seien es Buchstaben, Ziegelsteine oder Eisenteile, herumliegen kann und, so der naive, nur leider vollkommen falsche Eindruck, von einem interessierten Individuum bloß nur mehr aufgesammelt zu werden braucht. Natürlich gibt es gar nicht einmal so wenige Situationen, in denen, wie beispielsweise in der gesamten menschlichen Geschichtsforschung, nichts anderes mehr als solche künstlichen Relikte die einzigen verwertbaren Indikatoren über das Leben irgendwelcher Vorfahren darstellen. Dennoch, ihren besonderen Wert erhalten diese Relikte wiederum erst nur in bezug auf ihre Konstrukteure, was bis zu einem gewissen Grade auch daraus hervorgeht, daß alles das, was wahrscheinlich nicht von Menschenhand entworfen wurde, schon weit weniger oft unser Interesse weckt. Nichtsdestotrotz könnte man hier auch noch die gesamte Paläontologie anschließen, die nichts anderes ist als ein spannendes Rätselraten darüber, was hinter jenen versteinerten Überresten längst vergangener Zeiten einmal an Leben gesteckt haben mag. Auch hier zeigt sich, daß für den Biologen nicht das tote Objekt für sich von Interesse ist, sondern nur das Wesen, das möglicherweise dessen Ursache gewesen sein mag. Obwohl es sich hier natürlich nicht um Kunstprodukte im engeren Sinne handelt – kein Tier „produziert" schließlich sein Skelett, sondern war einmal sein (belebtes) Skelett –, ist die Situation durchwegs eine vergleichbare, da das Wissen oder, präziser gesprochen, die semantische Information, die zu jenen Objekten, sei es eine gotische Kathedrale oder ein urzeitliches Fossil, geführt hat, unter Umständen nicht mehr vorhanden ist.

Worin besteht nun tatsächlich die besondere Kunst einer echt evolutionären Wissenschaftstheorie? Ganz einfach: wir müssen uns in Geduld üben und nichts anderes tun als auf jene heimlichen Biber zu warten, um sie dann bei ihrer Arbeit beobachten zu können, bevor wir eine großartige Theorie des biberdammbaulichen Fortschritts zum Besten geben wollen. Im Falle der Wissenschaft ist die ganze Angelegenheit auf den ersten Blick sogar um einiges leichter, da, im Gegensatz zum äußerst scheuen und dazu noch dämmerungsaktiven Biber, der typische, d. h. von sich selbst und seiner Genialität restlos überzeugte Wissenschaftler schon immer auf jenen großen Moment gewartet hat, in dem er endlich seine radikal neuartigen Ideen einer offensichtlich notorisch unwissenden Menschheit offenbaren kann. Allerdings interessiert uns als penible Verhaltensforscher weniger das bloß technische Resultat bzw. das etwaige schriftliche Ergebnis seines unermüdlichen Schaffens in Form von Entdeckungen, Erfindungen oder Büchern, sondern vielmehr das konkrete wissenschaftliche Verhalten, das er an den Tag legt. Hier kann es natürlich schon auch gelegentlich vorkommen, daß sogar die geheimen Nachtschichten der Wissenschaft einmal genauer unter die Lupe genommen werden müssen wie auch alle die komplizierten sozialen Interaktionen, die innerhalb dieser elitären Subspezies des Menschen stattfinden. Und in der Tat, Thomas Kuhn hat nichts anderes getan als das, was wir hier vorschlagen, in die Tat umzusetzen, nämlich die inzwischen schon vielfach bewährte Methode der biologischen Verhaltensforschung in das bislang nur speziellen Eingeweihten vorbehaltene Gebiet der Wissenschaftstheorie einzuführen:

Durch welchen Prozeß ersetzt ein neuer Anwärter für ein Paradigma seinen Vorgänger? Jede neue Auslegung der Natur, sei es eine Entdeckung oder eine Theorie, taucht zuerst im Geiste eines oder einiger weniger Individuen auf. Sie sind die ersten, die die Wissenschaft oder die Welt anders sehen lernen, ... Wie können sie nun die gesamte Fachwelt oder die betreffende Untergruppe dazu bringen, die Wissenschaft und die Welt mit ihren Augen zu sehen? (Thomas Kuhn 1962, S. 155)

Kuhn gilt als der Entdecker oder, besser gesagt, als unerwartet erfolgreicher Erfinder dessen, was heute als „wissenschaftliches Paradigma" auch durch die verstecktesten Winkel der wissenschaftstheoretischen Literatur geistert. Kuhn hat damit im Prinzip nichts anderes gemeint als die spezifische Art und Weise, wie Wissenschaftler – und nicht irgendein frei erfundenes Überwesen namens Wissenschaft – die Welt zu sehen pflegen. Mit anderen Worten, Kuhn hat im Gegensatz zu Popper als erster neuzeitlicher Wissenschaftstheoretiker die für einen modernen Verhaltensbiologen beinahe triviale Tatsache verstanden, daß nicht *die* Wissenschaft oder *der* Biberbau eine untersuchenswerte Sicht der Dinge in sich birgt, sondern, daß allein nur konkrete individuelle Wissenschaftler bzw. Biber sich in dieser Weise auszeichnen. In einem gewissen Sinne muß Kuhn somit sogar das Verdienst zugesprochen werden, die letztlich ausschlaggebenden Einheiten der biologischen Evolution, nämlich *einzelne*, voneinander unabhängig existierende lebende Systeme, also bei Vielzellern, um die wir uns hier primär kümmern wollen: konkrete Individuen mit ihrer jeweiligen genetischen Ausstattung, für den Bereich der Wissenschaftsgeschichte wiederentdeckt zu haben. Genau so wenig wie sich bei allen anderen unserer entfernteren Verwandten im Tierreich niemals ganze Arten oder gar deren isolierte technische Konstruktionen um ein Über- und Weiterleben auf diesem notorisch übervölkerten Planeten streiten, genau so wenig existiert ein Wesen namens Wissenschaft, das auch nur irgendetwas mit Evolution zu tun haben könnte. Was wir, und dies sogar in Hülle und Fülle, immer wieder sehen können, sind einzig und allein selbständige individuelle Systeme, vom nackten Einzelvirus bis hin zum mit feinsten Textilien eingepackten Einzelmenschen, wo ein jedes davon um nichts anderes als sein ureigenstes evolutionäres Überleben kämpft.

Diese Erkenntnis ist bei näherer Betrachtung sogar die logische Voraussetzung dafür, daß so etwas wie Darwinsche Evolution überhaupt funktionieren kann. Existieren nämlich gar keine wohldefinierten, d. h. physikalisch abgrenzbaren Einheiten, dann ergibt auch das Konzept einer biologischen Evolution lebender Systeme keinen Sinn mehr. Man könnte dann nämlich, wie es tatsächlich von zahlreichen Hobbyevolutionisten immer wieder gerne gemacht wird, alles mögliche einer sogenannten „Evolution" unterwerfen, um daran höchst anregende Diskussionen über die philosophischen Konsequenzen dieser vermeintlich radikal neuen Sichtweise anzuschließen. Natürlich evolviert alles mögliche auf dieser Welt in einem bloß metaphorischen Sinne, was nichts anderes heißt, als daß sich – frei nach dem zeitlosen und ewig populären Motto *panta rhei* (gr. = alles fließt; fälschlich Heraklit zugeschrieben) – alle Dinge in irgendeiner Weise in permanenter Veränderung befinden, aber ob wir es deswegen auch schon mit einer Evolution von lebenden Systemen, also letztlich von echten kognitiven Subjekten, zu tun haben, ist eine ganz andere Frage. So kann man zum Beispiel stark bezweifeln, daß unsere liebe Mutter Erde als „Gaia" oder wie sie sonst noch heißen mag, einer wirklichen Evolution unterliegt, genau so wie es vollkommen unsinnig ist, ganze Ökosysteme mit einzelnen lebenden Systemen gleichzusetzen und daraufhin, in direkter Analogie zum homöostatischen Gleichgewicht innerhalb eines Organismus, ein ökologisches Gleichgewicht zu postulieren. Würde ein solches tatsächlich existieren, dann bräuchten wir uns nämlich gar keine Sorgen mehr zu machen über unser zukünftiges Überleben, denn „unser" Ökosystem würde sowieso – ganz ähnlich wie ein Vielzeller, der sich um das Wohlergehen jeder einzelnen seiner Zellen, zumindest solange sie nicht entarten, kümmert – alle Probleme für uns lösen. Wie man sich aber leicht vorstellen kann, würde unser Ökosystem, das im Gegensatz zu einem Lebewesen keine erkennbare und somit zerstörbare Identität besitzt, ohne große Schwierigkeiten auch ganz ohne unsere geschätzte Anwesenheit in Zukunft auskommen können, ja vielleicht sogar, wie manche Propheten meinen, um einiges besser. Was wäre aber, wenn beispielsweise bei einem so intelligenten Vielzeller wie es *Homo sapiens* nun einmal zu sein scheint, alle Nervenzellen mit einemmal, aus welchem Grund auch immer, ihren sprichwörtlichen Geist aufgeben würden? Eine weitere Evolution unserer geliebten Spezies wäre wohl kaum irgendwie vorstellbar. Um es auf den Punkt zu bringen: nur biologische Systeme können evolvieren, also weiterleben oder eben aussterben, während *alles andere* davon vollkommen unberührt bleibt. So stirbt weder ein Stein, wenn wir ihn zerhauen, noch entsteht ein neues Wesen, wenn wir einen Computer zusammenbauen.

Was für die Welt der Biologie, also die Welt der Lebewesen gilt, muß auch für die Welt der Wissenschaft, also die Welt der Wissenschaftler gelten. Nicht Madame de la Biologie oder Monsieur de la Science evolviert, sondern, wenn überhaupt, dann immer nur jene eigenartig beharrlichen und selbstgeschaffenen Kreaturen, die wir, aus welchem Grund auch immer, intelligente Menschen nennen. Wir sollten also Thomas Kuhns Ansatz folgen und schauen, wie weit er uns in bezug auf eine möglicherweise neuartige „Biologie der Wissenschaft" bringen kann. Wie wir schon aus rein theoretischen Betrachtungen heraus erfahren haben, kann echter kognitiver Fortschritt, der zugleich auch immer evolutionärer Fortschritt ist (und umgekehrt), einzig und allein, wenn überhaupt, nur durch absolut blinde Versuche erreicht werden. Dies sind die so allseits unbeliebten genetischen Mutationen wie auch Rekombinationen, die dafür sorgen, daß mit großer Regelmäßigkeit immer wieder *als Ganzes* neue

Typen von Individuen entstehen können. Das sich entwickelnde Individuum selbst muß allerdings, wie wir gesehen haben, von Fortschritten dieser Art schon aus rein systembedingten Gründen (siehe Verhältnis Keimbahn/Soma) vollkommen ausgeschlossen bleiben, was nichts anderes bedeutet, als daß, im konkreten Kontext der Wissenschaft betrachtet, Wissenschaftler, ganz entgegen ihrem guten Ruf in der Öffentlichkeit, gerade *nicht* das tun, was man tagtäglich von ihnen verlangt, nämlich für die so unstillbar wissensdurstige Menschheit – wie es so schön heißt – neue Erkenntnisse ans Tageslicht zu fördern. Erstaunlicherweise sind Thomas Kuhns differenzierte Überlegungen über das, was man unter einem wissenschaftlichen Paradigma verstehen könnte, sogar auch diesem rein evolutionären Zusammenhang schon unglaublich nahe gekommen:

Die Befürworter konkurrierender Paradigmata bewegen sich immer in gewissem Grade auf verschiedenen Ebenen. ... Wie Proust und Berthollet bei ihrem Streit über die Zusammensetzung chemischer Verbindungen müssen sie teilweise aneinander vorbeireden. Wenn auch jeder hoffen mag, den anderen dazu zu bringen, die betreffende Wissenschaft und ihre Probleme mit seinen Augen zu sehen, so kann doch keiner hoffen, seinen Standpunkt als den richtigen zu beweisen. Der Wettstreit zwischen Paradigmata kann nicht durch Beweise entschieden werden (Thomas Kuhn 1962, S. 159).

Die Verständigung über eine revolutionäre Trennungslinie hinweg ist zwangsläufig nur teilweise möglich. ... In einem Sinn, den ich hier nicht weiterentwickeln kann, üben die Befürworter konkurrierender Paradigmata ihre Tätigkeit in verschiedenen Welten aus. ... Darum kann ein Gesetz, das einer Gruppe von Wissenschaftlern nicht einmal demonstriert werden kann, einer anderen gelegentlich intuitiv als evident erscheinen (Thomas Kuhn 1962, S. 160).

Halten wir nun fest, daß zwei Gruppen, deren Mitglieder systematisch verschiedene Empfindungen beim Empfang derselben Reize haben, *in gewissem Sinne* tatsächlich in verschiedenen Welten leben (Thomas Kuhn 1962, S. 204).

Wenn wir im letzteren von diesen Zitaten Kuhns die verständlicherweise noch eher vorsichtig gehaltene Formulierung, die da lautet „in gewissem Sinne" durch das Postulat „müssen notwendigerweise" ersetzen, dann haben wir auch schon den direkten Anschluß zur Darwinschen Evolutionstheorie gefunden: Individuen mit unterschiedlicher biologisch-kognitiver, d. h. letzten Endes genetischer Konstitution unterscheiden sich in inkompatibler Weise in ihrer jeweils unterschiedlichen Sicht ein und derselben Dinge voneinander. Ein Paradigma ist in diesem Sinne nichts anderes als die von Individuum zu Individuum konstitutiv variierende Art der Weltbetrachtung, wobei der Übergang von einem Paradigma zu einem anderen ein in doppelter Weise strikt verbotener ist, wenn wir nun in logischer Verlängerung des durchwegs kühnen Kuhnschen Ansatzes die naturwissenschaftliche Evolutionstheorie, und zwar nicht bloß irgendeine selbstgebastelte metaphorische Variante davon, ins Spiel bringen. Zum ersten ist der Forscher selbst, und mag er auch ein Genie wie Einstein, Darwin und Schrödinger oder nur ein schlichter Nobelpreisträger sein, in seiner eigenen Forschungstätigkeit von der Verwirklichung eines Erkenntniszuwachses genau so ausgeschlossen wie eine Marktfrau, ein Taxifahrer oder sonst irgendein stinknormaler Mensch. Marktfrau und Universitätsprofessor sind somit – evolutionär und zugleich erkenntnistheoretisch betrachtet – absolut gleichwertig, sie leben nur in unterschiedlichen sozialen Biotopen, für die sie, unter Umständen, unterschiedlich gut angepaßt sind. So gibt es zweifellos gute und weniger erfolgreiche Marktfrauen, genauso wie es auch einige gute und auch nicht wenige weniger berufene Universitätsprofessoren gibt. Dazu hat erst kürzlich Sigurd Höllinger, Sektionschef im österreichischen Wissenschaftsministerium, gemeint: „Viele Wissenschaftler haben nichts zu sagen." (in Blaser 1995) Dies schließt aber nicht einmal aus, daß an einer erfolgreichen Marktfrau nicht zugleich auch eine erfolgreiche Universitätsprofessorin verloren gegangen ist, genauso wie umgekehrt vielleicht mancher Universitätsangestellter sich besser als Marktfrau bzw. Marktmann oder Marktschreier behaupten könnte. Ähnliches kann natürlich für praktisch alle Berufssparten gesagt werden, wo bestimmte nicht wiederholbare Lebensumstände dazu führen, daß nicht jeder, der z. B. wie Walter Matthau, Bill Cosby, Michail Gorbatchev oder Karl Popper aussieht und handelt, auch deswegen schon ein berühmter Schauspieler, Entertainer, Politiker oder Philosoph werden muß. Um aber bei der Wissenschaft zu bleiben: wenn es in einer Gesellschaft keine Jobs, d. h. ökonomische Nischen mehr für Wissenschaftler gibt (Holden 1995), dann werden es auch potentielle Nobelpreisträger eher schwer haben, zu persönlichem Erfolg zu gelangen. Bis zu einem gewissen Grad hat auch schon Kuhn diese Unmöglichkeit eines echten Paradigmenwechsels *innerhalb* des Lebenszyklus ein und desselben Individuums, was wir jetzt mit der Möglichkeit von Erkenntnisgewinn gleichsetzen können, erahnt, wenn er diese auch nirgends theoretisch zu begründen versucht hat. So stellt er beispielsweise bezüglich der Übernahme eines neuen Paradigmas, also einer neuen Weltbetrachtung durch ein anderes Individuum fest:

Gerade weil es (Anm.: der Paradigmenwechsel) ein Übergang zwischen inkommensurablen Dingen ist, kann er nicht Schritt um Schritt vor sich gehen, von Logik und neutraler Erfahrung eindeutig erwirkt. Er muß, wie der Gestaltwandel, auf einmal geschehen oder überhaupt nicht (Thomas Kuhn 1962, S. 161).

Wie werden also Wissenschaftler dazu gebracht, diese Umstellung vorzunehmen? Ein Teil der Antwort ist, daß sie oft *nicht* dazu gebracht werden (Thomas Kuhn 1962, S. 161).

Der verbleibende Rest der Antwort, den wir nun hier aus der Perspektive der Evolutionstheorie anschließen können, besagt, daß die Möglichkeit echten Erkenntnisgewinns *aus Prinzip* für das einzelne Individuum verschlossen bleiben muß, da dieser, so es die natürliche Selektion überhaupt zuläßt, nur

über den erkenntnistheoretisch betrachtet absolut blinden Weg mutativer Zufallsprozesse in der Keimbahn der Evolution von Vielzellern erreicht werden
kann. Genau deswegen auch kann kein echter Erkenntnisgewinn in irgendeiner Form symbolisch (z. B. sprachlich) mitgeteilt, geschweige denn gar gezielt
gelehrt werden, was Kuhn ebenfalls wie kein anderer vor ihm als bedeutsam
erkannt hat:

Übersetzt man eine Theorie oder Weltanschauung in die eigene Sprache, dann macht man
sie sich noch nicht zueigen. Dazu muß man einheimisch werden, entdecken, daß man in einer Sprache, die früher fremd war, denkt und arbeitet und nicht nur aus ihr übersetzt.
Diesen Übergang kann der einzelne aber nicht willentlich vollziehen oder unterlassen, aus
wie guten Gründen er es auch wünschen mag (Thomas Kuhn 1962, S. 215).

Hier finden wir nichts anderes wieder als die bereits bei Chomsky entdeckte
prinzipielle Skepsis gegenüber der Mitteilbarkeit von Wissen, verstärkt noch
durch die Betonung der Machtlosigkeit des Individuums, was dessen (positive
oder negative) Reaktionen auf ihm wesensfremde Einflüsse betrifft. Zugleich
aber wird hier auch ein weiteres Mal der so weit verbreiteten, da so überaus
einleuchtenden Informationstheorie der Erkenntnis, wo Information nur aus
der Umwelt aufgenommen zu werden braucht, eine klare Absage erteilt. Wie
wir im Kapitel über die menschliche Sprache als vermeintliches Medium einer
kognitiven Kommunikation gesehen haben, auch mit vollem Recht: Kommunikation, in welcher Form auch immer, ist bloß physikalische Interaktion
und hat als solche rein gar nichts mit der Übertragung von irgendwelchen semantischen Inhalten zu tun. Genauso wenig wie die fehlende Farbwahrnehmung für einen genetisch Farbenblinden (Heisenberg 1990; Neitz, Neitz &
Kainz 1996; Shyue et al. 1995; Hund 1995) bzw. ein Sehen bei Dunkelheit für genetisch Nachtblinde (Rao, Cohen & Oprian 1994) jemals erfahrbar noch durch
sehtüchtige andere Personen vermittelbar sein kann, genauso wenig kann das
Verständnis einer, nehmen wir einmal an, tatsächlich ganz neuen Theorie t_n
von einem (genetisch) Blinden für t_n jemals begriffen oder für ihn erklärbar
gemacht werden. Worin besteht dann also letztlich erfolgreiche wissenschaftliche Kommunikation? Die biologische Evolutionstheorie hat keinerlei
Schwierigkeiten, diese scheinbar so schwierige Frage auch hinreichend zu beantworten: sie muß in der Interaktion möglichst ähnlich strukturierter Individuen bestehen, oder, um mit Kuhn zu sprechen:

Es sollte bereits klar sein, daß die Erklärung letzten Endes eine psychologische oder so-
ziologische sein muß, das heißt, die Beschreibung eines Wertsystems oder einer Ideologie,
durch die dieses System weitergegeben und durchgesetzt wird (Thomas Kuhn 1970,
S. 381).

Und weiters:

Ein Paradigma ist das, was den Mitgliedern einer wissenschaftlichen Gruppe, und nur ihnen, gemeinsam ist (Thomas Kuhn 1974, S. 390).

Kuhns wissenschaftssoziologische Untersuchungen führen ihn also schlußendlich sogar bis ganz knapp vor die Pforten einer erstmals wirklich evolutionären Erklärung der wissenschaftlichen Entwicklung. Wieso nur ganz knapp?
Bei genauerer Betrachtung stellt sich heraus, daß sein Entwurf, der in der Analyse der Einzelprozesse schon unglaublich weit in Richtung Evolutionstheorie
fortgeschritten ist – Punkt 1: nur Individuen und nicht im ätherischen Raum
einer fiktiven objektiven Welt schwebende Theorien sind von Bedeutung:

Kurz, in der Normalwissenschaft kommen zwar Prüfungen häufig vor, doch sie sind von
ganz bestimmter Art: letzten Endes wird der einzelne Wissenschaftler geprüft und nicht die
Theorie (Thomas Kuhn 1970/92, S. 361).

Punkt 2: ein neues Paradigma kann weder gezielt erlernt noch gelehrt werden –, doch wieder nur eine rein metaphorisch zu verstehende Pseudonatura-
lisierung eines Prozesses ist, den es schlicht und ergreifend, genauso wenig wie
eine eigenständige Entwicklung von Biberbauten, einfach nicht geben kann
und der auch deswegen nichts mit einem echten Evolutionsprozeß zu tun hat.
Kuhn konkret dazu:

Die Analogie zwischen der Evolution von Organismen und der Evolution wissenschaftli-
cher Ideen kann leicht zu weit getrieben werden. Doch im Hinblick auf die Fragen dieses
Schlußabschnittes (Anm.: Fortschritt durch Revolutionen) ist sie fast vollkommen (Thomas
Kuhn 1962, S. 184).

... der ganze Prozeß (Anm.: der Wissenschaftsentwicklung) kann so vor sich gegangen sein,
wie wir es heute von der biologischen Evolution annehmen, ohne den Vorteil eines wohl-
bestimmten Ziels, einer überzeitlichen, feststehenden wissenschaftlichen Wahrheit, von der
jedes neue Stadium der Entwicklung wissenschaftlicher Erkenntnis ein besseres Abbild ist
(Thomas Kuhn 1962, S. 184).

Ganz ähnlich wie Monod warnt auch Kuhn zuerst vor einer allzu voreiligen
und bloß metaphorischen Anwendung des Evolutionsgedankens auf das, was
als wissenschaftliche Entwicklung durch die wissenschaftstheoretische Literatur geistert – um dann kurz darauf selbst gemeinsam mit Monod kopfüber in
dieselbe heimtückische Falle zu stürzen. Und ähnlich wie Chomsky, der der
evolutionären Ausgeschlossenheit des Individuums von echtem Erkenntnisgewinn ebenfalls schon sehr sehr nahe war, glaubt er zuletzt doch noch an das
romantische Wunder der Konversion, der geistigen Bekehrung durch Belehrung:

Glücklicherweise gibt es (Anm.: neben der Fähigkeit, Probleme zu lösen) noch eine andere
Betrachtungsweise, welche Wissenschaftler dazu bringen kann, ein altes Paradigma zugun-
sten eines neuen abzulehnen. Das sind die Argumente, die, wenn auch nur selten explizit,
an den Sinn des einzelnen für das Passende oder das Ästhetische appellieren – die neue
Theorie, so heißt es, sei „sauberer", „besser geeignet" oder „einfacher" als die alte (Thomas
Kuhn 1962, S. 166).

Wenn wir nun wirklich daran interessiert sein sollten, das, was in der elitären Athmosphäre der Wissenschaft vor sich geht, einmal durch die unparteiischen Augen der Evolutionstheorie zu betrachten – vielleicht wollen wir das gar nicht so recht –, dann müssen wir uns vor allem auf jene Einheiten konzentrieren, die auch tatsächlich einer echten Evolution in der Zeit unterliegen können. Sind wir dazu bereit, dann müssen wir allerdings Kuhns noch immer viel zu idealistische Definition dessen, was ein Paradigma ist, in entsprechender Weise modifizieren und frei heraus behaupten:

Ein Paradigma ist alles das an kognitiven Fähigkeiten, vom einfachen Farben- oder Nichtfarbensehen bis hin zum Vermögen bzw. Unvermögen, eine *ganz bestimmte* wissenschaftliche Theorie zu konstruieren und auch zu verstehen, was den Mitgliedern einer sozialen Gruppe, egal, ob sich als wissenschaftlich deklarierend oder nicht, *allein durch ihre genetische Konstitution* gemeinsam ist.

Streng genommen ist sogar auch diese scheinbar schon sehr biologistisch anmutende Formulierung noch immer zu idealistisch angesetzt, denn das, was hier als Paradigma bezeichnet wird, kann niemals als *realer* gemeinsamer Besitz einer Gruppe existieren, sondern nur in der Interaktion mehrerer einander möglichst ähnlicher Kopien ein und desselben kognitiven Paradigmas, d. h. ein und desselben genetischen Programms, das uns Menschen genauso wie Tieren in so faszinierender Weise gestattet, die Welt als erkennende Lebewesen zu erfahren. Mit dieser Klarstellung sind wir aber auch schon mitten in einer Biologie der Wissenschaft gelandet, die eigentlich nichts anderes sein kann als eine um eine neue bizarre Organismengruppe – nämlich jene der Wissenschaftler – erweiterte Verhaltensforschung, in der, genauso wie schon bei Darwin selbst, Typen unterschiedlichster Natur zuerst um gesellschaftliche Anerkennung (Studium), dann um wissenschaftlichen Erfolg (Professur, Nobelpreis) und schließlich und endlich um nichts anderes als ureigensten genetischen Erfolg, bestehend aus direkten und indirekten Beiträgen zur Gesamtfitneß konkurrieren. Es muß folglich erlaubt bzw. unumgänglich sein, die neuesten methodischen Konzepte der modernen Verhaltensforschung, also Soziobiologie und Ökoethologie, auf den Bereich all dessen anzuwenden, was bislang eher idealistisch-humanistischen Untersuchungen vorbehalten war, Untersuchungen, die sich mit eingestandenermaßen großer Mühe der vergeblichen Entwirrung der selbstkonstruierten Rätsel der Wissenschaft, der Gesellschaft oder gar der gesamten menschlichen Kultur widmeten. Bevor wir nun aber den engeren Bereich der Wissenschaftstheorie verlassen wollen, um im nächsten Kapitel gleich ganz konkret die genetische Evolution der menschlichen Intelligenz unter die Lupe zu nehmen, sollten wir doch noch kurz einmal untertauchen in die Tiefen der philosophischen Wirrnisse rund um das Überwesen des Wissenschaft produzierenden Menschen. Denn was ist denn jetzt schließlich noch übriggeblieben von dem Wunder der wissenschaftlichen

Entdeckung, jenem hartnäckigen Mythos, dem eine ganze soziale Kaste in einer Welt zunehmenden Expertentums ihre besondere Monopolstellung verdankt?

Um dies illustrieren zu können, ist wieder ein kurzer Exkurs in die Philosophiegeschichte vonnöten. Genau genommen konzentriert sich nämlich am sogenannten Induktionsproblem, das zumindest seit den Tagen des großen[20] Skeptikers David Hume die erratischen Gehirnströme aller tiefgefurchten Denkerstirne in permanenter Bewegung hält, die ganze Misere der bisherigen philosophischen Erkenntnistheorien. Die Misere besteht dabei ganz einfach darin, daß man immer wieder versucht hat und im Prinzip bis auf den heutigen Tag weiterhin versucht, endlich doch einmal die allein richtige *Methode* menschlichen Erkenntnisgewinns dingfest zu machen. Die viel grundlegendere und eigentlich *im voraus* zu beantwortende Frage, *ob es eine Methode des Erkenntnisgewinns überhaupt geben kann*, wurde dabei, wie schon erwähnt, in großzügiger Weise übersehen. Als Resultat der sträflichen Vernachlässigung dieser zentralen Frage besitzen wir zwar, nach immerhin mehr als 2 Jahrtausenden angestrengten philosophischen Grübelns, eine Fülle verschiedenster Vorschläge bezüglich der vermeintlich richtigen Methode des Erkenntnsgewinns, aber, bis auf eine einzige überraschende Ausnahme, auf die wir später gleich noch zurückkommen werden, keine wirklich ernsthafte Diskussion darüber, ob es überhaupt berechtigt ist, das menschliche Individuum mit dem Prädikat der Befähigung zu Erkenntnisgewinn auszuzeichnen. Wir finden hier nichts anderes wieder als den schon erwähnten, nun aber sehr gescheit ausgeschmückten, uralten Mythos vom Menschen als Wunderwesen der Natur, als die große Ausnahme vom ganzen übrigen rein naturgesetzlichen Weltgeschehen, der sich die Regeln seines Seins und, damit einhergehend, die Regeln seines kognitiven Zugangs zur Welt *selbst* machen könnte.

Die Vorgangsweise des großen Wissenschaftspapstes des 20. Jahrhunderts, Karl Popper alias Sir Charles, mit seinem lebenslangen Kreuzzug gegen die Induktion ist dafür das vielleicht anschaulichste und zugleich auch bekannteste Beispiel. Poppers Vorgehen bestand im wesentlichen darin, jeden verdächtigen Kandidaten für einen vermeintlichen Irrationalismus sofort dingfest zu machen und ihn aus dem Rennen zu werfen, bevor dadurch der Wissenschaft, die ja per definitionem dazu da sein soll neues Wissen zu schaffen, ein etwaiger nicht wieder gut zu machender Schaden entstehen könnte. Poppers inquisitorisch-penible Suche nach einem allgemein gültigen Abgrenzungskriterium zwischen vermeintlich falschem, in seiner Diktion: intuitiv-unlogischem und einzig richtigem, in seiner Diktion: formal-logischem Denken führte ihn schlußendlich in einen Bereich, wo es zwar sehr wohl um die höchst interessante Beziehung zwischen direkter Wahrnehmung und davon abgeleiteter Vorstellung geht – eine Beziehung, die inzwischen schon von der Neurophysiologie intensivst bearbeitet wird (Farah 1995; Kosslyn & Sussman 1995; Kosslyn et al. 1995; Miyashita 1995; Ishai & Sagi 1995; Johnson-Laird 1995; Robin & Holyoak 1995; über den sehr kurzen Weg zur Schizophrenie: Silberzweig et al. 1996; Dolan et al. 1996, bis hin zur schwerwiegenden *multiple personality disorder* MPD: Humphrey & Dennett 1989) –, aber keinesfalls um einen Unterschied zwischen logisch und unlogisch im Sinne von gesetzmäßig versus nicht gesetzmäßig. Genau letzterer Unterschied aber, und nicht ersterer, der sich beim Kind im Alter von ungefähr zwei bis drei Jahren manifestiert (DeLoache 1987)[21], ist der einzig bedeutsame, wenn wir uns über echten Fortschritt, über eine reale Evolution unseres Erkenntnisvermögens im Laufe unseres individuellen Lebens unterhalten wollen.

Popper glaubte nämlich entdeckt zu haben, daß jeder Versuch einer gerichteten Herleitung oder eben Induktion (inducere [*lat.*]: herbeiführen) neuer theoretischer Sätze (Hypothesen, allgemeine Aussagen, Theorien) aus Einzelbeobachtungen kein logisch begründbarer, sondern bloß ein sehr trügerischer, da rein psycho-logischer Vorgang und damit nicht wissenschaftlicher sein kann, ergo er seiner Meinung nach für alle Zeiten ausgeschlossen werden müsse aus jedem seriösen Katalog möglicher Strategien von Erkenntnisgewinn. Hingegen stellt der umgekehrte Prozeß einer logisch begründeten Ableitung oder eben Deduktion (deducere [*lat.*]: ableiten) einzelner Wahrnehmungsprognosen aus einer bereits vorliegenden allgemeinen Hypothese und deren Überprüfung an der objektiv wahrnehmbaren Wirklichkeit den einzig möglichen *rationalen* Zugang zu einem Zuwachs von Erkenntnis, der aber, wie sich Popper schlußendlich sogar ungewöhnlich bescheiden gibt, auch nie ein ganz sicherer sein kann. Popper irrt hier gleich in mehrfacher Hinsicht. Sein gröbster Fehler besteht dabei darin, daß er den Weg zu neuen Erkenntnissen genau in jenem Bereich sucht, in dem er gleich von vornherein *mit Sicherheit* ausgeschlossen werden kann, nämlich im rationalen Bereich von wissenschaftlicher Logik und Mathematik. Das Durchlaufen eines logisch kohärenten Kalküls setzt wie keine andere menschliche Verhaltensweise voraus, daß schon im voraus – und hier sogar ganz bewußt – genau gewußt wird, was zu tun ist, also das genaue Gegenteil dessen gegeben ist, von dem wir uns erwarten müssen, das es mit dem einzig möglichen Weg zu neuer Erkenntnis in irgendeiner Weise zu tun hat: *absolute Unwissenheit*. Genau für letztere interessiert sich aber Popper überhaupt nicht. Er sucht also das, worum es in der Erkenntnistheorie letzten Endes geht, der Gretchenfrage nach dem Wie von neuer Erkenntnis, gerade in jenem Bereich, wo es sicher nicht gefunden werden kann.

Dafür bringt der erklärtermaßen kritische, aber auch nicht wenig dogmatische Rationalist Popper alles das pauschal in Mißkredit, was unter Umständen noch am ehesten als Möglichkeit von Erkenntnisgewinn in Frage kommen könnte, nämlich alles das, was unter der bunt schillernden Rubrik von sogenanntem irrationalen Verhalten läuft. Leider irrt hier Popper auch ein zweites Mal, denn bei näherer Betrachtung stellt sich schnell heraus, daß alle induktiven oder auch nur bloß intuitiven oder sonst irgendwie irrational-verrückten Methoden menschlicher Phantasie letztlich ebenfalls auf konkreten Regeln des Verhaltens, wenn auch nicht unbedingt bewußten oder gar formalisierten, beruhen. Die Sache ist somit auch relativ schnell klargemacht. Wenn ein Lebewesen, egal ob Menschentier oder Tiertier, ausgehend von einer Einzelwahrnehmung genannt Beobachtung eine bestimmte allgemeine Hypothese aufstellt wie beispielsweise „Tiere sind emotional gesteuerte Dummköpfe" oder „Menschen sind durch und durch bösartig" usw., dann haben wir es auch in jedem dieser Fälle mit einem letztlich logischen im Sinne von gesetzmäßigem Verhalten zu tun, da ansonsten, wenn dem nicht so wäre, Lebewesen immer absolut Beliebiges (d. h. *irgendeine* Hypothese) aus wiederum Beliebigem (d. h. *irgendeiner* Wahrnehmung) ableiten sollten. Das tun aber, soweit uns heute bekannt, kein einziges Lebewesen. Denn wäre dem so, dann könnten wir nicht erfolgreich Verhaltens- und Lernforschung betreiben. Letzteres zeigt uns jetzt aber auch, daß das sogenannte irrationale Verhalten von Tier und Mensch schon rein gar nichts mit echtem Zufall zu tun haben kann. Dies ist nun zugleich aber auch der Grund, weshalb wir den durch und durch gesetzmäßigen Verhaltensweisen von sich entwickelnden Individuen jede Möglichkeit von Erkenntnisgewinn absprechen müssen. Hier irrte Popper also noch ein drittes Mal, denn er verbot die Induktion, weil sie seiner Meinung nach eine irrationale, also nicht nach bestimmten Regeln ablaufende, unzuverlässig zufallsartige Methode darstellt. Mit anderen Worten, Popper schaffte das erkenntnistheoretische Kunststück, ein völlig falsches Kriterium, das besagt, daß nur rationales Verhalten zu neuen Erkenntnissen führen kann, auf einen von ihm völlig falsch beurteilten Bereich anzuwenden, nämlich auf induktives Verhalten, das er als unbegründbar irrational und gesetzlos ansah. Daß aber sogar auch der große Popper selbst letztlich ein unverbesserlicher (und überaus „unlogischer") Induktivist war, zeigt folgendes Zitat:

Am Anfang objektiver Erkenntnis steht also nicht immer ein Experiment, sondern eine Beobachtung und der Entwurf eines ganzheitlichen Bildes, in dem alles vorhandene Wissen und alle Beobachtungen integriert sind (Karl Popper 1973).

Zu guter letzt unterlief Popper auch noch beim Vergleich seiner eigenen speziellen Erkenntnistheorie, der Falsifikationstheorie mit der biologischen Evolutionstheorie ein fataler Irrtum. Dabei wird dieser Umstand nicht einmal durch die Tatsache gemildert, daß diese seine originale Theorie eine mehr als auffällige Ähnlichkeit zu Einsteins speziellen Überlegungen in Sachen Erkenntnisfortschritt besitzt:

1. Die E (Erlebnisse) sind uns gegeben.
2. A sind die Axiome, aus denen wir Folgerungen ziehen. Psychologisch beruhen die A auf E. Es gibt aber keinen logischen Weg von den E zu A, sondern nur einen intuitiven (psychologischen) Zusammenhang, der immer „auf Widerruf" ist.

3. Aus A werden auf logischem Wege Einzel-Aussagen S abgeleitet, welche Ableitungen den
   Anspruch auf Richtigkeit erheben können.
4. Die S werden mit den E in Beziehung gebracht (Prüfung an der Erfahrung).

Albert Einstein 1956, S. 120

Genau so wie die Evolution der Organismen mit Mutation und Selektion auskommen muß, so steht dem Menschen, folgt man Popper, keine andere Methode als jene von trial and error, also von Versuch und Irrtum zur Verfügung, um
zu einem möglichen Evolutions- bzw. Erkenntnisfortschritt zu gelangen. Dies
mag alles sehr schön klingen und der Vergleich hat inzwischen auch zahlreiche Anhänger gefunden, nur ist er gerade in seinen wesentlichen Punkten
schlicht und einfach falsch. So kennt die Evolution keinerlei Methode von
Versuch und Irrtum, die Organismen anwenden könnten, um zu einer möglicherweise besseren Anpassung an ihr Milieu zu gelangen – genetische Mutationen verändern eben in *echt* zufallsartiger Weise die Struktur von Lebewesen, ohne daß hier irgendein Plan oder ähnliches vorhanden sein könnte –,
während andererseits die durchaus praktikable Methode von Versuch und
Irrtum sehr viel mit gezieltem menschlichem und auch tierischem Handeln,
dafür aber rein gar nichts mit Dingen wie evolutionärem und damit echt kognitivem Fortschritt zu tun haben kann. An der irrtümlichen Verwechslung
dieser grundverschiedenen Vorgänge kranken inzwischen nicht wenige der
vielen „selektionistisch" oder gar „evolutionär" getauften Erkenntnistheorien,
so vielversprechend das poppersche Modell von Versuch und Irrtum, das inzwischen von Donald Campbell als das von „Blinder Variation und selektiver
Bewahrung" (Campbell 1960) getauft wurde, am Anfang sogar noch manchen
Biologen, unter ihnen ganz besonders Poppers ehemaligem Spielkamaraden,
Konrad Lorenz, erschien (Lorenz über Campbell: „... fand ich, daß Sie das, was
ich sagen wollte, viel klarer zum Ausdruck brachten, als ich es je hätte tun können." aus Evans 1975, S. 107).

Dabei läßt sich der wesentliche Unterschied zwischen der Methode von
Versuch und Irrtum auf der Ebene des Verhaltens, d.h. der Ontogenese und der
evolutionären Wechselwirkung von Mutation und Selektion auf der Ebene der
Phylogenese sehr anschaulich in Begriffen der Erkenntnistheorie darstellen.
Wenn ein lebender Organismus durch eine genetische Mutation in seiner
funktionalen Gesamtstruktur verändert wird, so hat dieser dabei keinerlei
Möglichkeit, diese Veränderung in irgendeiner Weise zu durchschauen oder
gar zu verstehen. Eine Mutation schafft tatsächlich etwas grundsätzlich Neues,
nämlich ein neuartiges Lebewesen, das vom Moment der Veränderung an zu
existieren beginnt, ohne dabei die Entstehung der Neuartigkeit seiner selbst in
irgendeiner Weise realisieren, d. h. kognitiv mitvollziehen zu können. Dieses in
seiner Struktur neu entstandene Lebewesen interpretiert, und dies wiederum
von Anfang seiner Existenz an, die Welt in irgendeiner neuartigen Weise und
sei es nur, daß nun plötzlich, was nicht alle Völker dieser Erde gleichermaßen

gut können, Milchzucker (Selektionsdruck Viehzucht) oder gar Mathematik (Selektionsdruck Schulsystem) „verdaut" werden kann und repräsentiert aber damit, so die natürliche Selektion ihm einen bestimmten minimalen, das heißt im Vergleich mit Konkurrenten zumindest nicht unterdurchschnittlichen, Fortpflanzungserfolg beschert, einen realen Erkenntnisfortschritt.

Ganz anders jedoch ist die Sachlage bei jenem Verhalten, das wir gerne als das Lernen nach der Methode von Versuch und Irrtum bezeichnen und das, wenn es in der Wissenschaft angewandt wird, nichts anderes darstellt als die Fortsetzung des kindlichen Spiels mit ernsteren Intentionen. Die Frage, die sich nun für eine kritische Erkenntnistheorie stellt, ist die, wie ist es überhaupt möglich sein kann, daß aus einem wirklich blinden Versuch etwas gelernt wird? Wäre ein jeder Versuch tatsächlich ein blinder, dann dürften wir ja gar nichts aus ihm lernen können, denn wir könnten ja gar nicht wissen, was wir in unserer vollkommenen Blindheit eigentlich getan haben. Wieso lernen wir dann also trotzdem so vieles durch Versuch und Irrtum? Ganz einfach, weil wir dabei natürlich *ganz genau wissen*, wie unsere scheinbar so blinden Versuche ausgesehen haben! Ansonsten nämlich könnten wir auch niemals beispielsweise zu der Schlußfolgerung gelangen, wir hätten, im Falle einer empirischen Widerlegung unserer Vermutung, einen gravierenden Irrtum bzw., im Falle einer Bestätigung, eben keinen Irrtum begangen. Genau das aber ist Poppers Modell und genau das hat aber auch gar nichts mit der Problematik von Erkenntniszuwachs zu tun. Zwei Beispiele aus sehr unterschiedlichen Bereichen mögen dies hier nur kurz veranschaulichen.

Beginnen wir mit einem möglichst einfachen Fall von Lernen nach Versuch und Irrtum. Nehmen wir an, wir hätten uns erstmals in einer für uns vollkommen neuen Sportart, beispielsweise Tennis, zu versuchen und wir beginnen mit unseren ersten Aufschlagversuchen. Wir werfen den Ball, wie uns von einem Trainer oder, so wir uns einen solchen nicht leisten wollen, einem do-it-yourself-Buch geheißen in die Höhe und zielen mit einem kräftigen Schlag unseres Rackets nach eben demselben, wobei wir gleichzeitig vorbildlich vom Stand aus in die Höhe springen, um den Ball möglichst so zu treffen, daß die Wahrscheinlichkeit erhöht ist, ihn über das Netz ins richtige Feld des Gegners zu bringen. Unser erster engagierter Versuch geht im wahrsten Sinne des Wortes vollkommen daneben: wir verfehlen mit einem eleganten Schwung den heimtückischen Ball, der uns hierauf, brav der Schwerkraft gehorchend, auf den Kopf bzw. die professionelle Tenniskappe fällt.

Kürzen wir das Martyrium ab. Was wird in unserer nächsten Versuchen geschehen? Wir werden das, was wir offensichtlich nicht ganz so gut wie geplant durchgeführt haben, in unserem Verhalten zu verbessern versuchen und uns, *bezugnehmend auf vergangene Versuche*, Schritt für Schritt an die Qualitäten eines Top-Ten-Spielers heranzutasten, da wir überzegut davon sind, daß auch die Nummer 1 der Weltrangliste irgendwann einmal so bescheiden wie wir hat beginnen müssen. Wie kann also überhaupt der jeweils nächste Versuch nur eine Verbesserung des vorhergehenden werden? Ganz einfach, indem wir wiederum schon wissen müssen bzw. nicht vergessen dürfen, was ganz genau wir zuvor gemacht haben, denn anders könnten wir niemals Bezug nehmen auf das, was wir bereits gelernt haben! Sogar eine vorübergehende Verschlechterung unseres Schlagerfolgs kann dabei in der Regel positiv ausgewertet werden, da wir ja meistens, so wir lange genug üben, irgendwann merken, was wir falsch gemacht haben. Mit anderen Worten, das notwendige Wissen, um Tennis spielen lernen zu können, muß bereits vorhanden sein. Würden wir oder, besser, unser gesamter Körper nicht zu jeder Zeit genau wissen, was er tut oder eben schon getan hat und was wir eigentlich tun wollten (z. B. Ball mit dem Schläger und nicht mit dem Kopf treffen), wir könnten weder Erfolge noch irgendwelche Fehlschläge erkennen. Wir wären dann in einem solchen Fall tatsächlich gezwungen, nur absolut blinde, d. h. wirklich zufallsartige Versuche zu unternehmen und würden, grob geschätzt, ungefähr einige Millionen Jahre brauchen, um an der Welttennisspitze erfolgreich, will heißen: exponentiell siegesprämienakkumulierend, mitmischen zu können. Die erstaunliche Tatsache, daß es gar nicht einmal so wenige Leute gibt, die genau dasselbe in der relativ kurzen Zeit von einigen wenigen Jugendjahren mit unglaublicher Perfektion zuwege bringen (man denke nur an einige Grand Slam Turniersieger der letzten Zeit: Sampras, US-Open 95; Muster, Paris 95; Becker, Australian Open 96; Kafelnikov, Paris 96; Korda, Australian Open 98), sollte uns aber jetzt doch zu denken geben. Vielleicht ist der Vergleich von Zufall und Irrtum im Lernen und Mutation und Selektion in der Evolution doch keine ganz so gute Idee?

Verlassen wir nun den Tennissport und steigen wir, obwohl die (finanziellen) Prämien hier leider wieder rapide geringer werden, gleich mehrere Stufen menschlichen Seins höher und sehen wir uns genauer an, was in den erlauchten Gefilden der Wissenschaft unter der bewährten Methode von Versuch und Irrtum zu verstehen ist. Zu diesem Zwecke wollen wir uns, da wir ja alle die Mitgliedschaft bei der einzigen *sapiens*-Art dieser Erde als eine besondere Verpflichtung ansehen sollten, der Erlangung eines Doktorgrades oder, wenn schon, dann sogar mehrerer für gewachsen erachten und es deswegen wagen, öffentlich – *coram publico*, wie der Lateiner so schön sagt – irgendeine spekulative These in den Raum zu stellen, auf daß sie von uns in wissenschaftlicher Weise an der objektiven Wirklichkeit überprüft werde. Die ganze Angelegenheit verhält sich im Prinzip nicht viel anders als im Falle einfacherer Lernstrategien. Zuallererst müssen wir möglichst genau wissen, was wir eigentlich empirisch nachweisen wollen und wie wir aus unserer Hypothese, also aus der rein vorstellungsmäßig gegebenen Idee eine Prognose für die zu erwartenden Beobachtungen ableiten können. Nehmen wir gleich das bei manchen Wissenschaftstheoretikern sehr beliebte Beispiel der Schwäne, von denen wir fürs erste naiverweise gemeinsam mit Sir Karl annehmen wollen, sie seien immer nur

Tiere mit einem weißen Federkleid. Um diese Tiere im Freiland auch tatsächlich als solche erkennen zu können, wird es allerdings nicht ganz ausreichen, ausschließlich nur, wie es Popper gern haben wollte, auf die Farbe weiß zu achten. Wir müssen also schon im voraus, z. B. durch ein zoologisches Lehrbuch oder durch sonstige Erfahrungen, eine gewisse Ahnung davon haben, was denn überhaupt ein Schwan sein könnte.

Uns ergeht es nun dummerweise schon beim nächstbesten Anblick eines Schwanes ganz ähnlich schlecht wie beim anfänglich begeisterten Start mit dem Tennisspielen, wir hauen also sozusagen total daneben und erblicken ein fast vollkommen schwarz gefärbtes Tier, das in allen anderen Merkmalen einem Schwan zwar nicht aufs Haar, aber zumindest auf die Feder genau gleicht. Wir werfen also, wenn wir jetzt Poppers Logik der Forschung zur Hand nehmen, die Hypothese vom ewig weißen Schwan über Bord und stellen – nun aber wieder gänzlich blind, wie es das falsifikatorische Modell postuliert – eine neuartige Hypothese auf. Eine ganz und gar andersartige Hypothese, die mit unserer zuvor gemachten Beobachtung rein überhaupt nichts zu tun hat? Ähnlich wie beim Tennisspielen würden wir auch hier nicht wenige Jahrmilliönchen mit derartig blindem Herumpropieren verplempern, um dann irgendwann einmal, wahrscheinlich wenn es schon längst mehr keine Schwäne auf diesem Planeten gibt, durch rein zufälliges Kombinieren aller Merkmale eines denkbaren theoretischen Objektes wieder auf die These oder eher schon das Wunder vom schwarzen Schwan zu stoßen. Schon wenn wir ganz allgemein nur von Lebewesen ausgehen wollen, müßten wir bereits wissen, wie ein solches überhaupt zuverlässig erkannt werden kann. Wie man schnell sehen kann, hat die von Popper strikt verbotene Rückwirkung des schwarzen Schwanes auf unser ursprüngliches Schwanenkonzept natürlich überhaupt nichts mit einem Regelverstoß wider die wissenschaftliche Logik zu tun, denn wäre dem so, dann hätten wir bis auf den heutigen Tag noch immer nichts in irgendeiner Weise Bedeutsames über diese Welt wahrnehmen können.

Es muß also, um die ganze Angelegenheit kurz zu machen, das vermeintlich gesuchte Wissen, und zwar sowohl *theoretisches wie empirisches*, im erkennenden Subjekt schon vorhanden sein, um so etwas wie wissenschaftliche Theorienbildung überhaupt betreiben zu können. Dies bezieht sich klarerweise auch auf die Wahrnehmung der sogenannten objektiven Wirklichkeit, an der laut Popper unsere Hypothesen permanent überprüft werden sollen, um zu erfahren, ob wir der „objektiven Wahrheit" nicht doch wenigstens ein kleines Stück näher gekommen sind. Wäre Poppers idealistische Sicht der Dinge hier tatsächlich zutreffend, dann wäre genau das erlaubt, was aufgrund der Evolutionstheorie strikt ausgeschlossen werden muß, nämlich eine direkte Belehrung des Subjekts bzw. Organismus durch das Milieu, womit wir schon wieder einmal beim Irrtum aller naiven Informationstheorien der Erkenntnis angelangt wären. Was Popper dabei also letztlich passiert ist, ist nichts anderes als irrtümlicherweise die zweifellos interessante Beziehung zwischen Wahrnehmung und Denken als relevant für die Beantwortung der viel grundsätzlicheren Frage nach der prinzipiellen Möglichkeit von Erkenntnisgewinn zu halten. Und hier hat er eigentlich nichts anderes versucht als die subjektiv erlebte Asymmetrie von vermeintlich realer Vergangenheit und scheinbar unsicherer Zukunft als Unterscheidungskriterium zwischen bloß psychologischer und wahrhaft wissenschaftlicher Erkenntnis zu benutzen, was aber leider auch nicht funktionieren kann, weil es einen solchen grundsätzlichen Unterschied, wir wir gleich noch sehen werden, einfach nicht gibt.

So läßt sich auch sein vor allem bei Naturwissenschaftlern selbst so beliebtes Falsifikationsmodell sehr schnell ad absurdum führen, wenn man nur beginnt, das von Popper strapazierte Argument mit einem Hinweis auf den Faktor Zeit zu kritisieren. Die Ableitung ist schnell geschehen und auch leicht verständlich. Nehmen wir an, wir haben, wie so oft, irgendeinen phantastischen Gedanken im Kopf und versuchen nun als redliche Wissenschaftler, diese These anhand einer davon abgeleiteten Prognose über die sogenannte Wirklichkeit zu überprüfen. Wir irren uns, nach versuchtem Tennisspielen und enttäuschender Schwanenbeobachtung, nun schon zum dritten Mal ganz gewaltig, denn Mutter Natur sagt uns in einem Experiment, daß dem nicht so ist, wie wir uns das so schön ausgeheckt haben. Wir sind brave Popperianer und erklären in der Folge vor aller Öffentlichkeit das Scheitern unserer Prognose an der, wie sich wieder einmal herausstellt, äußerst widerspenstigen Wirklichkeit. Ist es nun, von diesem Zeitpunkt an, gerechtfertigt, aus rein theoretischen Gründen die These als für immer gestorben zu erklären? Keineswegs, denn – wiederum rein theoretisch – ist nicht auszuschließen, daß bei allen folgenden Experimenten genau dasselbe falsifizierte, d. h. scheinbar endgültig widerlegte Ereignis eintritt.

Die Sache wird sogar noch um einiges schlimmer für die Falsifikation, wenn man sich genauer ansieht, wie es um die scheinbar so sichere Vergangenheit der wissenschaftlichen „Fakten" bestellt ist. Jene Vergangenheit ist nämlich im Prinzip um nichts sicherer als die vermeintlich so ungewisse Zukunft. Folglich wird jede Falsifikation selbst mit dem Moment ihres Ablaufs wieder zu einer Hypothese, nun über die Vergangenheit, die aber dazu noch einer empirischen Überprüfung für immer entzogen bleiben muß, da vergangene Ereignisse bekanntermaßen schwerlich wiederholt werden können (Heschl 1994c; Lindh 1993). Eine ganz ähnliche Argumentation findet sich auch bei Alan Chalmers, der unter dem verführerischen Titel „What is this thing called Science?" auf die Grenzen sowohl eines naiven Induktivismus wie auch von Poppers elaboriertem Falsifikationismus hinweist (Chalmers 1990). Wie wir gesehen haben, ergeben sich aber sogar dann, wenn man mit Chalmers die unvermeidliche Unsicherheit aller Beobachtungsaussagen beiseite läßt (Chalmers: „Alle Beobachtungsaussagen sind ungewiß"), immer noch gröbere Unstimmigkeiten, die sich erst bei einer evolutionären Betrachtung auflösen lassen. So lehrreich die Kritik von Chalmers an Popper also ist, so enttäuschend ist zugleich die Konsequenz, die er glaubt, daraus ziehen zu müssen. Sein vermeintlicher Objektivismus klingt dabei letzten Endes sogar nicht viel anders als wie schon beim vermeintlich vom hohen Roß der Wissenschaftstheorie gestoßenen Vorbild Popper, nämlich wieder wie eine Biologie ohne Lebewesen – bekanntermaßen kein leichtes Unterfangen:

Mein Objektivismus beseitigt Individuen und deren Beurteilungen aus ihrer Vorrangposition hinsichtlich einer Analyse des Wissens [Ü. d. A.] (Alan Chalmers 1990, S. XIX).

Der *Homo scientificus,* so er jemals innerhalb der kurzen Zeitspanne eines individuellen Menschenlebens zu Erfolg kommen will, muß folglich schon von seiner genetischen Ausstattung her genau wissen, was er zu tun hat, und zwar in jedem einzelnen Moment seines auf den ersten Blick so kreativ wirkenden und letztlich doch nichts anderes als phylogenetisch und somit genetisch vorgegebenen Schaffens. Poppers populäre Wissenschaftstheorie geht somit in allen wesentlichen Punkten gerade am Wesentlichen vorbei, denn erstens hat logisches Denken nichts mit Erkenntnisfortschritt zu tun, sondern ist vielmehr der beste Beweis dafür, daß wir es gerade *nicht* damit zu tun haben können und, zweitens, werden nicht abstrakte Theorien falsifiziert, sondern immer nur lebende Individuen, die schon von Anfang ihrer Existenz an die Welt mit einem ganz bestimmten Interpretationsmuster, unter anderem auch mithilfe wissenschaftlichen Theorien zu verstehen suchen. Der zweite Punkt läßt sich noch zusätzlich durch die Tatsache illustrieren, daß falsifizierte Theorien, ganz anders als echt falsifizierte, d. h. durch natürliche Selektion eliminierte Organismen bzw. Abstammungslinien, nicht so einfach, wie Popper uns gerne glauben machen will, aus der Welt verschwinden, sondern ganz im Gegenteil als eben dummerweise einmal *falsch Gedachtes* im Gehirn des betreffenden Denkers weiterexistieren. Genau so ergeht es im Prinzip allen unseren sogenannten Irrtümern, die nicht, wie so oft als Selbstverständlichkeit hingestellt, das genaue Gegenteil von „richtiger Erkenntnis" sind, sondern eine eigene und zudem, wie jeder weiß, nicht gerade unwichtige Rolle im Erkenntnisakt spielen. Dasselbe gilt auch für den gerne gemachten Vergleich zwischen Wahrnehmungstäuschungen und der menschlichen Vernunft, die jene „falschen" Informationen zu korrigieren hat. Erstens läßt sich keine Illusion wirklich durch Vernunft ausschalten, sondern bestenfalls zu einem andersartigen Gesamterkennen ergänzen (z. B. Wahrnehmung plus Vorstellung) und zweitens ergibt sich die vermeintliche Falschheit vieler Illusionen oft erst durch eine künstliche Hypostasierung (*gr.-nlat.:* Verdinglichung) bestimmter Effekte. So fällt kein normaler Mensch auf die scheinbare Echtheit eines auf Papier gezeichneten Escherschen oder anderen unmöglichen Objekts herein, genauso wenig wie (hoffentlich) ein normaler Mann auf die scheinbare Echtheit eines Pin-up

Girls (anders sind da Fische, die tatsächlich gut gemachte Attrappen wie echte Gegner, Paarungspartner usw. behandeln). In einer erstmals adaptionistischen Variante der kognitiven Psychologie hat sich inzwischen auch schon herausgestellt, daß so ziemlich alles, was bisher unter dem Titel „Täuschung" oder gar – was noch schlimmer für die Betroffenen ist – als „irrationale Fehlleistung" galt (Tversky & Kahneman 1983), in Wirklichkeit mit bloßen Unterschieden in der Darbietung des Materials und den damit erwarteten Problemlösungen zu tun hat (Hell, Fiedler & Gigerenzer 1993). Reale Täuschungen hingegen können per definitionem nur solche sein, die wir tatsächlich nicht erkennen können und die uns gerade deswegen vielleicht gelegentlich das eigene Leben oder andere subtilere Fitneßverluste kosten.

Wieder ist es hier vom Prinzip her nicht anders als beim Tennis: Sollte uns je einmal der grobe Fehler unterlaufen, den Schläger genau verkehrt herum in der Hand zu halten, also die bespannte Fläche des Rackets zu ergreifen und so mit dem vergleichsweise dünnen Griff auf den Ball zielend ein Turnier zu beginnen, so wird dieser Fehler mit traumatisch fixierter Sicherheit in alle Ewigkeit in unserem Bewußtsein eingraviert werden, auf daß er uns nicht wieder einmal passiere. Auch falsifizierte Theorien und, ganz allgemein, gedankliche Irrtümer bleiben in diesem Sinne sehr wohl am Leben, nämlich als wohlweislich abgespeichertes Wissen, wie es in einem bestimmten Problembereich eben gerade nicht gut funktionieren kann. Versuch und Irrtum meint folglich Grundverschiedenes, wenn wir von Phylogenese bzw. Ontogenese sprechen. Während unsere zahlreichen persönlichen Irrtümer wie auch natürlich die richtigen Ansichten über die Welt ohne große Probleme verstanden werden können, können echte evolutionäre Fehler wie auch Erfolge niemals in irgendeiner Weise erkannt werden. Ein wissenschaftlicher Irrtum ist also niemals eine Situation, in der uns die Umwelt, z. B. über den Umweg eines alle verbliebenen Unklarheiten beseitigenden *experimentum crucis*, sagen könnte, was „tatsächlich" der Fall ist und es ist auch vollkommen ausgeschlossen, daß wir durch unsere so wunderbare Vernunft unsere evolutionär, d. h. phylogenetisch bedingten kognitiven Begrenzungen, so wie es uns viele Philosophen und Humanwissenschaftler immer noch glauben machen wollen, in irgendeiner Weise übersteigen können. Könnten wir das, dann wären wir in der Tat jene außergewöhnlichen Wunderwesen, die irgendwann einmal die Gesetze der Evolution für ihre eigene Entwicklung außer Kraft gesetzt haben, um sich endlich völlig frei zu entwickeln. Jede Tierart, die diese Fähigkeit entwickeln könnte, nämlich sich adaptives Wissen direkt von der Umwelt zu besorgen, würde dadurch mit einemmal *absolut* unsterblich werden, da seine Individuen ein jedes Problem, das sich ihnen stellt, durch entsprechende Informationsaufnahme lösen könnten. Die Umwelt würde ja den bedrohten Organismus immer wissen lassen, was zu tun ist, also wozu sich noch Sorgen machen? Nur leider verbieten die Gesetze der Evolution wie auch erkenntnistheoretische Überlegungen jeden derartigen lamarckistischen Trick, und eine unsterbliche Art wurde und wird deswegen auch nie auf Erden oder sonstwo im Universum entdeckt werden. Dies hätte auch nichts mehr mit dem Prozeß des Lebens, der durch die Erhaltung einer strukturellen Identität *trotz* permanenter Gefährdung charakterisiert ist, zu tun. Unsterbliches Leben wäre somit qualitativ gleichbedeutend mit Nichtleben und eine Erforschung desselben eine reductio ad absurdum.

Kurz und gut, der heutzutage so modische Vergleich des Wechselspiels von Mutation und Selektion in der biologischen Evolution mit dem Mechanismus des individuellen Lernens durch Versuch und Irrtum hinkt gleich an mehreren Ecken und führt letzlich sogar zu einem gravierenden Irrtum, nämlich dann, wenn wir glauben, damit das Wesen von evolutionären Veränderungen besser verstanden zu haben. In Zukunft sollten wir uns deshalb davor hüten, auch nur in metaphorischer Weise das Verhältnis von Mutation und Selektion mit einer vorprogrammierten Verhaltensstrategie, die nach dem Muster von Versuch und Irrtum funktioniert, gleichzusetzen. Dieser gravierende Fehler wird noch um einiges deutlicher, wenn man das Umgekehrt versucht, wenn man also die biologische Evolution selbst nach besagtem Muster beschreiben wollte. Das hieße dann, daß Organismen Mutationen bloß versuchmäßig einmal ausprobieren könnten, um deren mögliche Auswirkungen auf ihren Erfolg hin zu testen. Würde das Resultat nicht entsprechen, dann könnte der Versuch ja einfach zurückgenommen und wieder von vorne begonnen werden. Mit anderen Worten, der Organismus wüßte immer schon, was er zu tun hätte, was uns wiederum zeigt, daß ein solcherart systematisch gerichtetes und somit zugleich auch wissendes Vorschreiten nichts mit echter Evolution zu tun haben kann. Ein kleiner Trost bleibt uns jedoch. So wir über ein gutes Erinnerungsvermögen verfügen, können wir dieses anregende Gedankenspiel, wie so viele andere unserer alltäglichen Irrtümer, als schöne, wenn zwar auch grundfalsche Metapher für immer und ewig, will heißen: zumindest ein Menschenleben lang, in unserer Erinnerung bewahren, zwar falsifiziert durch unser logisches Denken, aber immer noch äußerst lebendig in unserem neuronal durchgestylten Kopf.

Das Wesen des rein formalen Beweises in Mathematik und Logik ist dann schlußendlich der denkbar stärkste Hinweis darauf, daß, nach Wahrnehmung, Lernen und Vorstellen, nun gerade auch logisch abstraktes Denken rein gar nichts mit Erkenntnisfortschritt zu tun hat. Ein gelungener formaler Beweis ist ja gerade durch seine lückenlose innere Stimmigkeit, im Fachjargon Kohärenz betitelt, definiert, was zeigt, daß sein Erfinder hier durch und durch in explizit gesetzmäßiger – eben in logischer Weise – vorgegangen sein muß. So kann theoretisch aus jeder Position innerhalb des Verfahrens zu jeder Zeit, so einem nicht irgendwelche Denkfehler unterlaufen, der nächste Schritt vorhergesagt werden, genauso wie rückwirkend jeder vorhergehende erschlossen werden kann. Ein rein formales System ist somit der vielleicht überhaupt schönste Beleg dafür, daß menschliches Denken in kognitiv geschlossenen Bahnen verläuft und eben nicht, wie uns ein sehr beliebter Mythos glauben machen will, eine Art weltoffenes Programm darstellt, wo in beliebiger Manier Neues an Wissen hineingekübelt werden kann, sei es durch raffinierte Verfahren einer physikalistischen Informationsaufnahme, sei es durch irgendwelche allgemeingültige Strategien konditionierten Lernens oder sei es gar durch eine popperianische Annäherung an die objektive Wirklichkeit unserer Wahrnehmung.

In einer gewissen Weise allerdings ist sogar das Induktionsproblem schon recht nahe an der Lösung der erkenntnistheoretischen Grundfrage angelangt, insofern nämlich als schon bei Hume und sogar noch stärker bei Popper – dies ist zweifellos der interessanteste Aspekt seiner ganzen Falsifikationstheorie – die Möglichkeit einer gezielten Instruktion des Subjekts durch die Umwelt aus prinzipiellen Gründen in Zweifel gezogen wird. In diesem Sinne steht auch Humes präzise durchdachte Skepsis an der Erfahrung, im Laufe derer er sogar bei der Forderung nach Instinkten landet, mit Poppers beinahe leidenschaftlich propagiertem Induktionsverbot in weit engerer Beziehung, als die so gerne erzählte Geschichte vom erbitterten Kampf zwischen Empiristen und Rationalisten es glauben machen möchte. Immerhin hat auch schon Chomsky erkannt, daß hier von den verschiedenen Fangemeinden ein absolut künstlicher und unhaltbarer Gegensatz konstruiert worden ist. Und wiederum liefert uns hier Kuhn einen Hinweis, der uns zeigt, daß das Induktionsproblem, wenn es konsequent weitergedacht wird, geradewegs in die Richtung einer evolutionären Interpretation menschlichen Erkennens weist:

Doch weder Sir Karl noch ich sind Induktivisten. Wir glauben nicht, daß es Regeln gibt, nach denen man richtige Theorien aus den Tatsachen induzieren könnte, oder daß Theorien, richtige oder unrichtige, überhaupt durch Induktion gewonnen werden. Vielmehr sehen wir in ihnen Setzungen der Einbildungskraft, die als ganze zwecks Anwendung auf die Natur erfunden werden (Thomas Kuhn 1970, S. 369).

Setzen wir nun in diesem Zitat „Induktion" gleichbedeutend mit „Instruktion durch die Umwelt"[22], so gelangen wir über kurz oder lang genau dahin, wo uns eine auf die Tierart – und nicht das vermeintliche Naturwunder – *Homo sapiens* angewandte Evolutionstheorie ohnehin führen muß. Schon Popper selbst hat dies vollkommen zu Recht als legitim betrachtet und gemeint: „Man kann den Hauptunterschied zwischen der Assoziationspsychologie ... und dem Erkennen durch Versuch und Irrtum ... derart formulieren, daß man sagt, die erstere sei ... lamarckistisch (oder „instruktiv") und die letztere darwinistisch (oder „selektiv")" (Popper 1994b, S. 302). Kuhn hätte also ohne weiteres, da er ja an der Formulierung einer evolutionären Theorie der Erkenntnis prinzipiell interessiert war, auch gleich den einen entscheidenden Schritt weiter gehen und behaupten können:

Doch versuchen wir uns nun einmal als konsequente evolutionäre Erkenntnistheoretiker. Aus der Evolutionstheorie leiten wir dann ab, daß es *aus Prinzip* keine Regeln geben kann, nach denen neue Weltanschauungen von Organismen durch das Milieu induziert werden könnten, oder daß neue Weltanschauungen, seien es zweckmäßige (adaptive) oder unzweckmäßige (nichtadaptive), überhaupt durch gerichtete Veränderungen entstehen können. Vielmehr müssen wir in ihnen *rein zufallsartige*, d. h. mutative Veränderungen der Genstruktur von ganzen Organismen sehen, bewerkstelligt durch Mutationen in der Keimbahn, die im Laufe ihrer *gerichteten* ontogenetischen Entwicklung *als neuartige Individuen* zwecks evolutionärer Bewährung den Unbilden der natürlichen Selektion ausgesetzt sind.

Erst an dieser Stelle sind wir, und diesmal ausgehend von traditionellen Problemen der von Naturwissenschaft noch unbeflekten reinen Philosophie, auch tatsächlich an einer echt darwinistischen Erkenntnistheorie angelangt, die nun allerdings nichts mehr mit einem popperschen Lernen nach Versuch (Hypothese) und Irrtum (Falsifikation) zu tun hat. Ganz im Gegenteil, Poppers scheinbar allgemeingültige Methode von der wissenschaftlichen Widerlegung von Hypothesen ist, so sie als reale Möglichkeit von Erkenntnisgewinn aufgefaßt wird, immer noch Lamarckismus in seiner reinsten Form und steht als solcher in direktem Widerspruch zur modernen Evolutionstheorie. In dieser Hinsicht war eigentlich schon Hume um vieles moderner als die meisten seiner späteren Nachfolger unter den Skeptikern in der Erkenntnistheorie, nämlich insofern als er, in logischer Fortsetzung seiner kritischen Betrachtungen über die menschliche Vernunft, den Vorschlag machte, wir sollten eher in Richtung des Wirkens von vorgegebenen kognitiven Instinkten weiterdenken. In gewisser Hinsicht allerdings sogar noch moderner waren die erkenntnistheoretischen Überlegungen eines Philosophen, von dem man nicht so schnell annehmen würde, daß man ihn auch nur irgendwie mit einer evolutionären Theorie des Erkennens in Beziehung setzen könnte. Die Rede ist hier von einem Mann, von dem das hartnäckige Gerücht umgeht, daß alle späteren europäischen Philosophien bloße Fußnoten zu der von ihm entwickelten Weltanschauung wären. Die Rede ist von Platon. Kann ein so mysteriöser Seelentheoretiker wie dieser in irgendeiner Weise mit einer so irdischen Theorie wie der Evolutionstheorie in Verbindung gebracht werden?

Wenn wir uns auf Platons Hauptargumente in seinen teilweise äußerst anregenden philosophischen Dialogen und fiktiven Diskussionen konzentrieren und alles das weglassen, was zusätzlich an zwar durchaus reizvollen, aber rein persönlich motivierten Spekulationen über Gott und die Welt noch hinzukommt, dann gelangen wir zu einem Bild dieses Urdenkers der westlichen Zivilisation, das unerwartet gut in die heutige Evolutionstheorie paßt. Als Erkenntnistheoretiker nämlich gelang Platon zu Schlußfolgerungen, die den hier aus der modernen Evolutionstheorie abgeleiteten überraschend ähnlich sind, wenn auch deren Begründung zum Teil eine etwas andere ist. Dieser Unterschied ergibt sich schon allein aus der Tatsache, daß zu Platons Zeiten evolutionäre Betrachtungen, so wie wir sie heute gewohnt sind anzustellen, nicht möglich waren, da die empirische Ausgangssituation natürlich eine ganz andere war. So erklärt es sich auch, daß Platon in der Regel sich auf rein proximate, d. h. also auf direkte kausale Erklärungen des menschlichen Verhaltens konzentrieren mußte und alles das, was darüber hinaus ging, ihn zu einem der großartigsten Geistesspekulanten der abendländischen Kultur machte. Den letzteren wollen wir hier allerdings gleich wieder vergessen.

Beginnen wir am besten mit seinen äußerst kritischen Betrachtungen darüber, was eigentlich im Detail vor sich geht, wenn wir subjektiv meinen, durch individuelles Lernen einen tatsächlichen Fortschritt in unserem Denken zu erzielen. Platon leitet Schritt für Schritt genau das ab, was im Rahmen einer evolutionären Betrachtung des Lernens unausweichliche Konsequenz sein muß: der kontinuierlich notwendige Einfluß von immer bereits *prä-existentem* Wissen. Als wahrlich legendär in diesem Zusammenhang ist seine präzise Argumentation im Meno anzusehen, wo er Sokrates anhand der Belehrung eines jungen Sklaven demonstrieren läßt, wie wenig das Erlernen irgendwelcher vermeintlich neuer Dinge, und seien es auch noch so komplizierte, mit echtem Erkenntnisgewinn zu tun haben kann. Nach Abschluß einer Lektion über ein einfaches geometrisches Problem, die Verdopplung eines Quadrats über die Diagonale, die der junge Mann natürlich mit Erfolg besteht, kommt Sokrates direkt auf das Wesentliche zu sprechen:

Sokrates: Und das ist die Linie, die der Erfahrene Diagonale nennt. Und falls dies die richtige Bezeichnung ist, Menos Sklave, bist du dann bereit zu behaupten, daß der doppelte Raum das Quadrat der Diagonale ist?

Sklave: Sicherlich, Sokrates.

Sokrates: Was sagst du zu ihm, Meno? Wurden nicht alle diese Antworten aus seinem eigenen Kopf gegeben?

Meno: Ja, es waren alle seine eigenen.

Sokrates: Und dennoch, wie wir gerade noch gesagt haben, wußte er nichts.

Meno: Stimmt.

Sokrates: Aber trotzdem hatte er diese Begriffe davon in sich – oder etwa nicht?

Meno: Ja.

Sokrates: Dann könnte er, der nichts weiß, dennoch richtige Begriffe von dem besitzen, was er nicht weiß?

Meno: Offensichtlich.

...

Sokrates: Und diese spontane Enthüllung von Wissen, das in ihm steckt, ist das eine Art von Erinnerung?

Meno: Du hast recht.

Platon, aus Moser & vander Nat 1987, S. 30

Unterhaltsamer und zugleich treffender läßt sich das Hauptproblem jeder Erkenntnistheorie wohl kaum beschreiben und es führt genau dahin, wohin auch eine konsequente evolutionäre Interpretation menschlichen Verhaltens hinführen muß, nämlich zum Ausschluß des Individuums von jedweder Möglichkeit echten Erkenntnisgewinns – und leider eben nicht zur subjektiv viel attraktiveren, empirisch aber durch nichts gestützten These vom chaotisch gearteten Gehirn, das ähnlich wie eine biologische Spezies „zufallsartig evolviert" (Pallbo 1997). Für die Physik hat diese späte Rehabilitierung der platonischen Erkenntniskritik – und nur um diese geht es uns hier – bis zu einem gewissen Grad schon Wolfgang Pauli (1900–1958) erahnt, wenn auch in der etwas blumigen Sprechweise von rein metaphorisch zu verstehenden Bildergeschichten:

Theorien kommen zustande durch ein vom empirischen Material inspiriertes *Verstehen*, welches am besten im Anschluß an Plato als zur Deckung kommen von inneren Bildern mit äußeren Objekten und ihrem Verhalten zu deuten ist (Wolfgang Pauli 1984, S. 95).

Im Phaedo gibt uns dann Platon noch genauer zu verstehen, wie der Zusammenhang dieser fundamentalen Erkenntnis der *Unfähigkeit zu Erkenntnisgewinn* mit der menschlichen Existenz zu sehen ist. Am Beispiel der kognitiven Voraussetzungen für die Wahrnehmung von Gleichheiten bzw., genauer gesagt, von Ähnlichkeiten und Unähnlichkeiten von Objekten kommt er zu der Schlußfolgerung:

Sokrates: Dann müssen wir ein Wissen von absoluter Gleichheit besessen haben, bevor wir begonnen haben zu sehen oder zu hören oder wahrzunehmen in irgendeiner Form, oder wir hätten auf diesen Standard keine Gleichheiten beziehen können, die von den Sinnen abgeleitet werden? – denn das versuchen sie und das erreichen sie nie.

Simmias: Keine andere Schlußfolgerung kann aus den früheren Aussagen gezogen werden.

Sokrates: Und haben wir nicht begonnen zu sehen und zu hören und unsere anderen Sinne zu benutzen, sobald wir geboren wurden?

Simmias: Sicherlich.

Sokrates: Dann müssen wir das Wissen um Gleichheit irgendwann zuvor erworben haben?

Simmias: Ja.

Sokrates: Ich vermute, das heißt, bevor wir geboren wurden?

Simmias: Es scheint so.

Sokrates: Und falls wir dieses Wissen erworben haben, bevor wir geboren wurden, und bereits mit dessen Gebrauch auf die Welt kommen, dann wußten wir also bereits, bevor wir geboren wurden und im Moment der Geburt nicht nur das Gleiche oder das Größere oder das Kleinere, sondern alle derartigen Ideen; denn wir sprechen nicht nur von Gleichheit, sondern auch von Schönheit, Tugendhaftigkeit, Gerechtigkeit, Ganzheit und von all dem, was wir mit dem Namen eines absoluten Seins im dialektischen Prozeß versehen, sowohl wenn wir fragen wie auch wenn wir Fragen beantworten. Von all dem behaupten wir mit Sicherheit, daß wir das Wissen darum vor der Geburt erworben haben?

Simmias: Das tun wir.

...

Sokrates: Dann, Simmias, müssen unsere Seelen ohne Körper existiert haben, bevor sie in
die Gestalt eines Menschen gelangten, und sie müssen bereits Intelligenz besessen haben.

Platon, aus Moser & vander Nat 1987, S. 32

Wenn man sich diese scheinbar so altmodischen Spekulationen der Antike genauer ansieht, dann kann man ruhigen Gewissens behaupten, daß, würde
Platon heute leben und als Naturwissenschaftler Karriere machen wollen, er
fast mit Sicherheit die evolutionäre Erkenntnistheorie aus dem Stand erfinden
würde, und dies ganz ohne die vielen Wenn und Abers, die die heutigen Berufs-
philosophen noch so heftig plagen. Die wesentlichsten erkenntnistheoretischen Argumente sind bei ihm schon dermaßen präzise formuliert, daß es
noch einiger Jahrhunderte bedurfte, bis David Hume an diese scharfsichtige
Skepsis anschließen konnte. Platon würde allerdings heute nicht mehr zu jener
eigenartig immateriellen und letztlich empirisch nicht zu rechtfertigenden
animistischen Seelenlehre gelangen, zu der er beim damaligen Stand vor allem
des Nichtwissens über lebende Körper, deren Aufbau aus einzelnen Zellen und
deren innere Feinstruktur fast notwendigerweise kommen mußte. Anstelle ein
überaus gefeierter Begründer fundamentalistischer und zugleich antievolu-
tionistischer Schöpfungsmythologien zu sein, wäre es durchaus vorstellbar,
daß Platon, würde er heute leben, eine Lehrkanzel für Evolutionstheorie in-
nehätte, von der aus er in etwa die folgenden Überlegungen anstellen würde:

Wenn wir Lernprozesse irgendwelcher Art, egal wie komplex und scheinbar willkürlich
diese erscheinen mögen, genauer untersuchen, so stellen wir fest, daß in jedem einzelnen
Fall das *gesamte* Wissen dafür im lernenden, d. h. sich nach bestimmten Regel verhaltenden
Subjekt bereits vorhanden sein muß, damit Lernen überhaupt funktionieren kann. Lernen
hat somit aber nichts mit einem Zuwachs an Wissen zu tun, sondern ist nichts anderes als
ein zweckvolles Verhalten, zu dem bestimmte Organismen, z. B. Tiere, von sich aus fähig
sind, und dies ganz unabhängig davon, ob sie diese Fähigkeit vor der Geburt, bei der Geburt
oder irgendwann nach der Geburt zeigen. Da dieses Wissen im Individuum bereits vorhanden sein muß, muß es letztlich auch schon am Anfang seines individuellen Lebens, d. h.
in der befruchteten Eizelle selbst, existieren. Dieses Wissen ist allerdings nicht, wie ich noch
vor mehr als zwei Jahrtausenden irrtümlicherweise vermutet hatte, vom Körper des Wesens
unabhängig, sondern steuert als materielle genetische Struktur die Selbstorganisationspro-
zesse eines jeden vielzelligen Organismus. Dafür besitzt aber das, was wir früher so gerne
als absolut unsterbliche Seele gesehen haben, tatsächlich die durchaus reale Potenz materieller Unsterblichkeit in sich, da es mit der Fähigkeit zu theoretisch unbegrenzter Fortpflanzung in der Zeit ausgestattet ist. So etwas wie biologische Seelen existierten also tatsächlich
schon lange vor uns, nämlich in allen unseren Vorfahren, die seit der Entstehung des Lebens
vor etwa 4 Milliarden Jahren uns vorausgegangen sind, und diese Seelen, im heutigen
Fachjargon üblicherweise mit DNA abgekürzt, werden vielleicht – *aber nur vielleicht* – auch
noch lange nach uns weiterbestehen, nämlich in allen jenen Nachfahren, denen es gelingt,

in Zukunft unsere eigene Abstammungslinie fortzusetzen (o.Univ.Prof. P. Platon: *Zur Biologie der Seelen*, in Vorbereitung).

Nach diesem kurzen Exkurs in die griechische Antike bleibt zuletzt noch ein Thema, das am Ende eines Kapitels über Wissenschaft, in dem behauptet wird, daß Wissenschaftler, genauso wie andere normale Menschen auch, aus evolutionären Gründen von der Möglichkeit von Erkenntnisgewinn prinzipiell ausgeschlossen sind, behandelt werden sollte, um vielleicht doch noch einige besonders hartnäckige Anhänger der Naturwundertheorie des Menschen vom genauen Gegenteil ihrer Ansichten zu überzeugen. Gemeint ist der Erkenntnisakt selbst, in dem ein Wissenschaftler vermeint, eine ganz und gar neue Idee oder Sache entdeckt zu haben. Die entscheidende Frage ist dabei die, ob es hierbei sozusagen immer mit rechten Dingen zugeht oder ob nicht doch in gewissen Fällen spektakulärer Neuerungen und Entdeckungen ein kleines Wunder passieren kann (für den, der unterhaltsame Beispiele für letzteres sucht, siehe Ortoli & Witkowski 1997). Entsteht eine solche scheinbar neue Idee in durchaus gesetzmäßiger und somit zumindest theoretisch vorhersagbarer Weise, dann können wir als evolutionäre Erkenntnistheoretiker berechtigt ausschließen, daß wir es mit einer echten Neuerung zu tun haben. Finden wir hingegen irgendwelche unerklärlichen und möglicherweise sogar zufallsartige Faktoren aufseiten des Subjektes, dann könnte dies schon eher ein Anlaß sein, doch an das Vorhandensein realer Kuhnscher Revolutionen oder, besser, Konversionen *innerhalb* von Individuen zu glauben. Der rein äußerliche, und wie jedermann weiß, allgegenwärtige Zufall der reinen Begegnung, der ein bestimmtes Indivduum erst in eine bestimmte Situation bringt, ist dabei natürlich nicht von Interesse, sondern einzig und allein echte Zufallsprozesse, die im kognitiven Akt der Entdeckung selbst gelegen sein könnten.

Alles was bisher über Entdeckungen und deren Entdecker bekannt ist, spricht deutlich für das Zutreffen der ersteren Beschreibung, die besagt, daß menschliches Wahrnehmen und Erkennen auf durch und durch gesetzmäßigen Mechanismen aufbaut und keinerlei Wundersprünge – die ja auch nicht erkennbar wären – zuläßt. Schon die einfache Entdeckung einer neuen Sache hat überhaupt nichts mit kognitivem Zufall zu tun, obwohl das Zusammentreffen zwischen Entdecker und Entdeckung natürlich durchaus zufällig sein kann bzw. es in der Regel auch ist. Nehmen wir ein sehr populäres und inzwischen auch nobelpreisgekröntes Beispiel aus der vergleichenden Verhaltensforschung, die Entdeckung der Prägung bei Entenvögeln durch Konrad Lorenz. Das Phänomen selbst, die bevorzugte Auswahl bestimmter Nachfolgeobjekte durch frisch geschlüpfte Enten- und Gänseküken, ist ein schon sicher tausendmal von verschiedensten Menschen beobachteter Vorgang, der in manchen Kulturen sogar gezielt zur Manipulation dieser Tiere im Rahmen der landwirtschaftlicher Nutzung eingesetzt wird (z. B. schon im alten China). Aber erst durch Lorenz', wie man so schön sagt, schicksalhafte Begegnung mit diesem Phänomen wurde die Prägung zu dem, als was sie heute gefeiert wird, nämlich eine wissenschaftliche Entdeckung. Das heißt nichts anderes als das – ganz unabhängig vom tatsächlichen Alter des Phänomens selbst – die Prägung von jungen Nestflüchtern wie Enten, Gänsen oder Schwänen erst durch Konrad Lorenz eine für Naturwissenschaftler reale Existenz erhalten hat.

Genau dasselbe kann für die Entdeckung Amerikas durch Christoph Columbus gesagt werden. Das Besondere daran ist ja nicht die physische Ankunft von Mensch oder Tier an eben demselben Kontinent, die sich im Laufe der Evolution sicher schon des öfteren zugetragen haben wird, sondern wiederum einzig und allein nur das, was Columbus in seinen Gedanken daraus gemacht hat, nämlich die theoretisch zu fordernde Möglichkeit einer kompassgesteuerten Umschiffung der Erde. Diese brachte ihn allerdings anstatt nach Indien „nur" in die neue Welt, weswegen dort auch logischerweise „Indianer" zu erwarten waren. In diesem Sinne waren auch die Entdeckungen der Vorgänger von Columbus wie zum Beispiel jene der Wikinger oder die mancher tropischer Eingeborenenstämme, die gelegentlich eben ein Stück weiter hinaussegelten und dabei neues Land entdeckten, weit weniger bedeutsam, da dem Unternehmen, das sie lenkte, mit großer Wahrscheinlichkeit eine andere und einfachere Auffassung von der Welt da draußen zugrundelag. Fazit: Die Entdeckung selbst sagt also dem Entdecker rein gar nichts, denn erst *durch diesen* werden irgendwelche physikalischen Objekte oder Ereignisse zu einer solchen.

Gehen wir nun ein wenig *in medias res* und schauen uns noch mehr im Detail an, wie eigentlich der Entdecker selbst seine Entdeckung erlebt. Eine Entdeckungs- bzw. Kreativitätsforschung ist zwar erst langsam im Entstehen begriffen, aber immerhin gibt es schon einige authentische Berichte von Forschern, die den Versuch unternommen haben, die Herkunft dessen, was ihnen da manchmal, aber nicht immer zur Freude der *scientific community* gelungen ist, in Worte zu fassen. Mit Charles Darwin bzw. Albert Einstein stehen uns sogar zwei ganz besonders interessante Fälle zur Verfügung, die uns zeigen müßten, wie denn nun wirklich nicht nur vermeintlich neue, sondern geradezu revolutionär neuartige Ideen in die Welt gesetzt werden. Beginnen wir zuerst mit jenem Biologen, mit dessen Vorstellungen alles das, was heute als Evolutionstheorie Unruhe bis hinein in die letzten (verschlafenen) Reihen der Philosophie gebracht hat, begonnen hat:

Ich bemerkte bald, daß Selektion die Grundlage für des Menschen Erfolg war, nützliche Rassen von Tieren und Pflanzen zu schaffen. Wie aber eine solche Auswahl auf Organismen, die in einem Naturzustand lebten, anzuwenden wäre, blieb eine Zeit lang ein Rätsel für mich. Im Oktober 1838, also 15 Monate nachdem ich meine systematische Untersuchung begonnen hatte, las ich zur Unterhaltung zufällig „Malthus über Bevölkerung" und, da ich aus langer Beobachtung der Gewohnheiten von Tieren und Pflanzen gut vorbereitet war, den allgegenwärtigen Kampf ums Überleben zu erkennen, fiel mir mit einemmal auf, daß unter solchen Umständen günstige Veränderungen erhalten und ungünstige beseitigt werden müßten. Das Ergebnis davon müßte die Entstehung neuer Arten sein [Ü. d. A.] (Charles Darwin 1974, S. 33).

Der Physiker Albert Einstein liefert uns dann sogar eine noch stärker reflektierte Betrachtung seiner wichtigsten eigenen Entdeckung:

Während all dieser Jahre (der Entwicklung der Relativitätstheorie) hatte ich ein Richtungsgefühl, gerade auf etwas Bestimmtes zuzugehen. Es ist natürlich sehr schwer, dieses Gefühl in Worten auszudrücken, aber es war ganz entschieden der Fall und klar unterscheidbar von der Art der späteren Überlegungen über die rationale Form der Lösung. Natürlich ist hinter solch einer Gerichtetheit immer etwas Logisches; aber ich habe es in einer Art Überblick, gewissermaßen sichtbar vor Augen (Albert Einstein, aus M. Wertheimer 1945, S. 212).

Ein ganz anderer Experte aus einem scheinbar fremden Gebiet hat diesen Zusammenhang um nichts weniger klar ausgedrückt:

Die Philosophie des Dichtkunst: Es ist meine Absicht klarzustellen, daß keine einzige Stelle bei seiner Erfindung dem Zufall oder der Intuition zu verdanken ist – daß also die Arbeit Schritt um Schritt zu seiner Vollendung voranschritt mit der Präzision und strikten Notwendigkeit einer mathematischen Fragestellung [Ü. d. A.] (Edgar Allen Poe 1956, S. 454).

Wir dürfen hier ohne weiteres annehmen, daß Poe wie viele andere prominente Entdecker und Erzähler schon wußte, wovon er sprach. Anstelle nun noch weitere Beispiele anzuführen, die im Prinzip alle ähnlich ausfallen würden, überlassen wir gleich dem Schweizer Intelligenzpsychologen Richard Meili die Schlußfolgerung aus allen diesen Fällen:

Einsichtige Denkverläufe sind gerichtet. Der Zufall schafft keine Ordnung, ebensowenig wie die Assoziationen, wie z. B. Gedankenflucht und Traum zeigen (Richard Meili, in Steiner 1984, S. 537).

Wir können dieser prägnanten Kurzfassung dessen, was eine scheinbar neue Einsicht charakterisiert, voll und ganz zustimmen, wenngleich es deswegen, wie Meili irrtümlicherweise suggeriert, auch nicht gleich notwendig ist, Assoziationen, und seien es die absolut verrücktesten wie beispielsweise in einem Traum oder einer Wahnvorstellung, als zufallsartig zu bezeichnen. Das Wesentliche besteht für unseren Zweck hier darin, zu erkennen, daß *alles* menschliche Denken wie auch menschliches Verhalten ganz allgemein gesetzmäßig-gerichteten Regeln folgt, die nichts mit dem Einfluß des physikalischen Zufalls zu tun haben. Kein anderer als der vermeintliche Anarchist und gefürchtetes *enfant terrible* der modernen Wissenschaftstheorie, Paul Feyerabend, hat dies besser gewußt. Zu diesem Zweck braucht man sich nur anzuschauen, wie er sich langsam aber systematisch, beginnend mit der Frage nach dem Wesen der Wissenschaft, zur zentralen Einsicht in die Bedeutung der

Interaktion verschiedenartiger Individuen miteinander und nicht von Gedanken innerhalb ein und desselben Individuums vorarbeitet. Beginnen wir gleich mit dem mysteriösen Wesen der Wissenschaft, dem er in seinem Buch *Erkenntnis für freie Menschen* auf die Spur zu kommen trachtet:

Die erste Frage – *was sind die Wissenschaften?* – läßt keine einfache Antwort zu. Jede Wissenschaft und jedes Stadium einer bestimmten Wissenschaft, ja, jede Schule hat ihre eigenen Annahmen, Methoden, Voraussetzungen, die man studieren muß, um ihre Bewegung zu verstehen und ihre Ergebnisse richtig zu deuten. Allgemeine Behauptungen, wie „die Wissenschaften beruhen auf Tatsachen" oder „die Wissenschaften schreiten durch Annahmen und Widerlegungen fort", erscheinen nur darum plausibel, weil sie so allgemein und vage sind (Paul Feyerabend 1980, S. 212).

Ganz am Ende seiner Ausführungen kommt er dann schließlich anhand einer von ihm nachträglich rekonstruierten Diskussion, die am 18. Jänner 1978 an der Gesamthochschule Kassel stattgefunden hat, auf den Kern der Sache zu sprechen. Unter dem original feyerabendschen Titel „Kleines Gespräch über große Worte", wo ein abgekürzter Charakter namens PKF seine Thesen verteidigt, finden sich auf der letzten Seite des Buches die folgenden erhellenden Worte:

Jede Gruppe wird ihre eigenen Ideen haben und an diesen festhalten, ganz dogmatisch, wenn sie es will. Der Pluralismus ist ein Pluralismus von *Gruppen*, nicht ein Pluralismus von *Ideen in einem Kopf* (Paul Feyerabend 1980, S. 300).

Dieses Zitat zeigt unter anderem auch sehr schön, daß Feyerabend keineswegs erkenntnistheoretischer Anarchist, sondern primär ein gesellschaftskritischer Pluralist war, was sich in seinen konkreten politischen Forderungen niederschlug: „was wir wollen, ist eine Gesellschaft, in der jeder Mensch und jede Gruppe soviel Freiheit wie nur möglich hat – und unter „Freiheit" verstehe ich jetzt nicht irgendein intellektuelles Monstrum, sondern was eben diese Leute selbst darunter verstehen – sie müssen sich ihr Leben einrichten, sie haben zu entscheiden, wie und in welchem Ausmaß sie frei sein wollen" (Feyerabend 1980, S. 295). Ungeachtet aller Realisierungsprobleme kann dieser Idealvorstellung nur vorbehaltlos zugestimmt werden. Den Schritt zum echten Evolutionstheoretiker, so er ihn als überzeugter Verfechter der Bedeutung der kulturellen Tradition überhaupt gewollt hätte, hätte er allerdings erst mit einer kleinen logischen Weiterführung machen können. Dazu wäre es schon ausreichend gewesen, im obigen Zitat anstelle „Gruppe" das Wort „Individuum" einzusetzen:

Jedes Individuum wird seine eigenen Ideen haben und an diesen festhalten, ganz dogmatisch, wenn es das will. Der Pluralismus ist ein Pluralismus von *Individuen*, nicht ein beliebiger Pluralismus von *Ideen in einem Kopf*.

Fahren wir fort mit der Gerichtetheit individueller Verhaltensstrategien. Eine überaus elegante empirische Art, den grundsätzlichen Ordnungscharakter menschlichen Verhaltens zu demonstrieren, besteht nun darin, Versuchspersonen gezielt aufzufordern, eine echte Zufallsserie zu produzieren. Der Grazer Experimentalpsychologe Erich Mittenecker hat zu diesem Zweck schon Ende der 60er Jahre eine bestechend einfache Versuchsanordnung entworfen, die es erlaubt, einigermaßen genaue Messungen vorzunehmen (Mittenecker 1958). In einem sogenannten „Zeigeversuch" wurde der Probant aufgefordert, 3 Minuten lang in *möglichst zufallsartiger* Weise auf einen von 9 vorgebenen Kreisen zu zeigen, die sich regellos angeordnet auf einer leeren quadratischen Fläche von ca. 30x30cm befanden. Die Ergebnisse dieser Untersuchungen waren erstaunlich. Zwar wurde im Schnitt jeder Kreis ähnlich oft gewählt wie es einer theoretischen Gleichverteilung gleichkäme, nämlich mit der Häufigkeit von 11% ($= 1/9$), berücksichtigte man jedoch in der Auswertung der Daten auch die exakte Reihenfolge der Kreise, so stellte sich heraus, daß „keine Versuchspersonen-Gruppe in der Lage ist, eine nahezu ungeordnete Reihenfolge zu produzieren" (Mittenecker & Raab 1973, S. 239). Quantitativ untersucht wurden dabei Reihenfolgen bis zu einer Länge von 15 Elementen, allesamt mit sehr ähnlichem Resultat (Mittenecker 1958, 1960; Guttmann 1966; Trappl 1971; Remschmidt 1970). Es macht uns Menschen also offensichtlich große Schwierigkeiten, sich den echten Zufall auszudenken bzw. es scheint gerade dieses gezielte Handelnwollen zu sein, was genau den realen physikalischen Zufall, der sich eben nicht denken läßt, ausschließt. So ist es denn sicherlich kein Zufall, daß die Unterscheidung von Zufalls- und Gesetzesfolgen selbst nach ganz bestimmten Regeln abläuft, sowohl bei Tieren (Smith et al. 1997) wie auch beim Menschen (Gigerenzer, Hoffrage & Kleinbölting 1991; Lalouschek, Lang & Deecke 1995). Zur Erklärung dieses Phänomens der Nichtproduzierbarkeit echten Zufalls wird meist angegeben, daß die Versuchspersonen offensichtlich eine ganz falsche Vorstellung einer Zufallsfolge besitzen: „Es hat den Anschein, als ob die Idealvorstellung einer zufälligen Reihenfolge einem Urnenmodell ohne Zurücklegen entspräche, d. h. es wird eine Kugel nach der anderen in (Anm.: vermeintlich) zufälliger Reihenfolge entnommen, erst nach Leerung der Urne werden die neun Kugeln zurückgelegt und es wird die Entnahme in gleicher Weise fortgesetzt" (Mittenecker & Raab 1973, S. 240). Der Zusammenhang ist noch ein viel fundamentalerer als Mittenecker hier vermutet, denn er besteht vor allem darin, daß lebende Organismen als evolutionserprobte Hüter der (eigenen) Ordnung das genaue Gegenteil von echten Zufallsproduzenten sind. Interessant an diesen Untersuchungen war allerdings noch der zusätzliche Befund, daß gerade neurotisches, schizophrenes oder depressives Verhalten nichts, wie sonst üblicherweise angenommen („der ist ver-rückt"), mit einer Steigerung an zufallsartig chaotischen Verhaltenselementen zu tun hat, sondern ganz im Gegenteil durch eine erhöhte Redundanz und somit Stereotypie im Verhalten dieser Gruppen charakterisierbar ist.

Im Prinzip hat dies wiederum alles, wenn auch noch nicht in einer so systematischen und quantitativen Form, schon David Hume vor mehr als 200 Jahren erkannt. Mit der für die damalige Zeit außergewöhnlich kritischen Beobachtungsgabe, die ihn ohne Zweifel zu einem der ersten Humanethologen, also echten wissenschaftlichen Verhaltensforscher am Menschen machte, stellte er fest, was Freud zwei Jahrhunderte später nur mehr unauffällig zu übernehmen brauchte:

Selbst in unseren abenteuerlichsten und schwärmerischsten Träumereien, ja in unseren wirklichen Träumen, werden wir finden, sofern wir auf sie reflektieren, daß die Einbildungskraft nicht völlig planlos verlief, sondern daß es zwischen den verschiedenen aufeinanderfolgenden Vorstellungen doch noch eine Verknüpfung gab. ... Das ist ein sicherer Beweis dafür, daß die – in den zusammengesetzten enthaltenen – einfachen Vorstellungen durch ein gewisses universelles Prinzip verbunden sind, das für die ganze Menschheit gleichermaßen gilt (David Hume 1758/1986, S. 38/39).

Das dem nicht nur so ist, sondern auch so sein muß, zeigt uns die Tatsache, daß auch die scheinbar neuesten und revolutionärsten Erkenntnisse eigenartigerweise doch von der betroffenen Person selbst verstanden und im weiteren, durch sprachliche Interaktionen – aber eben nicht durch Wissenstransfer – angeregt, unter Umständen sogar auch von anderen Indidivuen übernommen werden können. Man wird hier gefühlsmäßig einwenden, daß das ja typisch sein muß für einsichtiges Verhalten, daß man im Nachhinein den Zuwachs an Erkenntnis bewußt versteht und diesen somit auch an andere interessierte Personen kommunizieren kann. Wiederum ist diese Vorstellung eine absolut trügerische. Wäre nämlich tatsächlich *echter* Zufall und damit einhergehend auch die Möglichkeit *echten* Erkenntnisgewinns im Spiel, dann darf genau das logischerweise nicht möglich sein: ein Verständnis dessen, was – *per definitionem* – über unser, d. h. mein, dein, aller, mögliches Verständnis hinausgeht. David Hume braucht in dieser Hinsicht nur insofern durch die moderne Biologie etwas ergänzt werden, daß inzwischen durch zahlreiche morphologische, physiologische und schließlich auch genetische Untersuchungen klar geworden ist, daß neben universalen kognitiven Fähigkeiten, die mehr oder weniger allen Mitgliedern einer bestimmten Art gemeinsam sind, natürlich eine Menge spezifischer Fähigkeiten existieren, die von Individuum zu Individuum zum Teil beträchtlich variieren. Wäre dem nicht so, dann könnte es auch keinerlei Evolution geben, weder in natürlichen Populationen noch in wissenschaftlichen.

Deutliche Hinweise darauf, daß sogar die phantastischsten, unglaublichsten, intuitivsten, kreativsten – und was sonst noch an Superlativen für die akklamierte Genialität des menschlichen Geistes existiert – Einsichten, letztlich auf biologisch-gesetzmäßige Mechanismen der organismischen Ausstattung von konkreten Mitgliedern von *Homo sapiens* zurückgehen, stammen schließlich aus der modernen Hirnforschung selbst. Eine erst gerade im Entstehen befindliche Neurobiologie höherer geistiger Verarbeitungsprozesse ist dabei drauf und dran uns zu zeigen, daß es mit großer Wahrscheinlichkeit das hochsynchrone Feuern von ausgedehnten Neuronenverbänden ist, daß noch am ehesten dem nahekommt, was wir subjektiv oft so beeindruckend als Einsicht in einen neuen Zusammenhang erleben. Die Idee dazu stammt aus der Wahrnehmungsforschung, in der schon relativ früh die Hypothese aufgestellt wurde, daß die Einheit von komplexeren Objekten auf der Basis einer *gleichzeitigen* Erregung (Hebb'sches Prinzip) unterschiedlicher sensorischer Areale bewirkt wird, was natürlich auch unterschiedliche Modalitäten miteinschließen kann. Das für die Wahrnehmung immer noch interessanteste komplexe Objekt, das uns dabei zur Verfügung steht, ist ein anderes lebendes Subjekt. Nehmen wir als Beispiel einen unserer näheren Verwandten, ein Krallenäffchen, das sich lebhaftest bewegt, mit großer Ausdauer lärmt und zu guter letzt für Markierungszwecke auch noch ziemlich penetrante Düfte absondert. Lassen wir uns dann sogar noch auf ein vorsichtiges Spielchen mit dem haarigen Vetter ein, dann haben wir auch noch gleichzeitig Zugang zu den taktilen und kräftemäßigen, d. h. kausalen Reizen unseres Wahrnehmungsobjektes. Aus all dem konstruiert unser Gehirn schlußendlich die Einheit des Objektes durch die parallele Verarbeitung einer Fülle von Einzelinformationen, die – das ist der entscheidende Punkt – zur gleichen Zeit von den zahlreichen an jeder Wahrnehmung beteiligten Sinneszellen eingehen. Die neuesten diesbezüglichen Untersuchungen haben jetzt sogar ergeben, daß nicht nur eine bloß allgemeine Aktivierung zur gleichen Zeit stattfindet, beispielsweise in Form von an der sogar an der harten Schädeloberfläche ableitbaren Oszillationen im sogenannten Gammawellenbereich (35–90Hz), sondern daß darüber hinaus eine perfekt *rhythmische* Abstimmung von Aktionspotential zu Aktionspotential in voneinander getrennten Neuronenbahnen die Grundlage für das anschließende, wie es der Neurophysiologe Gerhard Roth (1995, S. 242) so schön formuliert, „Zusammenbinden" von Wahrnehmungsinhalten liefern dürfte (Eckhorn et al. 1990; Engel et al. 1991; ganz ähnliches gilt für den motorischen Bereich, siehe Riehle, Grün, Diesmann & Aertsen 1997).

Nun ist es, ontogenetisch betrachtet, von der Wahrnehmung zur ersten bewußten Vorstellung derselben wiederum ein nicht sehr großer Schritt, wobei die Mechanismen aber im wesentlichen dieselben bleiben. Schon einfache Wahrnehmungsphänomene wie das automatische Ergänzen stark schematisierter oder reduzierter Objektansichten deuten darauf hin, daß bereits ein Großteil unserer vermeintlichen Primärwahrnehmung, die die großen Positivisten unter den Erkenntnistheoretikern immer als die einzig zuverlässige Basis aller Objektivität darstellen wollten, beeinflußt und strukturiert wird von Gedächtnisinhalten, die schon lange zuvor, viele davon sicher spielerisch, erworben und gespeichert worden sind. „Was wir bewußt sehen, sind »Gedächtnisbilder«", sagt Gerhard Roth (1995, S. 245) und er faßt damit den

untrennbaren Zusammenhang zwischen Wahrnehmung und Bewußtsein als
vorgestellte oder, wenn man so will, als *re-aktivierte* Wahrnehmung in wenigen Worten treffend zusammen. Eine neurobiologische Beschreibung des ar-
chimedischen *heureka-* bzw. heutigen aha-Erlebnisses könnte demnach in
Bälde so ausfallen, daß ein regelrechter Impulssturm von im Millisekundenbe-
reich perfekt synchronisierten Salven von Aktionspotentialen (Singer 1995)
über unseren – wahrlich ungeschützten – Kortex herzieht und über neuroen-
dokrinologische Schaltstellen im limbischen System den ganzen Körper mit
einem wahren hormonellen Hochgefühl an positiver Selbsteinschätzung über-
schwemmt (vgl. Plutchik & Kellerman 1986). Ungeschützt ist unser Kortex dabei in einem viel tieferen Sinn, als wir es gerne wahrhaben möchten, denn er
darf nicht nur, sondern er *muß* genau das und nichts anderes denken bzw. tun,
was ihm die Evolution aller seiner zahlreichen Vorgänger bislang gelehrt hat
und er kann sich eben nicht, wie wir uns das so gerne vorstellen, zum Zauber-
lehrling seiner selbst aufschwingen und nun frech die Richtung angeben, in die
es weiterzugehen hätte.

Der geniale Wissenschaftler tut also im Prinzip nicht viel anderes als etwa
die für ihre hypertrophierte Wißbegier bekannte Laborratte *(Rattus norvegi-
cus)* – bezeichnenderweise halten sich auch beide gerne im selben antisepti-
schen Milieu auf, an das sie durch ein entsprechend unauffälliges Outfit
(Labormantel bzw. weißes Fell) bestens adaptiert sind –, die im Laufe eines
Experiments oder einer ganzen Versuchsserie beginnt, einen Zusammenhang
zwischen der Abfolge bestimmter Reize bzw. Daten zu entdecken. Beides hat
wohl sehr viel mit einer genetisch vorprogrammierten Feinabstimmung neuronaler Strukturen zu tun, was sogar schon vom Paradigmenguru Kuhn mit
den Worten: „... Ansatzpunkte für eine Nervenneuprogrammierung schaffen,
die, so unergründlich sie heute noch ist, der Veränderung zugrunde liegen
muß" umschrieben worden ist (Kuhn 1962). Beiden ist aber vor allem die viel
bedeutsamere Tatsache gemeinsam, daß ihr Verhalten nichts mit echtem, d. h.
evolutionärem Erkenntnisgewinn zu tun hat. Somit wird aber auch gleichzeitig jene so verbreitete Unterscheidung zwischen sogenannten irrationalen und
rationalen Fähigkeiten vollkommen hinfällig, da die Unterschiede sich nur
mehr auf Eigenschaften beziehen, denen in einer evolutionären wie zugleich
auch erkenntnistheoretischen Betrachtung keinerlei besondere Bedeutung
mehr zukommt. Diese Fähigkeiten werden auch oft mit der Unterscheidung
von angeboren und erworben assoziiert, in dem Sinne, daß die irrationalen
oder, wie Lorenz in metaphorischer Anlehnung an die Terminologie von
Brunswik (1955) meint, die ratiomorphen, also bloß vernunftähnlichen Fähigkeiten als ein Resultat der biologischen Evolution aufzufassen wären, während
die eigentlich rationalen Fähigkeiten, die uns angeblich erst zu einem Wunderwesen der Natur werden lassen, durch die scheinbar so unvergleichlich schneller voranschreitende kulturelle Evolution entstanden sein müssen. Diese ge-

dankliche Verbindung mit der Erblichkeitsfrage zeigt uns um so mehr, daß eine solche Unterscheidung genau so falsch sein muß wie sie es schon in bezug auf die Zerteilung menschlichen oder tierischen Verhaltens in einen genetischen plus einen erworbenen Anteil ist.

Konrad Lorenz ist hier allerdings, im Gegensatz zu vielen anderen, doch zumindest einen wesentlichen Schritt weitergegangen, der, hätte er ihn konsequent zu Ende gedacht, direkt hin zu einer tatsächlich nichtmetaphorischen evolutionären Erkenntnistheorie geführt hätte, die beides, also sowohl biologische wie auch kulturelle Entwicklung im Rahmen einer *einzigen* umfassenden Evolutionstheorie erklären kann. Sein anschauliches Konzept von angeborenen Lehrmeistern der menschlichen Vernunft war ursprünglich dazu gedacht, eine Brücke zu schlagen von den ratiomorphen zu den rationalen Verhaltensweisen, da Lorenz zugleich mit, aber auch ganz unabhängig von Chomsky schon sehr früh (1961) erkannte, was heute erst langsam die gesamte behavioristische Lernforschung, wenn auch meist noch widerwillig, zur Kenntnis nehmen muß, nämlich daß kein Lernen ohne vorgegebene kognitive Strukturen funktionieren kann. Wenn phylogenetisch erworbene Fähigkeiten unser individuelles Lernen als angeborene Lehrmeister, die immer schon *im voraus* wissen, wie der jeweilige Organismus, sei es Maus, Katz, Hund oder Mensch, vorzugehen hat, anleiten, dann stellt sich konsequenterweise die Frage, ab wann bzw. ob überhaupt es einen Moment gibt bzw. geben kann, von dem an diese Lehrmeister uns gänzlich uns selbst überlassen könnten. Nimmt man diese scheinbar, je nach Geschmack, rein lerntheoretisch oder ethologisch zu beantwortende Frage wirklich ernst, dann findet man sich unverhofft wieder bei der bereits ausführlich erörterten und, wie wir inzwischen gesehen haben, wirklich grundsätzlichen Frage nach den Möglichkeiten bzw. dem vermeintlichen Mechanismus von Erkenntnisgewinn. Stellen wir uns nun zu diesem Zwecke einfach vor, wir wären mitten drinnen in einem Lernprozeß, sagen wir, der Einfachheit halber, wir würden gerade dabei sein zu lernen, was das Konzept evolutionäre Erkenntnistheorie so alles bedeuten kann in der aktuellen Wissenschaftsszene. Mitten darinnen verlassen uns plötzlich, wie auf ein geheimes und durch und durch bösartiges Kommando, alle unsere angeborenen Lehrmeister, die uns bis zu diesem Moment hin so zuverlässig geführt hatten. Was würde dann geschehen? Ganz einfach, wir wären mit einemmal mit einem Zustand absoluter Orientierungslosigkeit konfrontiert, in dem wir nicht mehr wissen könnten, in welche Richtung wir den nächsten Schritt tun sollten. Nehmen wir an, wir sind von wahrhaft blindem Mut geschlagen und wagen trotzdem einen Schritt in *irgendeine* Richtung. Was wäre das Ergebnis eines solchen echten Zufallsschrittes? Wiederum ganz einfach: wir könnten niemals erfahren, was wir gemacht haben, noch ob das, was wir tatsächlich getan haben, ein Erfolg oder Mißerfolg oder sonst irgendetwas gewesen sein mag. Genau das aber sind exakt diejenigen Kriterien, nach denen allein ein potentieller Erkenntnisgewinn zustande kommen kann, nämlich vollkommene Unwissenheit. Wir wissen nun aber sowohl aus eigener wie, über die Vermittlung der Lernforschung, fremder Erfahrung, daß Lernen vor allem dadurch ausgezeichnet ist, daß Organismen, egal ob bewußt oder unbewußt, im Laufe desselben etwas gezielt besser beginnen zu können bzw. wissen als sie es noch zuvor konnten bzw. wußten. Und genau das zeigt uns nun aber, daß Lernen, ganz unabhängig von seinen vielfältigen Formen, nichts mit realem Erkenntnisgewinn zu tun haben kann.

Lorenz hätte also, so er nicht durch eher rein persönliche weltanschauliche Gründe (siehe Sonderstellung des Menschen) daran gehindert worden wäre, zu dem Schluß kommen müssen, daß uns die angeborenen Lehrmeister in keinem einzigen Moment unseres Lebens wirklich allein lassen, da ansonsten die Kohärenz des gesamten Systems und damit potentiell der gesamte Organismus durch einen Zustand plötzlicher Ahnungslosigkeit, dem man bildlich mit Fragen wie z. B. Wo bin ich? Was tue ich? Wie kann ich sehen? Was sehe ich? Wie kann ich mich bewegen? Was tun meine Neuronen? Wie verdaue ich? und so fort vom baldigen Untergang bedroht wäre. Nur an einer einzigen, dafür aber nicht unwesentlichen Stelle muß auch jeder noch so gescheite angeborene Lehrmeister hoffnungslos überfragt sein, nämlich genau dann, wenn es darum geht, einen echten kognitiven und zugleich evolutionären Schritt nach vorne zu tun. Nur an dieser Stelle gilt es dann tatsächlich, einen Schritt zu wagen, der ins reine Nichts, in die absolute Unwissenheit über etwas möglicherweise zu Erwerbendes führt. Es ist ein Schritt, der prinzipiell weder geplant noch in seinen Konsequenzen jemals vom betroffenen System selbst verstanden werden kann, eine genetische Mutation, die rein zufällig von hier nach dort führt, eine Veränderung des Systemganzen, die vielleicht auch zu einer evolutionär erfolgreichen Neuheit führt, aber nur vielleicht.

Alle Formen rein gesetzmäßigen, also nicht zufallsartigen Verhaltens beim Menschen erfüllen somit nichts anderes als unterschiedliche biologische Funktionen, und weder wissenschaftlich-rationale Vernunft noch intuitiv-ratiomorphe Vorvernunft sind mögliche oder gar unterschiedlich gangbare Weg zum Stein der Weisen. Diese und ähnliche Verhaltensunterscheidungen sind willkürliche Kategorien, die zwar viel mit der beachtlichen Vielfalt menschlicher Verhaltensmuster zu tun haben, wo Unterscheidungen wie beispielsweise langsam/schnell, ruckartig/geschmeidig, rhythmisch/arhythmisch, Ganzkörper/Körperteile, bewußt/unbewußt usw. durchaus einen Sinn ergeben, die aber ansonsten nichts mit irgendeinem besonderen Unterschied in evolutionärer Hinsicht zu tun haben. Insbesondere ist Lernen keinesfalls, wie oft spekuliert, so ewas wie der große lamarckistische Ausnahmefall von den bekannten Spielregeln der Evolution, die da lauten zufällige Mutation und natürliche Selektion. Da ändert auch Poppers zweifellos raffiniert ausgeheckter Trick mit der Abgrenzung der reinen und unbefleckten Logik von der subjektiv deformierten Psycho-Logik nichts an der Tatsache, daß das menschliche Individuum, kognitiv und zugleich evolutionär betrachtet, letzlich im geschlossenen Kreis seiner eigenen Ontogenese wandern muß – freilich ohne dies je bemerken oder gar in irgendeiner Weise verstehen zu können. Denn das einzige, was wir von besagtem mysteriösen Stein tatsächlich wissen können, besteht darin, daß wir nichts wissen können.

Worin wird also eine nicht nur bloß metaphorisch verstandene, sondern eine wirklich naturalisierte und somit erstmals echt evolutionäre Wissenschaftstheorie letzten Endes bestehen müssen? Ähnlich wie im Falle von Chomskys Interpretation der Sprache in einer konsequenten Extrapolation des ohnehin von der Theorie her bereits sehr weit gediehenen Kuhnschen Ansatzes. Zu diesem Zweck ist es allerdings notwendig, genau wie beim Antievolutionisten Chomsky die noch verbliebenen lamarckistischen Restbestände zu entfernen, um schließlich in Übereinstimmung zur Verhaltensforschung bei Bibern endlich doch noch zu einer evolutionären Populationsgenetik nicht des Wunderwesens Wissenschaft, sondern der Forscher zu gelangen. In einer solchen Biologie der Forschung werden nicht „objektiv", d. h. in der sogenannten Außenwelt gegebene wissenschaftliche Theorien selektioniert, sondern einzig und allein real existierende und denkende Individuen, die meinen, sich Wissenschaftler nennen zu müssen. Wissenschaftler können dabei als Individuen überraschenderweise gerade das nicht tun, was sie von ihrem Namen her eigentlich tun sollten, nämlich neues Wissen schaffen. Sie sind folglich auch *nicht* dazu befähigt, wie Kuhn noch fälschlicherweise annahm, einen Paradigmenwechsel im Sinne eines *echten* Erkenntnisfortschrittes zu vollziehen, da individuelle wissenschaftliche Entdeckungen eben nichts mit einem solchen zu tun haben. Weder von rein empirischen (z. B. Wahrnehmung, Induktion) noch von rein theoretischen Quellen (z. B. Prognose, Falsifikation) ausgehend ist es möglich, zu Zuwachs an Erkenntnis zu gelangen, da alles menschliche Verhalten gesetzmäßig, d. h. mit anderen Worten alles andere als zufallsartig strukturiert ist und somit wohldefinierten, im Organismus selbst bereits angelegten Regeln folgt. Das bedeutet, daß dem Gehirn eines Forschers, wie übrigens dem eines normalen Menschen auch, bereits alles, was es an vermeintlich Neuem entdeckt, schon bekannt ist, es also genau weiß, wie es wahrnehmen kann, es auch weiß, wie es daraus zu rein internen Vorstellungen genannt Hypothesen über die Welt kommen kann und es schließlich auch ganz genau weiß, wie das möglichst effiziente Handling der komplizierten Wechselwirkung zwischen Wahrnehmung und Vorstellungsprozeß, d. h. Denken in jedem einzelnen Fall zu bewerkstelligen ist. Es gibt folglich auch keinerlei kognitive Lücken in diesem evolutionserprobten System, das durch die übernatürliche Tätigkeit eines Wunderwesens genannt menschliches Subjekt aufgefüllt werden müßte. Und wiederholen wir es nochmals: Die Wechselwirkung zwischen Empirie als direkte Wahrnehmung und Theorie als davon sekundär abgeleitete Vorstellung, die natürlich wieder auf erstere zurückwirken kann (vgl. Gigerenzer 1991), hat somit zwar sehr viel mit der Frage nach der Art von Bewußtsein als virtuelles Handeln im vorgestellten Raum zu tun, dafür aber rein gar nichts mit der Möglichkeit von Erkenntnisgewinn.

Nach Kuhn leben Wissenschaftler unter Umständen in vollkommen verschiedenen Welten. Die Evolutionsforschung kann diese Ansicht nicht nur empirisch unterstützen, sondern muß sie regelrecht fordern. Wenn Wissenschaftler, aber auch ganz normale Menschen (oder Affen) miteinander sprachlich kommunizieren, dann tauschen sie keinerlei semantische Information oder gar elaboriertes Wissen aus, sondern interagieren bloß derart, daß unter Umständen so etwas wie eine scheinbare Verständigung daraus resultiert. Was für Möglichkeiten ergeben sich dabei prinzipiell? Um die Sache etwas anschaulicher zu gestalten, wollen wir hier die zweifellos existierenden genetischen Unterschiede zwischen den verschiedenen Forscherpopulationen künstlich ein ganz klein wenig verstärken. Zu diesem Zweck nehmen wir an, daß sich eine im wahrsten Sinne des Wortes interdisziplinäre Gruppe von hochmotivierten Forschern zusammengeschlossen hat, um endgültig die letzten großen Rätsel dieses Universums zu lösen. Wir stellen uns vor, die einzelgängerischen und deswegen auch etwas eigenbrödlerischen Orang-Utans hätten sich dabei als Physiker auf das Erkennen von rein physikalischen Phänomenen spezialisiert, die geselligen Schimpansen als Chemiker auf rein chemische und die plumpen Gorillas schließlich auf rein biologische Phänomene. Alle drei Gruppen leben folglich in vollkommen verschiedenen Welten und die Individuen innerhalb ein und derselben Gruppe verstehen einander einzig und allein nur deswegen, weil sie alle dieselbe genetische Ausstattung haben. In der Folge lassen wir zufälligerweise eine weitere Gruppe von Forschern auftreten, und zwar die der Bonobos, die von der natürlichen Selektion auf das Erkennen sowohl der physikalisch-chemischen wie auch der biologischen Phänomene getrimmt worden ist. Diese könnten sich dann zwar partiell durchaus mit den Mitgliedern jeder einzelner der anderen Gruppen verständigen, sie hätten aber zugleich auch keinerlei Möglichkeit, irgendeinem der anderen Individuen ihr bereits um einiges umfassenderes Weltbild mitzuteilen.

Dieses scheinbar so affenartig biologistische Bild ist auch für die Welt der Wissenschaftler gültig und bestimmt letzten Endes, wieso es überhaupt so etwas wie eine Verständigung zwischen Forschern geben kann. Eine wissenschaftliche Theorie, die von irgendjemandem in die Welt gesetzt wird, kann sich nämlich niemals deswegen in der *scientific community* durchsetzen, weil sie objektiv richtiger als irgendeine andere ist und aus diesem Grunde bislang der wissenschaftlichen Falsifikation widerstanden hat, sondern allein nur deswegen, weil sie, wenn überhaupt, von anderen genetisch möglichst ähnlichen Individuen verstanden wird. Dies erklärt auch, wieso ein echter Paradigmenwechsel im Sinne eines evolutionären Fortschritts niemals durch Beweise entschieden und hernach einfach durch die Sprache mitgeteilt werden kann, da ja der Beweis selbst ein Teil dessen ist, zu dessen Verständnis es bereits der Realisierung des gesuchten evolutionären Fortschritts bedarf. Mit anderen Worten, jenes neuartige Individuum, das, wenn es seine Lebensumstände wie beispielsweise eine möglichst sorgenfreie Kindheit und die Narrenfreiheit eines Forscherdaseins erlauben, eine *tatsächlich neuartige* wissenschaftliche Theorie zu produzieren vermag, kann nur von jenen Artgenossen verstanden werden, die allesamt selbst in ihrem Genom diese evolutionäre Neuartigkeit bereits besitzen! Derjenige, allerdings relativ seltene Kollege, der dabei von der Theorie her eindeutig die allergrößten Chancen hat, diese neue Theorie zu verstehen, wäre der eigene und zwar eineiige Zwillingsbruder, wo eine perfekte Verständigung nur mehr eine Frage eines gemeinsamen Schicksals ist. In allen anderen Fällen müssen wir davon ausgehen, daß Forscher, auch wenn sie davon überzeugt sind, über ein gemeinsames Thema zu reden, in einem durchaus realen Sinne immer ein klein wenig bis sehr viel aneinander vorbeireden, ohne zugleich jedoch den Grad der Abweichung jemals verstehen oder gar in irgendeiner Weise abschätzen zu können. Dies erklärt nun auch, wieso es natürlich verdammt schwierig, wenn nicht bis zu einem gewissen Grad vollkommen unmöglich ist, so etwas wie evolutionäre Wissenschaftstheorie zu betreiben. Die Sache erscheint noch relativ einfach, wenn wir uns über vergleichsweise profane und *allgemeinverbreitete* Theorien unseres Weltbildapparates unterhalten wollen[23], so z. B. über die Vielfalt an Farben (Ausnahme: Farbenblinde!) und räumlichen Formen (Ausnahme: Formenblinde, so es solche gibt) von irgendwelchen Objekten oder über die Wahrnehmung von einfachen Positionsveränderungen von Objekten im Raum, sei es selbstgesteuerten (Eigenbewegungen von Lebewesen) oder fremdverschuldeten (Fallbewegungen von unbelebten Objekten). Je spezifischer aber ein Vergleich in bezug auf eine konkrete kognitive Fähigkeit wird, um so schwieriger wird zugleich auch die Beurteilung dessen, was hier übereinstimmt und was nicht mehr miteinander kompatibel ist. So fällt z. B. auf, daß auch *die* Evolutionstheorie, die – bei der noch immer vorherrschenden idealistischen Betrachtung *der* Wissenschaft – heutzutage als die theoretische Basis *der* Biologie betrachtet wird, von den einzelnen Biologen selbst, so man sie näher darüber befragt, gelegentlich in unglaublich unterschiedlicher Weise verstanden wird (man vergleiche zu diesem Zweck nur Lewontin mit Wilson oder Kauffman mit Maynard Smith). Kein Wunder, haben wir es doch in der Regel nicht oder nur äußerst selten mit eineiigen Zwillingen zu tun. Nichtsdestotrotz gibt es gerade auch unter Naturwissenschaftlern, trotz der Schwierigkeit ihrer Materie, so etwas wie einen Konsens, der es ihnen überhaupt erst möglich macht, an der Lösung scheinbar ein und derselben, also zumindest bis zu einem gewissen Grad *allgemeinverständlichen* Fragestellung zusammenzuarbeiten. Dieser Konsens, so müssen wir jetzt folgern, kann nur derjenige Anteil des genetisch angelegten Weltbildapparates sein, der allen Individuen innerhalb einer wissenschaftlichen Gruppierung gemeinsam ist.

Eine zukünftige Wissenschaftstheorie wird also nichts anderes sein als eine Art speziellere Verhaltensforschung an einer bestimmten Subpopulation unserer eigenen Art, nämlich der sogenannten wissenschaftlichen, womit aber zugleich auch schon die grundsätzlichen Grenzen eines jeden solchen Unternehmens angedeutet sind. Jeder Wissenschaftstheoretiker selbst unterliegt ja konsequenterweise ebenfalls den skizzierten evolutionären Beschränkungen, also insbesondere auch der Unmöglichkeit, im Laufe seines Lebens selbst einen echten Paradigmenwechsel, verstanden als realen Zuwachs an Erkenntnis, zu vollziehen. Genau denselben Beschränkungen muß aber dann auch die Kommunikation dieses Theoretikers mit anderen Forschern unterliegen. Sollte sich unter diesen zufälligerweise einer befinden, der die Welt mit seinen speziellen Theorien tatsächlich schon um wenigstens einen Schritt zumindest anders, wenn nicht sogar besser, das hieße gleichzeitig auch potentiell adaptiver als ersterer sieht, dann gibt es für den lieben Wissenschaftsforscher – abgesehen davon, daß sprachliche Kommunikation sowieso nichts mit Wissenstransfer zu tun hat – keinerlei Möglichkeit, das zu verstehen, was er niemals verstehen wird können. Mit anderen Worten, die Gruppe der Wissenschaftstheoretiker unterliegt selbst der biologischen Evolution mit allen ihren Einschränkungen.

Bleibt zum Schluß noch die überaus spannende Frage, wie wir denn nun die so zahlreichen geistigen Revolutionen der letzten 3 Jahrtausende, die uns unsere mit viel Akribie selbstgefertigte Geschichte der Kultur ganz allgemein, einschließlich Wissenschaft und Technik, erzählt, interpretieren sollen. Eine evolutionäre Erkenntnistheorie läßt uns hier im Prinzip nur eine einzige Vorgangsweise zu. Überall da, wo irgendetwas zwischen verschiedenen Individuen symbolisch mitteilbar und somit prinzipiell verstehbar ist, kann mit Sicherheit ausgeschlossen werden, daß es dabei um echten Erkenntnisgewinn geht, da ein solcher niemals durch sprachliche Kommunikation, sondern ausschließlich nur über sexuelle Austauschprozesse vermittelt werden kann. Immer dann, wenn Kommunikation als sprachliche Interaktion zwischen verschiedenen Individuen im Sinne einer erfolgreichen Verständigung (Mustersatz: „Ich teile dir etwas mit") funktioniert, kann davon ausgegangen werden, daß bereits beide Partner exakt dieselbe Stufe bzw. denselben kognitiven Bereich evolutionär, d. h. also über den stammesgeschichtlichen Weg ihrer gemeinsamen genetischen Evolution erreicht haben. Nehmen wir als ein Beispiel zur Illustration dieses an und für sich trivialen, zugleich aber äußerst wichtigen Zusammenhangs die in der Regel als revolutionär bezeichnete Entdeckung des speziellen Relativitätsprinzips durch Einstein im Jahre 1905. Einsteins offensichtlich neuartiges Konzept wurde zwar nicht gleich auf Anhieb, aber im Laufe der Zeit doch von immer mehr seiner Zeitgenossen aufge- und schließlich übernommen, also im Sinne eines positiven Verständnisses voll akzeptiert. Dies bedeutet nichts anderes als daß alle jene Personen, die, nehmen wir an, Einstein tatsächlich verstanden hatten, sein revolutionäres Konzept im Prinzip schon *in sich* trugen. Wäre dem nicht so, dann hätten sie auch nie die Möglichkeit gehabt, sich mit dem Thema Relativität von Raum und Zeit in einer Art und Weise zu beschäftigen, wie es eben – zufälligerweise – Einstein als erster getan hat.

Ein anderes Beispiel ist das Thema dieses Buches selbst, Darwins Entdeckung oder, besser, Aufdeckung der Mechanismen des Ursprungs der Arten, da dieser erst auf Drängen einiger seiner engsten Freunde und Kollegen zur schriftlichen Veröffentlichung seiner Gedanken schritt, nachdem im Jahre 1858[24] endgültig klar geworden war, daß mit Wallace mindestens schon ein weiterer Biologe im wesentlichen dasselbe theoretische Konzept entworfen hatte. Auch hier müssen wir annehmen, daß die meisten seiner frühen Anhänger wie z. B. Lyell, Huxley, Fawcett, oder Mill im Prinzip die Evolutionstheorie gewissermaßen bereits in der neuronalen Struktur ihres Gehirns mit sich herumtrugen, da sie ansonsten unüberwindliche Schwierigkeiten gehabt hätten, das Besondere an Darwins Überlegungen zu erkennen. In einem sehr allgemeinen Sinne ahnten damals, und vielleicht schon lange zuvor, wahrscheinlich sogar bereits sehr viele Menschen, daß ein natürliches Entwicklungskonzept im Gegensatz zu allen göttlich inspirierten Schöpfungsthesen richtiger sein könnte, wenn auch vielleicht bloß in der simplen Form einer durchaus vorstellbaren Verwandtschaft des Menschen mit anderen uns sehr ähnlichen Tierformen wie eben den Affen. Auf dieser und vielen anderen kognitiven Ebenen war also Darwins weltbewegender Evolutionsgedanke keineswegs etwas fundamental Neues, das erst mit, und schon gar nicht *nur* mit Darwin auf die Welt herabgekommen ist.

Denn welches Schicksal müßte ein wirklich einzigartiger Denker, der tatsächlich als erster und bislang einziger in der Lage ist, eine ganz neuartige wissenschaftliche Theorie zu entwerfen, unweigerlich erleiden? Ganz einfach, er könnte nie und nimmer in dem, wovon er sich wesensmäßig von allen anderen unterscheidet, verstanden werden. Vielleicht, daß ihn sein Sohn oder auch irgendein anderer späterer Verwandter irgendwann einmal verstehen könnte, er müßte aber auf jeden Fall darauf warten, bis er eine möglichst gute genetische Kopie seinesgleichen trifft. Wie oft ein solcher Fall eines *genius uniquus* (Einmalgenie) tatsächlich eintreten mag, wird schwer zu entscheiden sein, da er ja dann, wenn er eintritt, als solcher wieder von niemandem dementsprechend „gewürdigt" werden kann. Wir können aber dafür ganz allgemein annehmen, daß – ausgehend von der Tatsache, daß sich praktisch alle Menschen genetisch in irgendwelchen Details unterscheiden – die geistigen Welten innerhalb der Art *Homo sapiens* genau so verschieden sein werden, was zur Folge hat, daß jeder einzelne von uns mit großer Wahrscheinlichkeit den Zugang zu Bereichen besitzt, der, und sei es ein auch noch so winziger Unterschied in der Art der Weltbetrachtung, den meisten, wenn nicht allen anderen verschlossen bleiben muß. Was also bestenfalls für das erfolgreiche Betreiben einer so komplizierten gesellschaftlichen Unternehmung wie jene der Wissenschaft übrigbleibt, kann nur eine symbolgestützte Interaktion sein, die zu ihrem Funktionieren auf den jeweiligen gemeinsamen kognitiven Nenner aller Beteiligten angewiesen ist. Alles, was darüber hinaus geht, wird nichts anderes sein als individuelle Besonderheiten, die vielleicht gelegentlich auch einen Schritt in absolutes Neuland darstellen, in der Regel aber beliebige phylogenetisch-sexuelle Kombinationen von bereits Bekanntem sein werden. Die Situation bei den Wissenschaftlern ist also letzten Endes genau dieselbe wie bei den schon erwähnten Bibern. Alle können sie ihre typischen Biberbauten errichten und sind dabei auch mächtig stolz darauf, und doch weichen zugleich auch alle ihre raffinierten Konstruktionen in irgendeiner streitbaren Kleinigkeit voneinander ab.

Einer idealismusgetränkten Wissenschaftstheorie, die bis heute noch immer mit den vermeintlich großen wissenschaftlichen Revolutionen beschäftigt ist, wird eine *Biologie der Wissenschaftler* in Zukunft also mehr die vielen und eher unauffälligen kleinen Veränderungen entgegenhalten, auf die die reale Evolution des Lebendigen, beginnend mit den ersten lebenden protozellulären Systemen bis hin zu den phantastischen Vielzellermonstren von Tier und Mensch ihrem Wesen nach angewiesen ist. Gerade jenen neuen Ideen und Erfindungen, die dafür bekannt wurden, daß sie wie ein Lauffeuer beinahe rund um die Welt gegangen sind, muß nun allein schon deswegen, weil sie einen so großen Erfolg hatten, attestiert werden, daß sie alles Mögliche, nur sicherlich keine wirklichen Revolutionen sein konnten, da eine solche, wenn sie tatsächlich das erste und einzige Mal bei einem einzelnen Individuum aufgetreten wäre, von sonst niemandem hätte verstanden werden können. Im Prinzip nämlich funktioniert der Erfolg einer vermeintlich neuen Idee nicht viel anders als es das Lesen und Schreibenlernen bei unseren heutigen Schulkindern tut. Man gibt ihnen das dafür nötige Material wie extrem reißfeste Bücher und möglichst bunte Farbstifte zur Hand und zeigt ihnen dann, was man damit noch alles an tollen Sachen außer Zerreißen und Bewerfen des Nachbarn machen kann und siehe da, die Kinder beginnen zu lesen und zu schreiben, als wäre es das Selbstverständlichste auf dieser Welt. Wüßten unsere Kinder nicht schon im vorhinein, wie sie diese basalen Grundkünste jeder modernen Zivilisation beherrschen lernen können, dann hätten sie auch bis auf den heutigen Tag jede Unterrichtung nicht nur verweigert, sondern verweigern müssen. Da sie aber doch irgendwie mit uns notorischen Erziehern verwandt sein dürften – wer weiß, wie eng oft –, können sie, auch wenn sie dies wollten, gar nicht umhin, die höchsten Tugenden aus irgendeiner unserer zahlreichen erfolgreichen Kulturen zu übernehmen. Hingegen haben jene durchaus netten, aber doch nicht ganz so nahen Verwandten wie Gorillas, Orang-Utans, Schimpansen, aber auch die verdächtig gescheiten Bonobos noch immer nicht das Zeug zu jenem großen evolutionären Aufbruch, der inzwischen schon drauf und dran ist, den gesamten Lebensraum Erde für eine umfassende Sapientisierung umzugestalten. Vielleicht hoffen da gar manche dieser heute sich noch so (mit Absicht?) arbeitsscheu und dümmlich gebenden Primaten auf ihre spätere große Chance.

Zurück zur hehren Welt der Wissenschaft. Einer der ersten Wissenschaftler, der schon lange vor Kuhn erkannt hat, daß Wissenschaftstheorie nur sehr wenig bis, wie wir jetzt gesehen haben, letztlich überhaupt nichts mit einer ätherisch abgehobenen Entwicklung wissenschaftlicher Theorien im sagenumwobenen Reich der objektiven Erkenntnis zu tun hat, sondern primär eine – durchaus ernste – Sache der Evolution von erkennenden Subjekten ist, war Max Planck, der in einem einzigen, gar nicht einmal so witzig gemeinten Ausspruch eher unbeabsichtigt andeutete, wie das Fundament einer evolutionären Wissenschaftstheorie eigentlich ausschauen müßte:

Eine neue wissenschaftliche Wahrheit pflegt sich nicht in der Weise durchzusetzen, daß ihre Gegner überzeugt werden und sich als belehrt erklären, sondern vielmehr dadurch, daß die Gegner allmählich aussterben und daß die heranwachsende Generation von vornherein mit der Wahrheit vertraut gemacht ist (Max Planck 1928, S. 22).

Einige Wissenschaftstheoretiker haben dieses eher beiläufige Bonmot, das auch Kuhn bereits 1962 in seiner „Struktur wissenschaftlicher Revolutionen" als Beleg für die Schwierigkeit der Bekehrung Andersdenkender zitiert, inzwischen sogar ernst genommen und David Hull hat daraufhin versucht, eine empirische Überprüfung dieses, nach dem berühmten Wirkungsquant, zweiten „Planckschen Prinzips" durchzuführen (Hull et al. 1978). Wie zu erwarten, konnte das Resultat dieser Studie nur ein negatives sein, denn es ist natürlich nicht besonders schwer zahlreiche Beispiele dafür vorzubringen, daß neue Theorien doch auch relativ oft von ihren anfänglichen Gegnern übernommen werden und es somit scheinbar überhaupt nicht eines regelrechten Aussterbens von Personen bedarf, damit so etwas wie ein ordnungsgemäßer Fortschritt in der Wissenschaft möglich sein kann. In den Worten von Hull und Mitarbeiter (S. 722): „Von denjenigen Wissenschaftlern, die die Evolution der Arten vor 1869 akzeptierten, waren ältere Wissenschaftler genau so schnell bei der Änderung ihrer Meinung wie jüngere Wissenschaftler" [Ü. d. A.]. Das Ergebnis der Hullschen Untersuchung beweist uns nur, daß das Lebensalter der betroffenen Personen dabei nur eine geringe Rolle spielt. Was aber nicht untersucht wurde und was aber das eigentlich Interessante an einer solchen Untersuchung sein könnte, das wäre ein genauerer Vergleich des *Typs* von Forscher, die sehr bald Darwins Thesen übernahmen, mit jenem anderen Typ, der dies – wieder ganz unabhängig vom Alter – ein Leben lang nicht tat. Alle jene, die die neue Theorie, im konkreten Fall die Evolutionstheorie, verstehen und letztlich mit echter Überzeugung übernehmen konnten, sollten auch von ihrer kognitiven Konstitution her dem Erfinder der Theorie, also Darwin wesensmäßig näherstehen als den gleichermaßen überzeugten Opponenten des Evolutionsgedankens. Die vermeintlich Konvertierten haben dann in einer solchen, nun schon eher evolutionären Perspektive nichts Neues übernommen, sondern bloß eine bereits im voraus existierende Übereinstimmung ihrer kognitiven Strukturen anhand eines besonderen Beispiels bestätigt.

Das Hullsche Negativergebnis ist andererseits auch wiederum symptomatisch für die aktuelle Perspektive der Wissenschaftstheorie, die sich, trotz der vielversprechenden Ansätze von Kuhn, noch immer nicht ernsthaft damit zu beschäftigen gedenkt, wie Lebewesen überhaupt zu wirklich neuen Erkenntnissen gelangen können – nämlich allein durch den reinen genetischen Zufall – und somit weiterhin das genaue Gegenteil dessen für Fortschritt hält, was in Wirklichkeit nichts anderes als das zuverlässigste Zeichen für ein bereits existierendes Wissen ist, sich manifestierend in der Verstehbarkeit und scheinbaren Mitteilbarkeit von individuellen Einsichten.

Plancks Anspielung auf den Generationenwechsel ist hierbei natürlich auch noch kein wirklich zuverlässiges Kriterium, um von einem echten Erkenntnisfortschritt zu sprechen, denn wie oft kommt es vor, daß eine neue Generation ganz explizit scheinbar alles das, was die vorhergehende Generation hochgehalten hat, trotzig verwirft, um etwas grundsätzlich Neues zu schaffen und in Wirklichkeit entsteht dabei oft haargenau dieselbe Sicht der Dinge, wie sie schon von den „dummen" Alten gepflegt wurde (Gruber 1985). Andererseits ist auch die Vorstellung einer linearen Generationenfolge, wo eine Generation in gleichsam physikalischer Gesetzmäßigkeit auf die andere folgt, eine allzu sehr vereinfachte, die zwar sicherlich in den Berechnungen von statistischen Zentralämtern ihre ökonomische Berechtigung hat, in bezug auf evolutionäre Prozesse aber weit an der Realität vorbeigehen muß. Kinder und Jugendliche werden ja bekanntlich in der Regel von Erwachsenen erzogen, mit denen sie unter Umständen sogar enger verwandt sind und die natürlich daran interessiert sind, ihre eigenen besonderen Lebensweisheiten an die jeweils jüngere Generation weiterzugeben. Funktioniert dabei die Übernahme von neuen Einsichten in der Weise, wie sie uns von Planck vorgeschlagen wurde, dann bedeutet dies zugleich schon wieder das exakte Gegenteil dessen, was Erkenntnisfortschritt bedeutet, da ansonsten eine in der Weise erfolgreiche Tradierung nicht funktionieren könnte. So muß ein jeder angehender Forscher, so er im Sinne von Planck „von vornherein mit der Wahrheit vertraut gemacht werden soll", die neuen Theorien und Konzepte, die ihm von bereits arrivierten Vorbildern angeboten werden, auch richtig verstehen können, damit diese Art von fiktiver Kontinuität des Wissens, wie sie uns von der philosophischen

Wissenschaftstheorie immer noch vorgegaukelt wird, aufrechterhalten werden kann. Damit dies aber funktionieren kann, müssen Lehrer wie aber vor allem auch entsprechende Schüler existieren, die bereits das (kognitive) Zeug dazu in sich tragen, das zu tun und zu erkennen, was zur selben Zeit oder schon vorher andere taten und erkannten. Eine solche Plancksche Kontinuität hat also wiederum nur scheinbar mit echten Neuerungen zu tun, in Wirklichkeit manifestiert sich nur ein Wissen, das bereits als im Wesen der beteiligten Individuen existierend vorausgesetzt werden muß.

Man sieht schon, daß die genaue Untersuchung dessen, was wir wissenschaftlichen Fortschritt nennen, sich mindestens genau so kompliziert gestaltet wie die Erforschung der Evolution irgendeiner speziellen Subpopulation einer Tierart, wo oft auch eine ganze Reihe von einander ergänzenden Methoden, von der vergleichende Morphologie bis zu Physiologie und Verhaltensforschung, notwendig sind, um festzustellen, ob und wenn ja in welcher Weise sich diese Population evolutionär verändert hat. Dabei hat sich die moderne Genetik in diesem Bereich zur weitaus wichtigsten, da vom Aufwand her zweifelsohne effizientesten Methode zur Entschlüsselung evolutionärer Veränderungen entwickelt, da sie direkt an den wichtigsten biologischen Speicherstrukturen selbst, den Genomen der Organismen, ansetzt. Eine evolutionäre Wissenschaftstheorie wird sich somit in Zukunft immer mehr zu einer phylogenetischen Theorie des Wissenserwerbs wandeln müssen, wenn sie jemals wirklich daran interessiert sein sollte zu erfahren, was tatsächlich an neuartigen Änderungen beispielsweise die letzten 2 Jahrtausende für die Spezies *Homo sapiens* mit sich gebracht haben. Eines kann aber diesbezüglich schon heute gesagt werden: ganz so großartig revolutionär und wunderbar, wie wir uns das immer wieder so gerne einreden, wird es wohl nicht mehr sein, was da übrigbleiben wird als die realen *biologischen* Strukturen wissenschaftlicher Revolutionen. Wir können hier abschließend nur hoffen, daß Ludwik Fleck, der große Vordenker von Kuhn, letztlich doch die von höchster Stelle berufenen Mitglieder seines Berufstandes weit unterschätzt hat, als er meinte:

Es ist eine ungewöhnlich interessante Sache, wie weit Gelehrte, die ihr ganzes Leben der Aufgabe widmen, Täuschungen von der Wirklichkeit zu unterscheiden, nicht dazu imstande sind, die eigenen Träume über die Wissenschaft von der wirklichen Gestalt der Wissenschaften zu unterscheiden (Ludwik Fleck 1946/1983, S. 128).

17. „Die Evolution hat uns fest im Griff"[25]

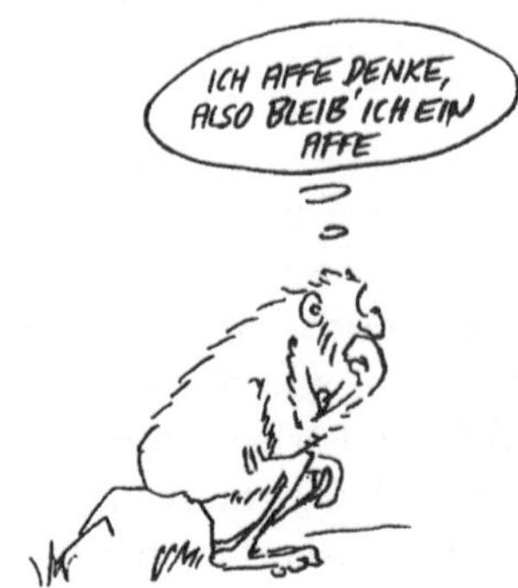

Überhaupt hat der Fortschritt das an
sich, daß er viel größer ausschaut, als
er wirklich ist.

Johann Nestroy

Vergessen wir nun schnell wieder die Wissenschaftler, die, wie wir jetzt gerade
gesehen haben, im Prinzip auch nichts anderes sind als stinknormale Menschen, nur vielleicht mit etwas mehr Bildung bzw. Einbildung („Der Umstand,
daß einige Intellektuelle geistige Blähungen haben, bedeutet nicht, daß alle
Menschen an solchen Blähungen leiden." Feyerabend 1980, S. 14) und wenden
wir uns der weit interessanteren Frage zu, wie es überhaupt dazu kommen
konnte, daß *Homo sapiens* als jene zwar nicht außernatürliche, aber doch besondere Primatenart definiert werden kann, bei der ganz spezielle kognitive
Leistungen, nämlich solche, die unter den schönen und zugleich heiß umstrittenen Begriff Intelligenz fallen, einen scheinbar zentralen Stellenwert besitzen.
Zu diesem Zweck ist es vielleicht nützlich, noch einmal kurz zu rekapitulieren,
was wir bis hierher mit unseren Überlegungen zum Wunderwesen Mensch erreicht haben und wie dieses neue Bild nun auf all dasjenige angewandt werden
kann, was wir tagtäglich bei Vertretern von *Homo sapiens* beobachten können.
Unser zweifellos wichtigstes Ergebnis ist dabei die Einsicht, daß menschliche
Individuen, genauso wie alle anderen vielzelligen Organismen, seien es Tiere
oder Pflanzen, *aus Prinzip* von jeder Form echten Erkenntnisgewinns ausgeschlossen sein müssen. Ein jeder von uns lernt zwar, wie man so schön sagt,
ein ganzes Leben lang, aber dies hat nichts mit echt evolutionären Veränderungen zu tun.

Diese fundamentale Einschränkung, die in gewisser Weise schon der große
Seelenmetaphysiker Platon, der zu seiner Zeit natürlich keinerlei Vorstellung
von biologischer Evolution haben konnte, auf der rein erkenntnistheoretischen Ebene („Was müssen wir voraussetzen, um erkennen zu können?") vorausgeahnt und argumentativ in den Dialogen von Sokrates mit Meno versucht
hat zu begründen, erlaubt es uns nun dafür, die Darwinsche Evolutionstheorie
ohne jegliches Wenn und Aber auf unsere eigene Spezies anzuwenden. Das
heißt mit anderen Worten, wir müssen alles das ad acta legen, was wir uns so
gerne immer wieder einzureden versuchen, nur um uns als einzigartige

Ausnahmeerscheinung des Universums von unserer gesamten übrigen Verwandtschaft, dem niederen Tierreich, abheben zu können. Wir müssen akzeptieren, daß Lernen, Bewußtsein, Einsicht, Sprache, kulturelle Tradition und dergleichen Wundervolles mehr nichts mit einer Sonderstellung in bezug auf die grundsätzlichen Mechanismen der Evolution zu tun haben kann. Wir entwickeln uns, genauso wie alle anderen Lebewesen auf diesem Planeten auch, mit den beschränkten Mitteln von Mutation und Selektion und wir haben darüber hinaus keinerlei Möglichkeit, uns mit irgendeiner noch so raffinierten Methode von Wissenschaft, Kultur oder Technik außerhalb dieses Prozesses zu stellen. Denn die Grundbarriere auf dem Weg zu evolutionärem Fortschritt, die Notwendigkeit zufallsartiger Veränderungen, ist durch keinerlei Tricks zu umgehen.

Was heißt nun Mutation in bezug auf uns Menschen? Nichts anderes als die enorme Variabilität an individuellen menschlichen Typen, die permanent durch genetische Zufallsprozesse in jeder Generation von neuem entstehen. Hier treffen wir schon wieder auf ein weitverbreitetes Märchen über die Ausnahmeerscheinung Mensch. Viele aufgeklärte Leute glauben bis heute, und es kann ihnen eigentlich nicht verübelt werden, denn es steht auch noch in manchem Lehrbuch über die Biologie des Menschen, daß die biologische Evolution des Menschen schon längst, mindestens jedoch seit ca. 50.000 bis 100.000 Jahren praktisch zum Stillstand gekommen wäre und daß seither – aus welchem Grund auch immer, dies wird nicht genauer erklärt – die phantastische Erfindung der kulturellen Entwicklung all das übernommen und, vor allem, überflügelt hat, was früher einmal noch Sache der primitiven Biologie war. All unser Wissen über genetische Veränderungen, aber eigentlich auch schon unser bloßer Hausverstand muß uns sagen, daß dieses Märchen zwar schön zu erzählen, aber niemals zutreffend sein kann. Wieso auch sollte ein Phänomen, daß wahrscheinlich schon seit der Entstehung lebender Systeme existiert hat, bei gerade nur einer auserkorenen Art urplötzlich aufhören seine Wirkung zu zeigen? Mindestens seitdem es mit funktionalen Proteinen in raffinierter Weise verkoppelte genetische Informationsspeicher gibt, gibt es auch durch verschiedenste Ursachen ausgelöste Störungen und Veränderungen dieser Speicherstrukturen, eben Mutationen, die dazu führen, daß sich überhaupt etwas tut in dem großen Unternehmen Evolution. Für unsere Zwecke hier genügt es schon, einen genaueren Blick in die nähere oder – für den, der das Grobe bevorzugt – weitere Verwandtschaft zu werfen, und man wird bemerken, daß da doch enorme Unterschiede existieren, und dies oft schon zwischen verschiedenen Geschwistern, die immerhin zumeist ein und dieselben Eltern haben. Für die meisten derjenigen, die Geschwister haben, werden denn diese in der Regel auch nicht als exakte Kopien ihrer selbst erlebt, mit dem bloßen Unterschied, daß sie von der Umwelt anders geformt wurden als sie selbst, sondern als unverkennbar eigenständige Individuen mit eben zum Teil auch ganz anderen Eigenschaften. Die große Ausnahme stellt hier natürlich wieder das Verhältnis zwischen eineiigen Zwillingen dar, das – und dies kann kein Zufall sein – eben doch überdurchschnitllich oft durch eine besondere Art von Zusammengehörigkeitsgefühl ausgezeichnet ist.

Es besteht also gar kein Zweifel: wir Menschen mutieren, d. h. verändern uns genauso wie alle anderen Lebewesen auch, und zwar ganz ungeachtet aller Evolutionsgegner, die die biologische Evolution des Menschen am liebsten per Dekret für beendet erklärt haben wollen, mit einer durchschnittlichen Rate von einer genetischen Mutation auf 1.000.000 DNA-Replikationen. Diese Mutationen können im Prinzip alle Abschnitte des gesamten menschlichen Genoms betreffen, wenn auch deren Häufigkeit eine durchaus nicht gleichmäßig verteilte ist. So gibt es, ebenfalls wie bei vielen anderen Arten auch, spezielle Bereiche besonders hoher Mutabilität, sogenannte *hot spots* (Knippers 1997), während andere Bereiche wiederum vergleichsweise stabil zu sein scheinen (vgl. Waxman & Peck 1998), was man – unter der Annahme, daß hier besonders „heikle" Informationen gespeichert sind – dementsprechend als *„cold mould"* (erstarrte Form; vgl. „Bauplan") bezeichnen könnte. Dies bedeutet, daß praktisch alle Merkmale eines Menschen zumindest bis zu einem bestimmten Grad mutativ veränderbar sein können und daß somit einer echten Evolution von *Homo sapiens* nichts mehr im Wege steht. Nun sind wir heutzutage noch weit von einem detailgetreuen Verständnis dessen entfernt, was die konkrete Umsetzung der im Genom gespeicherten Information der befruchteten Eizelle in einen sich entwickelnden Vielzeller betrifft, und dieses Nichtwissen ist logischerweise um so größer, je komplexer das Merkmal ist, das uns interessiert (z. B. Verhalten). Nichtsdestotrotz wissen wir aber bereits von sehr, sehr vielen Arten, in welcher zum Teil hochspezifischen Weise genetische Mutationen die Entwicklung des betroffenen Organismus samt aller seiner späteren Fähigkeiten beeinflussen. Den bisherigen Höhepunkt der diesbezüglichen Forschung stellt dabei unser Wissen um den Zusammenhang zwischen Geninformationen einerseits und Gehirnstruktur und Verhalten andererseits bei *Caenorhabditis elegans*, einem primitiven bodenlebenden Fadenwurm, dar (Genome Maps VI. *Science* 20 October, 1995). Gezielte Mutationsexperimente haben dazu geführt, daß heute bereits an die 250 Gene bekannt sind, die nachgewiesenermaßen das Verhalten oder, wie es der Verhaltensgenetiker James Thomas provokant, aber durchaus treffend ausdrückt, den „Geist des Wurms" regulieren, der immerhin schon zu einigen Formen von einfachem Lernen fähig ist (Thomas 1994). Sogar zur Steuerung des Defäkationsverhaltens, also eines für manch naiven Erkenntnistheoretiker äußerst unkognitiven Verhaltens, bedarf es bei dieser Art schon eines beträchtlichen Aufwandes an genetischer Information, um die perfekte raumzeitliche Koordination von drei verschiedenen motorischen Einheiten zu bewerkstelligen. Hier soll also kein naturentfremdeter Philosoph mehr einwenden, zum bloßen Sichentleeren und ähnlichem bräuchte man nicht profundes Wissen!

Ähnlich detaillierte Forschungsergebnisse über genetisch bedingte Instruktionen des Verhaltens existieren aber auch schon für einige andere Lebewesen, und dazu gehören, wie zu erwarten, unsere bestuntersuchten Versuchstiere wie Fruchtfliege *(Drosophila)*, Maus *(Mus)* und Ratte *(Rattus)*. Bei der Fruchtfliege kennen wir inzwischen schon immerhin 6 verschiedene Gene, die das Lernverhalten und damit einhergehend auch das einfache Gedächtnis dieser Tiere steuern (Hall 1994; Levin 1992). Dies erinnert uns nochmals daran, daß die traditionelle Gegenüberstellung von genetisch bedingt und erlernt schlicht und einfach eine falsche Beschreibung dessen ist, was hier auf der Ebene der beteiligten Mechanismen tatsächlich vor sich geht. Auch bei den beiden bislang am besten untersuchten Säugetieren, bei Maus und Ratte, gibt es ebenfalls schon Hinweise, daß genau das, was eigentlich *per definitionem* nichts mit Genen zu tun haben dürfte, nämlich Lernen, doch von ebensolchen *realiter* beeinflußt wird. Eine erst kürzlich erschienene und hier bereits erwähnte Studie über Labormäuse gibt dabei im Titel den allgemeinen Trend wider, der die Zukunft der Verhaltensgenetik immer stärker zu bestimmen scheint: „Eine einfache genetische Basis für ein komplexes psychologisches Merkmal bei der Labormaus" (Flint 1995). In dieser Studie wird erstmals gezeigt, daß sogar die Ausprägung eines so komplexen Verhaltensmerkmals wie Ängstlichkeit durch eine relativ geringe Anzahl von Genen fast zur Gänze determiniert werden kann. Ängstlichkeit wurde dabei konkret definiert bzw. operationalisiert als die Beziehung von Neugierverhalten zu Angstreaktionen (Kot-, Harnlassen) in einer fremdartigen Umgebung sowie die Bereitschaft einer Maus, sich in die offenen Arme eines erhöhten Labyrinths – eine Art Indiana-Jones-Test für Labormäuse – vorzuwagen. Was im Gegensatz zu Untersuchungen beim Menschen bisher noch nicht gelungen ist, konnte hier erstmals nachgewiesen werden. Es bedarf nur dreier Loci, d. h. Genorte auf den mausigen Chromosomen mit der Nummer 1 (Ort: D1Mit150), 12 (D12Mit147) und 15 (D15Mit28), um einen Großteil der individuellen Unterschiede bei den untersuchten Versuchstieren, die aus unterschiedlich selektierten stärker bzw. weniger ängstlichen Züchtungen stammten, zu erklären. Dies bedeutet zwar noch nicht, daß diese Genorte, was eher unwahrscheinlich ist, allein für die Ausprägung ängstlichen Verhaltens zuständig sind, aber das Ergebnis zeigt uns sehr schön, wie gerade auch die feinen individuellen Unterschiede, die man nur allzu gerne immer wieder irgendeiner geheimnisvollen Umweltinstruktion in die Schuhe schieben möchte, mit der jeweiligen Genausstattung der betroffenen Organismen zu tun haben.

Die diesbezügliche Forschung ist natürlich noch sehr weit von einem vollständigen Verständnis der Steuerung von Lern- und anderem komplexen Verhalten durch konkrete Gene entfernt, aber dies ist nur mehr als verständlich, wenn man sich näher mit der Materie beschäftigt. Da in jedem vielzelligen Organismus in unterschiedlicher Weise praktisch alles mit allem zusammenhängt, kann man auch nicht erwarten, so wie es in der öffentlichen Diskussion oft noch geschieht, *das* Gen für Aggressivität, *das* Gen für Alkoholismus oder *das* Gen für gesteigertes Lernvermögen zu finden. Die Verhaltensgenetik hat schon längst diese allzu einfache Betrachtung des Genoms von vielzelligen Organismen aufgegeben, da von Tag zu Tag immer deutlicher geworden ist, daß kein Merkmal irgendeines Lebewesens vollkommen unabhängig von irgendeinem anderen sein kann und somit in der Regel gilt, daß einerseits viele Gene die Manifestation eines spezifischen Verhaltensmusters *(Polygenie)* steuern und andererseits sehr oft ein Gen zugleich mehrere verschiedene Bereiche *(Pleiotropie;* siehe Hall 1994) beeinflußt.

Dies sollte eigentlich keine Überraschung mehr sein, denn – wie bereits bei der Diskussion über die Einheit der Evolution klargeworden – sitzen ja ausnahmslos alle Gene in ein und demselben evolutionären Boot, nämlich in den vielen Tausenden von Körperzellen eines einzelnen Individuums. Gene eines Vielzellers müssen folglich, so das Unternehmen Körper überhaupt Erfolg haben und dieser sich, wie bei Tieren, auch noch vernünftig oder gar einsichtig in Raum und Zeit bewegen soll, aufs engste miteinander kooperieren. Wenn nun auch immer öfter die Bedeutung einzelner Gene für bestimmte Eigenschaften erkannt wird, so heißt das deswegen noch lange nicht, daß nicht noch weitere Gensequenzen bei der Ausprägung des entsprechenden Merkmals eine wichtige Rolle spielen könnten. So wurde bei Mäusen erst kürzlich ein Gen für räumliches Lernen entdeckt, *PKC*-Gen genannt, da es die Produktion eines für Signalprozesse zwischen Nervenzellen wichtigen Enzyms (Proteinkinase C) beeinflußt, aber kein Verhaltensgenetiker nimmt deswegen schon ernsthaft an, daß damit das tatsächliche Verhältnis zwischen Genen und räumlichem Lernen schon restlos geklärt wäre. Es wäre auch naiv, dies zu erwarten, wenn allein schon das Sichentleeren von *Caenorhabditis* Instruktionen von mindestens drei Gruppen von Genen benötigt. Genau aus diesen Gründen auch konzentrieren sich die neuesten Untersuchungsmethoden immer mehr auf größere Bereiche des Genoms, um interessantere und zugleich auch, aufgrund der größeren Variationsmöglichkeiten beim Vergleich rein gezüchteter Stämme, statistisch zuverlässigere Ergebnisse zu bekommen. Die *quantitative trait locus* (QTL)-Analyse, von Eric Lander und David Botstein 1989 entwickelt und seither auf breiter Basis angewandt wie auch stetig verfeinert (siehe *Science* 264: 1691: „Ein neues Werkzeug zur Untersuchung multigenischer Merkmale"), ist dabei eine der wichtigsten neueren Methoden, mit denen es nun auch möglich ist, den Einfluß verschiedener Gene von ganz unterschiedlichen Stellen des Genoms auf die Ausprägung eines einzelnen Merkmals bei einer Art zu untersuchen. In der Zwischenzeit gibt es natürlich auch schon zahlreiche Untersuchungen über Geneinflüsse auf menschliches Verhalten, und es mehren sich die Zeichen, daß auch so hochkomplexe Merkmale wie Persönlichkeitseigenschaften zumindest, wie es so schön vorsichtig immer wieder heißt, eine unterschiedlich starke genetische Komponente besitzen. Alle diese Aussagen können allerdings nur einen mehr oder weniger starken Plausibilitätscharakter besitzen, da das konkrete Wissen um die Zusammenhänge, trotz beeindruckender Forschungserfolge gerade auch in den letzten Jahren, einfach immer noch zu gering ist, um allgemeingültige Aussagen zu machen. Was uns hier aber vor allem interessiert, daß ist die Frage, ob alles das, was sich an Prinzipiellem aus der Evolutionstheorie ableiten läßt, eine Prognose darüber zuläßt, wie die neuesten Erkenntnisse der Genforschung zu interpretieren wären.

Im Gegensatz zur rein empirischen Genforschung, die von ihrer Methode her natürlich darauf angewiesen bleiben muß, die Wirkungen bestimmter Gene sozusagen Stück für Stück zu enträtseln und die erst dann zu einem abschließenden Urteil über deren Einfluß beim Menschen kommen kann, wenn die funktionelle Bedeutung des absolut letzten uns noch unbekannten DNA-Abschnitts des riesigen menschlichen Genoms entziffert worden wäre, erlaubt die Evolutionstheorie schon heute eine allgemeingültige Aussage über das, was Genforschung letztlich zutage bringen wird. Die hier entwickelte These muß natürlich provokant erscheinen, aber sie folgt unausweichlich aus der aus der Evolutionstheorie abgeleiteten Einsicht, daß jedes vielzellige Individuum während seiner Entwicklung von echtem Wissenszuwachs, der ausschließlich durch mutative Veränderungen geschehen kann, ausgeschlossen bleibt. Die gesamte Information, die für das erfolgreiche Betreiben eines Vielzellers notwendig ist, muß daher schon in der ersten Zelle, im Falle der sexuellen Fortpflanzung also in der befruchteten Eizelle, vorhanden sein. Dies zeigt sich schon allein darin, daß aus den rein äußerlich sehr ähnlichen Eizellen der verschiedenen Tiergruppen sich ganz unterschiedliche Organismen entwickeln, je nach der betreffenden Art, die man vor sich hat. Es mag allzu trivial klingen, aber die gesamte Information, die ein solch unscheinbares Gebilde wie eine Eizelle zu einer wühlenden Maus, einer jagenden Katze oder einem denkenden Menschen werden läßt, muß schon in irgendeiner Form in eben demselben stecken, da ansonsten Beliebiges zu erwarten wäre. Mit anderen Worten, die Genforschung wird noch einiges zu tun haben, um diese Gesamtinformation, die im Falle des Menschen die komplizierten Wechselwirkungen zwischen einer unheimlich großen Anzahl von Genen miteinschließt, bis in alle ihre Details erforscht zu haben. Prinzipiell jedoch wird die Erforschung dieses Zusammenhangs möglich sein und, was das eigentlich Wichtige an unserer Prognose ist, sie wird keine noch so kleine Lücke in der Erklärung irgendeiner Eigenschaft des Menschen übriglassen, da der einzelne Mensch genauso wie alle anderen vielzelligen Organismen auch, eben kein Wesen mit irgendeiner besonderen Art von ontogenetischer Lücke oder Freiheit ist, die ihm einen evolutionären Sonderstatus verschaffen könnte.

Nennen wir das ungeliebte Kind noch einmal beim Namen: die genetische Ausstattung eines Individuums, seine Erbinformation, muß restlos, also bis in das letzte Detail hinein, alle seine Fähigkeiten bestimmen, von einfachen physiologischen Stoffwechselprozessen bis hin zu hochkomplexen und bewußten Verhaltensweisen, die wir üblicherweise mit Intelligenz umschreiben. Dies heißt natürlich nicht – und genau an dieser Stelle beginnen die meisten Mißverständnisse –, daß die Umwelt keine Bedeutung und keinen Einfluß auf die Entwicklung nehmen kann, ganz im Gegenteil, denn es bezieht sich ja praktisch jede genetische Information auf die Wechselwirkung zwischen Organismus und seiner Umwelt. So nimmt es nicht wunder, wenn gerade auch Verhaltensgenetiker, jene vermeintlich bösen Materialisten, die alles auf Gene reduzieren wollen, den konstanten Einfluß der Umwelt hervorheben, so z. B. Robert Plomin, wenn er treffend bemerkt: „Erblichkeitsforschung ist die beste Veranschaulichung der Bedeutung der Umwelt, die ich kenne" (Robert Plomin 1994).

Was hier also behauptet wird, und diese Differenzierung ist eine sehr wichtige, besagt nichts anderes, als daß die *gesamte* Information darüber, *wie* ein Organismus gegenüber den Herausforderungen der Umwelt bestehen kann, einzig und allein im System selbst zu suchen ist und daß das Milieu in dieser Hinsicht nicht nur nicht viel oder die Hälfte oder eben wenig, sondern *absolut nichts* beisteuern kann. Würde letzteres nämlich möglich sein, dann dürfte es, wie wir schon einmal an anderer Stelle festgestellt haben, für die Lebewesen dieser Welt keinerlei Überlebens- und Anpassungsprobleme mehr geben und wir wären, was die Evolutionstheorie betrifft, wiederum bei der so verführerischen Illusion des Lamarckismus gelandet, dessen Resultat unsterbliche und somit engelhafte Wesen sein müßten. Solche Lebewesen wurden bislang noch nicht entdeckt und werden auch deswegen niemals entdeckt werden, da mit ihnen mit einem Schlag die logische Voraussetzung und damit die prinzipielle Möglichkeit von Evolution hinfällig wäre. Wie sollte denn auch eine Evolution unsterblicher Wesen funktionieren können, wenn es keinerlei Überlebens- und damit Anpassungsprobleme mehr gäbe? Interessanterweise stellt sich diese absurde Problematik genau dann, wenn es tatsächlich das geben sollte, was manch' ein gläubiger Mensch für eine wünschenswerte Realität halten mag: einen „Himmel", in dem wir, so wir hier auf Erden bestimmte (von Land zu Land variierende) Spielregeln einhalten, von einem überirdischen Wesen mit der Fähigkeit zu ewigem Leben belohnt werden. Ein solcher Himmel würde nämlich in relativ kurzer Zeit, wenn nicht sofort, jeder irgendwie vorstellbaren Sinnhaftigkeit verlustig gehen, denn alles das, was unser echtes, d. h. biologisch-leibhaftiges Leben gerade so lebenswert macht, würde automatisch mit dem Beginn der realen Unsterblichkeit jedwede Funktion verlieren. So wäre es sinnlos, weiterhin Freude, Angst, Sympathie oder sonst irgendein Gefühl oder Denken zu zeigen, da ja alles das nur in bezug auf die *reale*

Möglichkeit des Sterbenkönnens und den davon abgeleiteten Problemen einen Sinn ergibt. Ob das wirklich ein Himmel wäre, der für uns als eine „Belohnung" bezeichnet werden könnte? Qualitativ gesehen ist eine solche Unsterblichkeit ununterscheidbar identisch mit ewigem Nichtleben, und nennen wir das üblicherweise nicht Tod?

Das genetische Wissen, das die Entwicklung eines Vielzellers steuert, darf dabei natürlich nicht wie eine besondere Art von technischer Information verstanden werden, ähnlich wie es die populäre Metapher von den Bauplänen des Lebendigen fälschlicherweise suggeriert. Man sollte dabei vielmehr, wie auch Dawkins berechtigterweise vorschlägt, an eine Art Rezept denken, worin die minimal notwendigen Instruktionen für den aufzubauenden Organismus in möglichst komprimierter Form vorliegen (Pennisi 1996). Die bislang eindrucksvollste Modellierung eines solchen grundsätzlichen Prozeßcharakters der genetischen Information stammt dabei von Harley McAdams und Lucy Shapiro (1995). Noch besser und, vor allem, der Realität angemessener ist die Vorstellung, daß ein bereits stattfindender stabiler Lebensprozeß, d. h. das Überleben einer Zelle, einfach auf eine höhere evolutionäre Einheit, d. h. das gemeinsame Überleben vieler identischer Zellen, hin erweitert wird, wobei – ähnlich wie in einem Hologramm – die Information zugleich in den Teilen wie in der Gesamtstruktur des Systems zu finden ist. Tatsächlich geschieht auch nichts anderes als eine oftmalige und, wie jetzt verständlicher wird, möglichst identische Replikation der genetischen Information der jeweiligen Ausgangszelle, so daß der daraus entstehende Körper als ein System betrachtet werden kann, dessen Einheiten, da sie in bezug auf die enthaltene Information äquivalent sind, mit sich selbst kommunizieren. Die schon erwähnte kausale Zirkularität bzw. kognitive Geschlossenheit von einzelligen Systemen, realisiert in der nie – außer im *sudden death* – endenden Wechselwirkung zwischen Nukleinsäuren und Proteinen, spiegelt sich hier also auf einer höheren Ebene wider.

In den Genen könnte auch gar nicht, ähnlich wie bei einem echten Bauplan für ein Gebäude, eine statische 1:1-Beschreibung eines ganzen Vielzellerkörpers stecken. Der typische Einwand, der dabei meist auch sofort von Gegnern einer biologischen Sicht der Dinge ins Rennen gebracht wird, ist eine Berechnung der statistischen Unmöglichkeit, daß eine solche gewaltige Menge an Information überhaupt in unserem Genom Platz haben kann. Wie soll es denn auch möglich sein, z. B. den exakten Platz jeder einzelnen Zelle und vielleicht auch noch dazu ihre konkrete Spezialisierung auf bestimmte Körperfunktionen (Verdauung, Immunabwehr, Bewegung, Verhalten, Denken usw.) innerhalb der Gesamtheit der Zellenmasse eines Vielzellers zu jedem Zeitpunkt der Entwicklung im voraus zu definieren? Vom Prinzip her ist dieser Einwand sehr nah mit dem ebenfalls sehr beliebten Argument verwandt, der reine Zufall hätte niemals so etwas Wunderbares wie das menschliche Wesen erschaffen können, da die Gesamtwahrscheinlichkeit, daß unser hochkomplexer Körper durch bloßes Würfeln realisiert wird, praktisch null sein muß, wenn wir alle Einzelwahrscheinlichkeiten der zufallsartigen Entstehung seiner zahlreichen Eigenschaften, egal wie differenziert wir dabei vorgehen, miteinander multiplizieren. In der Tat wäre die Zufallsschöpfung eines menschlichen Wesens aus dem Stand heraus, also vom Zustand null des Nichtlebens ausgehend, ein Ding der zwar nicht absoluten, aber doch sehr, sehr unwahrscheinlichen Möglichkeit. Aus genau diesem Grunde ist ein solches Ereignis bislang auch noch niemals eingetreten. Allerdings behauptet auch kein einziger Evolutionsbiologe, daß dem so sein müsse, da die meisten von ihnen schon seit längerem, mindestens jedoch seit Darwin, genau verstanden haben, daß der Evolutionsbeginn und sein Verlauf nicht eine Sache von gestern, sondern eine Angelegenheit von immerhin einigen Milliarden Jahren ist. Betrachtet man nun aber mit Darwin und dessen Nachfolgern die Evolution als eine ziemlich diffizile und entsprechend langwierige Prozedur der vielen kleinen und kleinsten Schritte, so ändert sich auch gleich schlagartig das gesamte Bild. Immer nur eine Kleinigkeit an einem Ganzen versuchsweise ändern (Mutation) und dann sicherheitshalber gleichzeitig überprüfen lassen, ob das neu Entstandene trotzdem noch, wenn auch geringfügig verändert, funktioniert (Selektion), das ist schon wieder etwas ganz anderes als eine wirklich übernatürliche Schöpfung aus einem gleichsam im Moment erstarrten Guß. Zu letzterer bedürfte es tatsächlich eines großen Weltenmoderators, der dann allerdings vor der erkenntnistheoretisch unlösbaren Aufgabe stünde, eine Welt so zu schaffen, wie sie ist, und nicht anders und der darüber hinaus jede Veränderung dieser seiner eigenen Welt permanent kontrollieren müßte. Wen könnte er zu Hilfe nehmen, um sich in dieser heiklen Angelegenheit beraten zu lassen?

Vergessen wir diese müßigen Spekulationen: Was im Laufe der phylogenetischen Evolution eines Tierstammes erst mühsam unter schwierigsten Bedingungen Stück für Stück während kaum vorstellbarer Zeiträume vollkommen nichtsahnend, d. h. blind zufallsartig ertastet werden mußte, das findet sich nun allerdings als bereits fertiges Produkt auf der Ebene des vielzelligen Organismus wieder. Gerade dies macht jedoch die ontogenetische Entwicklung eines Vielzellers, von der befruchteten Eizelle angefangen bis hin zum ausgewachsenen Lebewesen, zu einem so erstaunlichen Phänomen. Dieses vermeintliche Wunder der Entwicklung eines komplexen vielzelligen Organismus kann aber leicht erklärt werden, wenn wir das akzeptieren, was aus der Evolutionstheorie für diesen speziellen Fall abgeleitet werden kann, nämlich, daß die gesamte Information, die für die Verwirklichung eben dieses Wunderwerks notwendig ist, bereits in jener ersten winzigen Zelle, eben im Keim, vorhanden ist. Nur das kann erklären, wieso es überhaupt möglich ist, in so außergewöhnlich kurzer Zeit (Stunden, Tage, einige Monate) so faszinierend komplizierte Wesen wie – um nur einige der Paradeversuchstiere der mo-

lekularen Entwicklungsbiologie zu nennen – Fruchtfliegen, Zebrafische, Hühner und Mäuse, aber auch uns wundervolle Menschen entstehen zu lassen.
Diese erstaunliche Unkompliziertheit bei der Herstellung von so äußerst komplizierten Dingen wie ganz von selbst funktionierenden intelligenten Wesen –
welcher Computerhersteller könnte das von seinen Produkten behaupten? –
erklärt nun auch, wieso wir das Wissen, das solchen biologischen Herstel-
lungsprozessen zugrunde liegt, als bereits gegeben voraussetzen müssen.
Würde darin nämlich der echte Zufall noch eine Rolle spielen, dann müßten
wir im Falle des Menschen eben genau die vielen Jahrmillionen abwarten müssen, um dann – allerdings nur vielleicht – einen Menschen heutiger Bauart vor
uns zu haben. Beispiele, um diesen Zusammenhang zu verdeutlichen, gibt es
so viele, wie es Vielzeller auf dieser Erde gibt, denn jeder einzelne Entwick-
lungsschritt eines solchen könnte – in der Theorie zumindest – in beliebig
zahlreiche alternative Entwicklungswege aufgespalten werden, wodurch in
Kürze auch für den noch so primitivsten Wenigzeller eine gigantische Zahl an
Wahlmöglichkeiten entstünde, die dann etwa mittels Werfen eines Würfels zu
entscheiden wären. Allein, um beispielsweise die extrem verfilzte Basisvernet-
zung des menschlichen Gehirns, die, wie wir heute wissen, bei der Geburt
schon fix und fertig vorliegt, zu erwürfeln, wären, würde man dazu noch ein
kumulatives Vorgehen, wie es in der biologischen Evolution realisiert ist,
ausschließen, viele Milliarden Jahre vergehen, bis – wenn überhaupt – irgend
etwas Gescheites daraus hervorgehen könnte. Die Evolution war also allein
schon deswegen gezwungen, schrittweise vorzugehen, da ansonsten mit dem
reinen Zufall nicht viel anzufangen ist. Dadurch aber entstand erst so etwas wie
die Geschichtlichkeit der Strukturen des Lebendigen, ohne die auch Darwin
außerstande gewesen wäre, den zwingenden Schluß auf das faktische
Vorliegen einer Evolution zu ziehen. Wir würden dies auch bis heute noch
nicht tun können, wenn einmal da ganz spontan dieses Wesen entstehen würde
und dann wieder dort ein ganz anderes komplexes Wesen wie aus dem Nichts
auftauchen würde.

Daß die Ontogenese, also die Entwicklung vielzelliger Organismen, nicht
genügend Zeit zur Verfügung hat, mit echten Zufällen herumzuexperimentie-
ren, ist somit schon für sich allein genommen ein Hinweis darauf, daß auch die
Realisierung adaptiver evolutionärer Veränderungen in diesem Bereich nichts
zu suchen hat. Die große Wahrscheinlichkeit aber, daß genetische Mutationen,
die während der Ontogenese passieren, das komplizierte funktionelle Zusammenspiel der vielen daran beteiligten Zellen eher stören als fördern würden,
bestimmt die eigentliche Barriere, die jede solche Veränderung der Entwicklung mit einem starken Selektionsnachteil belegen. Wie wir aber wissen,
ist Evolution gleichbedeutend mit der Entstehung neuer kognitiver Systeme,
und gerade aus diesem Grund bedarf es zu echtem Wissens- und Erkenntniszuwachs des Einflusses von Zufall. Da dieser aber für die Ontogenese als rele-

vanter Faktor ausgeschlossen werden muß, wird gleichzeitig wieder verständlich, wieso zwar ontogenetische Entwicklungsprozesse viel mit Organismus/ Umwelt-Interaktionen zu tun haben, aber dafür nichts mit einem Gewinn an Erkenntnis, Wissen oder irgendeiner sonstigen semantischen, sprich: überlebenswichtigen Information.

Die spezifischen Systembedingungen, die dazu geführt haben, daß Vielzeller ihre Empfänglichkeit für mutative und rekombinatorische Veränderungen primär auf die Keimbahn versuchen zu beschränken, da in allen anderen Phasen der Entwicklung nur deren Harmonie gestört würde, bestätigen nun auch in wesentlichen Punkten die Anschauungen zweier bedeutender Biologen des 19. und des frühen 20. Jahrhunderts: die des Ernst Haeckel und jene des schon öfter erwähnten August Weismann. Haeckels „biogenetisches Grundgesetz" der Rekapitulation der Phylogenese während der Ontogenese beschreibt den oft schon rein äußerlich feststellbaren morphologischen Zusammenhang, während Weismanns Doktrin von der Unabhängigkeit der Keimbahn sehr treffend die evolutionären Constraints, also die selektiven Einschränkungen der Vielzellerevolution erfaßt. Natürlich ist an beiden Gesetzen vielerlei Kritik geübt worden, da es sich dabei ja nicht um allgemeingültige Gesetze wie etwa in der Physik handeln kann, wo eben für bestimmte Phänomene (z. B. Elementarteilchen) eine universale Gültigkeit beansprucht wird. Es ist also sicherlich besser, bloß von funktionalen Gesetzmäßigkeiten der Metazoenevolution zu sprechen und die anthropomorphen Ausdrücke „Gesetz" oder gar „Doktrin", wenn möglich, ganz zu vermeiden, denn schließlich gelten beide Zusammenhänge auch nur für den eingeschränkten Bereich der Vielzeller und ergeben wenig Sinn, wenn man sie beispielsweise, was aber kein Biologe tut, bei einzelligen Systemen anwenden würde, wo in der Regel auch nicht von einer ontogenetischen Entwicklung gesprochen werden kann. An Haeckels Idee ist aber auch inhaltlich viel herumkritisiert worden, und es gilt gerade nicht als modern, sich für dessen Richtigkeit zu exponieren. Die meisten Einwände betreffen dabei das Faktum der nur sehr ungenauen Wiederholung der stammesgeschichtlichen Ahnenreihe während der Embryonalentwicklung. Dieses scheinbar schwerwiegende Argument geht allerdings am Wesentlichen des Zusammenhangs vorbei, und dieser betrifft einzig und allein die funktionell bedingte Tatsache, daß die Entwicklung eines jeden tierischen Vielzellers, also auch eines jeden einzelnen von uns, immer von einem Einzellstadium ausgehen muß. Allein dadurch resultiert schon die unvermeidliche Notwendigkeit, den gesamten Zyklus immer wieder von vorne beginnen zu müssen. Verändert sich dieser durch Mutationen in der Keimbahn, so wird diese Veränderung wieder weitergegeben, worauf eine neue Veränderung erfolgen kann und so fort. Natürlich kann dadurch die Sequenz der einzelnen Entwicklungsschritte bis zur Unkenntlichkeit verändert werden, was aber nichts anderes bedeutet, als daß es eben schwieriger sein wird, die genaue Stammbaumlinie anhand der Ontogenese zu rekonstruieren. Die Notwendigkeit der Rekapitulation selbst kann davon aber natürlich nicht betroffen sein, denn auf eine Stadienfolge $A_1 \Rightarrow B_1 \Rightarrow C_1 \Rightarrow$ usw. muß immer noch $A_1 \Rightarrow B_1 \Rightarrow C_1 \Rightarrow$ usw. oder eben $A_1 \Rightarrow B_2 \Rightarrow C_1 \Rightarrow$ usw. oder gar $A_1 \Rightarrow B_1 \Rightarrow C_0$ (= Ausfall) $\Rightarrow$ usw. folgen, so daß rein theoretisch eine Rekonstruktion, solange man nur alle Übergangswahrscheinlichkeiten kennt, möglich sein muß.

Das für uns Wesentliche an der Idee Haeckels und vieler seiner Vorgänger (J. F. Meckel, A. Serres, K. A. v. Baer, F. Müller) über die Rekapitulation der Stammesgeschichte liegt vor allem also darin, *daß* der Entwicklungszyklus jedes Vorgängerindividuums mehr oder minder exakt wiederholt werden muß und daß es dabei aber vom Prinzip her ohne Belang ist, an *welchen* Stellen der Ontogenese über Mutationen der Keimzellen-DNA die ganze Sequenz verändert wird. Die übliche Fehlinterpretation von Haeckel besteht nämlich meistens darin, sein biogenetisches Grundgesetz als notwendige Wiederholung aller adulten, also Erwachsenenstadien der Vorgänger eines Tieres zu betrachten (Palingenese), was gelegentlich sehr wohl annähernd der Fall sein kann (z. B. bei vielen Wirbeltieren), aber eben nicht sein muß. Deswegen schränkt auch Heberer mit Recht ein, wenn er sagt:

Jedes einzelne Individuum durchläuft während seiner kurzen Embryonalentwicklung die Formen wieder, die seine Vorfahren während der langen Zeit der stammesgeschichtlichen Entwicklung als Endstadien durchlaufen haben. Die Entwicklung des Keimes ist also eine abgekürzte Wiederholung der Stammesentwicklung. Dabei wird natürlich die Stammesentwicklung nicht getreu und restlos mit allen Stufen durchlaufen, sondern es treten mehr oder weniger zahlreiche Abwandlungen und Abkürzungen auf. Aber die prinzipielle Übereinstimmung fällt ins Auge und ist nicht zu übersehen (Gerhard Heberer 1968, S. 517).

So nimmt es denn auch nicht wunder, daß es, je nach betrachtetem Tierstamm bzw. in Abhängigkeit von zum Teil sehr speziellen ökologischen Bedingungen, ganz unterschiedliche Entwicklungstypen gibt, was aber nicht zugleich eine Widerlegung des Prinzips der Rekapitulation bedeutet. Klassische Fälle für die Abänderung der idealisierten Erwachsenenreihe sind beispielsweise alle Spezialorgane, die manche Wirbeltierembryonen und, vor allem, viele frei lebende Insektenlarven, die während ihrer Entwicklung äußeren Einflüssen stärker ausgesetzt sind, zumindest vorübergehend ausbilden (Caenogenese). Bei den Wirbeltieren, deren Embryonen dadurch gekennzeichnet sind, daß sie eine vergleichsweise lange Zeit im geschützten Milieu des Muttertieres verbringen, stellt deswegen auch eine der wichtigsten scheinbaren „Ausnahmen" von der biogenetischen Rekapitulation bezeichnenderweise die Bildung spezieller Embryonalhüllen dar, die eben diesen Schutz ermöglichen. Eine weitere nicht unwichtige Änderung der biogenetischen Reihenfolge stellt die frühe Bildung der Keimblätter (Entoderm, Mesoderm) wie die der ersten Organanlagen dar, die selbst innerhalb nahe verwandter Taxa variieren können. Interessanterweise heißt aber Palingenese ursprünglich soviel wie „Wiedergeburt der Seele", was bei vielen Völkern mit der Vorstellung einer Seelenwanderung verbunden ist. Wenn wir diese letztere, auch bei Platon anzutreffende Möglichkeit als illusorische Wunschvorstellung hier einmal beiseite lassen, dann gelangen wir genau wiederum dahin, wohin uns die Suche nach den Wurzeln der menschlichen Intelligenz geführt hat, nämlich zu den vergangenen Entwicklungszyklen aller unserer Vorgänger. In dieser Hinsicht irrt auch Medicus mit seiner Feststellung, daß das biogenetische Gesetz für die Ontogenese der kognitiven Fähigkeiten beim Menschen nicht gültig ist, da er bei seiner durchaus interessanten Untersuchung immer noch das irreführende Bild einer Sequenz von Erwachsenenstadien vor Augen hat (Medicus 1992). Hingegen haben Gopnik und Meltzoff (1997) nach den ersten Untersuchungen von Piaget (1957) und Garcia (1983) in diese Richtung erst kürzlich einen äußerst interessanten Zusammenhang zwischen der kognitiven Entwicklung von Kindern und der Geschichte des Theorienwechsels in der Wissenschaft dokumentiert, was zeigt, daß Haeckel eben im Prinzip – und eben nicht im Detail – recht gehabt hat. Die Gene dieses unseres phylogenetisch bewährten Entwicklungsprogramms sagen uns dabei schon, was wir zu tun haben, denn ansonsten hätten wir keinerlei Ahnung, was wir zu tun hätten. Woher auch denn? In den apodiktischen Worten von Weismann:

1. *Die Ontogenese entsteht aus der Phylogenese,* und zwar *durch Zusammenverschiebung ihrer Stadien,* welche dabei verändert, verkürzt, ganz ausgeschaltet oder durch neu eingeschaltete Stadien auseinander gedrängt werden. – 2. *Wie ein jedes Stadium für sich neue Anpassungen eingehen kann, so auch jeder Teil, jedes Organ; solche Neuanpassungen zeigen vielfach die Neigung, auf die nächst jüngeren Stadien sich zu übertragen* (August Weismann 1913, Bd. 2, S. 168).

Die Einsicht Weismanns in den ursächlichen Zusammenhang von Keimbahn und Phylogenese ist in diesem Zusammenhang nichts anderes als die geniale Vorwegnahme eines Konzepts, das die Problematik der Metazoenevolution genau an der wirklich interessanten Stelle trifft, das heißt da, wo tatsächlich echte Evolution stattfindet. Daß diese Einschränkung auch ohne Wenn und Aber für unsere eigene Art gilt und wir folglich keinesfalls, wie wir es uns so gerne einzureden versuchen, eine Sonderstellung innerhalb der belebten Natur einnehmen, dies läßt sich zeigen, wenn wir unsere selbstgebastelte Erkenntnistheorie und Psychologie von *Homo sapiens* nur etwas genauer unter die Lupe nehmen. Mit Weismann können wir jetzt behaupten, daß sich Wesentliches in unserer Evolution nur im genetischen Übergang von einer zur anderen Generation, aber niemals innerhalb der ontogenetischen Entwicklung von einzelnen Individuen ereignen kann. „Wesentliches" heißt dabei, und nun kommen wir endlich wieder auf unser konkretes Thema zurück, nichts anderes als daß alles das, was uns heute so vom Rest des irdischen Tierbestands abzuheben scheint, unsere unglaubliche Intelligenz, auch nur durch diesen evolutionären

Engpaß hindurch entstanden sein kann. All unser persönliches Wissen entstammt also den Genen und all unser neues Wissen kann nur aus einer mutativen Veränderung innerhalb der Keimbahn resultieren und nicht, wie man gelegentlich schon spekuliert hat, aus einer nicht näher erklärbaren Kreativität aufgrund eines eingebauten Zufallsgenerators in unserem Gehirn (siehe neuronaler Edelmanismus). Letzterer würde nur einen gefährlichen und über kurz oder lang für den Gesamtkörper unvermeidlich tödlichen Unfrieden in die Kooperativität der beteiligten Neuronen bringen und keinesfalls einen Weg zu neuen Erkenntnissen eröffnen.

Daß die Umwelt einen kontinuierlich selektiven, dafür aber niemals einen instruktiven Einfluß auf lebende Systeme ausüben kann, wird auch – unabhängig von rein evolutionstheoretischen Überlegungen – immer dann sofort klar, wenn man sich genauer anschaut, wie denn verschiedene Organismen auf identische Einflüsse von außen reagieren. Sobald wir die Analyse irgendeines Organismus nur gezielt vorantreiben und immer wieder, so wie es eben schon Platon als offensichtlich einer der ersten in bezug auf menschliches Erkennen getan hat, Fragen nach den tieferen Ursachen des jeweiligen Verhaltens stellen, dann kommen wir unweigerlich immer näher zu der Einsicht, die im Prinzip auch schon bei jenem ersten großen Erkenntnistheoretiker vorhanden ist, nämlich die, daß nur die Eigenart des betroffenen Wesens der wahre Grund dafür sein kann, daß es so und so und eben nicht anders reagiert. Die wenigen bislang schon in die Tiefe gehenden genetischen Untersuchungen des Verhaltens von irgendwelchen Tierarten zeigen einen ganz klaren Trend: je mehr Details ans Tageslicht kommen, um so deutlicher wird, wie Gene die Reaktionen von Organismen bis ins kleinste Detail von so flexiblen und scheinbar nichtgenetischen Phänomenen wie Lernmechanismen usw. hinein steuern. Die allgemeine Prognose, die sich jetzt schon aus der Evolutionstheorie ableiten läßt und die auch bis auf den heutigen Tag noch unwiderlegt ist, besagt, daß die Konstruktion keines einzigen Merkmals eines Lebewesens, egal ob Einzeller oder vielzelliger Organismus, durch die Umwelt instruiert werden kann. Diese empirische Prognose ist zugleich auch ein Prüfstein für die Gültigkeit aller hier in diesem Buch aufgestellten Behauptungen. Sollte auch nur ein *einziges* relevantes biologisches Merkmal gefunden werden, welches nicht durch genetische Informationsprozesse kausal erklärt werden kann, so wäre eine Gesamtrevision der darwinistischen Evolutionstheorie und im Zuge dessen eine Rehabilitation des Lamarckschen Gedankengebäudes nicht zu umgehen. Das alltägliche Auftreten von Dingen wie Anpassungsproblemen jeglicher Art, von psychischen Konflikten und banalen Schwierigkeiten bis hin zu Leiden, Krankheit und Tod wie auch, auf der Ebene ganzer Populationen, das Aussterben von Arten, spricht wenig dafür, daß dies jemals geschehen könnte. Und wenn auch, es hätte einfach nichts mehr mit einem Lebensprozeß zu tun, der erst durch die reale Möglichkeit des Nichtlebens eine sinnvolle

Definition erfährt. Hinzu kommt noch, daß, wie wir schon gesehen haben, ein lamarckistisch denkbares Ewigleben durch einfache Lösung aller sich stellenden Probleme mittels Informationsaufnahme aus der Umwelt qualitativ identisch ist mit dem Phänomen der Nichtexistenz, von uns Menschen auch Todsein genannt. Wir können also die Behauptung aufstellen, daß zumindest in dem Kosmos, mit dem wir uns gegenwärtig abzugeben haben, dieser Fall niemals eintreten wird. Die wissenschaftliche Beweissituation ist diesbezüglich schon heute eine äußerst unsymmetrische. Während Tag für Tag neue Gene entdeckt werden, die für die Ausprägung irgendeines komplexen Merkmales zuständig sind, wurde bis auf den heutigen Tag noch kein einziger Fall entdeckt, in dem nachweislich eine gerichtete Instruktion eines Organismus durch einen Umwelteinfluß vorhanden ist. Wie bereits gesagt, haben es schon sehr viele Forscher versucht, von Kammerer und Piaget (1929) bis hin zu Waddington (1968b), und es werden auch weiterhin noch viele die Hoffnung nicht aufgeben, daß nicht doch wenigstens ein paar Prozent Lamarck eine Bedeutung haben könnten, nur um schließlich wieder feststellen zu müssen, was uns die Prinzipien einer umfassenden Evolutionstheorie schon von vornherein sagen, nämlich daß ohne vollkommen blindes Herumtasten kein evolutionärer und zugleich kognitiver Fortschritt möglich sein kann.

Wenn das gesamte Wissen eines jeden einzelnen von uns in den eigenen Genen stecken muß, dann heißt dies zugleich aber auch, daß das Evolutionsmodell, so wie es von Darwin in seinen Grundzügen bereits entworfen wurde, auch ausnahmslos auf alle Merkmale von *Homo sapiens* anwendbar sein muß, also auch auf alles das, was wir gemeinhin als menschliche Intelligenz bezeichnen. Sollte also genetische Variabilität in bezug auf intelligente Verhaltensweisen auftreten und sollte auch ein effektiver Selektionsdruck in bezug auf eine Steigerung der Intelligenz beim Menschen wirksam sein, dann müßte konsequenterweise eine echte Evolution genau in diese Richtung hin auch stattfinden. Das Auftreten genetischer Variabilität können wir dabei getrost voraussetzen, denn es gibt, wie schon gesagt, keinerlei Anzeichen dafür, daß unsere Genevolution vor einigen Jahrtausenden, so wie es nicht wenige Philosophen und Humanwissenschaftler immer noch gerne sehen möchten, ihr definitives Ende gefunden hat. Bleibt nur noch die Frage, ob es auch Anzeichen dafür gibt, daß die Welt, in der wir Menschen leben, einen evolutionären Vorteil darauf gesetzt hat, so etwas wie wenigstens ein bißchen gescheiter als viele andere zu sein.

18. The survival of the most intelligent

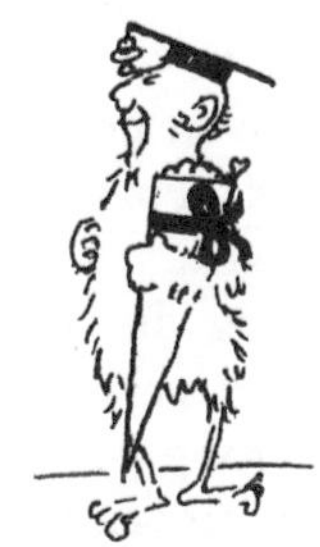

So ist, bezüglich geistiger
Fähigkeiten, deren Übertragung
deutlich bei unseren Hunden,
Pferden und anderen domestizierten
Tieren. Neben speziellen Vorlieben
und Gewohnheiten werden sicherlich
auch allgemeine Intelligenz, Mut,
schlechte und gute Charaktere usw.
weitergegeben.

Charles Darwin

Wenn wir also jetzt im folgenden versuchen wollen, den Evolutionsgedanken eines „Kampfes ums Überleben" auf die Entwicklung der Intelligenz bei *Homo sapiens* anzuwenden, so sollten wir zuallererst den Gedanken an irgendeine Art von physischem Kampf vollkommen vergessen, denn die ganze Sache ist eine bei weitem subtilere und, vor allem, unmerklichere Angelegenheit, als man gemeinhin vermuten würde. Die Metapher vom Kampf, dies muß an dieser Stelle noch einmal betont werden, ist sogar in mehrfacher Hinsicht irreführend. Der am weitesten verbreitete Irrtum liegt dabei vor allem darin, daß man den Evolutionsmechanismus selbst mit einem seiner speziellen Ergebnisse verwechselt. Aggressives Verhalten tritt bei fast allen Tierarten im innerartlichen Wettbewerb auf und besitzt hier ganz offensichtlich evolutionär adaptive Funktionen bei der Lösung bestimmter Probleme des Individuums, wie z. B. Reviererwerb, Verteidigung, Partnerwahl, Freßfeindabwehr usw. Bei Pflanzen und Pilzen hingegen ergeben körperliche Auseinandersetzungen der tierisch aggressiven Art überhaupt keinen Sinn mehr, da sich die meisten Pflanzen sowieso nicht mehr von der Stelle rühren können und ein Vertreiben des Gegners durch Drohgebärden, Schläge und Bisse somit auch schwer möglich ist. Dennoch gilt auch für solch friedliche Wesen wie Pflanzen die Darwinsche Metapher vom Kampf ums Überleben, da diese, richtig und nicht wörtlich interpretiert, nichts anderes besagt, als daß durch die unterschiedlich erfolgreiche Vermehrung von genetisch verschiedenen Individuen Evolution stattfindet. *Dabei ist es vollkommen gleichgültig, wodurch der Unterschied in der Fortpflanzungsrate entsteht.* Egal also, ob mit oder ohne Aggression, ob mit oder ohne sexueller Fortpflanzung, ob als Sonnenlichtverwerter oder als Raubwesen, ob kooperativ oder einzelgängerisch, entscheidend ist immer nur ein faktischer Unterschied im Endresultat der Reproduktion, und ein solcher ergibt sich, da Lebensräume immer auch durch räumliche und materielle

Grenzen definiert sind, oft schon durch minimalste Veränderungen in der Struktur der betroffenen Organismen (siehe dazu: „Über die vielfältigen Ursprünge von Arten". *Science* 273: 1496–1502).

Was die natürliche Selektion nun einerseits so wirksam und andererseits so unmerklich für die Betroffenen, in diesem Fall für uns selbst, macht, ist die Tatsache, daß sie permanent und überall am Werk ist. Da Organismen mit geschlechtlicher Fortpflanzung durch eine vergleichsweise hohe genetische Variabilität gekennzeichnet sind, stehen praktisch kontinuierlich Individuen zur Verfügung, die sich in irgendwelchen Merkmalen, wenn auch oft nur geringfügig unterscheiden. Dies bringt nun mit sich, daß auch schon jede kleinste Veränderung der Umweltsituation sich unter bestimmten Umständen als evolutionär wirksamer Selektionsdruck manifestieren kann. Und wenn eine Zustandsbeschreibung des menschlichen Milieus als besonders zutreffend bezeichnet werden kann, dann ist es vor allem die Feststellung, daß sich dieses Milieu, verglichen mit früheren Epochen der Wirbeltierevolution, in außergewöhnlich starkem Maße in der Zeit verändert hat und weiter verändert. Eine solche Veränderung erscheint gerade für unsere modernen Zeiten der letzten 3.000 bis 5.000 Jahre besonders dramatisch, ihr Beginn dürfte aber mit einiger Sicherheit schon einige tausend Jahre mehr zurückreichen. Letztlich können wir vermuten, daß es sich insgesamt um jene Epoche von ca. 4–5 (max. 8) Millionen Jahren handeln muß, in der unser zuvor noch gut durchschnittlich großes primatenhaftes Gehirn mehr oder weniger plötzlich, sagen wir innerhalb von beispielsweise 100.000 Jahren, anfing, kontinuierlich anzuschwellen, bis es jene heutige – unsere nächsten kleinköpfigen Verwandten (Orang-Utan: 400, Schimpanse: 400, Gorilla: 500) würden sagen, ganz und gar abnorme – Größe von durchschnittlich 1.500 cm³ Hirnvolumen erreichen konnte (ein aktuelles Bild unserer Evolution findet sich bei Wood 1996).

Eingehende morphologische Untersuchungen und darauf aufbauende Modellberechnungen auf Computern haben inzwischen gezeigt, daß die kontinuierliche Herleitung des heutigen menschlichen Gehirns aus Primatenvorstufen und letztlich auch aus einfacheren Wirbeltiervorstufen ohne weiteres real möglich ist, was nichts anderes besagt, als daß auch hier irgendwelche wundersame Sprünge auszuschließen sind. Bleibt also nur mehr die Frage, welche speziellen Selektionsdrücke die Evolution der Gattung *Homo* so stark in jene Richtung vorangetrieben haben. Laut Herrnstein und Murrays (1996) umstrittener „Glockenkurve" *(The Bell Curve)* – und damit sind wir wieder in der Jetztzeit gelandet – ist zumindest einer dieser Selektionsdrücke auch heute noch feststellbar. Das Besondere an ihrer Untersuchung liegt nämlich gerade im erfolgreichen Nachweis eben solcher Selektionsdrücke, was im Laufe der leider immer noch äußerst polemisch geführten Debatte rund um die gefürchtete wie zugleich auch befürchtete Existenz von Intelligenzgenen zumeist sträflich vernachlässigt wird.

In bezug auf eine Gentheorie der Intelligenz von *Homo sapiens* sind Herrnstein und Murray sogar außergewöhnlich vorsichtig und moderat in dem Sinne, daß sie an keiner Stelle ihres Buches behaupten, Gene wären die allein bestimmenden Faktoren intelligenten Verhaltens. An einer Stelle des Buches heißt es zwar: „die kognitive Begabung ist grundsätzlich erblich", aber gleich danach auch „zu offensichtlich nicht weniger als 40 und nicht mehr als 80 Prozent" (Herrnstein & Murray 1996, S. 23). Der Irrtum von Herrnstein und Murray ist allerdings ein verzeihlicher, denn als professionelle Psychologen sind sie es gewohnt, auf Erblichkeitsberechnungen zu vertrauen, die allerdings, wie wir gesehen haben, keinerlei Auskunft über die Herkunft irgendeines adaptiven Wissens, sondern nur über dessen selektives Schicksal unter verschiedenen Milieubedingungen geben können. Gerade in bezug auf letzteres jedoch, die Existenz einer natürlichen Selektion beim Menschen, ist ihre Untersuchung ohne Zweifel beeindruckend, da sie zeigt, wie unterschiedlich unsere doch so modern und egalitär gesinnte technische Gesellschaft Individuen mit verschiedenen Fähigkeiten behandelt. Wenn die Höhe des klassischen Intelligenzquotienten, die, wie Herrnstein und Murray richtigerweise klarstellen, nur ein sehr grobes Maß für eine allgemeine Spearmansche Intelligenz g (= *general intelligence*) darstellt:

Sozial signifikante individuelle Unterschiede schließen einen weiten Bereich menschlicher Begabungen mit ein, die nicht in die klassische Auffassung von Intelligenz passen [Ü. d. A.] (R. J. Herrnstein & C. Murray, S. 20),

dennoch mit Lebenserfolgsgrößen wie Schulerfolg, Berufserfolg, Einkommen, Eheleben, korrektem Lebenswandel usw. und letztlich: erfolgreicher Elternschaft, in signifikanter Weise korreliert, dann heißt dies zumindest, daß in der Population, auf die sich die Untersuchung bezieht, tatsächlich auch ein *realer* Selektionsdruck in Richtung einer allgemeinen Steigerung von g existiert. Dieses Ergebnis wäre sogar in gewisser Weise als eine Art von selbsterfüllender Prophezeiung vorherzusagen gewesen, denn es ist klar, daß in dem Moment, wo Intelligenztests eines bestimmten Typs über viele Generationen hinweg die berufliche und soziale Chancenverteilung in einer Gesellschaft in einem starken Ausmaß determinieren, es logischerweise zu einer effektiven Selektion in diese Richtung kommen muß. Das ändert aber prinzipiell nichts an der Bedeutung der Herrnsteinschen Befunde, da bislang sich noch niemand die Mühe gemacht hat, diesen Zusammenhang so detailliert zu recherchieren.

Wenn wir uns überlegen, was für eine Situation vorliegen müßte, damit – wie von vielen Humanwissenschaftlern, aus welchen Gründen auch immer (Erziehbarkeit, Manipulierbarkeit?), gewünscht – eine echte biologische Evolution beim heutigen Menschen nicht mehr funktionieren könnte, dann werden die Ergebnisse von Herrnstein und Murray sogar noch um einiges verständlicher. Damit sich auf der stammesgeschichtlichen Ebene wirklich nichts mehr tun könnte, müßte nämlich gewährleistet sein, daß weder noch so kleine genetische Veränderungen noch irgendwelche bedeutendere Umweltveränderungen stattfinden. Beide Annahmen sind gerade bei unserer eigenen Art mehr als unrealistisch und somit zugleich auch die Hypothese eines endgültigen Aus der biologischen Humanevolution. Das einzige, was diesbezüglich noch rein theoretisch denkbar wäre, käme der Wirkung einer extrem stabilisierenden Selektion gleich, die bei einigen Arten – trotz fortgesetzter genetischer Variabilität auf der Individuenebene – über lange Zeiträume hinweg auf die Beibehaltung eines bestimmten evolutionären Status quo hin wirkt. Bekannte Beispiele dafür sind die sogenannten lebenden Fossilien, worunter nach Ansicht der Evolutionsbiologen so archetypische Tiere wie Haie und Lanzettfischchen, letzteres wahrscheinlich der Urform aller Wirbeltiere sehr nahe, gehören (Übersicht in Hass 1979). Daß auch *Homo sapiens* als ein derartiges lebendes Fossil zu betrachten wäre bzw. daß er es überraschenderweise erst vor ganz kurzem geworden wäre, ist aber alles andere als wahrscheinlich.

Die Evolution von *Homo sapiens* ist also noch lange nicht zum Stillstand gekommen. Und die moderne Welt des Menschen, d. h. jene technische Zivilisation, die vor nicht allzu langer Zeit nicht ganz zufälligerweise in Europa (Huff 1993) ihren Anfang genommen hat und inzwischen drauf und dran ist, sich – wie die Bibel es schon vor 2.000 Jahren gefordert hat – die Erde untertan zu machen, ist sicherlich nicht das Milieu, in dem kein Selektionsdruck mehr in Richtung auf gesteigerte Intelligenz oder gar ein solcher in die Gegenrichtung einer Verblödung des Menschengeschlechts existieren würde. Somit wäre das Gegenteil von *The Bell Curve* eine wirkliche Überraschung gewesen und nicht jener furchtbare Skandal, der mit dem schwer haltbaren Hinweis auf Herrnsteins und Murrays vermeintlich pseudowissenschaftlichen Umgang mit dem Datenmaterial heraufbeschwört wird. In menschlichen Populationen herrscht offensichtlich schon seit längerer Zeit ein gewisser, wenn auch sicherlich nicht immer konstanter Selektionsdruck in Richtung einer Bevorzugung von Individuen mit der Fähigkeit zu intelligentem Verhalten vor. An historischen Beispielen dafür mangelt es sicherlich nicht. So wird zu vermuten sein, daß die diversen sozialen Eliten der meisten vergangenen Kulturen in der Regel zumindest nicht immer mit den dämlichsten Mitgliedern der Gemeinschaft besetzt worden sind. Es scheint also klar, daß schon die ersten Medizinmänner der Menschheit und später dann all die vielen anderen Zeremonienmeister, Schamanen, Priester, Politiker und Wissenschaftler der verschiedenen Epochen mit Leuten zu identifizieren sind, die – um mit Herrnstein und Murray zu sprechen – mit einer gewissen Wahrscheinlichkeit die oberen Ränge der jeweiligen IQ-Verteilung einnehmen. Wenn allerdings wirklich einmal Individuen eher beschränkten Geistes durch ausdauernde und dann oft leichtfertigerweise unterschätzte Hartnäckigkeit an die oberste Spitze gelangen, dann kann das – wie uns gerade die neuere Geschichte traurigerweise vor

Augen geführt hat – manchmal fatale Folgen für die gesamte davon betroffene Gruppe haben.

Aber gerade auch für die heutige Zeit können wir die Realität eines solchen Selektionsdrucks[26] praktisch als gesichert annehmen. Wir brauchen uns zu diesem Zweck nur etwas genauer in unserer Menschenwelt umzusehen, und wir werden sofort erkennen, wo wir uns da im Laufe der letzten Jahre, egal ob 100, 1.000 oder 10.000 (oder mehr), hineinmanövriert haben. Beginnen tut dies dabei schon damit, daß das wissenschaftliche Selbstverständnis des modernen Menschen in der Bezeichnis *Homo sapiens* und, da uns das immer noch zu wenig ist, *Homo sapiens sapiens* kulminiert, was zumindest andeutet, daß wir uns eher nicht so gerne als *Homo stupidus* verstehen möchten, obwohl letzteres, rein evolutionistisch betrachtet, keine Schande sein bräuchte. Die Fähigkeit, Probleme ganz unterschiedlicher Art durch die bewußt vorstellungsmäßige Anwendung relativ flexibler allgemeiner Prinzipien der Assoziation von inneren geistigen Symbolen (z. B. Gestalten, Begriffe, raumzeitliche Verhältnisse, Mengen, Zahlen, logische Relationen), kurz: durch intensives Nachdenken, zu lösen, müßte folglich auch heute noch einen gewissen Anpassungsvorteil für sich verbuchen können. Die strukturelle Basis für diese Fähigkeit entwickelt sich, wie Piaget als erster beobachtet hat, als Verständnis der raumzeitlichen Permanenz von Objekten der äußeren Welt schon im Laufe der ersten beiden Lebensjahre eines jeden Menschen. Im Gegensatz zu vielen anderen Wirbeltieren, deren kognitive Ontogenese zwar ebenfalls den Erwerb dieser Fähigkeit miteinschließt (Etienne 1984), und dies bei manchen Primaten sogar deutlich schneller als bei *Homo sapiens*, kann die anschließende Entwicklung beim Menschen geradezu als kognitive Explosion bezeichnet werden, die sich ohne Zweifel in dessen extrem erweiterten Hirnvolumen widerspiegelt. Wenn psychologische Intelligenztests oder auch nur Eignungstests ganz unterschiedlicher Art (für den, der einen umfassenden Katalog sucht: *Swets Test Services*. European Test Publishers Group, 1994; für den, der einen amüsanten Überblick sucht: *Can you pass these tests?* Bragdon 1996) dann Ergebnisse liefern, die in eigenartig einheitlicher Weise miteinander positiv korrelieren, so spricht dies zumindest nicht gerade gegen die reale Existenz eines allgemeinen mentalen Faktors, der Ausdruck unserer besonderen Fähigkeit ist, aus bloßen Wahrnehmungen komplizierte theoretische Schlußfolgerungen abzuleiten.

Die teils heftige Kritik an IQ-Tests jedweder Prägung ist allerdings psychologisch durchaus verständlich, denn wer – außer bezeichnenderweise jene, die ein hohes IQ-Ranking erreicht haben[27] – läßt sich schließlich schon gerne durch eine oftmals nur einmalige Prüfung ein für allemal in eine definitive geistige Schublade werfen, noch dazu versehen mit einem einzigen Zahlenwert? Diese Kritik ist auch insofern methodisch durchaus gerechtfertigt, als mit den üblichen Tests natürlich viele subtilere Einflüsse auf die gemessene Leistung wie Tagesverfassung, Einstellung zum Test, Vorerfahrungen usw. niemals wirklich genau erfaßt werden können. Somit ist der IQ-Test vom Charakter her mit einem einmaligen Bluttest vergleichbar, der zwar sicherlich auch eine gewisse, durchaus über den aktuellen Moment hinausgehende Aussagekraft besitzt, aber nur bedingt eine langfristigere Prognose für ein konkretes Individuum zuläßt. Dieses Manko wird auch von Herrnstein und Murray keineswegs geleugnet: „Die IQ-Punktezahl für sich selbst ist ein nützliches, aber begrenztes Instrument" (S. 19). Wenn also IQ-Messungen nichts anderes als, wenn auch unblutige, (Ein-)Stichproben sind, was müßten wir dann unternehmen, um unser Meßverfahren robuster zu machen?

Ein perfekterer, aber wie jeder sofort zustimmen wird, absolut undurchführbarer Test bestünde einfach darin, von Geburt an permanent, also gleichsam *on-line* Messungen und Beobachtungen über die Höhe des Intelligenzstandes zu sammeln. Nur ein solches wahrhaft Orwellsches Verfahren würde auch tatsächlich so etwas wie die wirkliche Intelligenz eines jeden Individuums erfassen können. Nein danke!, wird hier ein jeder sofort sagen, dem oder dessen Kind wir ein solches Angebot unterbreiten wollten. Viele, wenn nicht die meisten Leute werden sogar froh darüber sein, daß IQ-Tests, außer in ganz wenigen staatlichen Institutionen (Militär), heutzutage kaum mehr weit verbreitet sind bzw. daß sie in einigen Ländern (z. B. USA) inzwischen als selektives Kriterium, beispielsweise bei der Anstellung von Arbeitskräften, nicht mehr zulässig sind. Heißt das nun, daß Herrnstein und Murray sich mit einer Sache abgegeben haben, die eigentlich, wie manch humanistisch gesinnter Kritiker mit Freude bestätigen wird, schon längst gesellschaftlich überholt ist? Weit gefehlt, denn bei näherer Betrachtung stellt sich heraus, daß nicht nur ab und zu – sozusagen dann, wenn man Pech hat und dazu gezwungen wird – ein Test stattfindet, sondern daß unglaublich viele solcher Tests stattfinden und zwar, ganz egal ob, wir dies wollen oder nicht, von der ersten bis zur letzten Sekunde unseres Lebens! Diese Tests haben natürlich nicht alle direkt mit der menschlichen Intelligenz im engeren Sinne zu tun, aber wir kommen damit dem Wesen der natürlichen Selektion schon ein großes Stück näher.

Beginnen wir am besten gleich da, wo üblicherweise erst unser offiziell akzeptiertes persönliches Leben beginnt, nämlich bei der Geburt. Schon das Leben eines Säuglings ist ein Leben voller Tests, wenn auch rein äußerlich nichts dergleichen vonstatten zu gehen scheint. Man hat ja als Säugling in der Regel mindestens eine aufopferungsvolle Bezugsperson zur Verfügung, die einem alle Mühen des Alltags abnimmt und die sich rührend um das eigene Wohlbefinden kümmert. Die Sache hat nur einen kleinen Haken, denn auch als Säugling muß man schon ganz genau wissen, was zu tun ist, um sich die optimalste Fürsorge von seinen nächsten Verwandten zu sichern, da ansonsten der Weg in potentielle Krisen vorgezeichnet sein kann. Es waren die Psychiater John Bowlby (1969) und Dan Stern (1971, 1977), die unabhängig voneinander sehr schön gezeigt haben, wie anfällig und oft labil Mutter/Kind-Beziehungen sein können (siehe auch Hassenstein 1987). Von sehr engen und gut funktionierenden Beziehungen bis hin zu extrem gefährdeten Fast-nicht-mehr-Beziehungen, wo Mütter ihre Babys einfach irgendwo liegen lassen, gibt es alle nur denkbaren Übergänge. Natürlich hängt der erfolgreiche Verlauf einer Mutter/Kind-Beziehung nie allein vom Verhalten des Kindes ab, das ist schon klar, aber zugleich wird auch deutlich, daß beide, Mutter *und* Kind, in unmerklicher Weise von der Evolution auf gemeinsamen Erfolg hin getestet werden. Aus der Perspektive des Kindes heißt dies aber nichts anderes, als daß jede Bewegung, jeder Laut und jede kompliziertere Interaktion mit der Mutter ein nicht vermeidbarer Test seiner diesbezüglichen Fähigkeiten ist. Was kann dies schon alles mit Intelligenz zu tun haben? Sehr viel, denn es gilt immerhin, die oft hochgesteckten Erwartungen der Eltern zu erfüllen, also vielleicht nicht gar zu langsam zu sein in seinen Reaktionen, auf ermutigendes Vorsprechen wenigstens mit einer einigermaßen überzeugenden Intention des Sprechenwollens oder gar mit einem echten Nachahmungsversuch zu reagieren, kurz und gut, sich ganz allgemein als überaus nettes und vor allem vifes Kerlchen respektive Mäderl zu präsentieren.

Das Leben als körperlich absolut hilfloser Säugling ist der erste durchaus ernste kognitive Eignungstest, den wir außerhalb des Mutterleibs zu bestehen haben. Überspringen wir nun einige weitere Jahre und widmen wir uns jenem leider oft elendslangen Entwicklungsabschnitt, den wir als unbestreitbaren Höhepunkt der Kulturentwicklung unserer Art empfinden: der schulischen Ausbildung. Die obligatorische Einweisung in eine Schule wird gemeinhin als eine der humansten Errungenschaften der Menschheit verstanden, da erst durch diese aus dem scheinbar zum Verwildern neigenden Menschenjungen – man denke nur an den wilden Buben von Aveyron und andere Wolfskinder – ein gescheites und kultiviertes Wesen werden kann. Die Methode der Schule nennt sich dabei „Unterricht" und widmet sich ausschließlich der möglichst professionellen Vermittlung von Wissen und, was noch wichtiger ist, von intelligenten Fähigkeiten wie beispielsweise Lesen, Schreiben und Rechnen. Eigentlich, so müßte man glauben, stammt fast unser gesamtes Denken (wer hat noch Zeit, seine Kinder selbst zu unterrichten?) und all unsere Intelligenz von daher, denn wie heißt es doch schon bei Wilhelm Busch (1832–1908) so schön: „Was Hänschen nicht lernt, lernt Hans nimmermehr." Es ist also die gezielte Unterrichtung in der Schule, die aus uns mehr oder weniger hübschen nackten Affen *(Homo „morrisensis")* erst etwas ganz Besonderes macht. Für diese Interpretation spricht zumindest, daß es bei keiner einzigen Tierart eine mit *Homo sapiens* vergleichbar konzentrierte und gezielte Unterweisung und Erziehung des heranwachsenden Nachwuchses gibt. Verglichen mit uns Menschen haben junge Affen kaum einen nennenswerten Schulstreß, was vielleicht auch deren beneidenswerte Relaxtheit erklärt, die geradezu diametral entgegengesetzt zu unserer auffälligen Gehetztheit in vielen Dingen des Lebens ist. Nun wissen wir jetzt aber durch konsequent durchdachte evolutionstheoretische Überlegungen, daß wir im Laufe unseres kurzen persönlichen Lebens nichts wirklich Neues dazulernen können, Erkenntnisfortschritt also prinzipiell für diesen Abschnitt unseres Vielzellerdaseins ausgeschlossen sein muß. Wozu zum Teufel müssen wir dann noch überhaupt in die Schule gehen, die uns in der Regel sowieso nur nervt, wenn wir dort – wie gelegentlich manch ein Schlauer schon vermutet hat – sowieso nichts anderes als nichts lernen können. Die Antwort ist wieder viel einfacher, als man vermuten würde, denn sie besagt nicht mehr, als daß wir dort vor allem getestet werden, weniger auf Herz und Nieren, dazu sind die Schulärzte oft zu selten anwesend, aber dafür um so akribischer auf Geist und Verstand. Die Schule des Menschen ist nichts anderes als ein großartiges oder, wenn schon nicht großartiges, so doch zumindest ein gigantisches Testunternehmen, durch das inzwischen fast jedes Mitglied unserer Art hindurch muß, so es oder, vielmehr, so dessen Eltern am weiteren Erfolg in des Sprößlings späterem Leben in irgendeiner Weise interessiert sind. Weit davon entfernt, eine Institution zu sein, die unseren Kindern tatsächlich etwas Neues beibringen kann, ist die Schule ein Unternehmen, das – überzeugte Humanisten werden es nicht für möglich halten – im Dienste der natürlichen Selektion steht! Was Platon also schon vor mehr als 2.000 Jahren anhand der Belehrung eines jungen Sklaven demonstriert hat, nämlich daß man einem anderen Menschen nichts wirklich Neues beibringen kann, sondern ihn nur auf das Vorhandensein einer bestimmten Fähigkeit hin testen kann (im Falle von Meno ist es die Fähigkeit der Ableitung einer einfachen Regel der Geometrie, der bereits erwähnten Verdoppelung des Quadrats über die Diagonale), das gilt um so mehr für den ganzen Bereich unserer institutionellen wie auch, klarerweise, der privaten Erziehung unserer Kinder. Was also auf den ersten Blick wie die große Ausnahme von den ansonsten universal gültigen Gesetzen der biologischen Evolution aussieht, erweist sich nun bei näherer Betrachtung als nur einer unter Millionen von vergleichbaren Spezialfällen, wo lebende Organismen den Unbilden der natürlichen Selektion ausgesetzt sind.

Pädagogen werden jetzt wohl einwenden, daß sich der vielleicht früher einmal gegebene rigorose Test- und Prüfungscharakter der meisten Schulen inzwischen doch wesentlich geändert hat und daß heutzutage die Schule tatsächlich eine Institution geworden ist, an der mit den modernsten Mitteln der Wissensvermittlung in durchaus nicht mehr konfrontationsmäßiger oder gar autoritärer Weise den Kindern der sinnvolle Umgang mit der enormen Fülle des Wissens der Neuzeit beigebracht wird. Hinzu käme noch, daß immer stärker bestimmte alternative Formen des Unterrichts in die vorgeschriebenen Lehrpläne und Methoden Einzug halten, so daß schon lange keine Rede mehr sein kann von einem bloß schulmeisterlichen Abprüfen bereits vorhandener

Fähigkeiten wie noch zu Zeiten unserer Großväter und Urgroßväter. Leider ändert auch eine solche, oberflächlich betrachtet durchaus richtige Sicht der Dinge überhaupt nichts an der Tatsache der Unmöglichkeit von Wissensvermittlung von (erwachsenem) Mensch zu (heranwachsendem) Mensch, gekoppelt mit einem, natürlich je nach Schultyp unterschiedlichen intraspezifischen Selektionsdruck, der sich letzten Endes, wie nicht nur Herrnstein und Murray, sondern im Grunde wir alle ganz genau wissen, sehr wohl in spürbarer Weise auf den späteren Lebenserfolg unserer Kinder auswirken kann.

Nehmen wir als Beispiel dafür nur die immer stärker in Mode kommenden antiautoritären Formen der Schul-Pädagogik, von denen oft angenommen wird, daß sie besonders kindgerechte oder zumindest kinderfreundliche Unterrichtsmethoden wären. Etwas übertrieben ausgedrückt, könnte man sagen, daß Kinder in solchen Schulen im Prinzip machen dürfen, wonach immer sie Lust haben, und es wird gleichzeitig auch großer Wert darauf gelegt, den Unterricht so wenig autoritär und nivellierend wie nur möglich zu gestalten. Es müssen also nicht alle Kinder zur exakt gleichen Zeit genau dasselbe lernen und schließlich auch perfekt gleichzeitig können, sondern jedem Kind wird im Rahmen der Schule die Möglichkeit gegeben, sich so weit wie möglich nach seinen eigenen inneren Gesetzen zu entfalten. Diese neue Art von Pädagogik, die von der Grundidee her von der italienischen Ärztin Maria Montessori (1870–1952) schon um die Jahrhundertwende entwickelt wurde, nimmt eigentlich viel dessen vorweg, was Jean Piaget einige Zeit später als erster entdeckt zu haben glaubte, nämlich die Eigenständigkeit der geistigen Tätigkeit des Kindes, die im spielerisch selbstmotivierten Handeln seinen deutlichsten Ausdruck findet (bezüglich der Unterschiede zwischen Piaget und Montessori, siehe Elkind 1984). Wo um alles in der Welt, wird man jetzt einwenden, kann man hier noch von Darwinscher Selektion sprechen? Ein äußerer Unterschied zu konventionelleren Schultypen ist natürlich da, dies kann nicht bestritten werden. Verglichen mit diesen kann antiautoritäre Pädagogik vielleicht am besten als die schwierige Methode der Geduld bezeichnet werden, die vom Lehrpersonal und zum Teil auch von den Eltern einen dementsprechend großen Einsatz verlangt. Gerade die mehr oder weniger enge Mitarbeit der Eltern bei der Unterrichtung der Kinder gilt dabei als integraler Bestandteil der Methode. Inzwischen haben sich allerdings die meisten öffentlichen Schulen diesen hilfreichen Trick bei der Bändigung so vieler unterschiedlicher kleiner Persönlichkeiten, wie es Schüler nun einmal sind, zunutze gemacht. Was sich dabei aber nun allein ändert, ist nur die *spezifische Art* der Selektion, was aber keineswegs gleichbedeutend ist mit der Annahme, es würde – natürlich langfristig gesehen – keine Selektion mehr stattfinden. Ganz im Gegenteil, denn schließlich wird auch hier irgend etwas Konkretes von den Kindern erwartet, egal in welch liberaler Form man dies auch zu tun vermeint. Treiben wir diese Überlegung noch ein bißchen weiter und konstruieren wir uns rein gedanklich das perfekteste Schulsystem, das wir uns zurzeit vorstellen könnten, eines, in dem alles nur irgendwie Denkbare unternommen wird, um den Schülern das Lernen so angenehm wie möglich zu gestalten, sie zu fördern, wo immer das nur möglich und notwendig ist, und ihnen mit allen Mitteln moderner Unterrichtskunst so viel Interessantes und Kreatives wie nur möglich anzubieten. Wäre damit endlich diese lästige natürliche Selektion abgeschafft? Sogar in jenem noch konstruierteren Fall, in dem man sich gezielt vornehmen würde, absolut nichts mehr von den Kindern zu erwarten oder gar zu verlangen und abzuprüfen, wäre dies eine ganz spezifische selektive Situation, in der sich verschiedene Kinder unvermeidlicherweise wieder unterschiedlich gut zurechtfinden würden. Noch extremer wäre aber ein totaler Verzicht auf jegliche Erziehung, falls überhaupt machbar. Man bräuchte sich dann nur um die rein materielle Absicherung der Heranwachsenden kümmern und jede weitere Interaktion tunlichst vermeiden. Aber sogar, wenn man die Jugend sich vollkommen allein überließe, würden sich spezifische Vor- und Nachteile für das einzelne Kind einstellen, die einen starken Einfluß auf seinen späteren Lebenserfolg nehmen könnten. Bislang gibt es darüber bzw. über bedingt ähnliche Situationen verständlicherweise nur Bücher bzw. Filme (W. Golding: „Der Herr der Fliegen"; pessimistische Geschichte von Kindern, die alleine auf einer Insel zurückbleiben), da ein solcher Kaspar Hauser-Gruppenversuch wohl niemand wirklich interessieren kann. Andererseits zeigt uns das meist nicht sehr rosige Schicksal von sozial frühzeitig „verwilderten", will heißen: ohne Familienrückhalt aufwachsenden Kindern in der ganzen Welt, wohin diese Art von elterlichem Sich-nicht-Kümmern in der Regel führt. Evolutionär betrachtet hat sich hier für solche Krisenfälle sicherlich bereits ein internes soziales Verhaltensnotprogramm etabliert, das aus dem vernachlässigten Kind in Kürze einen „kleinen Erwachsenen" macht, mit all den bekannten, meist negativen Begleiterscheinungen (Kindsoldaten, Straßenbanden, Kinder als Prostituierte usw.).

Aber zurück zur permanent in Reform begriffenen Institution Schule: Was immer man als Lehrer im Unterricht von den Schülern verlangt oder eben auch *nicht* verlangt, man hat es dennoch immer mit irgendwelchen konkreten Selektionsbedingungen zu tun. In bezug auf die IQ-Debatte können wir somit die ganze Angelegenheit präzisieren und behaupten, daß in evolutionärer Perspektive die klassischen und inzwischen weitgehend standardisierten Intelligenztests nichts anderes sind als der Versuch, eine Art von hochkonzentriertem Schulgesamteignungstest zu entwerfen, mittels dessen rigider Anwendung in Entscheidungsprozessen aller Art eine Gesellschaft den Versuch unternimmt, einen einheitlichen Selektionsdruck in Richtung einer Förderung von Individuen mit erhöhter Schulintelligenz auszuüben. So nimmt es auch nicht wunder, daß die zuverlässigsten Prognosen, die aus einem be- bzw. überstandenen IQ-Test ableitbar sind, in erster Linie den zukünftigen Schulerfolg des Getesteten betreffen:

Von all den sozialen Verhaltensweisen, die man mit der kognitiven Begabung verknüpfen kann, ist ein Schulausstieg vor dem Gymnasiumsabschluß der offensichtlichste. Niedrige Intelligenz ist eine der besten Vorhersageindikatoren für ein Schulversagen, und Schüler, die einen oder zwei Abschlüsse versäumen, haben wahrscheinlich die geringste Bindung an die Schule [Ü. d. A.] (R. J. Herrnstein & C. Murray 1996, S. 143).

Die These von Herrnstein und Murray geht aber über diesen Befund noch weit hinaus, indem sie nämlich behaupten und, was viele Kritiker nicht so gerne wahrhaben wollen, zugleich über weite Strecken mit einem umfangreichen Datenmaterial eindrucksvoll belegen, daß die Höhe des IQ im Schnitt auch etwas über den zu erwartenden Gesamtlebenserfolg der getesteten Personen aussagt. Aus evolutionärer Sicht kann diese These zumindest nicht ganz so falsch sein, denn ansonsten hätten wir große Probleme, wenn wir beispielsweise – bezogen jetzt natürlich auf einen weit größeren Zeitraum – erklären wollten, wieso sich, in auffallendem Gegensatz zu den meisten anderen Primaten, bei denen anscheinend seit längerer Zeit alles beim alten geblieben ist, gerade das Gehirn des Menschen in den letzten 7 Millionen Jahren ziemlich kontinuierlich vergrößert hat. Dabei zeigen die neuesten Untersuchungen über die Gehirnentwicklung bei Säugern, daß das menschliche Gehirn nichts anderes ist als die extrapolierbare Vergrößerung eines kleinen Standard-Säugerhirns wie beispielsweise eines Hamsters (Finlay & Darlington 1995). Lokale Arealveränderungen (z. B. Sprachzentren) dürften also offensichtlich nur eine geringere Rolle als bislang vermutet gespielt haben. Ja, nicht einmal der Anteil des Neokortex, also jenes Bereiches, der einen Großteil der assoziativen Funktionen beherbergt, ist größer als bei einem hypothetischen Affenhirn vergleichbarer Dimension (Passingham 1975). Unbestritten ist allerdings die absolute Verdreifachung des Neokortex in bezug zur entsprechenden Körpergröße eines gleich großen Affen (Passingham 1973). Die relativ niedrige Mutationsrate unserer Art (1,2 Änderungen pro Basenpaar in einer Milliarde Jahren im Vergleich zu 4,8 bei Ratten) spricht jedoch insgesamt für eine durchaus „normale" Veränderung sowohl unseres Gehirns wie unseres Körpers (Gibbons 1995). Nichtsdestotrotz braucht es eine selektionistische Erklärung, da ja die Mutationen allein nur das notwendige Substrat zur Verfügung stellen. Dabei sehen wir für den Moment von nichtsozialen Umweltveränderungen ab, die sicherlich unter bestimmten Voraussetzungen eine selektive Auslösewirkung besitzen können, deren alleinige Wirkung jedoch nicht überschätzt werden darf, da viele Primaten durchaus in vergleichbaren Milieus zu finden sind (z. B. Mensch und Pavian). Jedenfalls ist die so einleuchtende und deswegen auch sehr beliebte graphische Darstellung der Menschwerdung durch eine einfache Aufrichtung des Körpers und, damit einhergehend, eine Freiwerdung der Hände für manipulative Zwecke, eine allzu simple, da viele andere Arten – und nicht nur unbedingt Primaten – dies schon längst hätten tun können, wenn allein der Lebensraum der afrikanischen Steppe dies erfordert hätte.

Die Vorstellung, daß als eine der Hauptantriebsfedern der Evolution von *Homo sapiens* eine kontinuierliche intraspezifische Selektion in Richtung auf erhöhte Intelligenz fungiert hat, muß allerdings ergänzt werden durch den Hinweis, daß zugleich auch viele andere Merkmale des Menschen unter einem starken Selektionsdruck gestanden sein müssen, da erst eine ganze Reihe weiterer Spezialanpassungen die Besonderheit unserer Art ausmachen. Es ist schließlich auch nicht so, daß der Mensch nichts anderes als ein Schimpanse mit zufälligerweise größerem Gehirn ist, genauso wenig wie ein Schimpanse eine Meerkatze mit etwas größerem Gehirn ist. Evolution betrifft immer ganze funktionale Einheiten, eben Organismen, und da ist es in der Regel so, daß die Veränderung eines Merkmals oft auch die Veränderung eines ganz anderen Merkmals oder von mehreren anderen selektiv nach sich zieht. So hätte die Evolution einer allgemeinen Intelligenz *g* allein ohne die gleichzeitige evolutive Veränderung der sozialen und emotionalen Komponenten menschlichen Verhaltens wohl schwer funktionieren können. Im sozialen Bereich hat es beispielsweise eine enorme Ausweitung und zugleich auch Verfeinerung der Methoden der Jungenaufzucht gegeben, was sich heute allein schon daran zeigt, wie aufwendig sowohl in materieller wie auch psychischer Hinsicht es ist, ein Neugeborenes zu dem zu machen, was wir uns unter einem würdigen Nachfolger unserer selbst vorstellen: einen selbständigen Menschen. Diese extrem verstärkte Fürsorge um den eigenen Nachwuchs war sicherlich eine der wichtigsten Mitbedingungen dafür, daß intelligentes Verhalten bei unserer Art überhaupt selektiv gefördert werden und somit sich durchsetzen konnte, denn, wie leicht gezeigt werden kann, ist eine spiel- und somit phantasieanregende, sozial abgesicherte Jugendzeit unverzichtbare Voraussetzung für die Entfaltung des eigenen kreativen Potentials. Ohne gleichsam paradiesische[28] Zustände während einer möglichst langen Zeit unserer individuellen Entwicklung wäre es wohl nie möglich geworden, Techniker, Wissenschaftler und Philosophen in die Welt zu setzen, da unter miesen materiellen Verhältnissen auch kein noch so begnadeter Einstein – wer weiß schon genau, wie viele unentdeckte und, vor allem, verhinderte es davon schon gegeben haben mag? – zu jenem echten Mythos Einstein werden kann. Auch hängt damit indirekt das Wesen des Zivilisationsprozesses zusammen, dessen erste Umrisse von Norbert Elias zumindest für die letzten Jahrhunderte so eindrucksvoll beschrieben wurden (Elias 1976). Im Prinzip hat Elias dabei nämlich – ohne dies als Nichtbiologe wirklich zu wollen – nichts anderes getan als erstmals jene intraspezifischen Selektionsdrücke etwas genauer zu beschreiben, die mit großer Wahrscheinlichkeit schon seit einigen Jahrtausenden unsere Evolution auf Trab halten. Diese zivilisatorische Entwicklung kann nur im Zusammenhang mit unserer biologischen Intelligenzentwicklung verstanden werden. Dazu passen auch die wichtigsten fördernden Selektionsfaktoren: wohlbehütete Kindheit, Überschuß an Zeit und Energie, materieller Luxus, Freiheit von existentiellen Zwängen, Wettbewerb um Kultiviertheit. Alles das ist auch eine Voraussetzung für die selektive Förderung von intelligenten Menschen. So nimmt es auch nicht wunder, daß die Hauptschübe kultureller Veränderungen in Richtung auf ein „feineres" bzw. verfeinertes Leben zumeist von den privilegierten Oberschichten ausgingen und erst dann im Laufe der Zeit sich auf die weniger vom Glück verwöhnten Gruppen der Gesellschaft ausbreiteten. Wir sollten uns jedoch davor hüten, zu glauben, daß dies, wie bei oberflächlicher Lektüre von Elias suggeriert wird, ein kontinuierlicher Prozeß wäre. Ganz im Gegenteil, immer wiederkehrende Epochen von wirtschaftlicher Knappheit zeigen uns, wie schnell andere gesellschaftliche Kräfte das evolutionäre Ruder an sich reißen können. Dann geht es meist nur mehr sehr, sehr wenig um den feinen und zivilisierten Umgang mit dem Mitmenschen, sondern andere „Qualitäten" werden dann gefordert: „Stärke" (gemeint ist meist Brutalität), Tugendhaftigkeit (gemeint sein kann Abneigung gegen „Entartung" und „Verweichlichung"), „Naturverbundenheit" (gemeint ist oft das Unkultivierte), letztlich Rohheit und Wille zur Macht kombiniert mit sklavischem Gehorsam. Wir kennen solche Parolen inzwischen zur Genüge, und sie werden sowohl uns wie auch viele andere Tierarten – in der Regel gilt: werden die Ressourcen knapp, dann wird der Umgang miteinander sehr schnell agonistischer, sprich: unfeiner (Chance 1996) – als Artmerkmal noch eine lange Weile erhalten bleiben. Oft ist es auch nur der Aufstand des Mittelmäßigen gegen das allzu Verfeinerte. So meinte erst kürzlich die österreichische Historikerin Hamann zur Frage der uns heute so unerklärlichen Begeisterung für den Nationalsozialismus, von der sich auch nicht wenige Biologen – darunter leider auch Konrad Lorenz[29] (im Gegensatz zu Karl v. Frisch) – anstecken ließen (Deichmann 1995):

Es war eine breite Schicht von ansonsten unauffälligen Menschen. Und das ist das Bedrückende: wie leicht der Mensch unter bestimmten Voraussetzungen verführ- und fanatisierbar ist (Brigitte Hamann 1997, in *News* 5/97, S. 118).

Eine historische Darstellung dieses permanenten Widerstreits zwischen den zivilisatorischen und antizivilisatorischen Kräften wäre aber wohl ein eigenes Buch wert, ein Anti-Elias vielleicht nur mehr eine Frage der Zeit. Einen großartigen Film zu diesem Thema gibt es allerdings bereits: *Amadeus* von Milos Forman, wo ein das etablierte höfisch-bürgerliche Mittelmaß vertretender Salieri dem genialen „Rotzbuben" Mozart gegenübersteht.

Kehren wir wieder zur „reinen" Intelligenz unserer IQ-Tests zurück. Um die These vollständig beweisen zu können, daß ein Selektionsdruck in Richtung Erhöhung der menschlichen Intelligenz, der vor einigen Millionen Jahren, aus welchen Gründen auch immer (steigende Gruppengröße, Konkurrenz zwischen Gruppen, Jagd und andere kooperative Formen der Nahrungsbeschaffung, komplexe Familienstrukturen usw.; ausführliche Diskussion bei Dunbar

1993), begonnen hat, auch heute noch die Evolution des modernen *Homo sapiens* beeinflußt, bedarf es weit umfassenderer Untersuchungen als des äußerst limitierten Vergleichs eines einzigen Tests mit einigen wenigen Parametern eines nur individuell verstandenen Lebenserfolgs. Um wirklich Evolutionstheorie auf den Menschen anwenden zu wollen, müßte man versuchen, echte Fitneßberechnungen anzustellen, und hernach überprüfen, welche Eigenschaften es sind, die ihre Träger langfristig zu den reproduktiv erfolgreichsten innerhalb einer bestimmten Population machen. Dies würde auch komplizierte Abschätzungen des Anteils an indirekter Fitneß, d. h. Fitneßgewinne über die Unterstützung genetisch Nahestehender, miteinschließen müssen, was die Sache noch um einiges schwieriger macht. Auf jeden Fall sprechen die Veränderungen der letzten beiden Jahrhunderte sehr dafür, daß sich die Selektionsbedingungen für *Homo sapiens* gerade jetzt wieder einmal stärker verändern, denn es wäre eher unlogisch anzunehmen, daß unsere moderne Zivilisation mit ihrer rasanten technologischen Entwicklung keinen starken selektiven Einfluß sowohl auf alle Beteiligten wie auch gerade auf vermeintlich Nichtbeteiligte ausüben würde. Allein schon die zahlreichen publizierten Familiengeschichten, die zurzeit vor allem bei Sozialhistorikern und anderen geschichtsinteressierten Forschern gerade Hochkonjunktur feiern, zeigen, wie unglaublich kompliziert und gleichzeitig faszinierend unterschiedlich das Schicksal irgendeiner Familie, egal aus welcher gesellschaftlichen Schichte stammend, sein kann. Solche Studien zeigen erst so richtig die außerordentlich komplexe Dynamik dessen, was auch beim Menschen, genauso wie bei Tierfamilien mit ihren speziellen Schicksalen, reale Evolution in der Zeit bedeutet. Zugleich zeigen uns aber solche spannenden Familiengeschichten, wie hoffnungslos unscharf das Bild unserer evolutionären Vergangenheit schon aus rein methodischen Gründen sein muß. Auch wenn wir die exakte Genzusammensetzung der gesamten jetzigen Weltbevölkerung kennen würden, wäre es immer noch ein hoffnungslos Don Quichotesches Unterfangen, die genauen Evolutionslinien mehrerer Vorfahrengenerationen gleichzeitig in einer Studie zu erfassen. Was wir also, genauso wie im Falle der anderen Arten, im günstigsten Falle erfassen können, sind nur kleinste Miniaturausschnitte aus einem unvorstellbar gigantischen Gesamtprozeß, den wir uns bestenfalls durch mathematische Extrapolationen auf eine ungefähre Vorstellbarkeit hin reduzieren können. Letztlich wird uns nicht viel mehr gelingen als die Abschätzung grober Genverschiebungstendenzen über größere Zeiträume hinweg, unter der Voraussetzung, daß es uns noch demnächst gelingen wird, die Erbsubstanz einiger vertrockneter Vorfahren, wie beispielsweise beim erst kürzlich entdeckten und gleich berühmt gewordenen Tiroler Ötzi, einigermaßen vollständig analysieren zu können.

Immerhin wäre es dadurch denkbar, zumindest über nicht allzu lange zeitliche Distanzen hinweg ein wenig von der realen Dynamik unserer eigenen

Stammesgeschichte zu erfahren, wo das Aussterben von Seitenlinien genauso an der Tagesordnung ist wie das unvorhersehbare Aufblühen irgendeines neuen Zweiges der Verwandtschaft. Schon das Erstellen eines persönlichen Stammbaumes, wie es unter Adeligen, die sich bezeichnenderweise schon immer für etwas genetisch Besseres hielten, über Jahrhunderte hinweg üblich war, deutet in diese Richtung. Dies erklärt auch die ungewöhnliche Faszination, die von solchen umfangreicheren Genealogien auf uns Menschen ausgeht, da sie der Identität des einzelnen in der Anonymität der Masse eine stabilere Verankerung verleiht. Das große psychologische Bedürfnis, das dahintersteckt, wird jedem sofort verständlich, wenn er nur die angestrengten Bemühungen von effektiv verlorengegangenen Personen (z. B. aus dem Zweiten Weltkrieg) sieht, die oft über Jahre hinweg verzweifelt versuchen, wenigstens irgendeinen der ihnen durch widrige Umstände unbekannten Verwandten zu finden. Die Stammbäume der Adeligen haben nur den einen großen Fehler, daß sie die unvermeidliche Vielfalt der genetischen Einflüsse aus den verschiedensten Quellen oft geflissentlich vernachlässigen, nur um ein besonders klares und geradliniges Bild der eigenen Herkunft zu zeichnen. So ist klar, daß mit jeder Verheiratung ein ganzer neuer Stammbaum hinzukommt, der seinerseits unvermeidlicherweise eigene Stammbäume im Schlepptau hat und so fort, so daß natürlich relativ bald die bis auf den heutigen Tag, trotz bürgerlicher und sozialistischer Revolution hochgeschätzte Blauheit des adeligen Blutes ihre niederen genetischen Trübungen bekommen muß. Daß der Nachweis oder gar nur der bloße Verdacht blaublütiger Vorfahren bei vielen Leuten bis auf den heutigen Tag noch ein eigenartiges Gefühl von (göttlicher?) Auserwähltheit aufkommen läßt, wäre sicherlich eine eigene soziobiologische Studie wert. Aber auch in ganz anderen Bereichen gibt es vergleichbare Phänomene, wo es schon etwas Besonderes für sich ist, etwa gar mit Ein- oder Wittgenstein – weniger schon mit Frankenstein –, wenn auch über hundertfünfzig Ecken, leiblich verwandt zu sein.

Ungeachtet der vielen Einschränkungen, die die Autoren auch offen zugeben, haben Herrnstein und Murray zumindest erstmals die reale Möglichkeit aufgezeigt, daß das neue Zeitalter von extrem gesteigerter Energie- und Maschinentechnologie eine entsprechend gravierende Veränderung der Genstruktur moderner Gesellschaften nach sich ziehen könnte, mit dem warnenden Hinweis auf das Entstehen einer immer stärker isolierten und zugleich doch alles kontrollierenden kognitiven Elite. Um einer solchen, ihrer Meinung nach fatalen Fehlentwicklung entgegenzusteuern, schlagen sie deswegen wiederum selektive Gegenmaßnahmen zur allgemeinen Hebung des Intelligenzniveaus der Bevölkerung vor, was aber, logisch zu Ende gedacht, nicht unbedingt zu einer endgültigen Lösung aller jetzigen sozialen Probleme führen muß (Herrnstein & Murray, S. 389: „eine deutliche, anhaltende und verstärkte Erhöhung der Intelligenz würde viele derjenigen Problem umgehen, die wir beschrieben haben"), sondern, ganz im Gegenteil, den bereits laufenden Entwicklungsprozeß sogar noch weiter verschärfen kann. Denn schließlich und endlich wird ein IQ-Wert von 100, so derartige Stichprobentests überhaupt noch eine Zukunft haben werden, in alle Ewigkeit den ungefähren Mittelwert der Intelligenz einer Population ausmachen und alle Probleme, denen laut Herrnstein und Murray schon jetzt ein Individuum mit niedrigem IQ gegenübersteht, werden somit in ähnlicher Weise fortbestehen. Um es etwas überspitzt auszudrücken: ein heutiges „Doppelgenie" mit einem IQ-Rating von, sagen wir, 200 Punkten könnte dann morgen, wenn ihn die gesamte Population infolge selektiver Maßnahmen überholt hätte, die Probleme eines minderbemittelten 70ers bekommen. Realiter muß die Evolution auch in ähnlicher, wenn auch weniger dramatischer Weise abgelaufen sein, ganz nach dem durch und durch kapitalistischen Motto: der Bessere ist der Feind des Guten. Schon als dritte Schimpansenart hätten wir uns nämlich mit einem vergleichsweise gemütlich-idyllischen Waldleben, ähnlich dem der Bonobos, bescheiden können, aber es müssen schon damals irgendwelche Subjekte es besser gewußt haben wie alle anderen, bis sich etwas in Bewegung setzte, was offensichtlich bis zum heutigen Tag, einige Jahrhunderttausende später, noch immer nicht zur Ruhe gekommen zu sein scheint.

Mit anderen Worten, jede genetische Veränderung innerhalb einer Population führt zwar automatisch zu einer Veränderung der Konkurrenzsituation zwischen den verschiedenen Verwandtschaftslinien, aber damit nicht zwingenderweise zu einem Ende der Konkurrenz. Erst wenn hohe genetische Homogenität herrschen würde, wie sie bei sich ungeschlechtlich fortpflanzenden Arten und auch da nur bis zu einem Grad existiert, wäre eine Art evolutionärer Interessensausgleich vorstellbar. Unser eigener Körper ist das beste Beispiel dafür, daß genetische Identität zu fast perfekter Kooperativität und friedlichem Zusammensein führen kann, wo tatsächlich alle Probleme im Sinne des neu entstandenen Systemganzen gelöst werden. Diesen perfekt kooperativen Zustand findet man jedoch typischerweise nur innerhalb echter Einheiten der Evolution, d. h. innerhalb individuell getrennt existierender Systeme, seien es einzellige oder vielzellige. Daß jedoch aus sich sexuell reproduzierenden Populationen, die gerade durch eine oft beträchtliche genetische Variabilität gekennzeichnet sind, irgendwann einmal wirklich ganz neue, d. h. über das einzelne Individuum hinausgehende Einheiten der Evolution entstehen könnten, dafür spricht nicht sehr viel. Es wäre natürlich denkbar, daß irgendwann einmal durch die moderne Gentechnik das rasche Klonen von genetisch identischen Menschen machbar würde, die dann als hochkooperative und in sich äußerst friedliche Horden eineiiger Zwillinge zueinander in darwinscher Konkurrenz stehen würden, nachdem sie die letzten Romantiker der alten Sexmethode vollständig verdrängt hätten. Wäre dann Intelligenz ein evolutionärer Wert für sich, was er natürlich nicht sein kann, dann würden in einem solchen fiktiven Szenario, das in gewisser Weise mit der Situation bei unseren Wasserflöhen vergleichbar wäre (saisonaler Wechsel zwischen sexueller und asexueller Fortpflanzung), Horden von Einsteins, Schrödingers und anderen Genies die Welt bevölkern. Aber mehr als schlechte Science-fiction und dabei noch eine unter tausend möglichen ist das nicht, da die Frage der Variabilität und damit der Evolutionsfähigkeit selbst sich automatisch wieder von neuem stellen würde.

Da uns die Evolutionstheorie aber zwingt, davon auszugehen, daß die notwendige wie auch *hinreichende* Information zur Entwicklung von menschlicher Intelligenz, wie bei allen anderen Leistungen von Vielzellern auch, allein in der Genausstattung der befruchteten Keimzelle zu suchen ist, dann bedeutet dies zugleich, daß alle kognitiven Unterschiede zwischen verschiedenen Individuen rein genetische Ursachen haben müssen. Da verschiedene menschliche Populationen teilweise über längere Zeit voneinander isoliert existierten, ist von vornherein nicht auszuschließen, daß neben den bereits allgegenwärtigen individuellen Unterschieden sich zusätzlich auch noch gruppenspezifische Unterschiede entwickelten. Dessen ungeachtet kann die genetische Variabilität innerhalb einer Gruppe immer noch größer sein als zwischen den Gruppen. Dies heißt jedoch noch lange nicht, wie Gegner einer Evolutionstheorie am Menschen immer wieder irrtümlicherweise glauben, daß es deswegen keine gravierenden Unterschiede zwischen Gruppen geben könne. Wenn wir verschiedene Arten betrachten, wird diese Fehlinterpretation auch sofort verständlich. Die genetische Variabilität innerhalb unserer eigenen Art ist wahrscheinlich viel größer als jene zwischen *Homo sapiens* und irgendeiner der zurzeit lebenden Katzenarten. Heißt das nun, daß wir uns eigentlich von den Katzen wesensmäßig nicht sehr unterscheiden?

Ganz unabhängig von räumlichen Isolierungsfaktoren bilden sich in jeder Population immer wieder genetische Subpopulationen, die, ganz egal, ob wir sie als Subspezies, Rasse (ein allzu vorbelasteter Begriff), Varietät oder sonst irgendwie bezeichnen, allein schon dadurch entstehen, daß die permanente und vollständige Durchmischung des gesamten Genpools einer Art, die perfekte Panmixie, nur eine rein theoretische Möglichkeit darstellt. Herrnstein und Murray sind denn auch der Meinung, daß in bezug auf die menschliche Intelligenz solche Gruppenunterschiede zwischen größeren ethnischen Einheiten ohne Zweifel existieren, und sie legen zu diesem Zweck eine ganze Reihe von Untersuchungen vor, die zeigen, daß die durchschnittlich erreichten IQ-Werte von asiatischen, europäischen und afroamerikanischen Testpersonen tatsächlich voneinander signifikant abweichen, und zwar insofern, als erstere im Mittel die höchsten und letztere die niedrigsten Werte erzielen. Dieses Ergebnis, das, für sich genommen, schwer unter den Tisch gekehrt werden kann, hat ihnen umgehend auch sofort den Vorwurf von Rassismus eingebracht, was verständlich wird, wenn man sich einige ihrer daran anschließenden Forderungen etwas näher ansieht: „Einige Bundesmittel, die zurzeit ausschließlich auf die Förderung Benachteiligter konzentriert sind, sollten wieder an Programme für Begabte zugewiesen werden" (S. 418). Umgesetzt in das Ergebnis über die IQ-Unterschiede zwischen den drei großen ethnischen Gruppen, hieße dies, daß man genau jene fördern sollte, die sowieso schon den größten Vorteil aus der aktuellen Situation ziehen, was natürlich einer gezielten Bevorzugung gleichkommt. Und was es auf der anderen Seite bedeutet, dem permanenten Streß einer lebenslang gezielten, wenn auch vielleicht gar nicht immer bewußt beabsichtigten Benachteiligung zu unterliegen, dies haben die beeindruckenden Antirassismus-Workshops von Jane Elliott gezeigt, eine Erfahrung, die privilegierte (z. B. weiße) bzw. bei Elliott, „blauäugige" Personen in der Regel, wenn überhaupt, nur kurzfristig zu ertragen haben. Eine Erfahrung allerdings, die allein schon durch seine filmische Präsentation (Verhaag 1995) beklemmend wirkt und die es in jedem Fall lohnt, sich ihr zu stellen, obwohl, wie die Initiatorin dieses engagierten Projekts offen eingesteht, deren Wirkung wiederum eine nicht erzwingbare sein kann:

Ich kann niemanden dazu zwingen, sein Verhalten zu ändern. Das müssen die Leute schon selber tun. Aber ich zeige ihnen die Konsequenzen ihres Handelns, und ich mache deutlich, wie es ist, auf der anderen Seite zu stehen. ... Damit Rassismus funktioniert, reicht es für die braven Leute aus, nichts zu tun (Jane Elliott 1995).

Genau an diesem Punkt auch ist die ansonsten verdienstvolle Arbeit von Herrnstein und Murray durchaus zu kritisieren, da sie hier ganz eindeutig die ansonsten übliche Praxis wissenschaftlicher Untersuchungen verlassen, die darin besteht, die gesellschaftliche Bewertung ihrer Resultate der allgemeinen Öffentlichkeit oder, konkreter, den Lesern ihres Buches zu überlassen. So hat es denn auch absolut nichts mehr mit Naturwissenschaft zu tun, wenn Herrnstein und Murray am Ende ihrer beeindruckenden Datensammlung über den zweifellos vorhandenen durchschnittlichen Zusammenhang von IQ und Lebenserfolg unter dem Titel „Restoring the Concept of the Educated Man" (S. 442–445) zu dem Schluß kommen, daß das – wie sie selbst zugeben, nicht mehr ganz neue – Konzept des gebildeten Menschen, gestützt auf heute wohl kaum noch populäre Ideale wie „wisdom" (Weisheit) und „virtue" (Tugend), die Lösung aller Probleme mit sich brächte. Rein wissenschaftlich betrachtet, wäre es sogar möglich, das genaue Gegenteil dessen abzuleiten, was die beiden Autoren von *The Bell Curve* für die einzig mögliche Schlußfolgerung zu halten scheinen. Würde man nämlich genau so wie sie in der Entstehung einer neuen kognitiven IQ-Elite tatsächlich eine ernste Gefahr für die moderne (und nicht nur amerikanische) Gesellschaft sehen, so könnte man ohne weiteres fordern, ab sofort jedwede Ausbildung intelligenter Leute zu unterbinden, indem man einfach alle Universitäten abschafft. Überdurchschnittlich intelligent zu sein, wäre dann in der Tat nicht unbedingt mehr ein großer Vorteil für das persönliche Wohlergehen, und somit müßten sich auch alle potentiellen Fortpflanzungschancen, die mit solcherart intelligenten Genen verbunden wären, über kurz oder lang auf Null reduzieren.

Zum Rassismusvorwurf, der mit Vorliebe und nicht ganz zufällig immer wieder Biologen trifft, muß hier allerdings nochmals betont werden, daß das reine Feststellen der Existenz genetisch unterschiedlicher Populationen beim Menschen nicht dasselbe ist wie das subjektive Bewerten eben dieser Unterschiede. Allein schon aus der Vernachlässigung dieses wichtigen Punktes resultieren eine ganze Anzahl gravierender Mißverständnisse, denn auch die Ermittlung eines echten genetischen Unterschiedes kann, für sich genommen, logischerweise nichts aussagen über die Bewertung eines solchen Unterschiedes. Gerade die Evolutionstheorie als wissenschaftliche Theorie liefert uns dafür den besten Beweis, da sie sich einzig und allein dafür interessiert, wie verschiedene Organismentypen mit ihrem jeweiligen Lebensstil zurecht kommen, ohne deswegen irgendeine Art von moralischer Bewertung einführen zu müssen. Das einzige Kriterium, das ihr bei der Beschreibung der biologischen Evolution zur Verfügung steht, ist bloßes Überleben und, damit einhergehend, die Weitergabe genetischer Information an die Nachkommen. Evolutionär betrachtet ergibt es also keinen Sinn, von besser oder schlechter angepaßt zu reden, solange die Individuen, die Familien, die Populationen oder die Arten, von denen die Rede ist, noch am Leben sind. Aber auch ausgestorbene Arten sind logischerweise nicht schlechter in einem ethischen Sinn, sondern waren nur weniger erfolgreich als andere, aus welchem Grund auch immer. Auf eine Kurzform gebracht, könnte man also sagen, daß alles Leben zwar unter Umständen unterschiedlich erfolgreich, aber nichtsdestotrotz evolutionär gleichwertig ist, da die Evolution trivialerweise keinerlei Person (à la Mütterchen Natur) mit irgendwelchen Wertvorstellungen sein kann.

Daß aber dennoch dieses subtile Vermischen von wissenschaftlichen Feststellungen und sozialen Bewertungen gerade im Fall der Intelligenz sehr häufig praktiziert wird, wirft wiederum ein kennzeichnendes Licht auf unser Thema, zeigt sie uns nämlich nichts anderes als daß die These, daß auch heute noch in menschlichen Populationen ein allgemeiner Selektionsdruck in Richtung auf höhere Intelligenz herrscht, alles andere als falsch sein kann. Dies geht beispielsweise allein schon daraus hervor, daß Intelligentsein, in welcher Form auch immer (z. B. gute Schulnoten, gutes Abschneiden bei Tests), zumeist positiv und mangelnde Intelligenz (z. B. schlechte Schulnoten, schlechtes Abschneiden bei Tests) meist eher negativ und, was rein theoretisch durchaus möglich wäre, niemals umgekehrt gesehen wird. Zumindest ist uns bislang (noch?) keine einzige menschliche Kultur bekannt, die die auffallende Dummheit mancher ihrer Mitglieder positiv bewerten würde, in genau derselben Weise, wie sich heute jede Gruppe rühmt, diesen oder jenen gescheiten Kopf unter den ihren zu wähnen. Ganz im Gegenteil, oft entspinnen sich gerade an der schwer bis überhaupt nicht zu entscheidenden Frage nach der „eigentlichen", gemeint ist damit bezeichnenderweise meist die genetisch-verwandtschaftliche Herkunft manch berühmter Leute (z. B. Mozart, Herschel, List bzw. Liszt, de Funès) die amüsantesten national gefärbten Erörterungen (so K. Honolka 1976 über Liszt: „Der deutsch Erzogene bevorzugte das Französische und bekannte sich, ohne einen Satz magyarisch sprechen zu können, als Ungar, was purer romantischer Ritterlichkeit für ein unterdrücktes Volk entsprang." S. 395; R. Chazal 1972 über de Funès: „Ein Spanier aus Courbevoie [Anm.: Ortschaft in der Nähe von Paris]", S. 7). Eine Olympiade der größten Dummköpfe wird also wohl noch länger auf ihre Verwirklichung warten müssen.

19. Zur Emotion des Rechenfehlers

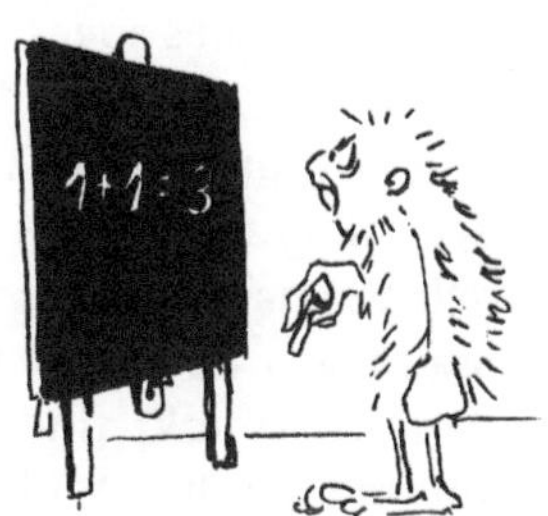

Man kann Wahrheit durch seine
Schönheit erkennen.

Richard Feynman

Eine besonders interessante Komponente unseres Verhaltens, die sich im Verlauf unserer Evolution hin zu mehr Intelligenz natürlich ebenfalls mitverändern mußte, betrifft alles das, was gemeinhin dem Bereich des Emotionalen zugeschrieben wird. Eine solche Feststellung mag zunächst allerdings erstaunen, denn emotionsgeladenes Handeln wird in der Regel zumeist als schroffer Gegensatz zu intelligentem Handeln verstanden. Eine Entwicklung in Richtung immer intelligenterer Hominiden hätte somit konsequenterweise zu immer emotionsloseren Typen von Menschen führen müssen. Eine solche Emotionslosigkeit existiert aber nur in dem Maße, daß durch die starke Entwicklung einer primär vorstellungszentrierten und somit verinnerlichten Intelligenz zumindest die rein *äußeren* Zeichen von Emotionalität einer neuen Art von Kontrolle unterworfen werden, die zugleich unterschiedlichste soziale Funktionen erfüllen kann. So kann es natürlich unter gewissen Umständen von Vorteil sein, gewisse reale emotionale Regungen (z. B. Angst) gerade nicht zu zeigen und dafür aber, unter ganz anderen Umständen, wiederum bestimmte nichtvorhandene Emotionen (z. B. Freude, Zuversicht) bewußt vorzutäuschen. Wir brauchen aber auf diese Thematik hier nicht näher einzugehen, da sich bereits ein eigener Zweig der Verhaltensforschung mit den Fragen sozialer Intelligenz bei Mensch und Tier eingehend beschäftigt (Byrne & Whiten 1988).

Auf jeden Fall kann aber nicht behauptet werden, daß Denken und, ganz allgemein, Intelligenz nichts mit Emotionen zu tun hätten. Das genaue Gegenteil ist der Fall, denn Emotionen sind nichts anderes als jene Verhaltensreaktionen, die einem Organismus erst die überlebenswichtige Beurteilung der Bedeutung von Wahrnehmungen, Vorstellungen und ganzen Theorien ermöglichen. Der Schweizer Psychiater Luc Ciompi hat diese unauflösbare funktionale Beziehung zwischen kognitiven und emotionalen Verhaltenselementen sehr treffend als „Affektlogik" bezeichnet, und dementsprechend unterscheidet er sogar zwischen mehreren verschiedenen Arten von emotionalen Logiken, wie

z. B. einer Angst-, Wut-, Trauer- oder Freudelogik (Ciompi 1982), die auch konsequenterweise als evolutionär entstanden zu denken sind (Wimmer & Ciompi 1996). Dieser Zusammenhang läßt sich schon rein introspektiv leicht überprüfen und dies sogar für die komplexesten Leistungen, die für menschliche Intelligenz typisch sind. Nehmen wir nur ein Beispiel aus der Mathematik und stellen wir uns die gedankliche Lösung eines kniffligen Problems vor. Wie ein jeder sofort nachvollziehen kann, ist die Lösung eines solchen Problems praktisch permanent von gefühlsmäßigen inneren Reaktionen begleitet, die uns genau sagen, ob wir auch noch immer auf dem richtigen Weg sind. Seinen perfekten Höhepunkt findet dabei die Beziehung zwischen Kognition und Emotion im logischen Widerspruch, der, würde er nicht zu den entsprechenden unangenehmen Gefühlen Anlaß geben, niemals zu den notwendigen kognitiven Korrekturen führen könnte, welche dann im besten Falle, aber auch nicht immer, in der befreienden Auflösung eben desselben ihr Ende finden. Die Sache ist aber auch mehr als eindeutig: Würde uns die Feststellung $3 + 2 = 7$ oder $x = x - 1$ nicht empfindlich unsere augenblickliche Gemütslage verderben, wir würden, wie so manches heranwachsende Kind, unbekümmert weiterrechnen, da wir nie verstehen könnten, was an unserem Verhalten nicht mehr in sich schlüssig sein mag. Erst der Ärger über den Fehler hilft unseren intelligenten Fähigkeiten wieder auf den Sprung. Eine letzte und nicht weniger überzeugende Bestätigung der Tatsache engster Interaktionen zwischen kognitiven und emotionalen Elementen findet sich heute sogar schon auf der rein neuronalen Ebene, wo die komplizierte Vernetzung von affektiven und intelligenten Arealen inzwischen bereits in mehr als nur einigen Details bekannt ist (Plutchik & Kellerman 1986).

Da die Beziehung zwischen Emotionen und Kognitionen eine wechselseitige ist, kann allerdings auch das eintreten, was in der herkömmlichen Betrachtung der Psyche von *Homo sapiens* etwas vernachlässigt wurde, nämlich die Tatsache, daß durch unser gesteigertes Vorstellungsvermögen rückwirkend auch das Empfinden von Emotionen dramatisch verändert werden kann. Der Zusammenhang ist ein evidenter. Menschen können sich mehr als alle anderen Tiere auf bestimmte Situationen seelisch vorbereiten und dadurch Gefühle erleben, die, was ihre Stärke betrifft, von keinem anderen, in der Regel kurzsichtigeren Lebewesen nachvollzogen werden können. So freuen wir uns schon wahnsinnig auf ein Ereignis, das in absehbarer Zukunft unser Leben bereichern wird – in der Regel unser nächster Urlaub oder ähnliches –, während wir uns andererseits auch schon wochenlang mit tagtäglichen Schweißausbrüchen vor einer bevorstehenden Prüfung, und sei es nur unser erster IQ-Test, fürchten können. Andererseits ist es durch intelligente Einsicht in eine konkrete Situation auch möglich, kurzfristig unangenehme Momente mit einem Lächeln auf den Lippen zu überstehen, da wir schon wissen, daß es uns bald hernach wieder wesentlich besser gehen wird. Eine Blutabnahme oder Impfung beim lieben Onkel Doktor ist dafür der exemplarische Fall. Als gescheite Erwachsene brüllen wir in der Regel beim Einstechen der Nadel nicht mehr, während jüngere Kinder oder gar Säuglinge, auch bei noch so gut fundiertem Argumentieren seitens der Eltern, mit eben demselben scheinbar so dummen Verhalten reagieren. Dies ist aber durchaus verständlich, denn kleine Kinder können (und wollen deswegen) sich auch noch gar nicht vorstellen, daß dieser plötzliche Schmerz nur von kurzer Dauer sein wird und darüber hinaus einen eventuellen langfristigen Vorteil mit sich bringen kann – beispielsweise eine Immunität gegen die in Österreich weit verbreitete und nicht ungefährliche Meningoencephalitis (Gehirnhautentzündung). Prinzipiell ganz ähnlich liegt die Sache beim professionellen Killer bzw. seinem institutionalisierten Widerpart, dem berufenen Kriminalinspektor, wo beide ihre durchaus nachvollziehbare Angst vor einer realen Gefahrensituation (z. B. direkte Konfrontation mit dem Gegner) durch ausgiebiges Training insofern stark reduzieren können, als sie dadurch sich das nötige Vorauswissen aneignen können, das ihnen die Sicherheit gibt – und hoffentlich, wie im Falle des auszubildenden Soldaten, ihnen nicht nur einredet –, daß sie theoretisch jede gefährliche Situation überleben könnten. Daß dann natürlich immer noch die tatsächliche emotionale Beherrschtheit im konkreten Falle einer realen Auseinandersetzung das letzte Wort haben wird, ist dabei eine andere Sache. Dieser Umstand erklärt vielleicht auch, weswegen echte Affekttäter selten eine Chance haben, sich dem Zugriff der Justiz zu entziehen.

Aber auch der entgegengesetzte Fall ist natürlich möglich, nämlich jener, wo die Freude an einer kurzfristigen Überraschung (z. B. „sie dürfen sich auf eine ordentliche Gehaltserhöhung freuen") durch eine langfristige Enttäuschung (z. B. „aber nicht in unserer Firma") zunichte gemacht wird. So wird auch in früheren Zeiten die berühmt-berüchtigte Henkersmahlzeit für zum Tode verurteilte Bösewichter kein wirkliches emotionales Hochgefühl bei den jeweiligen Betroffenen ausgelöst haben, während sich Hühner und anderes dümmeres, will heißen: kurzsichtigeres Getier (z. B. Fische) ohne weiteres mit appetitlichen Futterbröckchen zur Hinrichtungsstätte (z. B. Hackebeil, Angelhaken) locken lassen. Diese beim Menschen an und für sich weise Fähigkeit zur langfristigen Voraussicht ist jedoch in manchen Fällen, wie beispielsweise bei der immer häufiger auftretenden chronischen Depression, zu einem wahren Dilemma unserer psychischen Ausstattung geworden. Leider gibt es, aus welchen evolutionären Gründen auch immer, den permanenten Überschwang von positiven Gefühlen, eine Art chronische Manie viel zu selten. Wahrscheinlich war es immer schon langfristig, d. h. überlebensmäßig betrachtet, doch besser, im Schnitt lieber etwas ängstlicher als allzu leichtsinnig zu sein. Immer lustig als „Leiden" wäre uns aber verständlicherweise trotzdem lieber als immer traurig.

Was nun die zweifellos wichtige Beziehung der Emotionen zur menschlichen Intelligenz im engeren Sinne betrifft, so hat hier der klinische Psychologe Daniel Goleman erst vor kurzem einen lehrreichen Versuch einer Zusammenfassung der bisherigen Forschungsergebnisse auf diesem Gebiet unternommen. Golemans Ergebnis besteht dabei im wesentlichen darin, daß er zu dem Schluß kommt, daß die Emotionen gerade auch beim Menschen, und nicht nur beim vermeintlich so maschinenhaft instinktgetriebenen Tier, eine der rein rationalen Intelligenz übergeordnete Funktion darstellt. Anhand von konkreten Beispielen demonstriert er, wie gering oft der positive Einfluß eines auch noch so hohen IQ auf den zukünftigen Lebenserfolg eines Individuums sein kann, wenn in irgendeiner Hinsicht gravierende emotionale Defizite vorliegen, die gleichsam die Umsetzung des intelligenten Verhaltens blockieren. Seine These geht sogar so weit, zu behaupten, daß nur etwa 20% des tatsächlichen Lebenserfolgs eines Menschen von der Intelligenz und der ganze Rest daher, also immerhin 80%, von anderen Eigenschaften und dabei vor allem von der emotionalen Veranlagung einer Person abhängen. Diese These allerdings, die, im Gegensatz zu Herrnsteins und Murrays sehr umfangreichen Dokumentation über den Zusammenhang von IQ und Lebenskarriere, ohne allzu viele quantitative Belege vorgebracht wird, kann in dieser Form nicht ganz richtig sein.

Am Beispiel des einfachen und zugleich hinterhältig-gemeinen Marshmallow-Tests, der in der Regel mit ungefähr vier Jahre alten Kindern durchgeführt wird, läßt sich die Golemansche These, wenn schon nicht widerlegen, so doch entscheidend relativieren. Bei diesem Test wird den ahnungslosen Kindern – sie erfahren dabei natürlich nicht, daß sie getestet werden – das gefährlich verlockende Angebot gemacht, entweder ein Bonbon (Marshmallow) sofort zu bekommen oder, wenn sie nur etwa 15 Minuten warten würden, als Belohnung für ihre Geduld auch zwei Bonbons auf einmal zu erhalten. Man versetze sich einmal selbst als (natürlich hochintelligenter) erwachsener Mensch in eine solch zwiespältige Situation. Eine wildfremde Person (oder, was noch schlimmer wäre, ein guter Freund) bietet uns eines schönen Tages völlig unbegründet die nicht uninteressante Summe von, sagen wir, einer Million Schilling an (entspricht umgerechnet exakt einem Marshmallow), mit der entsprechenden Aussicht, diese schon an und für sich verlockende Belohnung am nächsten Tag – wir verschärfen den Test dem Altersunterschied entsprechend um eine schlaflose Nacht – ohne Wenn und Aber zu verdoppeln. Wie würden wir handeln? Sagen wir jetzt nicht einfach Blödsinn, denn genau das ist die Situation, vor die unsere Vierjährigen in diesem Test gestellt werden! Eine Million als Äquivalent von einem Marshmallow ist schon sehr verführerisch, aber zwei Millionen, das ist doch immerhin das Doppelte!! Da ein solcher Test aus durchaus verständlichen Gründen – welcher Versuchsleiter verschenkt schon gerne Millionen – noch nicht durchgeführt werden konnte, mag es vielleicht nützlicher sein, sich anzuschauen, was bei den Vierjährigen herausgekommen ist bzw. was aus diesen je nach der Art des Abschneidens beim Marshmallow-Test im Laufe der Jahre dann alles noch geworden ist.

Es stellte sich nämlich in einer erst kürzlich durchgeführten Langzeitstudie heraus, daß Kinder, die diese zermürbende Geduldsprobe erfolgreich bestehen und von Angesicht zu Angesicht mit der so verlockenden sofortigen Belohnung trotzdem ausharren bis zu jenem erlösenden Moment, wo der Experimentator wieder von einer vorgetäuschten Beschäftigung auftaucht, später im Leben erfolgreichere, da emotional stabilere und ausdauerndere Erwachsene werden. Dies äußert sich sogar in einem durchschnittlich um bis zu ca. 20% höheren Wert bei den entsprechenden Intelligenztests (Goleman 1996), verglichen mit jener Gruppe von einstmalig Vierjährigen, die der großen Versuchung einfach nicht widerstehen konnten und oft schon wenige Sekunden nach dem Verschwinden des Bonbononkels auf Nummer Sicher gingen und sich die hundertprozentige Belohnung holten, etwa frei nach dem gar nicht so dummen Motto: „Lieber einen Spatz in der Hand als eine Taube auf dem Dach." Unter der sicherlich etwas zweifelhaften Voraussetzung, daß alle getesteten Kinder genau dasselbe Vertrauen in die Person des Experimentators gesetzt haben, sieht es denn auch tatsächlich so aus, als ob die ungeduldigeren unter ihnen primär an einer mangelnden Kontrolle ihrer emotionalen Impulse („will haben!") gescheitert wären und daß sie allein aus diesem Grund auch deutlich dümmer gehandelt hätten als ihre selbstbeherrschteren Altersgenossen. Diese Interpretation erklärt gleichzeitig auch einleuchtend, wieso der so trickreiche Marshmallow-Test in bezug auf die viel später, nämlich im Alter von 16 bis 18 Jahren erhobenen IQ-Werte einen wesentlich höheren prognostischen Wert besitzt als die herkömmlichen Intelligenztests, die immer eine gewisse Sprachbeherrschung voraussetzen und somit natürlich bei einem Alter unter 4 bis 5 Jahren eher als vage Resultate zu betrachten sind.

Bis zum Alter von ungefähr 4 oder 5 Jahren sind IQ-Bestimmungen nicht sehr nützlich, um einen späteren IQ vorherzusagen. Tatsächlich bekommt man eine bessere Vorhersage des Kindes im Alter von 15, wenn man den IQ seiner Eltern kennt, als durch irgendeinen Test, der im Alter vor 5 gegeben wird [Ü. d. A.] (R. J. Herrnstein & C. Murray 1996, S. 130).

Nun ist es aber ohne weiteres auch legitim, diese so plausibel klingende Interpretation in ihr genaues Gegenteil zu verkehren und zu behaupten, daß schon im Alter von vier Jahren es allein der Unterschied bezüglich der Intelligenz war, der dieses Ergebnis bewirkt hat. Die ungeduldigeren Kinder konnten sich einfach nicht realistisch genug vorstellen, daß jener wohltätige Gönner nach 15 Minuten auch tatsächlich wieder zurückkehren würde, um das gegebene Versprechen einer Verdoppelung der Belohnung einzulösen. Sie hatten vielleicht sogar überhaupt keine wirkliche Ahnung davon, was es heißt, diese nur für uns Erwachsene so kurz erscheinende Zeitdauer abzuwarten, um dann nicht nur zu einem größeren Erfolg, sondern zugleich auch zu einer größeren Selbstbestätigung zu gelangen. Das mag vielleicht etwas übertrieben klingen, da man bei diesen Versuchen gerade davon ausgeht, daß Kinder dieses Alters sich im Prinzip ohne weiteres das zu lösende Problem vorstellen können. Nehmen wir aber nur für den Moment an, es gäbe tatsächlich Kinder, die sich den Zusammenhang zwischen Abwarten und Belohnungsverdopplung einfach nicht vorstellen können. Solche Kinder hätten dann nämlich absolut keine Möglichkeit, ihren momentanen Impuls, zuzugreifen, zu kontrollieren, was sich auch sehr schön an noch jüngeren Testpersonen beobachten läßt. Man versuche nur einmal, einem in akuter Verhungerungspanik befindlichen und dementsprechend kräftig bis markerschütternd brüllenden Säugling zu „erklären", daß sein über alles geliebtes Fläschen, duftend vielleicht noch nach seiner Lieblingsmarke „Babyfein", in Kürze, und seien es auch nur wenige Sekunden, fertig sein wird. Immerhin, eine Täuschung durch das Anbieten einer leeren Attrappe (z. B. Schnuller) hilft zumindest kurzfristig, um dann die Wut in der Regel allerdings noch mehr zu steigern. Damit ist aber gezeigt, daß das richtige Verständnis der Situation eine notwendige Vorbedingung für die Beherrschung eines spontanen Impulses ist und daß damit die emotionale Struktur des Subjektes allein in diesem Fall keine hinreichende Erklärung sein kann. Der entscheidende Punkt heißt hier „wider besseres Wissen". Wieso tun manche Kinder, aber auch viele Erwachsene oft genau das (z. B. Marshmallows sofort verschlingen; Rauchen, Trinken, übermäßig essen usw.), von dem sie eigentlich genau wissen müßten, daß es ihnen langfristig mit großer Wahrscheinlichkeit einen Nachteil oder zumindest keinen potentiellen Vorteil bringen wird? Die Antwort ist relativ einfach: sie können es einfach nicht nur nicht glauben, sondern zugleich auch nicht wirklich verstehen, daß gerade ihnen ihr eigenes Verhalten irgendwann einmal einen Nachteil bescheren wird. Glauben und verstehen sind hier insofern einander sehr ähnlich, als das Sich-nicht-vorstellen-Wollen eines Zusammenhangs zugleich ein echtes Verstehenkönnen blockiert.

Dies heißt aber nichts anderes, als daß es nur das intelligente Verstehen selbst sein kann, das es den vierjährigen Kindern erst ermöglicht, ihre Emotionen unter eine gewisse Kontrolle zu bekommen. Fehlt ein solches Verstehen oder ist die Vorstellung der an und für sich hypothetischen Prognose einfach zu schwach, so setzt sich eben die kurzfristigere Lösung des Problems durch. In einer derart veränderten Perspektive erweist sich der Marshmallow-Test geradezu als ausgesprochener Intelligenztest, der eigentlich, wie man am hohen Prognosewert für zukünftige Leistungen erkennen kann, als frühkindlicher IQ-Test gelten sollte. Eine solche Uminterpretation des Marshmallow-Tests soll jetzt aber nicht beweisen, daß doch die Emotionen den Kognitionen untergeordnet sind und nicht, wie Goleman behauptet, das Umgekehrte der Fall ist, sondern es soll nur darauf hingewiesen werden, daß das eine in einer sehr ursächlichen Weise direkt mit dem anderen zusammenhängt bzw., wie Luc

Ciompis Wortschöpfung Affektlogik schon andeutet, notwendigerweise zusammenhängen muß. Sogar am Beispiel der konventionellen IQ-Tests, die eigentlich laut Definition nichts anderes als die reine Intelligenz testen sollten, läßt sich dieser direkte kausale Zusammenhang in sehr schöner Weise demonstrieren. Ein IQ-Test testet nämlich bei genauerer Betrachtung nicht nur die reine Intelligenz, sondern ist, ganz im Gegenteil, zugleich auch immer eine Art von subtilem Persönlichkeitstest. Wer freiwillig oder auch unfreiwillig getestet wird und dabei mehr oder weniger erfolgreich ist, muß automatisch eine ganze Anzahl von Kriterien erfüllen, die unglaublich viel mit unserer inneren emotional-sozialen Struktur zu tun haben. So braucht es für einen möglichen Erfolg zumindest die entgegenkommende Bereitschaft, sich zu einem bestimmten Zeitpunkt an einem bestimmten Ort einzufinden, sich daselbst Fragen oder irgendwelche andere schriftliche Problemstellungen vorlegen zu lassen, sich dann der Lösung dieser Probleme innerhalb einer begrenzten Zeit zu widmen, sich dabei mit möglichst großer Gelassenheit auf eben diese Problemlösungen zu konzentrieren und schlußendlich die sukzessiv richtige Lösung möglichst vieler Punkte des Tests als positives und somit anzustrebendes Erlebnis zu erfahren. Wie schon vorhin im Falle der Mathematik erwähnt: Würden wir bei der erfolgreichen Lösung einer heiklen Frage nicht entsprechend euphorisierende Emotionen erleben, wir könnten zu überhaupt keinen Lösungen gelangen. Alles das erfordert von uns, wenn wir wieder die Biologie betrachten, eine ganze Menge von genetisch, also vor jedem Handeln im voraus gegebene Eigenschaften unseres Charakters, ohne die Intelligenz per se ein absolut leerer und nurmehr auf leblose Maschinen zutreffender und somit zugleich sinnloser Begriff wäre.

Interessanterweise ist sogar Golemans engagiert geschriebenes Buch für die Aufwertung einer sogenannten emotionalen Intelligenz selbst nichts anderes als ein direkter Hinweis auf den engen funktionellen Zusammenhang von sachlicher und emotionaler Erkenntnis. So finden wir sogar schon in dessen Vorwort die folgenden äußerst aufschlußreichen Bemerkungen, die eigentlich schon im voraus die zentrale These des Buches, die eine übergeordnete Rolle der Emotionen vertreten möchte, wieder zurücknehmen:

Die Reise (Anm.: gemeint ist das Buch) hat zum Ziel, daß wir verstehen, was es heißt und wie man es anstellt, intelligent mit Emotionen umzugehen. ... Die Frage ist: Wie läßt sich Intelligenz in unsere Emotionen bringen – und Höflichkeit auf unsere Straßen und gegenseitige Fürsorge in unser Gemeinschaftsleben? (Daniel Goleman 1996, S. 13/15)

An der Eigenschaft Gelassenheit konzentriert sich dabei die zentrale Problematik, um die es in Golemans aufklärerischem Buch in Wirklichkeit geht. Es geht nämlich gar nicht darum, einem der beiden scheinbaren Kontrahenten, und zwar der reinen Intelligenz auf Kosten einer übertriebenen Zurückdrängung von Emotionalität, zum endgültigen Sieg zu verhelfen. Nein, es kann niemals darum gehen, eine gezielte Kontrolle jeglicher Emotion zugunsten einer ungestörten und endlich freien Entfaltung unserer Intelligenz zu erreichen, sondern einzig und allein um eine Aktivierung jener besonderen emotionalen Befindlichkeit des Menschen, die genau so untrennbar wie bei Tieren mit der Manifestation intelligenten Verhaltens verbunden ist: Gelassenheit, Neugier und spielerische Kreativität. Mit anderen Worten, es geht nur um die Verstärkung von ganz bestimmten und nicht um eine allgemeine Unterdrückung von Emotionen. So leuchtet auch ein, daß es im Zorn relativ schwer ist, komplizierte mathematische Probleme zu lösen und daß eine für jedes Individuum ganz spezifische Gestimmtheit, nämlich irgendeine besondere Variante einer Spiellaune, erforderlich ist, um intelligente, d. h. möglichst weit vorausschauende Lösungen schwieriger Probleme zu ermöglichen.

Sogar das hehre Unterfangen der Wissenschaft ist in dieser Perpektive alles andere als ein völlig emotionsloses und somit wertfreies Unterfangen, auch wenn dies immer wieder von manch übereifrigem Wissenschaftsdogmatiker betont wird. Das einzig Besondere an wissenschaftlichen Untersuchungen besteht dabei darin, daß die Position einer Art von theoretisch unparteiischer Neugier eingenommen wird, die es gestattet, eine scheinbar nüchterne Sicht der Dinge zu entwickeln. Diese Position kann dadurch charakterisiert werden, daß auch die an und für sich gräßlichsten Dinge dieser Welt, wie die psychischen und physischen Wunden, die Menschen einander immer wieder zufügen, scheinbar ganz unbefangen, d. h. nur zum Zweck eines besseren kausalen Verständnisses betrachtet werden können. Und dennoch ist gerade diese scheinbar objektivistische Position nichts anderes als die extremste Form einer typisch menschlichen Emotion, nämlich der reinen Wißbegier. Gier nach Wissen ist dafür ein überaus geeignetes Wort, da es die unglaubliche Besessenheit, mit der das Unternehmen Wissenschaft von manchen dazu Berufenen gelegentlich betrieben wird, gut wiedergibt. Das Beispiel der Tierversuche in der biologischen Forschung demonstriert dies anschaulich, denn einem Tier, egal welcher Organisationsstufe, mit Absicht Verletzungen und Schmerzen zuzufügen, nur um ganz nüchtern beobachten zu können, was diese alles bewirken, ist nun einmal kein besonders schöner Zug unserer Spezies und zum anderen aber – trotz sich entwickelnder Alternativmethoden – immer noch erforderlich, um moderne Physiologie zu betreiben. Dazu bedarf es in der Tat einer gewissen Abgebrühtheit gegenüber alternativen emotionalen Reaktionen in solchen Situationen, die möglicherweise die klare Beurteilung der Resultate trüben könnten.

20. Evolutionäre Ethik oder die Sinnlosigkeit guter Ratschläge

Schäm' dich, Greis, so blondlockige
Ideen zu haben in einem grauen Kopf
– is das ehrwürdig? – Ja, es is halt
nicht alles ehrwürdig, was grau is; es
lieget eine offenbare Eselei in dieser
Behauptung.

Johann Nestroy

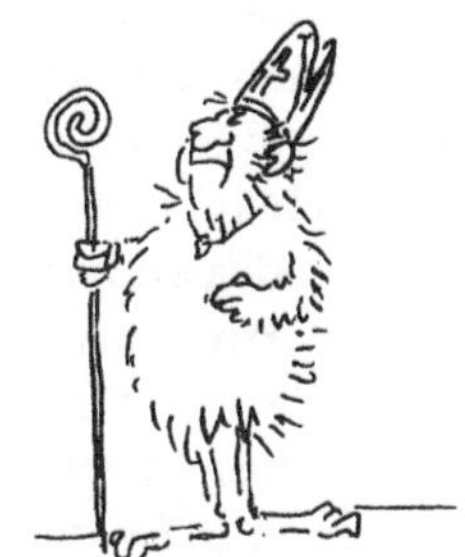

Parallel zum Rassismus- und Biologismusvorwurf gegenüber den wenigen bisherigen Versuchen, zumindest einen Teil der Entwicklung der menschlichen Spezies durch die Mechanismen von Mutation und Selektion zu erklären, findet man in der Regel auch den um nichts weniger gravierenden Vorwurf der Förderung sozialdarwinistischen Gedankenguts, welches immer wieder die Grundlage für diverse faschistische Ideologien abzugeben scheint. Für den, der ein aktuelles Paradebeispiel sucht:

Die Xenophobie ist in der Evolution selektioniert worden, um die Vermischung zu verhindern. Europäer überleben nun mal nicht in einem Bantu. Wer heute noch für die Multikultur eintritt, ist sich gar nicht bewußt, was er seinen Enkeln antut und welche möglichen Folgen sein leichtfertiges Handeln haben kann (Irenäus Eibl-Eibesfeldt, in *profil* 42 [1996], S. 82).

Nun, dieser Vorwurf ist paradoxerweise gerade dadurch vollkommen berechtigt, als die meisten biologischen Erklärungsansätze der Evolution des Menschen bis auf den heutigen Tag davon ausgehen, daß nur ein bestimmter Teil menschlichen Verhaltens, eben jener heiß umstrittene genetische Anteil (z. B. 70%), mittels der Evolutionstheorie erklärt werden kann und daß der übrige Teil, also alles das, was wir so nebulos mit Kultur umschreiben, nur unter Rekurs auf ganz andere und dabei vor allem lamarckistische Entwicklungsmodelle verstanden werden kann. Die bösen Biologisten stellen sich dann in diesem nun schon seit Darwin anhaltenden Streit auf die Seite der vermeintlich biologischen Eigenschaften von *Homo sapiens*, während die geschätzten Kulturisten – zu Zeiten von Darwin vor allem der Klerus – sich mit Vehemenz hinter die besonderen, rein geistigen Eigenschaften des Menschen zu stellen verpflichtet sehen. Genau diese Unterscheidung aber gilt es nun endgültig zu überwinden, da auch jede noch so komplexe geistige Fähigkeit durch ihre hundertprozentige Etablierung in genetisch kodiertem Wissen genau denselben Gesetzmäßigkeiten unterliegen muß wie alle anderen, bloß körperlichen Merkmale auch.

Nehmen wir zur besseren Illustration des fundamentalen Unterschiedes zwischen diesen beiden Menschenbildern, dem längst überholten dichotomen, das einer Natur des Menschen immer noch eine Kultur gegenüberstellt, und dem einheitlich biologischen (und genau aus diesem Grunde eben nicht biologistischen), ein beliebiges Beispiel aus der vergleichenden Verhaltensforschung. Da gibt es auf der biologistischen Seite immer noch die Behauptung, daß es auch beim Menschen ein angeborenes darwinsches Schema für das Erkennen des idealen Fortpflanzungspartners gibt und daß diese Art von universalem „Partnerleitbild" allein die biologisch richtige Basis dafür ist, einen geeigneten Partner für sein Leben zu finden. Alles das, was darüber hinausgeht und was insbesondere die feinen Unterschiede im Wahlverhalten zwischen verschiedenen Individuen ausmacht, wird in dieser Sicht als ein der Biologie des Menschen gegenüberstehender Einfluß der Kultur interpretiert. Das konkrete Verhalten des einzelnen wird dann konsequenterweise als Resultat eines Kompromisses aus angeborenen und erworbenen Einflüssen erklärt. Zu einer subtilen Art von Sozialdarwinismus mutiert dieser Ansatz in dem Moment, wo der vermeintlichen Biologie, aus welchen Gründen auch immer, ein größeres Gewicht als allen anderen Einflüssen beigelegt wird und man zu der anscheinend zwingenden Schlußfolgerung kommt, es müsse im Sinne einer besseren evolutionären Zukunft des Menschen mehr Wert auf ein Bevorzugen des universalen Partnerleitbildes gelegt werden (z. B. „männlicher" Mann: groß, stark, muskulös, fürsorglich usw.; „weibliche" Frau: zart, schlank, wohlproportioniert, aufopfernd usw.). Schon Darwin meinte dazu: „Es ist sicher nicht wahr, daß es im Geist des Menschen irgendeine allgemein gültige Vorstellung von Schönheit in bezug auf den menschlichen Körper gäbe." Auch der vorhin zitierte, „gute" Ratschlag von Eibl-Eibesfeldt gehört hierher: Wenn xenophobes Verhalten in der Evolution selektioniert worden ist, und sehr vieles spricht dafür, daß dem so ist, dann ist dagegen tatsächlich kein Kraut gewachsen. Konkrete Untersuchungen zeigen uns aber, daß diese sogenannte Fremdenfeindlichkeit ein äußerst komplexes Verhalten ist, das je nach den konkreten Rahmenbedingungen (wirtschaftliche Situation, Bevölkerungsdichte, soziale Struktur, Einfluß der Politik usw.) zwischen den beiden Polen Interesse am respektive Aggressivität gegenüber Fremden angesiedelt ist. Mit anderen Worten, auch kooperatives Verhalten ist in allen seinen Details angeboren und es scheint somit mehr eine Xenophobie persönlicher Art zu sein, die uns Eibl-Eibesfeldt hier vorschlägt. Und abgesehen davon, daß das Betonen der Wichtigkeit der Berücksichtigung eines ohnehin angeborenen Verhaltens in sich selbst ein Widerspruch ist, wird wiederum die irrige Vorstellung suggeriert, man könnte irgend etwas normativ Verbindliches aus der Biologie ableiten. Kurt Kotrschal, der sich unter anderem für eine emotionslosere, d. h. inhaltsgerechtere Akzeptanz der Soziobiologie einsetzt (Kotrschal 1995) und gerade deswegen wie deren Begründer Hamilton, Wilson und Dawkins rein gar nichts mit irgendeiner rechtslastigen Verpolitisierung am Hut hat, hat erst kürzlich diesen neuerlichen Versuch eines Mißbrauchs der Biologie noch viel treffender in Worte gefaßt: „... Eibl-Eibesfeldt ... teilt dann in ebenso treulicher Erfüllung seiner Rolle als Krokodil im Kasperltheater wie in Überschreitung seiner wissenschaftlichen Kompetenzen mit, wie voll das Boot sei und wie stark manch gebärfreudiger Neu-Zuzug das deutsche Erbgut bedrohe. Und das alles im Namen der Wissenschaft" (Kotrschal 1997). Dabei ist dies alles noch um so erstaunlicher, als gerade Eibl-Eibesfeldts (1995b) eigene, hochinteressante Untersuchungen zeigen, daß es eben keine angeborene Fremdenfurcht im klassisch-ethologischen Sinne, d. h. als automatenhaft-instinktive Erstreaktion, geben kann: Die meisten seiner „Urmenschen" zeigen in solchen Situationen ein durchaus freundlich interessiertes Lächeln in ihrem Gesicht, oft gekoppelt mit einer Art von Grußhand, oder beginnen sogar mit dem Fremden hinter der Kamera zu flirten (Nekvasil Bonet 1997). Ein ähnlicher Vorwurf muß an dieser Stelle auch Lionel Tiger gemacht werden, der meint, daß der „neue Darwinismus" sich auf juristischer, politischer und moralischer Ebene auswirken wird – und dies seiner Überzeugung nach *auch sollte* (nach Horgan 1995, S. 88). Eine schlimmere Kompetenzübertretung ist – ganz unabhängig von Herrn Tigers *persönlicher* Meinung, die natürlich respektiert werden soll wie eine jede andere auch – für einen seriösen Wissenschaftler wohl kaum vorstellbar (vgl. Jacob 1998). Und das alles, muß dem schlußendlich noch hinzugefügt werden, passiert nicht gerade zugunsten des Rufs der gesamten jüngeren Verhaltensforschergeneration.

Demgegenüber wird ein einheitlich evolutionärer Interpretationsansatz desselben Phänomens, wie man ihn etwa schon ansatzweise in der modernen verhaltensökologischen und soziobiologischen Theorie findet, zu dem Schluß kommen, daß nicht nur universelle Konstanten unser Verhalten beeinflussen, sondern daß auch alle individuellen Feinheiten unserer Reaktionen auf Informationen zurückgehen, die bereits in unseren Genen stecken. Was ändert sich nun aber Wesentliches durch diese neue, scheinbar sogar in noch radikalerer Weise biologistische Interpretation menschlichen Verhaltens? Äußerst viel, denn aus der zuvor noch ideologisch verbrämten Theorie angeborenen Verhaltens wird eine rein beschreibende und zugleich erklärende Theorie menschlichen Verhaltens, aus der auch von noch so gewieften konservativen Theoretikern keinerlei moralische Forderungen mehr für unser aller „Wohlergehen" abgeleitet werden können. Im Falle der Partnerwahl zeigt sich beispielsweise, daß wir einen Großteil unseres Sozialverhaltens nach dem ungleich differenzierteren Muster des schon mehrmals erwähnten *assortative mating*, der sortengleichen Verpaarung von einander in jeder Hinsicht möglichst ähnlicher Individuen gestalten, was sich daraus erklärt, daß wir dadurch offensichtlich imstande sind, genau so wie es die Individuen aller anderen Arten ebenso tun, unsere genetische Gesamtfitneß zu erhöhen, was wiederum einen Einfluß auf unser weiteres evolutionäres Schicksal haben kann. Dies heißt zwar nicht, daß es nicht auch zugleich universale Aspekte in unserem Partnerwahlverhalten gibt, sondern nur, daß diese allein nicht ausreichen, um das Phänomen wirklich zu verstehen.

Unser zweites Beispiel, das die Unhaltbarkeit einer Aufspaltung menschlichen Verhaltens in biologische und kulturelle Komponenten veranschaulichen soll, stammt dafür aus einem Bereich, das dem spezielleren Thema der menschlichen Intelligenz schon um einiges näher kommt. Es geht hier um das neue Forschungsgebiet einer sogenannten evolutionären Psychologie (USA) bzw. einer evolutionären Erkenntnistheorie (Europa), das gerade in letzter Zeit mit der Entdeckung einer ganzen Reihe von vermeintlich angeborenen Konstanten der menschlichen Erkenntnisfähigkeit hat aufhorchen lassen. Genau so wie in der klassischen Ethologie werden auch diese, zum Teil durchaus interessanten Forschungsergebnisse immer noch als logische Antithese zu den kulturell bedingten Eigenschaften menschlichen Erkennens verstanden und verlocken somit gar manchen unbefangenen Betrachter zu entsprechenden Schlußfolgerungen über etwaige zu erhebende Forderungen für das menschliche Zusammenleben. Die grundsätzliche Idee hinter allen derartigen Untersuchungen kann mit wenigen Worten beschrieben werden. Die Art *Homo sapiens* wird insofern als teilweise biologisches Phänomen abgehandelt, als man generell darin übereinkommt, daß unsere frühen Vorfahren sehr wohl noch den vermeintlich unbarmherzigen Mechanismen der Darwinschen Evolution unterworfen waren, daß aber, mit dem plötzlichen, allmählichen, oder gar unerklärlichen Entstehen der menschlichen Kultur mit ihrer wahrhaft genialen Erfindung der Tradition von handwerklichen Techniken und Ideen eine bis heute andauernde Emanzipation unserer Spezies eingesetzt hat, die bewirkt hat, daß der moderne Mensch nur mehr sehr, sehr beschränkt, wenn überhaupt noch dem Einfluß der natürlichen Selektion ausgesetzt ist. In der Regel sieht dabei der allgemein akzeptierte Kompromiß so aus, daß im wesentlichen nur mehr die basalen Merkmale unseres Körpers und unserer Physiologie wie beispielsweise Hautfarbe, Körpergröße oder Verdauungsenzyme einer weiteren biologischen Evolution unterliegen.

In bezug auf das menschliche Verhalten nun wollen sowohl evolutionäre Psychologie wie evolutionäre Erkenntnistheorie gleichermaßen als besonders provokant oder gar kopernikanisch revolutionär verstanden werden (vgl. Vollmer 1995). Beide behaupten nämlich, daß das Ergebnis der spezifischen Selektionsbedingungen, die in jener grauen Urzeit, wo die natürliche Evolution des Menschen anscheinend noch in Ordnung war, geherrscht haben mögen, in Form von unabänderlichen Konstanten nicht nur unseres sozialen, sondern auch kognitiven Verhaltens bis auf den heutigen Tag wirksam geblieben sind. Diese Konstanten müssen somit, so die auf den ersten Blick interessante These, als eine Art phylogenetisches Relikt verstanden werden, deren Angepaßtheit zwar noch zum Zeitpunkt ihrer Entstehung sicherlich gegeben war, deren Problemhaftigkeit bzw. sogar Unangepaßtheit in der modernen Zivilisation aber mehr als evident erscheint. Mit dieser Urzeit wird dabei zumeist das halb romantische, halb blutrünstige Bild eines Lebens in herumvagabundierenden Kleingruppen von primitiven Jägern und Sammlern assoziiert, die primär verwandtschaftlich strukturiert waren und mit elaborierter Kultur nicht viel am Hut hatten. Dieses archaische Leben, so wird argumentiert, hätte die wesentlichsten Eigenschaften unseres biologischen Wesens geprägt, auf das erst viel später und gleichsam unvorbereitet die Errungenschaften der modernen Kultur und Technik hereinbrachen. Da in dieser roh-romantischen Steinzeit ganz offensichtlich ein Denken wie auch ein Moralisieren in größeren und komplexeren Zusammenhängen, wie es heute so dringend notwendig wäre, nicht erforderlich war, ist es nur mehr als verständlich, wenn wir uns gerade deswegen, so die kritische Analyse der Jetztzeit, mit derart gravierenden Problemen unseres eigenen Überlebens – man denke nur an die regelmäßig wiederholten Warnungen des Club of Rome – konfrontiert sehen. Zugleich wird betont, daß diese biologischen Konstanten dadurch praktisch unveränderbar sind, daß sie erst sehr langsam im Laufe von vielen Jahrtausenden, wenn nicht Millionen von Jahren, im Erbgut unserer Spezies verankert wurden. Genau in diesem Sinne spricht beispielsweise Rupert Riedl, die Tradition eines erklärten Kulturskeptikers wie Konrad Lorenz (1983) fortführend, von den Begrenzungen unseres bloß vernunftähnlichen, d. h. *ratiomorphen* Apparats, die mit unserer kulturell tradierten Logik von scharfen entweder/oder-Entscheidungen notgedrungen in Widerspruch geraten müssen (Riedl 1987b). Unser mögliches Schicksal kann aber auch aus einem etwas optimistischeren Blickwinkel betrachtet werden. Neuere theoretische Berechnungen aufgrund des sogenannten kopernikanischen Prinzips – der Einsicht, daß wir innerhalb des Kosmos in keiner Hinsicht eine privilegierte Position innehaben – geben unserer Spezies eine gute 95%-Überlebenschance für mindestens 0,2 bis weitere 8 Millionen Jahre (Gott III 1993), was einen gewissen Kontrast zu unseren alltäglichen und offensichtlich schon liebgewordenen Untergangsprophezeiungen macht. Natürlich ist nicht gänzlich auszuschließen, daß wir uns morgen schon gemeinschaftlich ausrotten oder einem ökologischen Megagau zum Opfer fallen, es ist aber auch nicht sehr wahrscheinlich.

Viele evolutionäre Erkenntnistheoretiker scheinen sich inzwischen jedoch einer grundsätzlich pessimistischen Sicht der Dinge angeschlossen zu haben und begründeten damit eine neuartige Disziplin, die sich „evolutionäre Ethik" nennt (Mohr 1983b, 1986; Richards 1986). Diese erfreut sich gerade auch unter Philosophen einer großen Beliebtheit, was verständlich wird, wenn man bedenkt, daß gerade Moralphilosophie und Erkenntnistheorie die letzten wichtigen Bastionen der sich in einer ernsten inneren Krise befindlichen traditionellen Philosophie verkörpern. Aber sogar auch die Gen/Kultur-Theoretiker

Wilson und Lumsden (1984), die einer echt evolutionären Sicht der Dinge schon recht nahe gekommen wären, wenn sie nur nicht die Entstehung neuer Verhaltensweisen als „'Mutationen' der Kultur, vom menschlichen Geist erfunden" (S. 216) definiert hätten, kommen zu einem vergleichbar populären, weil moralisch so anständig erscheinenden Schluß: „Einige sehr menschliche Neigungen, die in der Steinzeit vielleicht einen großen adaptiven Wert gehabt haben, sind inzwischen selbstzerstörerisch geworden." (S. 256) Zum Schluß schlagen sie als Abhilfe in dieser scheinbar so schwierigen Situation sogar das vor, was üblicherweise den Biologen am wenigsten zielführend erscheinen muß: „Mit der Manipulation des Sozialverhaltens haben wir die Möglichkeit, das menschliche Verhalten auf jeder Ebene von Grund auf zu verändern." S. 255)

Ein ganz ähnlicher Ansatz, der zurzeit für einige Aufregung bei den Soziologen sorgt, führt diese Natur/Kultur-Dichotomie, wenn auch unbeabsichtigt, in logisch-konsequenter Weise fort. Als eine der führenden Vertreter dieser neuen Spielart von evolutionärer Psychologie gehen Tooby und Cosmides, genau so wie schon lange Zeit vor ihnen Eibl-Eibesfeldt (1973), von einer universal gleichartigen genetischen Natur des Menschen aus, die uns erklären soll, wieso wir uns in so vielen Bereichen unseres Lebens so entsetzlich altmodisch, sprich: steinzeitlich verhalten. Nach einem engagierten Einspruch gegen das Standardmodell der Sozialwissenschaften (SSSM; *Standard Social Science Model)*, das üblicherweise alle Variabilität im menschlichen Verhalten auf den Einfluß rein sozialer oder zumindest umweltbedingter Faktoren zurückführt, kommen beide zu dem folgenden Schluß:

Die sozialwissenschaftliche Tradition, die darin besteht, alles das, was variiert, als „nichtbiologisch" zu kategorisieren, versäumt vieles zu identifizieren, was „biologisch" ist. Dies deswegen, weil Anthropologen ungeeignete Bezugsrahmen (wie solche basierend auf „Oberflächenverhalten" oder reflektierter „Bedeutung") gewählt haben, die den Akzent auf Variabilität legen und dabei die darunterliegende Ebene einer universellen evolvierten Architektur verschleiern. Es mag gute Gründe geben, daran zu zweifeln, daß das „Verhalten" des Heiratens eine interkulturelle Konstante ist oder daß die sprachliche „Bedeutung" von Geschlecht ein und dieselbe ist über alle Kulturen hinweg, aber es besteht aller Grund zu der Annahme, daß jeder Mensch (gegebenen Geschlechts) ausgerüstet ist mit demselben evolvierten Grunddesign (Tooby & Cosmides 1990). ... Man kann unterschiedliche manifeste Psychologien oder Verhaltensmuster zwischen Individuen und quer durch Kulturen beobachten und diese als das Produkt einer gemeinsamen zugrundeliegenden evolvierten Psychologie verstehen, die unter unterschiedlichen Umständen am Werk ist [Ü. d. A.] (John Tooby & Leda Cosmides 1992, S. 45).

Das klingt alles recht gut und schön und kommt auch unserer Argumentation gegen die Aufteilung jeden Verhaltens in „erblich" und „nichterblich" recht nahe, nur schütten Tooby und Cosmides vor lauter Begeisterung für das vermeintlich versteckt Biologische das Kind mit dem Bade aus, wenn sie meinen, von der durchaus berechtigten Relativierung der rein umweltbedingten Variabilität gleich direkt auf eine universell gleichartige genetische Ausstattung aller Menschen schließen zu müssen. Dieser Schluß ist einfach nicht notwendig und dreht im Prinzip auch nur den zuvor so heftig kritisierten Schluß der Sozialwissenschaftler von der Variabilität auf den Umwelteinfluß um: nun sind plötzlich und unerklärlicherweise alle Menschen *gleichermaßen* fähig, bestimmte Umweltprobleme zu lösen, ergo muß ihnen eine konstante biologische Natur zukommen. Was spricht aber wirklich gegen eine variable genetische Ausstattung, wenn echte Experten, nämlich Verhaltensgenetiker wie zum Beispiel David Rowe, zu diesem Thema befragt, folgende Meinung von sich geben: „Wenn Gene für gleiches Verhalten zuständig sind, warum dann nicht ebenso für verschiedenartiges?" (Rowe in Horgan 1995). Eine klassische Gretchenfrage offensichtlich, aber eine, die den selbsternannt „evolutionären" Psychologen zu denken geben sollte. Zu guter Letzt erzählt Tooby und Cosmides' Versuch einer vermeintlich evolutionären Begründung wieder nichts anderes als die inzwischen schon etwas sattsam bekannte Geschichte von der guten alten pleistozänen Steinzeit, in der wir unsere offensichtlich für immer unveränderliche, da arttypisch einheitliche kognitive Architektur erworben hätten. Da die biologische Evolution diesem längst überholten Klischee nach nur sehr, sehr langsam arbeitet, unsere kulturelle Entwicklung aber paradoxerweise so unglaublich rasant dahinspurtet, geht es – scheinbar – gar nicht anders, als das wir von unserem eigenen zivilisatorischen Geist überholt und letztlich sogar überfordert wurden. Ein Geist also, der sich selbst überholt, eine ganz und gar unglaubliche Geschichte:

Unsere Art verbrachte über 99% ihrer evolutionären Geschichte als pleistozäne Jäger und Sammler: die Gattung *Homo* entstand vor ungefähr 2 Millionen Jahren, und Ackerbau erschien zum ersten Mal vor weniger als 10.000 Jahren (Lee & DeVore 1968). Zehntausend Jahre ist nicht lange genug, daß viel evolutionäre Veränderung hätte stattfinden können, im Vergleich zur langen Generationsdauer beim Menschen; folglich sollten unsere kognitiven Mechanismen an den Lebensstil als Jäger und Sammler angepaßt sein und nicht an die industrialisierte Welt des zwanzigsten Jahrhunderts [Ü. d. A.] (Leda Cosmides 1989, S. 194).

Eine solche Behauptung ist nichts als reine, wenn auch sehr populäre Spekulation und steht damit auch noch der offiziell deklarierten Methode der evolutionären Psychologie direkt entgegen:

Man beachte, daß die hier (und besonders in Cosmides & Tooby 1987) umrissene Methode der evolutionären Psychologie hypothetisch-deduktiv und nicht spekulativ ist. In einem spekulativen Zugang entdeckt man zuerst einen psychologischen Mechanismus und spekuliert dann darüber, für welche Problemlösung er evolvierte. Der Zugang, der hier vertreten wird, ist der umgekehrte: zuerst benutzt man bereits existierende und überprüfte Theorien aus der Evolutionsbiologie, um ein adaptives Problem zu definieren, das der menschliche Geist fähig sein muß zu lösen, und um abzuleiten, welche Eigenschaften ein psychologischer Mechanismus haben muß, der dieses Problem lösen kann. Dann sieht man nach, wo Evidenz für einen psychologischen Mechanismus gegeben ist, der diese hypothetischen Eigenschaften besitzt [Ü. d. A.] (Leda Cosmides 1989, S. 190).

Unabhängig davon, was ein „adaptives Problem" („adaptive problem"; wohl eher gemeint ist „problem of adaptation") überhaupt sein mag, ist es mit Hilfe der Evolutionstheorie ohne weiteres möglich, abertausend denkbare davon zu konstruieren, wenn man nicht konkret davon ausgeht, was man an Beobachtungen über menschliches (und, zum Vergleich, tierisches) Verhalten kennt. Das Verhältnis von Theorie und Empirie wird gerade im Falle der Evolutionstheorie eher ein umgekehrtes sein als jenes von Tooby und Cosmides, da eine umfassende Theorie – so man wirklich bestrebt ist, eine solche zu akzeptieren – ausnahmslos *jede* existierende menschliche Problemlösefähigkeit evolutionär zu erklären hat, es also schon überhaupt keinen Sinn macht, zwischen „adaptiven" und „nichtadaptiven" Problemen zu unterscheiden. Letzten Endes geht es um nichts anderes als zu überprüfen, wieweit Darwins so bestechend einfache Idee von der natürlichen Auslese, inzwischen bereichert natürlich durch unser Wissen um Mutationen, reicht. Und es reicht unglaublich weit. Gerade dann nämlich, wenn man – so wie die evolutionäre Psychologie – vorgibt, die „psychologischen Grundlagen der Kultur" (Tooby & Cosmides 1992) zu erhellen, kann auch schon gar kein Thema menschlicher Kultur, und sei es die Unmöglichkeit der Quadratur des Kreises (bewiesen 1882 durch F. Lindemann) oder der erfolgreiche Flug zum Mond (durchgeführt von N. Armstrong und E. A. Aldrin am 20. 7. 1969), ausgespart werden.

Tooby und Cosmides wagen sich aber sogar noch weiter in das verführerische Feld der empirischen Spekulation vor und behaupten sogar, daß sich aus der Evolutionstheorie selbst eine Reihe konkreter psychischer Merkmale des Menschen ableiten läßt. So glauben sie allen Ernstes, daß die Annahme einer bestimmten Anzahl wohldefinierter spezifischer Denkmodule allein schon aus dem Selektionsprinzip abgeleitet werden kann:

Um so wichtiger das adaptive Problem, um so intensiver sollte die Selektion die Leistung des zuständigen Mechanismus spezialisiert und verbessert haben. Folglich bedeutet die Einsicht, daß der menschliche Verstand evolvierte, um adaptive Zwecke zu erfüllen, zugleich daß die natürliche Selektion spezialzweckorientierte, domänenspezifische mentale Algorithmen – einschließlich Regeln der Ableitung – produziert haben sollte für die Lösung von wichtigen und immer wieder auftretenden adaptiven Problemen. ... Schlußendlich, falls die natürliche Selektion geformt haben sollte, wie Menschen denken, dann sollte dieses Denken über verschiedene Bereiche durch voneinander verschiedene, inhaltsabhängige kognitive Prozesse gelenkt werden [Ü. d. A.] (Leda Cosmides 1989, S. 193).

An dieser Stelle wird deutlich, daß der in der evolutionären Theorie des Verhaltens spätestens seit Niko Tinbergen (1963) fundamentale Unterschied zwischen ultimatem Prinzip *(survival value)* und proximatem Ergebnis *(causation)* nicht wirklich verstanden wird. Das Selektionsprinzip selbst macht nämlich überhaupt keine konkreten Aussagen über das Ergebnis seines Wirkens, das erst verständlich wird, wenn man die genaue Ökologie wie auch den phylogenetischen Werdegang *(constraints)* der betreffenden Art kennt (Tinbergen: „Je besser vertraut man mit einer Art wird, um so mehr Aspekte mit einem möglichen Überlebenswert wird man entdecken"). Was Cosmides hier als adaptives Problem bezeichnet, kann also durchaus sowohl eine allgemeine kognitive Fähigkeit ganz im Sinne von Spearmans umstrittenem Faktor *g* als auch eine speziellere Bereichsbegabung sein, der natürlichen Selektion wäre dies vollkommen egal. Es ist aber auch nicht ausgeschlossen bzw. für den konkreten Fall *Homo sapiens* schon eher viel wahrscheinlicher, daß eine Kombination aus beiden Fähigkeiten selektiv bevorzugt wurde. Schließlich fällt doch auf, daß wir eben nicht, wie die meisten Reptilien noch, gleichsam roboterartig von einem Verhaltensmodul zum anderen gestoßen werden, nur um voneinander ganz unabhängige domänenspezifische Probleme zu lösen. Ganz im Gegenteil, gerade beim Menschen scheint die Verrationalisierung von untergeordneten Verhaltensbereichen evolutionär am weitesten vorangetrieben zu sein und es gibt wohl deswegen inzwischen schon kaum mehr einen Bereich unseres Körpers, der nicht durch irgendeine zentrifugale Nervenbahn dem diktatorischen Einfluß unseres assoziativen Kortex zumindest zeitweise ausgesetzt ist. Der Experimentalpsychologe Boris Velichkovsky hat erst kürzlich dem allzu modischen – da der Computermetapher entstammenden – Paradigma von voneinander isolierten, domänenspezifischen Hirnmodulen (Fodor 1983) eine spezielle *chronotopische* Organisation der kognitiven Fähigkeiten des Menschen gegenübergestellt, in der eine ganze Hierarchie bzw. „Heterarchie" (Turvey, Shaw & Mace 1978) von unterschiedlichen Mechanismen miteinander in komplizierter und oft asymmetrischer Weise in Wechselwirkung stehen (Velichkovsky 1994). Die oberste Ebene wird dabei von sogenannten metakognitiven Koordinationen eingenommen, die präfrontal rechts (persönliches Gedächtnis; Verstehen von Metaphern, Ironie und Humor; Musikverarbeitung) bzw. parieto-okzipital links (mentale Umwandlungen von Raumvorstellungen) im Kortex lokalisierbar sind (Bihle, Brownell, Powelson & Gardner 1986; Chernigovskaya 1990; Cimino, Verfaellie, Bower & Heilman 1991; Farah 1989, 1995; Goldenberg, Podreka & Steiner 1990; Petsche, Richter, v. Stein, Etlinger & Filz 1993). Piagets (1975) elaboriertes Stadienmodell der kognitiven Entwicklung, z. T. auch schon Bernsteins (1947) 4-Ebenen-Hierarchie kognitiver Funktionen, der deutliche kausale Zusammenhang einer ersten *theory of mind* bei 4jährigen (Perner 1991) mit der Aktivierung präfrontaler Mechanismen, aber vor allem neuere Ergebnisse aus der Neuroanatomie (Bradshaw 1989) wie auch erste hierarchisierende Ansätze in der Motivationsforschung (MacLean 1973) sprechen hier mehr als deutlich für die empirische Richtigkeit dieses Ansatzes. Zu guter Letzt zeigt sich aber auch gerade an dieser Stelle wieder die grundsätzliche Gültigkeit der Haeckelschen Überlegungen: eine jede kognitive Neuerwerbung mußte sukzessive über die jeweils bereits vorhandenen geschichtet werden, wobei die natürliche Selektion permanent über deren funktionale Ganzheit wachte. Eine reale ontogenetische Wiederholung der

Phylogenese infolgedessen, allerdings mit permanenten funktionalen Adaptierungen im Gefolge.

Die evolutionären Psychologen wie auch viele evolutionäre Erkenntnistheoretiker vergessen also gleich eine ganze Reihe von wesentlichen Voraussetzungen, ohne die eine echte biologische Evolution einfach nicht stattfinden kann. Um nur die wichtigsten davon zu nennen: 1. Wenn es keine genetischen Unterschiede zwischen Individuen gibt, dann hätte es auch keine Evolution gegeben, weder vor noch während, noch nach dieser scheinbar so schicksalsträchtigen Jäger-Sammler-Epoche und 2. Wenn wir heute zum Teil doch ganz anders leben als noch vor 100.000 oder mehr Jahren, so bleibt es ein absolut unerklärliches Rätsel, wie wir längst überholte Steinzeittypen mit unseren so einheitlich nivellierten Schaltmodulen so modern werden konnten, wie wir es nun tatsächlich einmal sind. Denn, seien wir uns ehrlich, eigentlich hätten wir da schon längst der natürlichen Selektion zum Opfer fallen müssen. Da hilft auch schon gar nicht irgendeine scheinheilige Ausrede, die gleichsam ad hoc erklären soll, weswegen wir inzwischen fähig geworden sind, zum Mond zu fliegen, Atombomben zu basteln und immer schnellere Computer zu bauen. In den Worten von Tooby und Cosmides: „Die Tatsache, daß unsere evolvierten (Verhaltens-)Mechanismen gelegentlich unter veränderten modernen Bedingungen erfolgreich funktionieren, ist eine rein sekundäre Konsequenz ihres Pleistozän-geschmiedeten Design" (1992). Das ist schlicht und einfach Nonsense. Wäre dem nämlich tatsächlich so, dann wäre ausnahmslos alles das, was heute Menschen auf dieser Erde kognitiv an Leistungen produzieren, selbst steinzeitlich und wir lebten dann irrtümlicherweise nicht in der Jetztzeit, sondern immer noch in der Steinzeit! Damit aber wird jedes Argument zugleich hinfällig, daß behauptet, unsere kognitiven Eigenarten wären nur verstehbar in Hinblick auf jene gänzlich anderen sozialen und ökologischen Bedingungen einer längst vergangenen Epoche, die wir Steinzeit nennen. Hier beißt sich die Katze in den Schwanz und verläßt jaulend das Terrain der Evolutionstheorie, denn wenn wir schon eine Evolutionstheorie des Menschen formulieren wollen, dann nicht eine von gestern. Interessanterweise ist bislang offenbar kaum jemandem aufgefallen, daß alle diese so einleuchtenden Thesen von der moralischen und kognitiven Rückständigkeit des Menschen bei näherer evolutionstheoretischer Betrachtung alles andere als zutreffend sein können. Es gibt aber auch seltene Ausnahmen. So hat erst kürzlich der an einer konsequent naturwissenschaftlichen Betrachtung der Moral interessierte Erkenntnistheoretiker Wuketits mit Recht bemerkt:

Aus evolutionstheoretischer Sicht jedoch hat sich alles, was wir heute als *moralisch* oder *unmoralisch* ansehen, allmählich entwickelt und dient in erster Linie dem Überleben. So wie die Verhaltensforschung einen entscheidenden Beitrag zu einer *Naturalisierung* des (menschlichen) Denkens und Erkennens leistet, so leistet sie analog dazu also auch einen wichtigen Beitrag zu einer *Naturalisierung* der Moral (Franz M. Wuketits 1995, S. 159).

Daß in dieser Sache Darwin, der den Menschen als das einzig wirklich moralische Tier betrachtete, vollkommen mißverstanden und letztlich für ganz andere Zwecke immer wieder mißbraucht worden ist, hängt vielfach damit zusammen, daß er selbst noch den lamarckistischen Erwerb sozial wünschenswerter Verhaltensweisen durchaus für möglich gehalten hat. So schreibt er bezeichnenderweise erst in seinem späten Werk über die Entstehung des Menschen, *The Descent of Man and Selection in Relation to Sex* (London: John Murray, 1874), unter dem Titel *Moral Sense* (S. 148–194):

Zuletzt spielt die Gewöhnung in der Welt des Individuums eine sehr wichtige Rolle bei der Anleitung des Verhaltens jedes Mitglieds; denn der soziale Instinkt wird genau so wie jeder andere Instinkt beträchtlich durch Gewöhnung verstärkt, und genau das Gleiche gilt für den Gehorsam gegenüber den Wünschen und Urteilen der Gemeinschaft. ... Wenn wir zukünftige Generationen betrachten, so gibt es keinen Grund zu befürchten, daß die sozialen Instinkte zunehmend schwächer werden könnten, sondern wir dürfen erwarten, daß aufrechte Tugenden verstärkt und vielleicht sogar einmal erblich fixiert werden. In einem solchen Fall wird der Konflikt zwischen unseren höheren und niedrigeren Antrieben weniger ernst sein und die Tugend wird letztlich den Sieg davontragen [Ü. d. A.] (Charles Darwin 1874).

Dieser für die damalige Zeit durchaus verständliche Irrtum in bezug auf die Mechanismen des evolutiven Erwerbs von neuen Merkmalen beim Menschen ist aber heutzutage, wo längst genetische Variabilität als die notwendige Voraussetzung für die Möglichkeit von Evolution erkannt worden ist, nicht mehr haltbar. Denn wenn schließlich unser gesamtes moralisches wie auch kognitives Verhalten evolutiv durch Mutation und Selektion entstanden und somit in unseren Genen verankert ist – und in der Tat, dies kann aus der Evolutionstheorie abgeleitet werden –, dann hat es logischerweise keinen Sinn mehr, darüber zu diskutieren, ob dieses selbe Verhalten in jenen spezifischen Situationen, für die es über viele Generationen hinweg selektiert worden ist, auch praktiziert werden soll oder nicht. Es wird einfach geschehen, mehr kann dazu nicht gesagt werden. Dazu mag ein kurzes Beispiel den grundsätzlichen Widersinn einer vermeintlich evolutionären Ethik illustrieren. Wir versuchen uns zu diesem Zweck als besonders anspruchsvolle evolutionäre Moralphilosophen und fordern ab sofort die vollkommene Beendigung jedweden physisch aggressiven Akts zwischen Menschen. Damit hätten wir anscheinend ein großes Problem unserer Spezies rein theoretisch für alle Zeiten gelöst. Also alles paletti, alles zum Besten? Weit gefehlt, denn wenn die Bereitschaft, unter bestimmten Voraussetzungen (z. B. persönliche Bedrohung, Verelendung, Sinnentleerung, Befehl „von oben" – kann auch ein übermenschlicher Gott sein –, hoher materieller Gewinn in Aussicht, Abwesenheit sozialer Sanktionen, Paniksituationen, Massenhysterie usw.) einen anderen Menschen zu töten genetisch angelegt ist, dann wird dieses Verbot, auch wenn ihm schon morgen die Mehrheit der Menschen rein verbal zustimmen könnte, nicht eingehalten werden. Unter dem Motto „Liebe deine Feinde!" mit großer Begeisterung für diese höchste aller moralischen Anforderungen eben dieselben geliebten Feinde in heiligen Kreuz-und-Quer-Zügen zu massakrieren, ist offensichtlich eine Fähigkeit, die uns nicht ganz fremd ist. Es ist aber auch nicht gerade selten, daß im Falle einer militärischen Eskalation die Anwendung von Waffen, bei denen die technische Überlegenheit für den Anwender klar ist, ohne große Hemmungen praktiziert wird, und dies um so mehr, wenn die Wehrlosigkeit des Gegners von vornherein feststeht. So dachte kein ehrlicher Cowboy jemals daran, sich Pfeil und Bogen zurechtzuschnitzen, nur um den der wahren Zivilisation irrtümlicherweise im Wege stehenden amerikanischen Ureinwohnern, den Indianern, einen wirklich fairen Kampf zu liefern (genau dasselbe gilt übrigens auch für Australiens „Besiedlung" durch uns Europäer). Auch dem tapfersten weißen Helden wäre es damals niemals in den Sinn gekommen, aus irgendwelchen moralischen Gründen auf Schießgewehr, Revolver und Artilleriegeschütze zu verzichten. Und schon gar nicht macht es große Skrupel, wenn einige Millionen gegen einige Hunderttausend in einen Konflikt verwickelt sind. Man könnte ja, ganz im Sinne des so gepriesenen britischen Fairplays, fordern, daß immer nur Mann gegen Mann bzw. Frau gegen Frau mit gleichen Waffen zu kämpfen hätten. Vergessen wir solche müßigen Spekulationen, da sie mit dem realen Verlauf der menschlichen Geschichte nur sehr wenig zu tun haben. Wesentlich an der Geschichte mit unserer Moral – und dies hat doch auch schon Darwin selbst bis zu einem gewissen Grad erkannt – ist, daß nämlich *beide* Fähigkeiten, also sowohl das Aufstellen eines hohen ethischen Gebots wie auch das situationsbedingte Durchbrechen eben desselben, in verschiedensten Varianten in unseren Genen angelegt sein müssen. In Darwins Worten:

In diesem Fall würde ein innerer Berater[30] dem Tier sagen, daß es besser daran täte, dem einen als dem anderen Antrieb zu folgen. Dem einen Kurs sollte gefolgt werden, und dem anderen nicht; der eine wäre der richtige und der andere nicht [Ü.d.A.] (Charles Darwin 1871).

Damit aber hat evolutionäre Ethik in dem Moment nichts mehr mit Wissenschaft zu tun, in dem sie beginnt, moralische Forderungen, egal welcher Art auch immer, aufzustellen, da letzteres das Thema selbst und niemals eine Konsequenz der Evolutionstheorie sein kann. Wird das Unterfangen einer evolutionären Ethik schließlich und endlich auch noch in kognitiven Begriffen formuliert, dann wird der darin steckende Unsinn sogar noch um einiges deutlicher. So könnte man beispielsweise mit Fug und Recht fordern: „Denke ja nicht, wie du denken mußt!" Etwas positiver und doch zugleich vollkommen absurd formuliert könnte man aber auch sagen: „Denke, wie du denken mußt!" Auf die irrige Frage nach einer biologischen Begründung ethischer Forderungen umgemünzt, hieße das erstens außerdem: „Verhalte dich ja nicht so, wie du dich verhalten mußt!" Da dies aber zugegebenermaßen schwer zu befolgen ist, würden wir wieder zur tautologischen Forderung zurückkehren müssen: „Verhalte dich so, wie du dich verhalten mußt!" Womit wir wieder bei den echten Wurzeln tierischen und menschlichen Sozialverhaltens angelangt wären. Besitzen nun zwei soziale Wesen, egal ob zwei „unmoralische" Tiere oder eben zwei „hochmoralische" Menschen, dasselbe genetische Verhaltensprogramm, das eine bestimmte, oft hochkomplexe soziale Interaktion determiniert *(tit-for-tat*, mündliche Absprachen, schriftliche Verträge, Vereinbarung von Sanktionen bei Regelverletzung usw.), so wird das eine Wesen das akzeptieren und tun, was das andere von ihm verlangt und umgekehrt. Existiert diese Gleichheit der Moral nicht, so wird des einen „freier" Wille nicht ganz des anderen „freien" Willen entsprechen. Damit aber haben wir genau das, was leider die allgemeine Regel ist, dafür jedoch Evolution erst möglich und interessant macht, nämlich einen Unterschied der Gemüter, der soziales Zusammenleben allerdings nicht immer ganz so gemütlich macht.

Alle diese zweifellos gut und gelegentlich auch ernstgemeinten Versuche, eine vermeintlich universale kognitive Biologie des Menschen zu enträtseln, um dadurch einem besseren Verständnis unserer aktuellen Situation näher zu kommen, definieren sich immer noch, genau so wie beim schon erwähnten angeborenen Partnerleitbild und vielen anderen, vermeintlich artspezifischen Konstanten (für eine Zusammenfassung siehe Horgan 1995), als strikte Antithese zu einer scheinbar alternativen Erklärung menschlicher Entwicklungsprozesse durch das andere große Rätsel genannt Kultur. Genau darin liegt der große Irrtum. Und es ist genau diese dichotome Behandlung des Naturwunders Mensch, die wieder Anlaß geben kann zu den abstrusesten Schußfolgerungen der biologistischen Art, indem sie eine vermeintlich universale Biologie einer vermeintlich beliebigen Kultur gegenüberstellt. Als amüsantes Beispiel dafür, welch widersprüchliche Konsequenzen man gleichzeitig aus einem solchen Menschenbild ableiten kann, sei hier nur angedeutet, daß einer der geläufigsten Ratschläge in der verzwickten Angelegenheit von Natur versus Kultur darin besteht, darauf zu drängen, der Mensch möge endlich seine wahre biologische Natur begreifen, um in Zukunft Schlimmeres für seine Art zu verhindern. Wenn allerdings die biologische Natur des Menschen per definitionem darin besteht, universal und unveränderbar zu sein – sonst könnte sie ja im Sinne des Biologisten eine solche gar nicht sein –, dann ergibt auch der noch so gutgemeinte Vorschlag, sie mit ins alltägliche Kalkül zu ziehen, gleich in zweifacher Hinsicht keinerlei Sinn. Wollten wir sie nämlich dennoch verändern, dann wäre dies von vornherein zum Scheitern verurteilt, wollten wir sie aber bloß zur Kenntnis nehmen, dann wäre auch damit nichts erreicht. Ganz zu schweigen von der absoluten Unbeantwortbarkeit der unvermeidlichen Frage nach der natürlichen Entstehung – wenn wir annehmen, es geht auf dieser Welt mit natürlichen Dingen zu – eines letzten Endes doch übernatürlichen Kulturwesens aus dem Naturwesen Mensch. Oder noch direkter gefragt: Wie wird aus einem Naturwesen ein Wunderwesen der Natur?

Daß sogar hartgesottene Evolutionisten der verführerischen Illusion einer grundsätzlichen Unabhängigkeit unserer scheinbar so einzigartig humanen moralischen Fähigkeiten von den Gesetzmäßigkeiten der natürlichen Selektion erliegen können, hat der große Evolutionstheoretiker George Williams erst kürzlich wieder bestätigt:

Daß die natürliche Selektion ein moralisch unakzeptabler Prozeß ist, war allen aufrechten Denkern klar seit dies zum ersten Mal behauptet wurde. ... der evolutionäre Prozeß und seine Produkte stehen im Widerspruch zu den ethischen Standards des Menschen; menschliches Überleben und ethischer Fortschritt kann nur in Opposition zum kosmischen Prozeß erreicht werden. ... Neuere theoretische Arbeiten über natürliche Selektion und Untersuchungen an Organismen in freier Wildbahn betonen die moralische Perversität der natürlichen Selektion [Ü. d. A.] (George C. Williams 1993).

Überraschenderweise schlägt uns aber auch der scheinbar so reduktionistische Soziobiologe Richard Dawkins vor, *gegen* unsere eigene Natur zu kämpfen, indem er darauf drängt, daß wir „gegen die Tyrannei der selbstsüchtigen Replikatoren rebellieren" sollten (Dawkins 1978). Der Widersinn eines solchen Unterfangens wird einem erst dann so richtig klar, wenn man sich die naheliegende Frage stellt, wie denn das zu geschehen hätte. Indem man etwa seiner Natur etwas entgegensetzt, was nicht selbst aus dieser Natur kommt? An dieser Stelle würden sich gleich Baron Münchhausen, Don Quichote und Sisyphus (und vielleicht auch Mr. Bean) zu ihrem ersten historischen Treffen versammeln. Die Lösung des so vertrackt erscheinenden Moralproblems der Biologie liegt einfach darin, zu erkennen, daß unser *gesamtes* moralisches Verhalten selbst ein Resultat der Evolution nicht nur sein könnte oder dürfte, sondern schon immer gewesen sein muß und, ob wir es wollen oder nicht, dies auch weiterhin sein wird. Genau aus diesem Grunde ist auch die sicherlich ehrlich gemeinte Forderung von Williams wie auch Dawkins, gegen unsere vermeintliche Natur anzukämpfen, *selbst* als ein Teil unserer allein durch Mutation und Selektion evolvierten Natur zu sehen.

21. Kulturkampf der Gene

Während aber die Kultur zahlreiche ab-
wärts gerichtete Variationsrichtungen
im Keim angeregt hat, ist sie auf der anderen Seite auch die Wurzel zahlreicher
erblicher Verbesserungen, aufsteigender
Variationsrichtungen. Es ist das ein
neues Gebiet, ..., aber wie sind die s p e -
z i f i s c h e n T a l e n t e f ü r
M u s i k , M a l e r e i , M a t h e m a t i k
usw. zustande gekommen? und wie die
moralischen Tugenden der zivilisierten
Menschen, vor allem die
S e l b s t l o s i g k e i t .

August Weismann

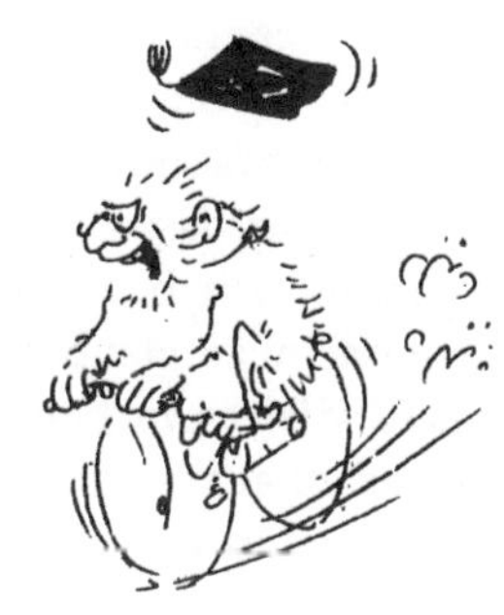

Allen einseitig biologistischen wie kulturdeterministischen Erklärungsansät-
zen menschlichen Verhaltens können wir somit einen umfassend biologisch-
en, d. h. einheitlich evolutionären Ansatz gegenüberstellen, der echten Erkenntnisgewinn und erfolgreiche genetische Anpassung durch mutative Veränderungen als identische Prozesse versteht und somit erst zu einer einheitlichen Evolutionstheorie des Menschen gelangt. Der wesentliche Unterschied zu
früheren Ansätzen besteht dabei vor allem darin, die kognitive Natur aller Lebensprozesse zu erkennen und gleichzeitig die Relativierung alles dessen zur
Kenntnis zu nehmen, was bislang für uns das Besondere an unserer Art zu sein
schien. So stellt sich in dieser doch etwas andersartigen Perspektive die scheinbar so unbegrenzte Kreativität des Menschen als direkt vergleichbar mit dem
uns doch so begrenzt erscheinenden Kriechvermögen einer Schnecke dar, was
zu berechtigten Zweifeln an der Sonderstellung von *Homo sapiens* Anlaß gibt.
Das diesbezüglich zweifellos am wenigsten erwartete, aber dafür wichtigste
Ergebnis für unser Thema besagt, daß individuelles menschliches Erkennen,
egal ob steinzeitlich primitiv oder neuzeitlich kultiviert, absolut nichts mit realem Erkenntnisgewinn zu tun hat, da letzterer nur über den Umweg echt zufallsartiger Evolutionsschritte im Laufe der Weismannschen Keimbahn erreicht werden kann.

Auf der anderen Seite gibt uns eine solche, ganz im Sinne von Darwin ver-
einheitlichte Evolutionstheorie auch erstmals die Möglichkeit, das Wesen unseres eigenen persönlichen Daseins als vielzellige Individuen und, damit einhergehend, dessen funktionellen Stellenwert in der Evolution von *Homo*

sapiens besser zu verstehen. Denn wenn wir als vielzellige Phase innerhalb eines komplexen reproduktiven Zyklus von Keimbahn und Organismusbildung schon nicht die Möglichkeit haben, selbst direkt Evolution zu schreiben, so beeinflussen wir diese doch ununterbrochen durch alle unsere Handlungen, und zwar ganz unabhängig davon, ob wir dies wollen oder nicht, angefangen beim „heimeligen" Familienleben (Becker 1976a) über den „beinharten" Wirtschaftskampf (Becker 1976b) bis hin zur „hohen" Primatenpolitik (de Waal 1991, 1997). Die besondere Täuschung, der wir durch unser nach eigenem Gutdünken zurechtgebastelten Selbstverständnis – das natürlich auch selbst seine evolutionären Ursachen besitzen muß – regelmäßig erliegen, besteht nämlich vor allem darin, zu glauben, wir Menschen hätten als einzige Lebewesen der Erde das Privileg erworben, aus der Evolution, so wir keine Lust mehr dazu haben, gleichsam auszusteigen. In bezug auf unser täglich Leben heißt das nun aber nichts anderes, als daß ein jeder einzelne von uns gar nicht anders kann, als ununterbrochen die Evolution unserer Art zu beeinflussen. Genauso wie andere vielzellige Organismen auch sind menschliche Individuen nichts anderes als höchsteffiziente Genmanipulatoren, die darauf bedacht sein sollten, die Verbreitung ihrer eigenen Genkombinationen und, mit abgestufter Begeisterung, auch die möglichst vieler ihrer Verwandten zu fördern. Der Grund dafür ist wieder recht einfach: Wären sie das in der Vergangenheit nicht gewesen, so würden wir alle, die wir die Ehre haben, heute zu leben, nicht existieren. Dies bedeutet aber auch, daß wir allesamt durch unzählige Generationen hindurch von der natürlichen Selektion geschulte und bislang erfolgreiche Sozialdarwinisten sind. Zu diesem Zweck ist es nämlich gar nicht einmal nötig, im Extremfall einer wildgewordenen Horde eines machtgierigen Weltdiktators, mit dem man vielleicht sogar noch irgendwie verwandt sein möchte, anzugehören, es genügen da oft schon ganz einfache Tricks. Es reicht zum Beispiel schon, wenn wir tagtäglich – und dies läßt sich schwer vermeiden – irgendwelche kleine Entscheidungen treffen, denn alles das, was wir tun oder eben auch nicht tun, wird mit großer Wahrscheinlichkeit irgendeinen Einfluß auf die Verbreitung von menschlichen Genen haben. Diese Prognose trifft nicht nur auf die komplizierte Wechselwirkung unseres Körpers und unserer Physiologie mit der physikalischen Umwelt zu – daß unsere ausgeklügelten Bewegungs- und Falltechniken wie auch unsere diversen raffinierten Verdauungs- und chemischen Umbaustrategien mit dem langfristigen Erfolg unserer Gene zu tun haben, erscheint evident –, sondern vor allem auch auf die nicht weniger komplexen Beziehungen zwischen uns zahlreichen Mitgliedern ein und derselben Art.

Kein schöneres Beispiel zur Illustration dieses Zusammenhangs steht uns zur Verfügung als die zweifellos höchste aller menschlichen Künste – die Kunst der Politik[31]. Egal, welcher politischen Richtung wir auch angehören oder eben nicht angehören mögen, jede Entscheidung, die getroffen oder nicht getroffen und umgesetzt oder nicht umgesetzt wird, sie wird irgendwie das Leben und letztlich den Lebenserfolg eines jeden Mitglieds einer Gemeinschaft beeinflussen. Ob wir uns jetzt, um nur einige „bedeutende" Beispiele zu zitieren, für oder gegen die Einführung der Schulmilch in öffentlichen Schulen, für oder gegen den Bau von Radwegen, für oder gegen das Campieren in öffentlichen Parks, für oder gegen das Tragen von Kleidung in öffentlichen Gebäuden, für oder gegen das Beschneiden des natürlichen Haarwuchses, für oder gegen Opernaufführungen mit Untertiteln in eigener Sprache, und, zu guter Letzt, für oder gegen die Verbreitung evolutionstheoretischer Schriften entscheiden, es wird etwas geändert am selektiven Rahmen der menschlichen Existenzbedingungen.

Nehmen wir nur den Fall des Radfahrens, einer exklusiv menschlichen Fortbewegungsweise, die spätestens mit meinem ersten kapitalen Sturz im Alter von ca. 10 Jahren zu einem meiner großen Hobbys geworden ist[32]. Heutzutage gehört Radfahren abseits von baulich gesicherten Radwegen vor allem im innerstädtischen Bereich zu den letzten wirklich aufregenden Unternehmungen des modernen Lebens, und dies ganz ohne aufgemotztem High-Tech-Firlefanz. Es ist klar, daß hierbei die Qualität des Radwegenetzes einer Großstadt die Überlebens- und somit Fortpflanzungschancen einer ganzen Generation von Radfahrern bestimmen kann. Dies würde im Extremfall sogar bedeuten, daß ein entsprechend forcierter Ausbau eines solchen Radwegenetzes zu einer dementsprechenden zahlenmäßigen Zunahme von radfahrenden Menschen führen müßte, eine Gesetzmäßigkeit, die für den Bau von Autostraßen schon längst durch empirische Untersuchungen nachgewiesen ist. Aber Spaß beiseite, die Frage, ob politische Entscheidungen rund um das Rad und seine mehr oder weniger guten Wege zu Veränderungen in der Genzusammensetzung einer menschlichen Population führen können, ist nicht bloß reine Haarspalterei, sondern soll nur zeigen, wie Entscheidungen auch scheinbar nebensächlicher Natur sowohl direkt wie ohne Zweifel auch langfristig einen Einfluß auf die Ausprägung menschlicher Existenzformen haben könnten. Im Falle des Radfahrens, und des Autofahrens natürlich noch viel mehr, ist es nicht ganz ausgeschlossen, daß im Laufe des 20. Jahrhunderts merkliche, wenn auch vielleicht nur sehr subtile Genfrequenzverschiebungen damit zu tun haben könnten.

Lassen wir die kämpferisch strampelnden Radfahrideologen, deren versteckte Genmanipulationen erst wohl von kommenden Biologengenerationen empirisch nachzuprüfen wären, hinter uns und wenden wir uns einem etwas selektionswirksameren Beispiel politischer Traditionen zu, so wird der Zusammenhang mit unserer eigenen biologischen Evolution schon etwas deutlicher. Da gibt es bei fast allen Völkern von *Homo sapiens* den schönen oder zumindest als solchen erachteten Brauch des Sichabgrenzens gegenüber anderen Gruppen. Diese Angelegenheit hat zwar sicher schon mit den ersten Affenhorden in unserer frühen Evolution begonnen, er hat jedoch inzwischen eine Dimension erreicht, die eine unglaubliche Komplexität sozialer Strukturen mit sich gebracht hat. Unsere einstmals frei herumziehenden Kleingruppen sind heute zu derartig gigantischen Rieseneinheiten, genannt Staaten, herangewachsen, daß deren beliebiges Herumwandern verständlicherweise nicht mehr so problemlos vonstatten gehen kann wie früher. Auch wenn moderne Staaten inzwischen natürlich schon lange nicht mehr einfach zu überschauende steinzeitliche Fortpflanzungsgemeinschaften sind, so versuchen die meisten von ihnen im Prinzip dennoch weiterhin das zu erreichen, was schon die primitive Affengesellschaft – bei Bonobos gibt es immerhin schon stabile Gruppen von bis zu 100 (!) persönlich untereinander bekannten Mitgliedern (Savage-Rumbaugh & Lewin 1995) – mit großem Erfolg praktiziert: die Aufrechterhaltung möglichst einheitlicher Selektionsbedingungen für die meisten ihrer Mitglieder und dadurch die indirekte Förderung des Genpools dieser Gemeinschaft. Während allerdings bei kleineren sozialen Einheiten wie Affenfamilien und auch Menschenfamilien die Homogenität des familiären Milieus allein schon durch die genetische Verwandtschaft eine relativ hohe sein kann, wird man bei einer kleinen Gemeinde, einer größeren autonomen Region, einem Bundesland, einem ganzen Staat und schließlich bei den immer häufiger sich bildenden Staatengemeinschaften mit einer zunehmend größeren Vielfalt an unterschiedlichen Selektionsdrücken zu rechnen haben. Nichtsdestotrotz ist nichts anderes als die gezielte Kontrolle des Genflusses oberstes, wenn auch selten öffentliches Ziel aller dieser Neubildungen und dies ganz unabhängig davon, welch hehre Ziele sich eine politische Gemeinschaft auch immer gesteckt haben mag. Durch ihre Entstehung selbst wird sie gleichsam automatisch zu einem starken Abgrenzungsfaktor gegenüber praktisch dem gesamten übrigen Rest der menschlichen Population. Damit ergibt sich die Möglichkeit einer Neudefinition von Kultur im Rahmen der Evolutionstheorie, nämlich insofern als diese nichts anderes sein kann als die unterschiedlich große Vielfalt bzw. Einheitlichkeit der Selektionsdrücke, die die Mitglieder einer sozialen Gruppe durch ihr Verhalten aufeinander ausüben.

Wem nun die Darstellung eines modernen Staates als politisch-ideologisches Konzentrat eines historisch gewachsenen Gruppengenegoismus als überzogen erscheinen mag, der möge sich nur die Verfassung irgendeines Staates dieser Erde genauer anschauen. Da ist äußerst Vieles und sehr Detailliertes über die Rechte und Pflichten der Staatsbürger zu finden, aber nur kaum etwas Interessantes über Nichtstaatsbürger, so als ob es diese Art von Menschen eigentlich gar nicht geben würde. Bürger eines anderen Staates sind da eher schon durch Ausschluß definiert, nämlich Ausschluß vor allem von allen Vorteilen, die eine staatliche Organisation ihren Mitgliedern bieten kann. Somit ist der Ausländer oder Fremde primär als eher problembehaftete Abgrenzungskategorie konzipiert, was sich darin zeigt, daß er zwar unter Umständen – beispielsweise als zahlungskräftiger Tourist – eine Zeitlang im Land toleriert wird, bei längerem Aufenthalt aber meist mit irgendwelchen speziellen Hindernissen, wenn nicht sogar gröberen Schwierigkeiten zu rechnen hat. Interessanterweise wird dann die mögliche Aufnahme eines solchen Zuwanderers oft erst durch besondere verwandtschaftliche (Familiengründung usw.) und somit genetische Beziehungen zum Einwanderungsland erleichtert. Wird man schließlich und endlich doch irgendwie akzeptiert oder sogar ganz offiziell per Dekret (z. B. Staatsbürgerschaft[33]) aufgenommen, so unterliegt man als einzelner bzw. als Minderheit den oft doch etwas bis sehr andersartigen Selektionsbedingungen (Gesetze, Bräuche, ethische Normen, Technik, Kunst, Ernährung usw.) der neuen Gesellschaft, in der man sich befindet. Dies äußert sich unter anderem bereits darin, daß sich die Bewertung der vermeintlich „Anderen" durch die (immer schon?) dagewesenen „Eingeborenen" in abgestufter Weise durch Herkunft und Anzahl manifestiert: je ethnisch fremder und je größer die bereits vorhandene Anzahl an sogenannten „Fremden" im eigenen „Territorium", um so eher hört man die Meinung, daß „zu viele Menschen anderer Nationalität in unserem Land leben", festgestellt erst kürzlich im modernen geeinten Europa (Fuchs, Gerhards & Roller 1993). „Assimilation" ist hierbei nichts anderes als eine Umschreibung für den daraus resultierenden Anpassungdruck, der langfristig gesehen in irgendeiner Form auch den Lebens- und somit letztlich sogar den genetischen Erfolg eines jeden „Fremden" beeinflußt.

Die weltweite Verbreitung der biologischen Verwandtschaft als allgemein akzeptierter Erleichterungsfaktor für eine mögliche juridische und soziale Integration, die sogenannte „Ethnisierung des Rechts" (Bös 1993), ist nun insofern interessant, als ja auch rein logisch vorstellbar wäre, daß sich menschliche Gemeinschaften allein nach irgendwelchen abstrakt-rationalen Kriterien formieren könnten. Daß Dazugehören aber sogar auf der ansonsten so unpersönlichen und rein juridisch-formalen Ebene des Staates etwas mit leibhaftig verwandt sein zu tun hat, zeigt uns nur eines mit großer Deutlichkeit und das ist die Allgegenwart sozialdarwinistischer Einflüsse. Worum es also letztlich in der Frage nach der Zukunft der menschlichen Spezies, so uns diese nobelste aller moralischen Fragen wirklich ernsthaft beschäftigen sollte, geht, ist nicht eine vermeintlich in unserem freien Ermessen stehende Entscheidung zwischen herkömmlichem Sozialdarwinismus und beliebiger Kulturentwicklung, sondern einzig und allein eine Frage nach der *spezifischen Art* des Sozialdarwinismus, für den wir uns, den genetisch präzisen Instruktionen der vielen Zellen unseres Körpers folgend, entscheiden. Wenn manche unter kultureller Entwicklung vor allem das physische Bekämpfen oder gar die reale Vernichtung aller Konkurrenten verstehen, so verstehen – erfreulicherweise – wieder ganz andere darunter den in der Tat physisch unblutigen Wettstreit zwar nicht Popperscher, aber immerhin von unseren eigenen Genen produzierter Ideen.

Nur in einer Sache dürfen wir uns keiner falschen Illusion hingeben: *beides*, sowie natürlich auch all die zahllosen Übergänge zwischen den extremen Strategien von politischen Falken und Tauben, hat langfristig Einfluß auf unsere zukünftige genetische Evolution. Bleibt also nur die Frage, welcher *Stil* einem jeden von uns lieber ist, aber dazu müßten wir uns selbst schon wieder weit besser kennen, als dies jemals möglich sein wird. Letztlich also keineswegs eine Frage eines abstrakten oder gar göttlichen freien Willens, sondern einzig und allein die äußerst konkrete Frage nach eines jeden Menschen ureigensten Willen, was, so ganz nebenbei, die wissenschaftliche Frage nach den in der Regel sehr unterschiedlichen Willensäußerungen von bald schon 6.000.000.000 faszinierend eigenwillig-einzigartigen Individuen aufwirft. Zweifellos eine anspruchsvolle, zugleich aber auch äußerst spannende Aufgabe für die Zukunft.

22. Requiem für ein Naturwunder

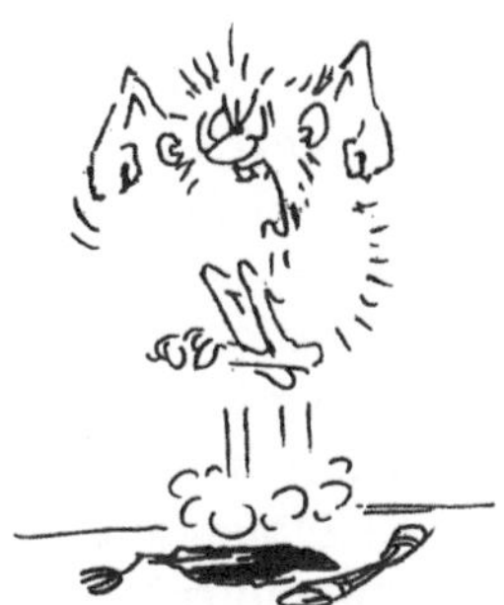

Wie kommt es, daß menschliche
Wesen, deren Beziehungen zur Welt
doch kurz, persönlich und beschränkt sind, dennoch imstande
sind, so viel zu wissen, wie sie wirklich wissen?

Bertrand Russell

Die ganze Geschichte der Maximierung von Intelligenz zum Zwecke besserer
Überlebenschancen kann ... nur durch Speicherung erfolgreichen Spiel- bzw.
problemlösenden Verhaltens verstanden und erklärt werden. Diese gigantische Speicherung von lebenserhaltenden Strategien, bzw. Instruktionen, wie
man künftige Probleme ebenso erfolgreich lösen kann wie die alten, trägt jeder Mensch in den Genen mit sich.

Werner Leinfellner

Das Fazit unserer evolutionstheoretischen Überlegungen über den gescheitesten aller Affen ist kurz und bündig zu formulieren: Das fiktive Naturwunder
Mensch ist gestorben bzw. hat niemals – außer in unserer Phantasie – real existiert, das Naturwesen *Homo sapiens* mit allen seinen wunderbaren wie auch
z. T. sehr wunderlichen Illusionen und Fiktionen lebt jedoch weiter und evolviert auch heute noch *ausschließlich* nach den universellen Prinzipien der
Entwicklung des Lebendigen, das heißt mittels genetischer Mutation und
natürlicher Selektion. Das Besondere an dieser Feststellung liegt dabei vor allem darin, daß eine kritische Erkenntnistheorie und die moderne synthetische
Evolutionstheorie einander wechselseitig stützen können in der logischen
Begründung dieser Diagnose (Heschl 1993c). Der wichtigste Beitrag der Erkenntnistheorie besteht dabei in der Einsicht der Unmöglichkeit von Erkenntnisgewinn durch das menschliche Subjekt im Laufe seiner Ontogenese, da letztere aus systemimmanenten Gründen – somatische Mutationen sind in der Regel nachteilig (Knippers 1997, S. 232) – von adaptiven Veränderungen ausgeschlossen bleibt. Mit anderen Worten, auch die persönliche Individualentwicklung ist genau so wie die Embryonalentwicklung oder Epigenese – dieser Ausdruck geht auf die Entwicklungstheorie von C. F. Wolff aus dem Jahre 1759
zurück, einer Zeit also, wo sich naivere Gemüter noch Homunculi, also kleine
„Menschleins", in der befruchteten Eizelle vorstellten – ein durch das intelligente Genom bis ins letzte Detail kontrollierter Prozeß (siehe Shubin, Tabin &
Carroll 1997). Hier zeigten die Untersuchungen des schottischen Entwick-

lungspsychologen T. G. R. Bower (1971, 1977, 1979) sehr schön, daß nicht wirklich neue kognitive Strukturen erst *durch* die Interaktion mit der Umwelt entstehen, sondern daß – im direkten Gegensatz zu Piagets kognitivem Lamarckismus – nach einem bereits *vorbereiteten* Plan sich entfaltende Verhaltensweisen in selektiver Weise auf die Umwelt reagieren. Dabei müssen auch die vielfältigen Wechselwirkungen zwischen den anfänglich noch isolierten einzelnen Reaktionen (beim Kleinkind z. B. Greifen, Schlagen, Tasten, Hören, Schauen usw.), deren zunehmende Koordination und Integration in ein (bewußtes) Ganzes ja das Besondere nicht nur der menschlichen Intelligenz ausmacht (Stein & Meredith 1993), bereits reifungsmäßig angelegt sein, da ansonsten das selbständige Lösen bestimmter Probleme wie verschwundene Objekte wiederfinden (Etienne 1984), Zweck/Mittel-Relationen anwenden, Symbole verstehen usw. durch das Kleinkind einfach nicht so bzw. überhaupt nicht funktionieren könnte, wie es das tatsächlich tut.

Dies macht es andererseits erforderlich, daß menschliche Individuen über eine unglaublich große Menge an *a priori*-Information verfügen müssen – das menschliche Genom umfaßt immerhin an die 100.000 unterscheidbare Gene (siehe *Science* 272: 1098) – und es schließt zugleich im direkten Gegensatz zu Kant und Lamarck (und deren zahlreichen geheimen Nachfolgern) grundsätzlich aus, daß darüber hinaus ein realer Zuwachs von Erkenntnis *a posteriori*, d. h. also im Laufe der individuellen Entwicklung, möglich ist. Lamarcks überflüssige Idee von der Vererbung erworbener Eigenschaften kann dadurch mit Kants Irrtum der Möglichkeit von Erkenntnis *a posteriori* gleichgesetzt werden. Unser Endergebnis besteht somit schließlich in einer erstmals wirklich umfassenden Evolutionstheorie, die die Entwicklung des Menschen genau so wie die aller anderen Lebewesen auf diesem Planeten mittels der einheitlichen Prinzipien der biologischen Evolution zu erklären vermag. Konkreter formuliert heißt dies, daß Ausdrücke wie kulturelle Evolution, soziale Evolution oder wissenschaftliche Evolution, genauso wie beispielsweise die Vorstellung einer „Evolution" von Biberbauten, Ameisenhügeln, Vogelnestern oder Laubenvögellauben keine adäquate Beschreibung dessen ist, was Evolution wirklich ist, nämlich die adaptive Veränderung der dynamischen Prozeßstrukturen lebender Systeme in der Zeit.

Schon Platon und lange vor ihm wahrscheinlich auch schon viele andere kritische Betrachter des menschlichen Erkenntnisvermögens – vielleicht hat es sogar schon echte Steinzeitskeptiker gegeben –, sind zu der richtigen Einsicht gelangt, daß ein umfassendes Wissen des Subjekts immer schon vorausgesetzt werden muß, um überhaupt ein Erkennen der Natur zu ermöglichen. All unser individuelles Wissen ist also notwendigerweise immer prä-existentes Wissen, da ansonsten die gesetzmäßige, d. h. nichtzufällige Genese menschlichen Verhaltens, und dies schließt das gesamte Erkenntnisvermögen mit ein, niemals erklärt werden könnte. Es bliebe nämlich sonst immer die lästige

Frage, woher denn das Subjekt eigentlich wissen könne, was es in Reaktion auf eine Herausforderung der Umwelt zu tun hätte. Um nur ein paar triviale Beispiele zu nennen: Wie reagiere ich auf einen großen Stein, der sich mit Kollisionskurs auf mich zubewegt? Wie verdaue ich jeden Tag all den unglaublichen Mist, den wir als Nahrung in uns hineinstopfen? Aber auch: Wie finde ich Objekte wieder, die ohne ersichtlichen Grund plötzlich aus dem Bereich der direkten Wahrnehmung verschwinden? Wie nehme ich kausale Ursachen der physikalischen Welt wahr, wenn sich beispielsweise ein Objekt seiner geplanten Versetzung widersetzt? Wie schließlich beantworte ich emotionale Laute (z. B. Lachen), soziale Gesten (z. B. Augenzwinkern), aber auch rein symbolisch gemeinte Hinweise und Fragen (z. B. „Wie geht es dir?") meiner Artgenossen?

Würde uns die Umwelt selbst die adäquate Interpretation solcher Probleme gleichsam unauffällig zuflüstern, dann könnte sie das sofort auch in ausnahmslos allen übrigen Krisenfällen unserer einerseits so erstaunlich robusten und doch zugleich auch permanent fragilen Existenz und wir dürften uns damit endlich in die glorreichen Reihen der unsterblichen Engel einordnen. Da wir inzwischen schon eingesehen haben, wie im wahrsten Sinne des Wortes furchtbar langweilig und sinnlos ein solch unsterbliches Dasein, egal ob im Himmel oder auf Erden, sein würde, sollten wir dieser scheinbar so erstrebenswerten Erlösung nicht unbedingt mehr nachtrauern.

Auch der bekannte Philosoph und noch bessere Verhaltensforscher David Hume erkannte bei seiner überaus skeptischen Betrachtung der menschlichen Vernunft recht bald, daß mit reiner Logik gerade diese wunderbar angepaßte Vernunft selbst nicht mehr begründet werden kann. Da er mehr als alle anderen Denker vor und nach ihm vor allem an einer natürlichen Erklärung dieses in der allgemeinen Öffentlichkeit nur göttlich oder zumindest übernatürlich zu erklärenden Rätsels der Natur interessiert war, fiel ihm als ersten die einzig mögliche, wenn auch noch nicht wirklich evolutionäre Lösung der Grundfrage jeder Erkenntnistheorie ein. Im Gegensatz zu Platon, der ganz offensichtlich aus primär religiösen Gründen den letztlich doch ganz falschen Weg ewig existierender Wahrheiten, die es zu erkennen galt, einschlug, kam Hume zu dem Schluß, daß der Mensch, bei Lichte und nicht im mystischen Halbdunkel betrachtet, nichts anderes sein kann als ein mit, wenn auch eingestandenermaßen sehr komplexen natürlichen Denkinstinkten ausgestattetes Wesen. Die Gesamtheit seiner Assoziationen, so kühn und neu sie dem jeweiligen Individuum auch erscheinen mögen, bewegen sich immer nur innerhalb dieses von der Natur vorgegebenen und in allen seinen Details wohldefinierten Rahmens.

Es wäre wohl etwas ungerecht, an dieser Stelle nicht auch Kants Verdienste zu würdigen, der, obwohl als deklarierter Gegner Humes angetreten, mit deutscher Gründlichkeit und wohl auch etwas Umständlichkeit, in langen Diskursen im Prinzip zu einem sehr sehr ähnlichen Ergebnis gelangte. Die Dinge an sich müssen unerkennbar bleiben, da menschliches Erkennen nur darin bestehen kann, vorgeformte Denkmuster auf die Welt als solche anzuwenden. Erkenntnis, und dies ist schon eine zutiefst biologische Einsicht, entsteht immer nur im erkennenden Subjekt selbst, das erst durch die ihm eigentümliche kognitive Interpretation der Umwelt zu passenden, d. h. adaptiven Reaktionen fähig ist. Kants apriorische Kategorien der Erkenntnis bestätigen also Humes Instinkte der Vernunft und beide führen sie die schon in der frühen Antike begonnene Skepsis immer näher an den Rand der Biologie heran. Allerdings, ein wesentlicher Irrtum von Kant blieb bis auf den heutigen Tag bestehen: Im Gegensatz zu Humes Postulat von Instinkten sind seine Erfahrungen *a posteriori* direkte Resultate der lamarckistischen Täuschung und bereiten als solche schon die spätere Aufspaltung menschlichen Verhaltens in angeborene und erworbene Anteile vor, die bis heute noch als unlösbare, da falsch verstandene Erblichkeitskontroverse die öffentliche Diskussion rund um die Biologie unserer Spezies bestimmt.

Erst mit der fast zeitgleichen Entdeckung der Evolution durch Darwin und Wallace kommt das Naturwunderdenkmal Mensch so richtig ins Wanken. Darwin ist nicht Philosoph und doch wie kein anderer an philosophischen Fragen interessiert. Er ist grundsätzlich skeptisch bezüglich der göttlichen Herkunft des Menschen und bemerkt als erster die große Verwandtschaft alles Lebendigen, die er im Gegensatz zu vielen anderen seiner Zeit durch den historischen Zusammenhang einer umfassenden Evolution zu erklären versucht. Im Prinzip hätte nämlich auch schon Carl v. Linné (1707–1778) mit seiner bis heute bewährten, da so einfachen Klassifikationsmethode für die systematische Einteilung von Tier- und Pflanzengruppen (Gattungs- und Artbezeichnung ähnlich menschlicher Namensgebung gekoppelt: z. B. *Homo sapiens* wie *Huber Hans)* auf die naheliegende Idee kommen können, daß hier ein zusätzlicher zeitlicher Zusammenhang nicht ganz auszuschließen ist. Allein, man sah ein Jahrhundert vor Darwin in den teilweise schon außerordentlich detaillierten systematischen Übersichten über das Tier- und Pflanzenreich noch keine echten Stammbäume, die eine Jahrmillionen lange Entwicklung und langsame Entstehung der zahlreichen bekannten Arten widerspiegeln könnten. Darwins Geistesblitz ist heute nicht mehr so schwer nachzuvollziehen, da er nichts anderes tat als zu bemerken, daß neue Arten ganz ähnlich wie neue Rassen in der künstlichen Haustierzucht durch das Wirken einer Auslese, nun aber einer natürlichen, entstehen können. Da auch für jedermann evident war, daß Individuen ein und derselben Art zum Teil sehr unterschiedliche Merkmale besitzen, war auch bald verstanden, daß sich das Phänomen einer unterschiedlich erfolgreichen Fortpflanzung (differentielle Reproduktion) über kurz oder lang auf die evolutionären Überlebenschancen verschiedener genetischer Linien auswirken mußte. Darwin war aber auch Lamarckist und als solcher, wie praktisch jeder andere seriöse Naturforscher zu seiner Zeit genauso, fest davon überzeugt, daß die Ursachen der Verschiedenheit der Individuen, die ja eine notwendige Voraussetzung für Evolution darstellt, in der gezielten Anpassung des Individuums an die Umwelt zu suchen sind. Da natürlich auch eine Übertragung dieser offensichtlichen Neuerwerbungen auf die nächste Generation vonnöten war, um das Evolutionsspiel in Gang zu halten, war es nur logisch konsequent, einen eigenen Mechanismus (Pangenese) zu erfinden, wo mittels kleiner Kügelchen *(Gemmulae)* die Erfahrung des Individuums auf seine Nachkommen übertragen wird.

Wie wir inzwischen wissen, wollte Darwin aber weit mehr als nur zeigen, daß wir mit dem Affen körperlich verwandt sind. Er war ohne Zweifel bereits der erste evolutionäre Psychologe und Erkenntnistheoretiker in einem und als solcher davon überzeugt, daß es möglich sein müßte, ausnahmslos alle Eigenschaften des Menschen, also auch die Gesamtheit seiner so außergewöhnlichen geistigen Fähigkeiten, in die Abstammungsthese zu integrieren. Gerade das aber mußte mit dem nachträglich erfundenen Pangenese-Mechanismus wie auch mit dem von späteren Generationen ausgehandelten quantitativen Kompromiß einer bloß prozentuellen Erblichkeit von Merkmalen bis auf den heutigen Tag zum Scheitern verurteilt bleiben, da dadurch dem menschlichen Geist oder, besser: seinen ruhmreichen Verteidigern, erlaubt wurde, durch jedes noch so kleine Schlupfloch einer natürlichen Erklärung zu entkommen. Der dabei angewandte logische Trick ist ganz einfach. Da unser wundervoller Geist immer wieder neue Ideen aus sich selbst heraus gebiert, kann er niemals selbst Sklave einer bloß materiellen Biologie sein.

Erst wenn wir die schon in der frühen Antike begonnene und zuerst noch rein philosophisch akademische Skepsis bezüglich der Möglichkeiten unserer Erkenntnisfähigkeit konsequent zu Ende denken, dann gelangen wir zu jener Synthese, die bis zu einem gewissen Grade sowohl Darwin als auch Wallace selbst schon im Sinn hatten und letztlich doch nicht zu Ende führen konnten. Das grundsätzliche Ziel dieses Unternehmens ist dabei bis heute dasselbe geblieben. George Williams, der für seine prägnanten Formulierungen bekannt ist, hat das Kunststück vollbracht, ebendieses in einen einzigen Satz zu verpacken:

Der Darwinsche Prozeß der natürlichen Selektion erklärt alle Aspekte der Anpassung eines Organismus an einen besonderen Lebensstil in einer besonderen Umwelt [Ü. d. A.] (George Williams 1992, S. 5).

Nun, in unserem Jahrhundert hat immerhin schon der Begründer der modernen Wissenschaftstheorie, Karl Popper, erkannt, daß ein echter Neuerwerb von Erkenntnis nicht einfach von der Umwelt in lamarckistischer Weise induziert werden kann, sondern daß es einer endogenen Veränderung der kognitiven Struktur des Subjekts bedarf, um, wenn überhaupt, Fortschritte zu ermöglichen. Popper entwickelte deshalb eine deduktivistische Erkenntnistheorie, in der allein logisch-gesetzmäßige Prozesse eine wesentliche Rolle spielen. In der

Folge entdeckte Thomas Kuhn, der als dissidenter Physiker versuchte, eine eigene Erkenntnistheorie für die Naturwissenschaften zu entwickeln, daß Poppers Skepsis bezüglich der Möglichkeiten von Erkenntnisgewinn noch um einiges zu orthodox, um nicht zu sagen paradox – man denke nur an sein befremdliches Induktionsverbot –, ausgefallen ist. Sein Begriff des Paradigmenwechsels, der auf die zentrale Problematik wissenschaftlichen Fortschritts anspielt, deutete schon sehr direkt auf jene fundamentale Begrenzung hin, die erst mit der kompromißlosen Anwendung der Evolutionstheorie auf unsere Spezies ganz verstanden werden kann. Kuhn schloß somit als einer der ersten nicht mehr aus, daß das radikal Neue von uns gar nicht verstanden und somit auch nicht sprachlich mitgeteilt werden kann.

Parallel dazu fiel Noam Chomsky dann irgendwann auf, daß, was den Erwerb und den Gebrauch der menschlichen Sprache während unserer kurzen Lebensspanne betrifft, uns ein Lernen durch Versuch und Irrtum nur, wenn überhaupt, zu einem vollkommen sinnlosen Gebrabbel bringen würde. Daraus folgt für uns, daß die Struktur der Sprache wie auch sprachliche Kommunikation selbst, egal ob ganz „tief" oder nur „oberflächlich" verstanden, alles andere sein kann als jenes parade-lamarckistisches Wunder der Natur, als das sie immer gepriesen wird. Hätte Chomsky schon im 19. Jahrhundert gelebt, er hätte Darwin mit diesem Hinweis auf den Organcharakter der Sprache zweifellos einen überaus wichtigen Tip für eine umfassende Evolutionstheorie geben können.

Es waren also nicht immer nur respektlose und bösartig reduktionistische Naturwissenschaftler, die als einzige an einer Entmystifizierung unserer Spezies interessiert waren, sondern gerade auch unzählige kritische Philosophen, nicht nur aus der im engeren Sinne skeptischen oder empiristischen Tradition, die das Ihre dazu beigetragen haben, daß wir heute nicht mehr so recht an das Naturwunder Mensch glauben mögen. Dennoch, auch die größten Skeptiker sind doch niemals so weit gegangen, zu behaupten, dem Menschen käme innerhalb der Welt des Lebendigen überhaupt keine Sonderstellung mehr zu. Auch Platon, Hume oder Kant, aber sicherlich auch noch Popper, Kuhn und Chomsky haben diese Sonderstellung ganz offen akzeptiert. Lösungen von Rätseln sind offenbar immer dann ganz besonders schwer zu akzeptieren, wenn sie einerseits besonders einfach sind und andererseits aber eine Botschaft miteinschließen, die wir nicht gerne wahrhaben wollen. Ein gutes Beispiel dafür ist die Täuschung des Glücksspielers, der sich sicher ist, daß beim nächsten Mal die Kugel des Roulettes eher wieder auf Schwarz als auf Rot rollen wird, da die Farbe Rot zuvor schon so oft hintereinander gekommen ist. Die Tatsache, daß die Wahrscheinlichkeit von Rot oder Schwarz bei jedem neuen Versuch im Idealfall immer wieder dieselbe sein muß, wird ihn nicht überzeugen, da sie seiner sehnlichsten Hoffnung, der Verdoppelung seines Einsatzes, direkt widerspricht.

Ein ganz ähnliches Verhältnis finden wir vor, wenn es um das Rätsel Mensch und sein Verhältnis zur biologischen Evolution geht, nur diesmal mit genau umgekehrten Vorzeichen. Stört uns am Glücksspiel der lästige Zufall, so gefällt uns an der menschlichen Natur alles das, was mit unbestimmbarer Freiheit zu tun hat. So reden wir am liebsten von der faszinierenden Grenzenlosigkeit der menschlichen Kreativität, von der Unergründbarkeit der individuellen Entscheidung, von indeterministischen Quantensprüngen in unseren Denkakten, von Welle/Teilchen- oder Ying und Yang-Dualismen unseres Bewußtseins, und neuerdings sogar von chaotischen Zickzackläufen unseres Geistes. Gerade die aktuelle Popularität der modernen Chaosforschung erklärt sich wahrscheinlich nicht zu einem geringen Teil aus einem solchen starken Bedürfnis nach scheinbar rätselhaften und somit unvorhersehbaren Einflüssen auf unser Handeln und Denken, wodurch wir uns einen Mantel des Unerklärbaren umzuhängen versuchen. Diese Begeisterung für die vermeintliche Freiheit des Chaos wird dabei nicht einmal durch den Umstand getrübt, daß deterministisches Chaos – und davon ist in der mathematischen Chaostheorie primär die Rede – wenig mit Zufall und Unbestimmtheit zu tun hat, auch dann nicht, wenn sie, wie in letzter Zeit immer öfter (Vandervert 1997), auf Nervenimpulse angewandt wird (Freeman 1975, 1991). Ja, nicht einmal die moderne Gehirnforschung kommt diesem unserem Grundbedürfnis nach möglichst viel innerem Chaos entgegen, da sie von Tag zu Tag immer klarer zeigt, wie deterministisch die kortikalen Aktivitätsmuster trotz ihres scheinbar zufallsartigen „Rauschens" sind (Arieli, Sterkin, Grinvald & Aertsen 1996).

Wiederum evolutionspsychologisch betrachtet macht diese auffallende Abneigung gegen alles Vorherbestimmbare allerdings durchaus Sinn, denn wer schließlich möchte schon gerne von seinem direkten Gegenüber (z. B. Artgenosse, Konkurrent, Nachbar) oder gar von seinem physischen Gegner (z. B. Raubfeind, Parasit) restlos durchschaut werden? Sicherlich schon die Gesamtheit aller unserer zahlreichen Vorfahren nicht und deswegen mit großer Wahrscheinlichkeit wir alle auch heute noch immer nicht. Ganz im Gegenteil, genau wie im Falle der Intelligenz besteht auch heute noch ein nachweisbarer Selektionsdruck in Richtung auf Tarnen und Täuschen, wozu es letzten Endes auch einer gehörigen Portion Intelligenz bedarf. Nur zwei kleine Beispiele dazu: wenn sich ein zweijähriger Sprößling hinter einen Blumenstock stellt, dessen Blätter ihm die Sicht auf uns verstellen, glaubt er sich besonders raffiniert, da er sich sicher ist, daß wir ihn nicht sehen können und somit sein Verhalten nicht durchschauen. Wenn allerdings ein gewiefter Oppositionspolitiker regelmäßig vor einer wichtigen Wahl darauf hinweist, welch hohles Gerede und wie viele leere Versprechungen seine ideologischen Gegner von sich geben, dann wird es schon um einiges schwieriger zu durchschauen, daß er selbst dabei wahrscheinlich nicht im geringsten daran denkt, irgendwelche eigenen Versprechungen, und sei es „nur" die Beendigung der staatlichen Mißwirtschaft (siehe Hardins „Tragödie des Gemeinwesens" von 1968; dazu der eher pragmatisch ausgerichtete Großunternehmer Frank Stronach in *news* 3/98, S. 77: „Die Leute müssen verstehen, daß ihnen der Staat nichts gibt, was er ihnen nicht vorher weggenommen hat"), auch wirklich einzuhalten.

Was also ist so unangenehm an der modernen Evolutionstheorie, wenn wir nun schließlich doch nicht umhin können, sie mit allen Konsequenzen auf die Interpretation menschlichen Verhaltens anwenden zu wollen? Keine Frage, sie sagt uns das genaue Gegenteil dessen ins Gesicht, was wir inzwischen so gerne gewohnt sind, über uns zu hören: Da ungerichtete genetische Mutationen auch bei komplizierten Vielzellern die einzige Möglichkeit darstellen, zu echt adaptivem Fortschritt zu gelangen, hat alles das, was unsere wahrlich verwickelten individuellen Gehirne im Laufe ihres Lebens an durchaus beeindruckenden Ideen ausbrüten, nichts mit Erkenntnisgewinn zu tun. Ein brutaler Schock für die Philosophie? Nicht wirklich, denn eine skeptische Erkenntnistheorie, mit konsequenten Humeschen Überlegungen zu Ende gedacht, bestätigt nichts anderes als genau die Gültigkeit dieser zweifellos wichtigsten Aussage der Evolutionstheorie. Da Erkenntnisgewinn per definitionem nur über vollkommene Ahnungs- und Verständnislosigkeit oder, biologisch gesprochen, zufallsartige Ungerichtetheit vonstatten gehen kann, hat alles das, was Organismen im Laufe ihrer langen Evolution verändert hat, sehr viel mit Erkenntnisgewinn zu tun.

Auf den Menschen angewandt, besagt dies nichts anderes, als daß all unser Lernen und Denken *restlos*, d. h., was sowohl die allgemeinen Strukturen betrifft wie auch die kleinsten Details ausmacht, in der genetischen Information der Weismannschen Keimbahn angelegt sein *muß*. Dies gilt auch für jede wissenschaftliche Arbeit, die vorliegende miteingeschlossen. Für diejenigen Skeptiker unter uns, die am Naturwunder Mensch weiterhin festhalten wollen und somit in direkter Opposition zu der hier vertretenen Skepsis an der Übernatürlichkeit des Menschen stehen, kann diese These auch als empirische Prognose verstanden werden, die – in dieser Sache dürfen wir uns sicher sein – von der Genforschung eines nicht allzu fernen Tages bestätigt werden wird. Es sei allerdings schon jetzt auf die triviale und gleichzeitig auffallend gerne vernachlässigte Tatsache hingewiesen, daß eine jede einzelne von unseren zig Millionen Zellen unseres Körpers nur mittels der identischen Genomkopie ihrer Keimzelle alle die komplexen Reaktionen unseres Körpers realisieren kann. Und rein quantitativ betrachtet besteht ein jedes Individuum immerhin mit bis zu 15% seiner Trockenmasse aus DNA (= 7 von 70 kg Gesamtkörpergewicht), von der unvorstellbaren theoretischen Gesamtlänge an entrollter DNA allein in unserer Repräsentationszentrale, dem Gehirn, ganz zu schweigen: ausgehend von einer DNA-Länge des menschlichen Genoms von ca. 2 Meter und einer Zahl von etwa 100 Milliarden Neuronen pro Gehirn sind es an die 200 Millionen Kilometer! Wer unter diesen Umständen noch glaubt, wir würden von unserer genetischen Basis – gemeint wird dabei irrtümlicherweise immer nur das Genom der gedanklich gut verdrängbaren befruchteten Eizelle (die kann man ja gar nicht einmal sehen!) – nur mehr sehr indirekt beeinflußt, der wird wohl für immer an das übernatürliche Wunderwesen Mensch glauben mögen. Des weiteren begründet die Evolutionstheorie aber auch, wieso, da Information niemals in irgendeiner gerichteten Form von außen aufgenommen werden kann, eine lamarckistische Form von Evolution unmöglich bzw., besser formuliert, im wahrsten Sinne des Wortes sinnlos sein muß. Wäre dem nämlich nicht so, dann hätten wir mit einemmal eine Welt nicht mehr veränderbarer, da zu allen Zeiten immer perfekt angepaßter Organismen erschaffen, wo letztlich unsterbliche Engelwesen sich gemeinsam um die Wette langweilen würden. Da das Leben auf Erden aber ganz offensichtlich alles andere als eine langweilige Angelegenheit ist, können wir annehmen, daß die evolutionäre Sicht der Dinge doch nicht die ganz falsche sein dürfte.

Was nun die berühmte Wilhelm Busch'sche „Moral von der Geschicht" betrifft, so können wir uns sogar noch kürzer fassen, denn es steht ohnedies einem jeden frei, sich seinen eigenen Reim darauf zu machen. Die Interpretation irgendeines Phänomens dieser Welt liegt immer nur am Individuum, dies hat inzwischen, dank der Mithilfe des „geborenen Zauberers" Heinz v. Foerster (v. Glasersfeld & Ackermann 1997, S. 43) – man denke nur an seinen unwiderstehlichen konstruktivistischen Slogan: „Objektivität ist die Wahnvorstellung, daß Beobachtungen ohne Beobachter gemacht werden können" –, auch schon die moderne *cognitive science* verstanden (Peschl & Riegler 1997). Und das Ergebnis dieser unvermeidlich subjektiven Interpretation ist, wie wir am Beispiel der Sprache gesehen haben, auch über Symbole und andere vermeintlich „objektive" Informationsträger nicht übertragbar. Stimmt nicht ganz, denn da gibt es zum Glück immer noch jene uraltbewährte Methode genannt Sex, aber die scheint ja wenig mit Moral zu tun zu haben. Wir brauchen also hier zum Schluß gar niemandem gute Ratschläge zu erteilen, denn an evolutionär bewährten Ratgebern und Schulmeistern mangelt es, wie ein ganzer Berg, nein ein ganzes Gebirge an Literatur von unzähligen vermeintlich progressiven oder konservativen Moralaposteln zeigt, in unserer Spezies keinesfalls. Ganz im Gegenteil, es praktiziert ohnedies ein jeder von uns evolutionäre Ethik, und zwar Tag für Tag wie auch Minute um Minute. Was das Individuum, egal ob willentlich oder gänzlich unbeabsichtigt, damit versucht, ist nichts anderes als das soziale Milieu um ihn herum ganz im Sinne seiner Gene zu beeinflussen. Immerhin, wir dürfen uns daher von jetzt an alle gegenseitig als Sozialdarwinisten beschimpfen (z. B. als linke, rechte, liberale, grüne, nationalistische, rassistische, fundamentalistische, radfahrende, autofahrende, briefmarkensammelnde, und so fort ad libitum), da unser eigenes Verhalten selbst immer auch zugleich Teil der natürlichen Selektion ist, die unsere Art geformt hat, noch immer formt und weiter formen wird. Wer würde denn auch schon gerne freiwillig auf seinen ureigenen evolutionären Einfluß verzichten? Somit aber ist auch der hier praktizierte Verzicht auf einen guten Rat nur ein scheinbarer und im Grunde sogar ein höchst raffinierter Wink unserer Gene, vielleicht der rein wissenschaftlich neugierigen auf unserem Genom, die nichts mit zu vielen moralischen Wenns und Abers zu tun haben wollen?

Wo bleibt dann schließlich bei all dieser bedrohlichen Genetik rund um bzw. vor allem *in uns* die so vielgepriesene Freiheit des Willens, wird man sich wohl ganz zuletzt noch fragen. Keine Angst, die Evolutionstheorie hat gerade auch für dieses starke menschliche Bedürfnis bestens vorgesorgt, denn was sie feststellt, ist nichts anderes, als daß ein jeder lebende Organismus, von der unscheinbarsten Amöbe bis zum selbsternannt gescheitesten aller Affen, die von allen äußeren Einflüssen gänzlich unabhängige Freiheit besitzt, auf die Umwelt so zu reagieren, wie es *seinem Wesen nach* am klügsten und, bis auf den heutigen Tag zumindest, am bewährtesten ist. Wir wollen hier am Ende nicht allzu pathetisch werden, aber wer das einmal verstanden hat, wird die Erforschung des Phänomens Leben nicht mehr als bloß materialistisch geistlose Biologie betrachten. Aus einer vermeintlichen Fremdbestimmung durch anthropomorph bösartig anmutende selbstsüchtige Gene, die uns arme „Vehikeln" wie maschinenhafte Marionetten gleichsam schicksalhaft dirigieren, wird in dieser erweiterten evolutionären Perspektive eine autonom unabhängige *Selbstbestimmung* eines jeden Lebewesens, realisiert durch sein kognitiv selbstorganisatorisches Genom. Es ist schon eine Schande, aber es war ein theoretischer Physiker und nicht ein Biologe, der die Tragweite der Naturwissenschaften für die Interpretation des menschlichen Geistes schon vor mehr als einem halben Jahrhundert vorausgesehen hat – mit einem mehr als deutlichen Hinweis schon auf alles das, was gerade jetzt erst, mehr als fünzig Jahre später, als neu entstandene *funktionelle Genomik* (Hieter & Boguski 1997) drauf und dran ist, eine radikal neue Ära biologischer Forschung einzuleiten:

Indem wir die Struktur der Chromosomenfäden als eine Codeschrift bezeichnen, meinen wir, daß der allesdurchdringende Verstand aus dessen Struktur vorhersagen könnte, ob die Eizelle sich, unter geeigneten Bedingungen, zu einem einfarbigen Musterhahn oder zu einer gefleckten Henne, zu einer Fliege oder einer Maispflanze, einer Schabe, einer Maus oder einer Frau entwickeln würde ... Der Ausdruck Codeschrift ist jedoch natürlich zu eng gewählt. Die chromosomalen Strukturen sind gleichzeitig dadurch wirksam, daß sie die Entwicklung, die sie ankündigen, auch selbst bewerkstelligen. Sie sind Gesetzescode (heute: „strukturelle Genomik"; Rowen, Mahairas & Hood 1997) und ausführende Macht (heute: „funktionelle Genomik"; Henikoff et al. 1997; Tatusov, Koonin & Lipman 1997) – oder, um einen anderen Vergleich zu gebrauchen, sie sind Architektenplan und Bauausführender – *in einem* (Erwin Schrödinger 1945).

Anmerkungen

1 Rolf Knippers: „Als Gen bezeichnen wir einen DNA-Abschnitt, der die Information zur Herstellung eines Proteins trägt. Die Gesamtzahl der Gene eines Organismus nennen wir Genom" (1997, S. 29).

2 Dazu der Wahrnehmungsökologe J. J. Gibson: „Die Behauptung, daß Kinder den Unterschied zwischen Wirklich und Vorgestellt erst feststellen können, wenn sich ihr Intellekt entwickelt hat, ist ein mentalistischer Unsinn. Das heranwachsende Kind erfaßt immer mehr von der Realität, und zwar um so mehr, mit je mehr Orten seines Lebensraumes es in Kontakt kommt" (1982, S. 277). Daß die Annahme eines ursprünglichen kognitiven Adualismus wirklicher Nonsense ist, zeigen die neuesten Modelle neuronaler Selbstreferenz, wo schon der bloße Körper immer genau „weiß", was er selbst und was die Außenwelt tut (Wolpert, Ghahramani & Jordan 1995; Berthoz 1995).

3 Dazu Darwin: „Indessen ist der von Herbert Spencer gebrauchte Ausdruck *Überleben des Tüchtigsten* besser und zuweilen ebenso bequem" (1859/1963, S. 100).

4 „Der Terminus ‚Naturgesetz' ist eine bloße Metapher, ein Überrest aus vergangenen Zeiten mythologischer Erklärungen, als die Natur im Bemühen, sie zu begreifen, noch personifiziert wurde" (Janik & Toulmin 1989 über Mauthners Wissenschaftskritik).

5 BR ... bedingter Reiz, UR ... unbedingter Reiz, RM ... (blind-instinktive) Rückmeldung

6 Neueste Ergebnisse über das Träumen von Ratten haben gezeigt, daß im Schlaf einfach nur dieselben neuronalen Muster aktiviert werden, die zuvor im Wachzustand in Betrieb waren (Skaggs & McNaughton 1996). Der Traum könnte somit eine ganz einfache Reset-Funktion innehaben, die das viele Unwesentliche, was wir so Tag für Tag erleben, vom Wesentlichen trennt, indem eine Aktivierungsschwelle nur die Spitzen bestimmter Muster übrigläßt. Dies würde unter anderem auch das Träumen bei Säuglingen erklären, die mit Sicherheit noch nicht über jene größeren Bewußtseinsspannen verfügen, die die inhaltsreiche Basis eines kompliziert freudianisch verschlüsselten Traumes abliefern könnten.

7 Derlei Wetten nimmt, so hoffe ich zumindest, der Verlag entgegen.

8 So lautet, allerdings ganz ohne Anführungszeichen, der überaus aufschlußreiche Titel eines Standardwerks über „Probleme, Methoden und Ergebnisse der Sprachwissenschaft" von Walter Porzig (1950).

9 Man vergleiche damit den absurden Feldzug des frühen „Linguisten" Wittgensteins (1960) gegen die Annahme einer inneren Privatsprache.

10 Eine eigene Fachzeitschrift wird sich demnächst mit der spannenden Frage nach den vielfältigen, und oft rein (z. B. solitär lebende Arten), „inneren Sprachen", d. h. bewußten Erkenntnisfähigkeiten von Tieren beschäftigen: *Animal Cognition* (Springer Heidelberg, Hg.: T. Czeschlik).

11 Leider kein direkter Vorfahre.

12 Sogar Thomas Kuhn hat sich über die kognitive Bedeutung des Zeigens geäußert: „Jeder, der ein Kind unter solchen Umständen etwas gelehrt hat, weiß, daß das primäre pädagogische Mittel das Zeigen ist" (Kuhn 1974/92, S. 404). Eine kurze Kulturgeschichte des Zeigens findet sich bei Treml (1996).

13 Vernünftigerweise erhöhen Erwachsene, sobald sie mit Kleinkindern zu sprechen beginnen, die Frequenzlage ihrer Worte um gleich bis zu mehr als einer ganzen Oktave (*babytalk*; Ferguson 1964, Szagun 1980, Fernald 1985). Kinder sprechen auf diese Art von Babysprache besonders positiv an, weil sie einerseits die solcherart transponierten

Wörter besser wahrnehmen und andererseits die Angst vor der riesigen Gestalt des Erwachsenen durch dessen absichtsvolles Sichverniedlichen reduziert wird. Ganz ähnliches geschieht übrigens auch bei der menschlichen Partnersuche, wo es gelegentlich zu extremen Verkindlichungen von angeblich Erwachsenen im Dienste des potentiell immer riskanten Sich gegenseitig-Anvertrauens kommt (z. B. in der Anrede „Mäuschen", „Kindchen", etc.).

14   Schon auf der Autobahn künden riesige Werbetafeln den außergewöhnlichen Charme der ehemaligen Kaiserstadt an: „Wien ist anders" - „Vienna is different" - „Vienna e differente" lautet daher auch der Willkommensgruß für ausländische Besucher auf den wichtigsten Zufahrtsstraßen der Stadt. Als historische Milieustudie über das Wienerische kann hier neben „Wittgensteins Wien" (Janik & Toulmin 1989) nur wärmstens die Lektüre von Paul Hofmanns Buch *The Viennese. Splendor, Twilight, and Exile* (1988) empfohlen werden. Darin erfährt man aus erster Hand Näheres über Ausdrücke wie „Anschluss", „Fortwursteln", „Gemütlichkeit", „grantig", „Heuriger", „Hofrat", „Schlamperei", „Schmäh", „schöne Leich", etc..

15   „Wien ist eine hundefreundliche Stadt, sonst gäbe es wohl kaum rund 47.000 (Anm.: angemeldete) der treuen Gefährten in der Donaumetropole" (aus Stadt Wien/ MA 53 [1997]: *Brav! Die richtige Hundehaltung in Wien.* Elbemühl, Wien). In Wirklichkeit schätzt man an die 200.000 Vierbeiner allein für die Bundeshauptstadt und fast eine Million für ganz Österreich (*News* 11/97).

16   Trotzdem bleiben dann immer noch ca. 16% aller Paare unfruchtbar (Silver 1997).

17   Auch schon Darwin selbst hat sich eingehend mit der Problematik der geschlechtlichen Fortpflanzung, wenn auch hauptsächlich bei Pflanzen beschäftigt (Darwin, C. [1876]: *The Effects of Cross and Self Fertilization in the Vegetable Kingdom.* London, Murray).

18   Daß die klösterliche Tradition bis auf den heutigen Tag noch nicht gänzlich abgeschüttelt werden konnte, zeigt eine relativ rezente Ermahnung durch einen hohen österreichischen Wissenschaftsbeamten: „Damit würde die Universität auch ähnlich manchen mittelalterlichen Klöstern, in denen eine auserlesene Schar von Mönchen in Einsamkeit und Freiheit von den materiellen Sorgen dieser Welt stellvertretend für alle Welt, fastend und nach strengen Regeln lebend für die Sünden aller büßt und für das Heil der Welt betet, während sich ihre Kirchen parallel zur Akkumulation von Sünden mit den von den Herrschaften gestifteten Altären füllen, an denen sie täglich opfern." (Höllinger, S. [1992]: *Universität ohne Heiligenschein.* Passagen, Wien, S.100). Die mit der steigenden Verbeamtisierung verbundenen Probleme kommen da noch hinzu: „Junge, intelligente Beamte haben zwei Möglichkeiten: Entweder sie gehen in die innere Emigration und jobben nebenbei. Oder sie verlassen den Beamtenstand. Was bleibt, ist Mittelmaß in jeder Beziehung" (Pleterski & Korth 1997).

19   Oeser (1987b) und Mohr (1983a) waren immerhin die ersten, die den Versuch unternommen haben, das soziobiologische Konzept der inklusiven Fitness in die Wissenschaftstheorie einzubauen. Falls nicht, wie leider oft geschehen, als Gruppenselektion mißverstanden, wird dieses Konzept sicherlich noch eine wichtige Rolle in der Erforschung der sich (sehr) elitär gebenden Sozietät der Wissenschaftler spielen.

20   Angeblich soll Hume mehr dick als groß gewesen sein. Seine eher unästhetische Fettleibigkeit hinderte ihn jedoch keineswegs daran, andere Menschen mit überaus kritischem Auge zu betrachten. Zu meiner großen Schande muß ich gestehen, daß ich selbst einer solchen Humeschen Population entstamme, deren Phänotyp der große Meister des Skeptizismus auf einer Reise durch Österreich kennengelernt und mit den folgenden eindrucksvollen Worten beschrieben hat: „Aber so ansprechend das Land in sei-

ner Rauhheit ist, so wild und entstellt sind die Bewohner in ihrer Erscheinung. Sehr viele von ihnen haben häßlich geschwollene Hälse, Kretins und Taubstumme laufen in jedem Dorf herum. Der allgemeine Anblick der Leute ist der schockierendste, den ich jemals gesehen habe. Man könnte meinen, da dies die große Heerstraße war, über die all die Barbarenvölker in das Römische Reich einfielen, haben sie hier immer den Ausschuß ihrer Armeen zurückgelassen, bevor sie ins Feindesland einmarschierten, und davon könnten die gegenwärtigen Einwohner abstammen. Ihre Kleidung ist kaum europäisch, so wie ihr Aussehen kaum menschlich ist" (David Hume; Knittelfeld, Steiermark, 28. April 1748). Im Vergleich dazu nun die Meinung eines (verständlicherweise) anonym gebliebenen Zeitgenossen über den großen Skeptiker: „Sein Aussehen spottete jeder Physiognomik, und der Tüchtigste in dieser Wissenschaft würde nicht die mindeste Spur seiner Geisteskräfte in den nichtssagenden Gesichtszügen haben entdecken können. Sein Gesicht war breit und fett, sein Mund groß und von einfältigem Ausdruck. Die Augen waren leer und geistlos, und beim Anblick seiner Korpulenz hätte man eher glauben können, einen Schildkröten essenden Ratsherrn als einen kultivierten Philosophen vor sich zu sehen. Die Weisheit hat sich sicherlich noch nie in eine so sonderbare Gestalt verkleidet."

21 Kindern im Alter von 2,5 bzw. 3 Jahren wurde dabei die Aufgabe gestellt, anhand eines verkleinerten Modells ein verstecktes Objekt in dem vom Modell dargestellten realen Zimmer ausfindig zu machen. Die jüngeren Kinder versagten dabei fast vollkommen vor diesem scheinbar doch so einfachen Problem, während die nur um einige wenige Monate älteren Kinder keinerlei Schwierigkeiten hatten, das Objekt am richtigen Ort zu suchen. Für letztere hatte sich also innerhalb nur weniger Monate das gesamte Weltbild von Grund auf geändert, war von einem noch primär wahrnehmungszentrierten Erleben zu einem bewußt vorstellungsmäßigen und somit gleichzeitig – im Popperschen Sinn – *hypothetischen* Verständnis geworden. Dies alles müßte *und würde auch nicht* geschehen im Alter zwischen 2 und 3 Jahren, wenn es nicht vorgesehen wäre in unserer konstitutionellen kognitiven Ausstattung.

22 Daß wir vom Milieu niemals instruiert werden, sondern die sogenannte „Realität" selbst immer nur das Produkt unseres eigenen Wahrnehmungsapparates ist, kann jederzeit - sozusagen für den täglichen Hausgebrauch - durch einen sanften Druck auf einen unserer beiden Augäpfel demonstriert werden: im Nu sehen wir zwei gegeneinander verschobene Welten!

23 Dazu Georg C. Lichtenberg (in Baasner 1997, S. 10): „Wie gehts, sagte ein Blinder zu einem Lahmen. Wie Sie sehen, antwortete der Lahme."

24 In diesem Jahr schickte Wallace eine Studie an Darwin, in welcher er seine eigene, gänzlich unabhängig entwickelte Version einer Selektionstheorie darstellte. Darwin reagierte schockiert, denn es würde, schreibt er, „damit meine ganze Originalität, welchen Umfang sie auch haben mag, vernichtet werden."

25 Diese die Sache genau im Kern treffende Bemerkung geht auf Peter Engelhorn, den 1991 verstorbenen Stiftungsgründer des *Konrad Lorenz Instituts für Evolutions- und Kognitionsforschung* in Altenberg, zurück.

26 Einer der Selektionsdrücke, der bei der Intelligenzentwicklung noch zusätzlich verstärkend gewirkt haben dürfte, ist die selektive Begünstigung immer größerer sozialer Einheiten, was nach interessanten vergleichenden Studien zumindest bei nichtmenschlichen Primaten (Sawaguchi & Kudo 1990), beim Menschen gibt es noch zuwenige zuverlässige Daten, mit einer Vergrößerung des Neokortex gekoppelt ist. R.I.M. Dunbar hat in diesem Zusammenhang die nicht unoriginelle Hypothese von einer Ab-

lösung des affenbewährten *grooming* (= ritualisiertes Lausen als Sozialkontakt) durch den menschenbewährten Smalltalk, der nicht weniger als 60% unseres intelligenten Daseins als gemeines Gemeinschaftswesen bestimmt, aufgestellt (man stelle sich nur einmal vor, wie schwierig es wäre, Tag für Tag alle seine Verwandten und Bekannten zu lausen...): „Die Sprache könnte sich folglich entwickelt haben, um es Individuen möglich zu machen, die Verhaltenscharakteristika anderer Gruppenmitglieder schneller als über direkte Beobachtung allein zu lernen" (Dunbar 1993, S. 681). Eine ähnliche Position, allerdings ganz ohne Grooming-These, vertritt Tomasello: „Unsere Behauptung besteht einfach darin, daß menschliche Wesen in diesem Zusammenhang artspezifische soziokognitive Fähigkeiten entwickelten, um die psychologischen Zustände von Artgenossen in Kategorien von deren Wahrnehmungen und Absichten, deren Gedanken und Vermutungen sowie deren reflektierten Gedanken und Vermutungen, was ihnen erlaubte, die Perspektive anderer einzunehmen und an ihnen intersubjektiv zu partizipieren" (Tomasello, Kruger & Ratner 1993, S.509). Dieser Ansatz zeigt sehr schön, wie die Humanphylogenese genau das bestimmt, was oft so ätherisch abgehoben unter „Kultur" verstanden wird.

27 Es gibt auch schon längst eine internationale IQ-Gesellschaft, „Mensa" genannt, die neue Mitglieder nur nach dem erfolgreichen Bestehen besonders anspruchsvoller Tests aufzunehmen pflegt. Aus dem ursprünglichen Initiationsritus der Steinzeit, wo es noch galt, ein schweres Wurfgeschoss (z. B. Stein) möglichst weit von sich zu schleudern, ist inzwischen also ein sehr aufwendiges Verfahren geworden. Der bereits erwähnte deutsche Physiker Lichtenberg (1742–1799) betrachtete allerdings eine einseitig hohe Intelligenz noch mit einiger Skepsis: „Die Mathematik ist eine gar herrliche Wissenschaft, aber die Mathematiker taugen oft den Henker nicht ... So verlangt sehr oft der sogenannte Mathematiker für einen der tiefen Denker gehalten zu werden, ob es gleich darunter die größten Plunderköpfe gibt, untauglich zu irgendeinem Geschäft, das Nachdenken erfordert, wenn es nicht unmittelbar durch jene leichte Verbindung von Zeichen geschehen kann, die mehr das Werk der Routine als des Denkens sind (1941)."

28 Leider ist das Leben nicht weniger Kinder dieser Welt noch meilenweit von diesem Ideal entfernt (Mayer 1997). Man denke nur an das traurige Schicksal von Kindersoldaten in manchen Teilen Afrikas (Juen 1997) oder an Kinder, die, trotz Ächtung durch die internationale Menschenrechtskonvention, vielerorts immer noch von klein auf schwere körperliche Arbeit verrichten müssen.

29 Dazu der Chicagoer Wissenschaftshistoriker R. J. Richards (1997) in einem Kommentar über einen Artikel von Lorenz in der nationalsozialistisch orientierten Zeitschrift „Der Biologe" von 1940: „Dies ist eine der am deutlichsten Nazi-orientierten Passagen in Lorenz' Werk. Es ist allerdings eine, die genau in der Mitte der Darwinschen Tradition liegt. Sie hätte, mutatis mutandis, von einer beliebigen Zahl von britischen oder amerikanischen Evolutionsbiologen im vorigen oder frühen Abschnitt dieses Jahrhunderts geschrieben werden können. Sogar Darwin selbst warnte genauso vor ähnlichen (Anm.: für das 'Allgemeinwohl' vermeintlich schädlichen) Konsequenzen, falls die natürliche Selektion in der modernen Gesellschaft ausgeschaltet würde."

30 Man beachte hier an der Wortwahl Darwins („innerer Berater") die ca. 100jährige Vorwegnahme von Lorenz' „angeborenen Lehrmeistern der Vernunft". In der Zeit dazwischen sprach schon Maria Montessori von „Leitinstinkten" der Entwicklung.

31 Diese Behauptung ist natürlich, der Attraktivität des Beispiels willen, frei erfunden.

32 Meine einzige „politische" Tätigkeit besteht deswegen, nebst der Unterstützung von *amnesty international*, nur noch in der Mitgliedschaft bei einer der nationalen Frak-

tionen der European Cyclists' Federation (ECF; Österreich: ARGUS, Frankenberggasse 11, A-1040 Wien; Deutschland: ADFC, Postfach 107747, D-28077 Bremen; Schweiz: VCS, Ressort Velo, Postfach 8562, CH-3001 Bern), welche ich hiermit schon rein aus genegoistischen Gründen empfehlen möchte.

33 Die unglaubliche Vielfalt der Unbilden, die mit dem äußerst diffizilen Erwerb der berühmt-berüchtigten Schweizer Staatsbürgerschaft verbunden sind, finden sich in Emil Steinbergers herrlicher Filmstudie „Die Schweizermacher" wieder.

Literatur

Abel, T., Martin, K. C., Bartsch, D. & Kandel, E. R. (1998): Memory Suppressor Genes: Inhibitory Constraints on the Storage of Long-Term Memory. *Science* 279, 338–341.

Acheson, A. et al. (1995): A BDNF autocrine loop in adult sensory neurons prevents cell death. *Nature* 374, 450–453.

Aguzzi, A. & Weissmann, C. (1997): Prion research: the next frontiers. *Nature* 389, 795–798.

Alkon, D. L. (1983): Eine Meeresschnecke als Lernmodell. *Spektrum der Wissenschaft* 9, 38–49.

Ameisen, J. C. (1996): The Origin of Programmed Cell Death. *Science* 272, 1278–1279.

Apter, M. & Wolpert, L. (1965): Cybernetics and Development. *J.theor.Biol.* 8, 244–257.

Arieli, A., Sterkin, A., Grinvald, A. & Aertsen, A. (1996): Dynamics of Ongoing Activity: Explanation of the Large Variability in Evoked Cortical Responses. *Science* 273, 1868–1871.

Auerbach, C. (1976): *Mutation research. Problems, Results and Perspectives.* Chapman & Hall, London.

Axelrod, R. (1984): *The Evolution of Co-operation.* Penguin, Middlesex.

Baasner, R. (1997): Georg Christoph Lichtenberg. In meinem Kopf des Nachts. dtv, München.

Barbas III, C. et al. (1997): Immune Versus Natural Selection: Antibody Aldolases with Enzymic Rates But Broader Scope. *Science* 278, 2085–2091.

Barinaga, M. (1995): Receptors Find Work As Guides. *Science* 269, 1668–1670.

— (1996): Forging a Path to Cell Death. *Science* 273, 735–737.

Barkow, J. H., Cosmides, L. & Tooby, J. (1992): The adapted mind: evolutionary psychology and the generation of culture. Oxford University Press, New York.

Bateson, P. (1978): Sexual imprinting and optimal outbreeding. *Nature* 273, 659–660.

— (1979): How do sensitive periods arise and what are they for? *Animal Behaviour* 27, 470–486.

— (1982): Preferences for cousins in Japanese quail. *Nature* 295, 236–237.

— (1983): *Mate choice.* Cambridge University Press, Cambridge.

Becker, G. S. (1976a): *A Treatise on the Family.* Harvard University Press, Cambridge, MA.

— (1976b): Altruism, Egoism, and Genetic Fitness: Economics and Sociobiology. *Journal of Economic Literature* 14, 817–826.

Bell, G. (1982): *The masterpiece of nature.* University of California Press, Berkeley.

Berger, P. L. & Luckmann, T. (1982): *Die gesellschaftliche Konstruktion der Wirklichkeit.* Fischer, Frankfurt.

Bernstein, N. A. (1947): *O postrojenii dvizhenij.* Medgiz, Moskau.

Berthoz, A. et al. (1995): Spatial Memory of Body Linear Displacement: What Is Being Stored? Science.

Bihle, A. M., Brownell, H. H., Powelson, J. A. & Gardner, H. (1986): Comprehension of humorous and nonhumorous materials by left and right brain damaged patients. *Brain and Cognition* 5, 399–411.

Bischof, N. (1985): *Das Rätsel Ödipus. Die biologischen Wurzeln des Urkonfliktes von Intimität und Autonomie.* Piper, München.

Bitterman, M. E. (1975): The comparative analysis of learning. *Science* 188, 699–709.

— (1988): Vertebrate-invertebrate comparisons. In *Intelligence and evolutionary biology* (Hrsg. H. J. Jerison and I. Jerison), S. 251–276. Springer, Berlin.

Blaser, P. (1995): Mangels Darstellbarkeit nicht mehr präsent. *Univers* 6, 10–15.

Bös, M. (1993): Ethnisierung des Rechts? Staatsbürgerschaft in Deutschland, Frankreich,

Großbritannien und den USA. *Kölner Zeitschrift für Soziologie und Sozialpsychologie* 45, 619–643.

Bouchard, T. J. et al. (1990): Sources of Human Psychological Differences: The Minnesota Study of Twins Reared Apart. *Science* 250, 223–228.

Bouchard, T. J. & McGue, M. (1981): Familial studies of intelligence: A review. *Science* 212, 1055–1059.

Bower, T. G. R. (1971): The object in the world of the infant. *Scientific American* 225, 30–38.

— (1977): *A primer of infant development.* Freeman, San Francisco.

— (1979): *Human Development.* Freeman, San Francisco.

Bowlby, J. (1969): *Mütterliche Zuwendung und geistige Gesundheit.* Kindler, München.

Boyd, R. & Richerson, P. J. (1976): A simple dual inheritance model of the conflict between social and biological evolution. *Zygon* 11, 254–262.

— (1985): *Culture and the Evolutionary Process.* Chicago University Press, Chicago.

Bradshaw, J. L. (1989): *Hemispheric specialization and psychological function.* John Wiley & Sons, New York.

Bragdon, A. D. (1996): *Can you pass these tests?* Barnes & Noble, New York.

Braitenberg, V. & Schüz, A. (1989): Cortex: hohe Ordnung oder größtmögliches Durcheinander? *Spektrum der Wissenschaft* 5, 74–86.

Brunswik, E. (1955): Ratiomorphic Models of Perception and Thinking. *Acta Psychologica* 11, 108–109.

Burgess, E. W. & Wallin, P. (1953): *Engagement and marriage.* Lippincott, New York.

Burghardt, D. & de al Motte, I. (1988): Big 'antlers' are favoured: female choice in stalk-eyed flies. *J. Comp. Physiol.* A162, 649–652.

Buss, D. M. & Barnes, M. (1986): Preferences in human mate selection. *Journal of Personality and Social Psychology* 50, 559–570.

Byrne, R. & Whiten, A. (1988): *Machiavellian Intelligence. Social Expertise and the Evolution of Intellect in Monkeys, Apes, and Humans.* Clarendon Press, Oxford.

Callebaut, W. (1993): *Taking the Naturalistic Turn or How Real Philosophy of Science is Done.* University of Chicago Press, Chicago.

Campbell, D. T. (1960): Blind variation and selective retention in creative thought as in other knowledge processes. *Psych. Rev.* 67, 380–400.

— (1965): Variation and selective retention in socio-cultural evolution. In *Social Change in Developing Areas: A Reinterpretation of Evolutionary Theory* (Hrsg. H. R. Barringer, G. L. Blacksten and R. W. Mack), S. 19–49. Schenkman, Cambridge, Mass.

— (1974): Evolutionary Epistemology. In *The Philosophy of Karl Popper*, vol. 14 (Hrsg. P. A. Schilpp), S. 413–463. Open Court, LaSalle, Ill.

— (1975): On the Conflicts Between Biological and Social Evolution and Between Psychology and Moral Tradition. *American Psychologist* 30, 1103–1126.

Carnap, R. (1929): *Der logische Aufbau der Welt.* Im Weltkreis, Berlin.

Cavalli-Sforza, L. & Cavalli-Sforza, F. (1994): *Verschieden und doch gleich.* Knaur, München.

Chalmers, A. F. (1990): *What is this thing called Science?* Open University Press, Buckingham.

Chance, M. (1996): A socio-mental bimodality. In *The Archeology of human Ancestry* (Hrsg. J. Steele and S. Shennan), S. 397–419. Routledge, New York.

Chazal, R. (1972): *Louis de Funès.* Denoel, Paris.

Chernigovskaya, T. V. (1990): Modes of consciousness: Cultural, functional, and neurophysiological dimensions. ZIF Bielefeld.

Cheverud, J. M. (1988): A comparison of genetic and phenotypic correlations. *Evolution* 42, 958–968.

Chomsky, N. (1973): Linguistik und Politik. In *Sprache und Geist* (Hrsg. N. Chomsky), S. 165–189. Suhrkamp, Frankfurt.

— (1977): *Reflexionen über die Sprache*. Suhrkamp, Frankfurt.

Cimino, C. R., Verfaellie, M., Bower, D. & Heilman, K. M. (1991): Autobiographical memory: Influence of right hemisphere damage on emotionality and specificity. *Brain and Cognition* 15, 106–118.

Ciompi, L. (1982): *Affektlogik*. Klett-Cotta, Stuttgart.

Clarke, B. (1976): The ecological genetics of host-parasite relationships. In *Symposium of the British Society for Parasitology*, vol. 14 (Hrsg. A. E. R. Taylor and R. Muller), S. 87–103. Blackwell, Oxford.

Clausewitz, C. v. (1981): *Vom Kriege*. Reclam, Stuttgart.

Clutton-Brock, J. (1995): Origins of the dog: domestication and early history. In *The Domestic Dog* (Hrsg. J. Serpell), S. 7–20. Cambridge University Press, Cambridge.

Colman, H., Nabekura, J. & Lichtman, J. W. (1997): Alterations in Synaptic Strength Preceding Axon Withdrawal. *Science* 275, 356–361.

Cosmides, L. (1989): The logic of social exchange: Has natural selection shaped how humans reason? Studies with the Wason selection task. *Cognition* 31, 187–276.

Cosmides, L. & Tooby, J. (1987): From evolution to behavior: Evolutionary psychology as the missing link. In *The latest on the best: Essays on evolution and optimality* (Hrsg. J. Dupre), S. w. MIT Press, Cambridge.

Coyne, J. (1996): Speciation in Action. *Science* 272, 700–701.

Crair, M., Gillespie, D. C. & Strykert, M. P. (1998): The Role of Visual Experience in the Development of Columns in Cat Visual Cortex. *Science* 279, 566–569.

Damasio, A. R. & Damasio, H. (1992): Sprache und Gehirn. *Spektrum der Wissenschaft* 92, 80–92.

Darwin, C. (1859/1963): *Die Entstehung der Arten durch natürliche Zuchtwahl*. Reclam, Stuttgart.

— (1871): *The Descent of Man, and Selection in Relation to Sex*. Murray, London.

— (1876): *The Effects of Cross and Self Fertilization in the Vegetable Kingdom*. Murray, London.

Darwin, F. (1887): The Life and Letters of Charles Darwin. Murray, London.

Dawkins, R. (1978): *Das egoistische Gen*. Springer, Berlin.

— (1982): *The Extended Phenotype*. Oxford University Press, Oxford.

— (1987): *Der blinde Uhrmacher – Ein Plädoyer für den Darwinismus*. KIndler, München.

— (1994): The gene's eye view of creation. In *Nature 125th Symposium*, London.

Dawkins, R. & Krebs, J. (1979): Arms races between and within species. *Proc.Roy.Soc.B* 205, 489–511.

— (1981): Signale der Tiere: Information oder Manipulation? In *Öko-Ethologie* (Hrsg. J. Krebs and N. Davies): Parey, Berlin.

Dayhoff, M. O. (1969): Computer Analysis of Protein Evolution. *Scientific American* 221, 86–97.

de Waal, F. (1991): *Wilde Diplomaten. Versöhnung und Entspannungspolitik bei Affen und Menschen*. Hanser, München.

— (1997): *Der gute Affe. Der Ursprung von Recht und Unrecht bei Menschen und anderen Tieren*. Hanser, München.

Deichmann, U. (1995): *Biologen unter Hitler*. Fischer Taschenbuch, Frankfurt am Main.

DeLoache, J. S. (1987): Rapid Change in the Symbolic Functioning of Very Young Children. *Science* 238, 1556–1557.

Dennett, D. (1994): *Philosophie des menschlichen Bewußtseins*. Hoffmann & Campe, Hamburg.

Diamond, J. (1994): *Der dritte Schimpanse*. S. Fischer, Frankfurt.

Dickman, S. (1997): Gene Mutation Provides More Meat on the Hoof. *Science* 277, 1922–1923.

Ditfurth, H. v. (1976): *Der Geist fiel nicht vom Himmel*. Hoffmann & Campe, Hamburg.

Dolan, R. J. (1996): Dopaminergic modulation in the anterior cingulate cortex in schizophrenia. *Nature* 378, 180–182.

Dose, K. (1982): Chemische Evolution und der Ursprung lebender Systeme. In *Biophysik* (Hrsg. W. Hoppe and e. al.), S. 948–949. Springer, Berlin.

Drake, S. (1980): Newtons Apfel und Galileis „Dialog". *Spektrum der Wissenschaft* 80, 124–131.

Dugatkin, L. A. (1997): *Cooperation Among Animals. An Evolutionary Perspective*. Oxford University Press, New York.

Dugatkin, L. A. & Reeve, H. K. (1994): Behavioral Ecology and Levels of Selection: Dissolving the Group Selection Controversy. *Advances in the Study of Behavior* 23, 101–133.

Dunbar, R. I. M. (1993): Coevolution of neocortical size, group size and language in humans. *Behavioral and Brain Sciences* 16, 681–735.

Eckhorn, R. et al. (1990): Feature linking via synchronization among distributed assemblies: simulations of results from cat visual cortex. *Neural Computation* 2, 293–307.

Edelman, G. (1989): *Neural Darwinism: The theory of neuronal group selection*. Oxford University Press, Oxford.

Ehrenstein, D. (1998): Immortality Gene Discovered. *Science* 279, 177.

Eibl-Eibesfeldt, I. (1973): *Der vorprogrammierte Mensch. Das Ererbte als bestimmender Faktor im menschlichen Verhalten*. Molden, Wien.

— (1995a): Die Einheiten der Selektion – eine kritische Wertschätzung der Soziobiologie. In *Die Biologie des menschlichen Verhaltens* (Hrsg. I. Eibl-Eibesfeldt), S. 136–153. Piper, München.

— (1995b): *Die Biologie des menschlichen Verhaltens. Grundriß der Humanethologie*. Piper, München.

Eigen, M. (1987): *Stufen zum Leben*. Piper, München.

Einstein, A. (1956): *Lettres à Maurice Solovine*, Paris.

Eizinger, A. & Sommer, R. J. (1997): The Homeotic Gene *lin-39* and the Evolution of Nematode Epidermal Cell Fates. *Science* 278, 452–455.

Elbert, T. et al. (1995): Increased Cortical Representation of the Fingers of the Left Hand in String Players. *Science* 270, 305–307.

Elena, S. F., Cooper, V. S. & Lenski, R. E. (1996): Punctuated Evolution Caused by Selection of Rare Beneficial Mutations. *Science* 272, 1802–1804.

Elias, N. (1976): *Über den Prozeß der Zivilisation. Soziogenetische und psychogenetische Untersuchungen (2Bde)*: Suhrkamp, Frankfurt.

Elkind, D. (1984): Zwei entwicklungspsychologische Ansätze: Piaget und Montessori. In *Entwicklungspsychologie*, vol. 1 (Hrsg. G. Steiner), S. 584–594. Beltz, Weinheim.

Elledge, S. J. (1998): Mitotic Arrest: Mad2 Prevents Sleepy from Waking Up the APC. *Science* 279, 999–1000.

Ellis, R. E., Yuan, J. & Horvitz, R. H. (1991): *Annu.Rev. Cell Biol.* 7, 663.

Endler, J. (1991): Interactions between predators and prey. In *Behavioural Ecology. An Evolutionary Approach* (Hrsg. J. Krebs and N. Davies), S. 169–196. Blackwell, Oxford.

Engel, A. K. et al. (1991): Interhemispheric synchronization of oscillatory neuronal responses in cat visual cortex. *Science* 252, 117–119.

Engels, E. M. (1989): Charles Darwin als Begründer der Evolutionstheorie menschlichen Erkennens. In *Erkenntnis als Anpassung?* (Hrsg. E. M. Engels), S. 63–129. Suhrkamp, Frankfurt.

— (1995): Die Rezeption von Evolutionstheorien im 19. Jahrhundert. Suhrkamp, Frankfurt.

Enquist, M. & Arak, A. (1994): Symmetry, beauty and evolution. *Nature* 372, 169–172.

Erckmann, W. J. (1983): The evolution of polyandry in shorebirds: an evaluation of hypotheses. In *Social Behavior of Female Vertebrates* (Hrsg. S. K. Wasser): Academic Press, New York.

Etienne, A. (1984): The meaning of object permanence at different zoological levels. *Hum. Dev.* 27, 309–320.

Evans, R. (1975): *Konrad Lorenz: Gespräche mit Richard Evans.* Ullstein, Frankfurt.

Eysenck, H. J. (1975): *Die Ungleichheit der Menschen. Ist Intelligenz erlernbar?* List, München.

— (1996): *Intelligenztest.* Weltbild Verlag, Augsburg.

Fábrega Jr., H. (1997): *Evolution of Sickness and Healing.* Univ. of Calif. Press, Berkeley.

Falk, D. (1983): Cerebral cortices of East African early hominids. *Science* 221, 1072–1074.

Farah, M. J. (1989): The neuropsychology of mental imagery. In *Handbook of Neuropsychology (Vol. 2)* (Hrsg. F. Boller and J. Grafman): Elsevier, Amsterdam.

— (1995): The Neural Bases of Mental Imagery. In *The Cognitive Neurosciences* (Hrsg. M. S. Gazzaniga), S. 963–975. MIT Press, London.

Fearon, D. T. & Locksley, R. M. (1996): The instructive Role of Innate Immunity in the Acquired Immune Response. *Science* 272, 50–54.

Ferguson, C. A. (1964): Baby talk in six languages. In *Directions in Sociolinguistics. The Ethnography of Communication* (Hrsg. J. L. Gumperz and D. H. Hymes), S. 103–114. Holt, Rinehart & Winston, New York.

Fernald, A. (1985): Four month old infants prefer to listen to motherese. *Infant Behavior and Development* 8, 118–195.

Feyerabend, P. (1976): *Wider den Methodenzwang. Skizze einer anarchistischen Erkenntnistheorie.* Suhrkamp, Frankfurt.

— (1980): *Erkenntnis für freie Menschen.* Edition Suhrkamp, Frankfurt.

Finch, C. E. & Tanzi, R. E. (1997): Genetics of Aging. *Science* 278, 407–411.

Finlay, B. L. & Darlington, R. B. (1995): Linked Regularities in the Development and Evolution of Mammalian Brain. *Science* 268, 1578–1584.

Fleck, L. (1935/61): *Entstehung und Entwicklung einer wissenschaftlichen Tatsache.* Suhrkamp, Frankfurt.

— (1946/1983): Wissenschaftstheoretische Probleme. In *Erfahrung und Tatsache* (Hrsg. L. Fleck), S. 128–146. Suhrkamp, Frankfurt.

Flint, J. & et al. (1995): A Simple Genetic Basis for a Complex Psychological Trait in Laboratory Mice. *Science* 269, 1432-1434.

Fodor, J. (1983): *Modularity of mind.* MIT Press, Cambridge, MA.

Fontana, W. (1994): „The arrival of the fittest": toward a theory of biological organization. *Bulletin of Mathematical Biology* 56, 1–64.

Forsthuber, T., Yip, H. C. & Lehmann, P. V. (1996): Induction of TH1 and TH2 Immunity in Neonatal Mice by a Murine Retrovirus. *Science* 271, 1728–1730.

Fox, R. (1967): *Kinship and Marriage.* Penguin, Middlesex.

Frank, E. (1997): Synapse Elimination: For Nerves It's All or Nothing. *Science* 275, 324–325.

Frank, R. H., Gilovich, T. & Regan, D. T. (1993): The Evolution of One-Shot Cooperation: An Experiment. *Ethology and Sociobiology* 14, 247–256.

Freeman, W. J. (1975): *Mass action in the nervous system.* Academic Press, New York.

— (1991): The physiology of perception. *Scientific American* 264, 78–85.

— (1997): Nonlinear Neurodynamics of Intentionality. *The Journal of Mind and Behavior* 18, 291–304.

Fuchs, D., Gerhards, J. & Roller, E. (1993): Wir und die Anderen. *Kölner Z.f. Soz. u. Sozialpsychol.* 45, 238–253.

Furth, H. G. (1964): Research with the deaf: Implications for language and cognition. *Psychological Bulletin* 62, 145–164.

— (1971): Linguistic deficiency and thinking: Research with deaf subjects 1964–1969. *Psychological Bulletin* 74.

— (1972): *Denken ohne Sprache.* Schwann, Düsseldorf.

Gannon, P. J., Holloway, R. L., Broadfield, D. C. & Braun, A. R. (1998): Asymmetry of Chimpanzee Planum Temporale: Humanlike Pattern of Wernicke's Brain Language Area Homolog. *Science* 279, 220–222.

Garcia, J. (1991): Lorenz's impact on the psychology of learning. *Evolution & Cognition* 1, 31–41.

Garcia, J., Kimeldorf, D. J. & Koelling, R. A. (1955): A conditioned aversion towards saccharin resulting from exposure to gamma radiation. *Science* 122, 157–158.

Garcia, R. & Piaget, J. (1983): *Psychogenèse et histoire des sciences.* Flammarion, Paris.

Gardner, R. A. & Gardner, B. T. (1969): Teaching sign language to a chimpanzee. *Science* 165, 664–672.

Gibbons, A. (1995): When It Comes to Evolution, Humans Are in the Slow Class. *Science* 267, 1907–1908.

Gibson, J. J. (1982): *Wahrnehmung und Umwelt. Der ökologische Ansatz in der visuellen Wahrnehmung.* Urban & Schwarzenberg, München.

Gigerenzer, G. (1991): From Tools to Theories: A Heuristic of Discovery in Cognitive Psychology. *Psychological Review* 98, 254–267.

Gigerenzer, G., Hoffrage, U. & Kleinbölting, H. (1991): Probabilistic Mental Models: A Brunswikian Theory of Confidence. *Psych. Rev.* 98, 506–528.

Godfrey, J. (1995): The Pope and the ontogeny of persons. *Nature* 373, 100.

Goldenberg, G., Podreka, I. & Steiner, M. (1990): The cerebrallocalization of visual imagery. In *Imagery: Current developments* (Hrsg. P. Hampson, D. F. Marx and J. Richardson): Routledge, London.

Goldin-Meadow, S. & Mylander, C. (1998): Spontaneous sign systems created by deaf children in two cultures. *Science* 391, 279–281.

Goleman, D. (1996): *Emotionale Intelligenz.* Hanser, München.

Goodenough, O. R. & Dawkins, R. (1994): The „St. Jude" mind virus. *Nature* 371, 23–24.

Gopnik, A. & Meltzoff, A. N. (1997): *Words, Thoughts, and Theories.* MIT Press, Cambridge, Mass.

Gopnik, M. (1990): Feature-blind grammar and dysphasia. *Nature* 344, 715.

Gott III, J. R. (1993): Implications of the Copernican principle for our future prospects. *Nature* 363, 315–319.

Gottesman, I. I. (1997): Twins: En Route to QTLs for Cognition. *Science* 276, 1522–1523.

Gould, J. L. & Marler, P. (1987): Lernen durch Instinkt. *Spektrum der Wissenschaft* 3, 104–115.

Gould, S. J. (1978): Sociobiology: The art of storytelling. *New Scientist* 38, 530–533.

— (1991): *Zufall Mensch. Das Wunder des Lebens als Spiel der Natur.* Hanser, München.

Gould, S. J. & Eldredge, N. (1977): Punctuated equilibria: The tempo and mode of evolution reconsidered. *Paleobiology* 3, 115–151.

— (1993): Punctuated equilibrium comes of age. *Nature* 366, 223–227.

Götschl, J. (1995): Self-Organization: New Foundations towards a „General Theory of Reality". In *Revolutionary Changes in Understanding Man and Society* (Hrsg. J. Götschl), S. 109-128. Kluwer Academic, Dordrecht.

Greene, H. (1994): Homology and behavioral repertoires. In *Homology. The hierarchical basis of comparative biology* (Hrsg. B. K. Hall), S. 369-386. Academic Press, San Diego.

Griffin, D. (1991): *Wie Tiere denken.* Deutscher Taschenbuch Verlag dtv, München.

Gruber, R. P. (1985): *Im Namen des Vaters.* Residenz, Salzburg.

Guttmann, G. (1966): Komplexe Ordnungstendenzen in Verhaltensabläufen und ihre differentialdiagnostische Bedeutung. *Z.f.exp.angew.Psychol.* 13, 19–30.

Haeckel, E. (1912): Die Fundamente des Monismus. In *Der erste internationale Monisten-Kongreß* (Hrsg. W. Ostwald and C. Rieß), S. 59–60. Kröner, Leipzig.

Haigh, J. (1978): The accumulation of deleterious genes in a population – Muller's ratchet. *Theoretical Population Biology* 14, 251–267.

Haken, H. (1989): *Information and Self-Organization.* Springer, Berlin.

Haken, H. & Haken-Krell, M. (1989): *Entstehung von biologischer Information und Ordnung.* Wissenschaftliche Buchgesellschaft, Darmstadt.

Haldane, J. B. S. (1949): Disease and evolution. *La Ricerca Scientifica* 19, 68–76.

Hall, J. C. (1994a): The Making of a Fly. *Science* 264, 1702–1714.

— (1994b): Pleiotropy of Behavioral Genes. In *Flexibility and Constraint in Behavioral Systems* (Hrsg. R. J. Greenspan and C. P. Kyriacou): John Wiley & Sons, Chicester.

Hamilton, W. D. (1964): The genetical evolution of social behaviour. *J.theor.Biol.* 7, 1–51.

Hardin, G. (1968): The tragedy of the commons. *Science* 162, 1243–1248.

Harper, D. G. C. (1991): Communication. In *Behavioural Ecology. An Evolutionary Approach* (Hrsg. J. R. Krebs and N. B. Davies), S. 374–397. Blackwell, London.

Hartmann, N. (1964): *Der Aufbau der realen Welt.* de Gruyter, Berlin.

Hass, H. (1979): *Wie der Fisch zum Menschen wurde.* Bertelsmann, München.

Hassenstein, B. (1987): *Verhaltensbiologie des Kindes.* Piper, München.

Heberer, G. (1968): *Der gerechtfertigte Haeckel.* Gustav Fischer, Stuttgart.

Hein, J. (1995): Nestroy zum Vergnügen. Reclam, Stuttgart.

Heisenberg, M. (1990): Über Universalien der Wahrnehmung und ihre genetischen Grundlagen. In *Mannheimer Forum 89/90. Ein Panorama der Naturwissenschaften* (Hrsg. H. v. Ditfurth and E. P. Fischer), S. 11–70. Piper, München.

Hell, W., Fiedler, K. & Gigerenzer, G. (1993): Kognitive Täuschungen. Spektrum Akademischer Verlag, Heidelberg.

Hengartner, M. O. & Horvitz, R. H. (1994): *Philos.Trans.R.Soc. London Ser. B* 345, 243.

Henikoff, S. et al. (1997): Gene Families: The Taxonomy of Protein Paralogs and Chimeras. *Science* 278, 609–614.

Herre, W. & Röhrs, M. (1973): *Haustiere, zoologisch gesehen.* Fischer, Stuttgart.

Herrnstein, R. J. & Murray, C. (1996): *The Bell Curve. Intelligence and Class Structure in American Life.* Free Press Paperback, New York.

Herschel, J. F. W. (1861): *Physical Geography of the Globe.* Adam & Charles Block, Edinburgh.

Heschl, A. (1989): Integration of „Innate" and „Learned" Components within the IRME for Mussel Recognition in the European Bitterling *Rhodeus amarus. Ethology* 81, 193–208.

— (1990): L=C, A Simple Equation with Astonishing Consequences. *J.theor.Biol.* 145, 13–40.

— (1992a): Behaviour and the concept of „heritability": Axioms of an ethological refutation. *Acta Biotheoretica* 40, 23–30.

— (1992b): Das Erwachen des Bewußtseins beim Kinde. In *Das Bewußtsein. Multidimensionale Entwürfe* (Hrsg. G. Guttmann and G. Langer), S. 353–374. Springer, Wien.

— (1993a): Physiognomic Similarity and Political Cooperativeness: an Exploratory Investigation. *Politics and the Life Sciences* 14, 247–256.

— (1993b): On the ontogeny of seed harvesting techniques in free ranging ground squirrels (*Spermophilus citellus*): *Behaviour* 125 1/2, 39–50.

— (1993c): Epistemology as a natural science. *Evolution and Cognition* 2, 235–255.

— (1994a): Re-constructing the real unit of selection. *Behavioral and Brain Sciences* 17, 624–625.

— (1994b): Nature/nurture. *Nature* 369, 185.

— (1994c): Razor-blade of life. *Nature* 368, 93.

— (1996): Biological Determinism. *Science* 271, 743–744.

Heschl, A. & Peschl, M. (1992): Natural versus artificial „intelligence": an axiomatic comparison. *Journal of Social and Evolutionary Systems* 15(1), 55–74.

Hess, B. (1997): Periodic patterns in biochemical reactions. *Quarterly Reviews of Biophysics* 30, 121–176.

Hess, B. & Markus, M. (1985): The Diversity of Biochemical Time Patterns. *Ber. Bunsenges. Phys. Chem.* 89, 642–651.

Hickok, G., Bellugi, U. & Klima, E. S. (1996): The neurobiology of sign language and its implications for the neural basis of language. *Nature* 381, 699–702.

Hieter, P. & Boguski, M. (1997): Functional Genomics: It's All How You Read It. *Science* 278, 601–602.

Hilgard, E. R. & Bower, G. H. (1973): *Theorien des Lernens (2Bde):* Klett-Cotta, Stuttgart.

Hodgkin, J., Plasterk, R. H. A. & Waterston, R. H. (1995): The Nematode *Caenorhabditis elegans* and Its Genome. *Science* 270, 410–414.

Hoffmann, A. A. (1994): Behaviour genetics and evolution. In *Behaviour and evolution* (Hrsg. P. J. B. Slater and T. R. Halliday), S. 7–42. Cambridge University Press, Cambridge.

Hoffmann, W. et al. (1978): Hybridization between gulls (*Larus glaucescens* and *Larus occidentalis*) in the Pacific Northwest. *Auk* 95, 441–458.

Hofmann, P. (1988): *The Viennese. Splendor, Twilight, and Exile.* Anchor, New York.

Hoi, H. (1987): Brutaufteilung und Habitatnutzung beim Cassinschnäpper *Muscicapa cassini. J. Orn.* 128, 338–342.

Holden, C. (1995): Is It Time to Begin Ph.D. Population Control? *Science* 270, 123–128.

— (1996): The Vatican's Position Evolves. *Science* 274, 717.

Höllinger, S. (1992): *Universität ohne Heiligenschein.* Passagen, Wien.

Holm, L. & Sander, C. (1996): Mapping the Protein Universe. *Science* 273, 595–602.

Honolka, K. (1976): *Weltgeschichte der Musik.* Rheingauer Verlagsgesellschaft, Eltville am Rhein.

Horgan, J. (1995): Die neuen Sozialdarwinisten. *Spektrum der Wissenschaft* 12, 80–88.

Horsfall, J. A. (1984): Brood reduction and brood division in coots. *Anim. Behav.* 32, 216–225.

Hösle, V. (1988): Tragweite und Grenzen der evolutionären Erkenntnistheorie. *Zeitschrift für allgemeine Wissenschaftstheorie* 19, 348–377.

Howard, R. S. & Lively, C. M. (1994): Parasitism, mutation accumulation and the maintainance of sex. *Nature* 367, 554–557.

Hubel, D. H. & Wiesel, T. (1962): Receptive fields of single neurons in the cat's striate cortex. *J.Physiol.* 148, 574–591.

Huff, T. E. (1993): *The rise of early modern science. Islam, China, and the West.* Cambridge University Press, Cambridge.

Hull, D. L. (1980): The herd as means. In *PSA 1980, 2. East Lansing* (Hrsg. P. o. S. Association): MI.

— (1988): *Science as a Process: An Evolutionary Account of the Social and Conceptual Development of Science.* University of Chicago Press, Chicago.

Hull, D. L., Tessner, P. D. & Diamond, A. M. (1978): Planck's Principle. Do younger scientists accept new scientific ideas with greater alacrity than older scientists? *Science* 202, 717–723.

Hume, D. (1758/1986): *Eine Untersuchung über den menschlichen Verstand.* Reclam, Stuttgart.

Humphrey, N. & Dennett, D. C. (1989): Speaking for Our Selves: An Assessment of Multiple Personality Disorder. *Raritan* 9, 68–98.

Hund, D. M. (1995): The Chemistry of John Dalton's Color Blindness. *Science* 267, 984–988.

Hurst, L. D. (1996): *Segregation Distorter* in fruitflies. *Genetics* 142, 641–643.

Ishai, A. & Sagi, D. (1995): Common Mechanisms of Visual Imagery and Perception. *Science* 268, 1772–1774.

Jacob, F. (1998): Können, dürfen, sollen, müssen. *Die Presse* 14. 2. 1998, I–II.

Jandl, E. (1970/1985): *der künstliche baum.* Luchterhand, Darmstadt.

Jänig, W. (1993): Vegetatives Nervensystem. In *Physiologie des Menschen* (Hrsg. R. F. Schmidt and G. Thews): Springer, Berlin.

Janik, A. & Toulmin, S. (1989): *Wittgensteins Wien.* Piper, München.

Jazwinski, S. M. (1996): Longevity, Genes, and Aging. *Science* 273, 54–59.

Jensen, A. R. (1969): Environment, heredity and intelligence. *Harvard Educational Review, Reprint Series No.2* .

— (1973): Wie sehr können wir Intelligenzquotient und schulische Leistung steigern? In *Umwelt und Begabung* (Hrsg. H. Skowronek), S. 63–155. Klett, Stuttgart.

Johnson-Laird, P. N. (1995): Mental Models, Deductive Reasoning, and the Brain. In *The Cognitive Neurosciences* (Hrsg. M. S. Gazzaniga), S. 999–1008. MIT Press, London.

Johnstone, R. A. (1994): Female preferences for symmetrical males as a by-product of selection for mate recognition. *Nature* 372, 172–175.

Juen, G. (1997): Ugandas gestohlene Generation. *ai-info* 10/97, 6–7.

Jusczyk, P. W. & Hohne, E. A. (1997): Infants' Memory for Spoken Words. *Science* 277, 1984–1985.

Kaas, J. H. (1995): The Reorganization of Sensory and Motor Maps in Adult Mammals. In *The Cognitive Neurosciences* (Hrsg. M. S. Gazzaniga), S. 51–72. MIT Press, London.

Kandel, E. & Hawkins, R. (1992): Molekulare Grundlagen des Lernens. *Spektrum der Wissenschaft* 11, 66–76.

Kant, I. (1781/1974): *Kritik der reinen Vernunft.* Suhrkamp, Frankfurt.

Katscher, F. (1997): Warum Proin zu Prion wurde. *Wiener Zeitung* 3. Dez., 40.

Keith, C. T. & Schreiber, S. L. (1995): PIK-Related Kinases: DNA Repair, Recombination, and Cell Cycle Checkpoints. *Science* 270, 50–51.

Kenyon, L. & Moraes, C. T. (1997): Expanding the functional human mitochondrial DNA database by the establishment of primate xenomitochondrial cybrids. *Cell Biology* 94, 9131–9135.

Knippers, R. (1997): *Molekulare Genetik.* Thieme, Stuttgart.

Knudson, A. (1971): The role for tumor suppressor in retinoblastoma. *Proc. Natl. Acad. Sci. U.S.A.* 68, 820.

Köchler, H. (1983): Erkenntnistheorie als biologische Anthropologie? *Veröff. d. Internat. Forschungszentrum Salzburg* 9, 43–63.

Kosslyn, S. M. et al. (1995): Topographical representations of mental images in primary visual cortex. *Nature* 378, 496–498.

Kosslyn, S. M. & Sussman, A. L. (1995): Roles of Imagery in Perception: Or, there is no such Thing as Immaculate Perception. In *The Cognitive Neurosciences* (Hrsg. M. S. Gazzaniga), S. 1035–1042. MIT Press, London.

Kotrschal, K. (1995): *Im Egoismus vereint.* Piper, München.

— (1997): Die Erben des Konrad Lorenz. Sind Verhaltensbiologen Faschisten? Über die Wissenschaft und ihren Mißbrauch in der Gen- und Gentechnikdiskussion. *morgen* 115, 23–27.

Krasnegor, N. A. (1991): *Biological and Behavioral Determinants of Language Development.* Lawrence Erlbaum, Hillsdale.

Krebs, J. & Davies, N. (1981): *Öko-Ethologie (dt. Erst.):* Parey, Berlin.

Krebs, J. & Dawkins, R. (1984): Animal signals: mind-reading and manipulation. In *Behavioural Ecology: An Evolutionary Approach* (Hrsg. J. R. Krebs and N. B. Davies), S. 380–402. Blackwell, Oxford.

Krebs, J. R. & Davies, N. B. (1991): *Behavioural Ecology. An Evolutionary Approach (3rd):* Blackwell, Oxford.

Krebs, U. (1984): Analyse der monatlichen Fällmengen einer isolierten Gründerpopulation des Bibers *Castor fiber* L. in den Donauauen bei Wien. *Säugetierkundliche Mitteilungen* 31, 209–222.

Krechevski, I. (1932): „Hypothesis" in rats. *Psychological Review* 39, 516–532.

Kuhn, H. & Waser, J. (1982): Selbstorganisation der Materie und Evolution früher Formen des Lebens. In *Biophysik* (Hrsg. W. Hoppe and e. al.), S. 860–906. Springer, Berlin.

Kuhn, T. (1959/92): Die grundlegende Spannung: Tradition und Neuerung in der wissenschaftlichen Forschung. In *Die Entstehung des Neuen. Studien zur Struktur der Wissenschaftsgeschichte* (Hrsg. L. Krüger), S. 308–326. Suhrkamp, Frankfurt.

— (1962/93): *Die Struktur wissenschaftlicher Revolutionen.* Suhrkamp, Frankfurt.

— (1970/92): Logik oder Psychologie der Forschung? In *Die Entstehung des Neuen. Studien zur Struktur der Wissenschaftsgeschichte* (Hrsg. T. Kuhn), S. 357–388. Suhrkamp, Frankfurt.

— (1974/92): Neue Überlegungen zum Begriff des Paradigma. In *Die Entstehung des Neuen. Studien zur Struktur der Wissenschaftsgeschichte* (Hrsg. T. Kuhn), S. 389–420. Suhrkamp, Frankfurt.

Kuro-o, M. (1997): Mutation of the mouse *klotho* gene leads to a syndrome resembling ageing. *Nature* 390, 45–51.

Lalouschek, W., Lang, W. & Deecke, L. (1995): Distinguishing between Randomness and Regularity – Evolutionary Epistemology and Neurophysiology. *Evolution and Cognition* 1, 86–94.

Lamarck de, J.-B. (1809/1909): *Zoologische Philosophie.* Kröner, Leipzig.

Lamberts, S. W. J., van den Beld, A. W. & van der Lely, A.-J. (1997): The Endocrinology of Aging. *Science* 278, 419–424.

Lee, D. H. (1996): A self-replicating peptide. *Nature* 382, 525–528.

Lee, R. & DeVore, I. (1968): *Man the hunter.* Aldine, Chicago.

Lehninger, A. L. (1985): *Biochemie.* Verlag Chemie, Weinheim.

Lehrman, D. S. (1974): Semantische und begriffliche Fragen beim Natur-Dressur-Problem. In *Kritik der Verhaltensforschung* (Hrsg. G. Roth), S. 72–117. Beck, München.

Leinfellner, W. (1983): Das Konzept der Kausalität und der Spiele in der Evolutionstheorie. In *Die Evolution des Denkens* (Hrsg. K. Lorenz and F. M. Wuketits), S. 215–260. Piper, München.

Levin, L. R. (1992): The Drosophila Learning and Memory Gene *rutabaga* Encodes a Ca2+/ Calmodulin-Responsive Adenylyl Cyclase. *Cell* 68, 479–489.

Levitt, P. (1995): Experimental Approaches that Reveal Principles of Cerebral Cortical Development. In *The Cognitive Neurosciences* (Hrsg. M. S. Gazzaniga), S. 147–180. MIT Press, London.

Lewin, B. (1985): *Genes.* Wiley & Sons, New York.

Lewontin, R. C., Rose, S. & Kamin, L. J. (1985): *Not in Our Genes: Biology, Ideology and Human Nature.* Pantheon, New York.

Lichtenberg, G. C. (1941): *Tag und Dämmerung. Aphorismen – Schriften – Briefe – Tagebücher*, Leipzig.

Lindh, A. G. (1993): Did Popper solve Hume's problem? *Nature* 366, 105–106.

Lorenz, K. (1935/73): *Der Kumpan in der Umwelt des Vogels.* dtv, München.

— (1941): Kants Lehre vom Apriorischen im Lichte gegenwärtiger Biologie. *Blätter für Deutsche Philosophie* 15, 94–125.

— (1961): Phylogenetische Anpassung und adaptive Modifikation des Verhaltens. *Z. f. Tierpsychologie* 18, 139–187.

— (1965): *Über tierisches und menschliches Verhalten. Aus dem Werdegang der Verhaltenslehre (2Bde):* Piper, München.

— (1973): *Die Rückseite des Spiegels. Versuch einer Naturgeschichte menschlichen Erkennens.* Piper, München.

— (1983): *Der Abbau des Menschlichen.* Piper, München.

— (1985): My Family and other animals. In *Leaders in the Study of Animal Behavior* (Hrsg. D. A. Dewsbury), S. 258–287. Bucknell University Press, Lewisburg.

Lorenz, K. & Wuketits, F. M. (1983): *Die Evolution des Denkens.* Piper, München.

Löther, R. (1990): *Wegbereiter der Genetik: Gregor Johann Mendel und August Weismann.* Harri Deutsch, Leipzig.

Löw, R. (1983): Evolution und Erkenntnis – Tragweite und Grenzen der evolutionären Erkenntnistheorie in philosophischer Absicht. In *Die Evolution des Denkens* (Hrsg. K. Lorenz and F. M. Wuketits), S. 331–360. Piper, München.

Luria, S. E. & Delbrück, M. (1943): Mutations of bacteria from virus sensitivity to virus resistance. *Genetics* 28, 491–511.

Lütterfelds, W. (1987): Transzendentale oder evolutionäre Erkenntnistheorie. Wissenschaftliche Buchgesellschaft, Darmstadt.

Lynch, A. (1996): *Thought Contagion.* Basic Books, New York.

Lyons, E., J. (1997): Sex and synergism. *Nature* 390, 19–20.

Mach, E. (1911): *Principien der Wärmelehre*, Leipzig.

Mackintosh, N. J. (1994): Animal Learning and Cognition. Academic Press, San Diego.

Maclean, G. L. (1972): Clutch size and evolution in the Charadrii. *Auk* 89, 299–324.

MacLean, P. D. (1973): *A triune concept of brain and behabior.* University of Toronto Press, Toronto.

Macphail, E. M. (1982): *Brain and intelligence in vertebrates.* Clarendon Press, Oxford.

Mann, C. (1994): Behavioral Genetics in Transition. *Science* 264, 1686–1689.

Marais, E. (1976): *Die Seele der weissen Ameise.* Heyne, München.

Margulis, L. (1970): *Origin of Eukaryotic cells.* Yale University Press, New Haven.

Markus, M., Kuschmitz, D. & Hess, B. (1984): Chaotic dynamics in yeast glycolysis under periodic substrate input flux. *FEBS Lett.* 172, 235–238.

Marler, P. & Terrace, H. S. (1984): The Biology of Learning. In *Reports of the Dahlem Workshop.* Springer, Berlin.

Martin, N. G. et al. (1986): The transmission of social attitudes. *Proceedings of the National Academy of Sciences of the United States of America* 83, 4365–4368.

Marx, J. (1995): Helping Neurons Find Their Way. *Science* 268, 971–973.

Mascie-Taylor, C. G. N. (1987): Assortative mating in a contemporary British population. *Annals of Human Biology* 14, 59–68.

— (1989): Spouse Similarity for IQ and Personality and Convergence. *Behavior Genetics* 19, 223–227.

Mascie-Taylor, C. G. N. & Boyce, A. J. (1988): *Human mating patterns.* Cambridge University Press, Cambridge.

Mayer, L. (1997): Schutz für die Schwächsten. *ai-info* 10/97, 8–9.

Maynard Smith, J. (1989): *Evolutionary Genetics.* Oxford University Press, Oxford.

— (1991): *Evolution and the Theory of Games.* Cambridge University Press, Cambridge.

Mayr, E. (1967): *Artbegriff und Evolution.* Parey, Hamburg.

— (1991): *Eine neue Philosophie der Biologie.* Piper, München.

McAdams, H. & Shapiro, L. (1995): Circuit Simulation of Genetic Networks. *Science* 269, 650–656.

McClearn, G. E. et al. (1997): Substantial Genetic Influence on Cognitive Abilities in Twins 80 or More Years Old. *Science* 276, 1560–1563.

McKim, K. et al. (1998): Meiotic Synapsis in the Absense of Recombination. *Science* 279, 876–878.

McKim, K. S. & Hawley, R. S. (1995): Chromosomal Control of Meiotic Cell Division. *Science* 270, 1595–1601.

Medicus, G. (1992): The Biogenetic Rule Has No Relevance for Behavioral Ontogeny. *Human Development* 35, 1–8.

Mitchell, R. et al. (1993): Species concepts. *Nature* 364, 20.

Mittenecker, E. (1958): Die Analyse „zufälliger" Reaktionsfolgen. *Z.f.exp.angew.Psychol.* 5, 45–60.

— (1960): Die informationstheoretische Auswertung des Zeigeversuchs bei Psychotikern und Neurotikern. *Z.f.exp.angew.Psychol.* 7, 392–400.

Mittenecker, E. & Raab, E. (1973): *Informationstheorie für Psychologen.* Hogrefe, Göttingen.

Miyashita, Y. (1995): How the brain creates imagery. *Science* 268, 1719–1720.

Mohr, H. (1983a): Evolutionäre Erkenntnistheorie. In *Sitzungsberichte der Heidelberger Akademie der Wissenschaften.* Springer, Heidelberg.

— (1983b): *Biologische Wurzeln der Ethik?* C.F. Müller, Karlsruhe.

— (1986): Evolutionäre Ethik. In *Wörterbuch der ökologischen Ethik* (Hrsg. B. Stoeckle): Herder, Freiburg.

Monod, J. (1973): *Zufall und Notwendigkeit. Philosophische Fragen der modernen Biologie.* Piper, München.

Morell, V. (1997): Sex Frees Viruses From Genetic 'Ratchet'. *Science* 278, 1562.

Morris, D. (1968): *Der nackte Affe.* Droemer Knaur, München.

— (1995): Das Tier Mensch. *ORF-Nachlese* , 2–14.

Morrison, J. H. & Hof, P. R. (1997): Life and Death of Neurons in the Aging Brain. *Science* 278, 412–419.

Moseley, C. & Asher, R. E. (1994): *Atlas of the World's Languages.* Routledge, New York.

Moser, P. K. & vander Nat, A. (1987): *Human Knowledge. Classical and Contemporary Approaches.* Oxford University Press, Oxford.

Müller, G. B. (1990): Developmental mechanisms at the origin of morphological novelty: a side-effect hypothesis. In *Evolutionary Innovations* (Hrsg. M. H. Nitecki), S. 99–130. University of Chicago Press, Chicago.

Muller, H. J. (1932): Some genetic aspects of sex. *American Naturalist* 66, 118–138.

Nagata, S. & Golstein, P. (1995): The FasL Death Factor. *Science* 267, 1449–1456.

Nagele, R., Freeman, T., McMorrow, L. & Lee, H.-y. (1995): Precise Spatial Positioning of Chromosomes During Prometaphase: Evidence for Chromosomal Order. *Science* 270, 1831-1835.

Neitz, J., Neitz, M. & Kainz, P. M. (1996): Visual Pigment Gene Structure and the Severity of Color Vision Defects. *Science* 274, 801–804.

Nekvasil-Bonet, E. (1997): Gibt es Xenophobie? KLI Altenberg.

Nesse, R. M. & Williams, G. C. (1994): *Why we get sick.* Vintage, New York.

Neville, H. J. (1995): Developmental Specificity in Neurocognitive Development in Humans. In *The Cognitive Neurosciences* (Hrsg. M. S. Gazzaniga), S. 219–231. MIT Press, London.

Nicoll, R. A., Kauer, J. A. & Malenka, R. C. (1988): The current excitement in long-term potentiation. *Neuron* 1, 97–103.

Nooden, L. D. (1988): Whole plant senescence. In *Senescence and aging in plants* (Hrsg. K. V. Thiman and A. C. Leopold): Academic Press, San Diego.

Oeser, E. (1984): Evolutionäre Wissenschaftstheorie. In *Tradition und Innovation* (Hrsg. G. Jüssen): XIII. Dt. Kongress f. Philosophie, Bonn.

— (1987a): *Das Abenteuer kollektiver Vernunft: Evolution und Involution der Wissenschaft.* Parey, Berlin.

— (1987b): *Psychozoikum – Evolution und Mechanismus der menschlichen Erkenntnisfähigkeit.* Parey, Berlin.

— (1996): Der Tautologievorwurf und die Struktur der Darwinschen Selektionstheorie. In *System, Klassifikation, Evolution* (Hrsg. E. Oeser), S. 144–154. Braumüller, Wien.

Olsen, S. J. (1977): The Chinese wolf, ancestor of New World dogs. *Science* 197, 553–555.

— (1985): *Origins of the Domestic Dog: the Fossil Record.* University of Arizona Press, Tucson.

Ortoli, S. & Witkowksi, N. (1997): *Die Badewanne des Archimedes.* Piper, München.

Osusky, M., Kissova, J. & Kovac, L. (1997): Interspecies transplacement of mitochondria in yeasts. *Curr. Genet.* 32, 24–26.

Pallbo, R. (1997): An Inquiry into Meno's Dilemma. *Evolution and Cognition* 3, 181–190.

Passingham, R. E. (1973): Anatomical differences between the cortex of man and other primates. *Brain, Behavior & Evolution* 7, 337–359.

— (1975): Changes in the size and organization of the brain in man and his ancestors. *Brain, Behavior & Evolution* 11, 73–90.

Pauli, W. (1984): *Physik und Erkenntnistheorie.* Vieweg, Braunschweig.

Penfield, W. & Roberts, L. (1959): *Speech and brain mechanisms.* Princeton University Press, Princeton.

Pennisi, E. (1996): Seeking Life's Bare (Genetic) Necessities. *Science* 272, 1098–1099.

— (1997): New Developmental Clock Discovered. *Science* 278, 1564.

Perner, J. (1991): *Understanding the representational mind.* MIT Press, Cambridge, MA.

Perrett, D. I., May, K. A. & Yoshikawa, S. (1994): Facial shape and judgements of female attractiveness. *Nature* 368, 239–242.

Peschl, M. & Riegler, A. (1997): Does Representation Need Reality? In *New Trends in Cognitive Science. Proceedings of the Austrian Society of Cognitive Science*, S. 5–17, Vienna.

Petsche, H., Richter, P., v. Stein, A., Etlinger, S. & Filz, O. (1993): EEG coherence and musical thinking. *Music Perception* 11, 117–151.

Piaget, J. (1929): L'adaptation de la Limnea stagnalis aux milieux lacustres de la Suisse romande. *Revue suisse de Zoologie* 36, 263–531.

— (1950/75): *Der Aufbau der Wirklichkeit beim Kinde.* Klett, Stuttgart.

— (1955): *Die Bildung des Zeitbegriffs beim Kinde.* Rascher & Cie, Zürich.

— (1957): The child and modern physics. *Scientific American* 196, 46–51.

— (1967/83): *Biologie und Erkenntnis.* Fischer, Frankfurt.

— (1976): Le Centre international d'épistemologie génétique. Westschweizer Fernsehen.

Pilz, G. & Moesch, H. (1975): *Der Mensch und die Graugans. Eine Kritik an Konrad Lorenz.* Umschau, Frankfurt.

Pinker, S. (1991): Rules of Language. *Science* 253, 530–535.

— (1994): *Der Sprachinstinkt: Wie der Geist Sprache hervorbringt.* Kindler, München.

Planck, M. (1928): *Wissenschaftliche Autobiographie,* Leipzig.

Pleterski, F. & Korth, M. (1997): *Die Beamten. Privilegien, Pfründe & Pensionen.* Eichborn, Frankfurt.

Plomin, R. (1994): *Genetics and experience: The interplay between nature and nurture.* Sage, London.

Plomin, R. & Bergeman, C. S. (1991): The nature of nurture: Genetic influence on „environmental" measures. *Behavioral and Brain Sciences* 14, 373–427.

Plutchik, R. & Kellerman, H. (1986): Biological Foundations of Emotion. Academic Press, Orlando.

Poe, E. A. (1956): *Selected Writings of Edgar Allan Poe.* Houghton Mifflin Company, Boston.

Popper, K. R. (1935): *Logik der Forschung.* Julius Springer, Wien.

— (1973): *Objektive Erkenntnis: ein evolutionärer Entwurf.* Hoffmann & Campe, Hamburg.

— (1988): Die erkenntnistheoretische Position der Evolutionären Erkenntnistheorie. In *EE Evolutionäre Erkenntnistheorie – Bedingungen, Lösungen, Kontroversen* (Hrsg. R. Riedl and F. M. Wuketits), S. 29–37. Parey, Berlin.

— (1994a): *Alles Leben ist Problemlösen.* Piper, München.

— (1994b):*Ausgangspunkte.Meine intellektuelle Entwicklung.*Hoffmann & Campe, Hamburg.

Popper, K. R. & Lorenz, K. Z. (1994): *Die Zukunft ist offen. Das Altenberger Gespräch.* Piper, München.

Portmann, A. (1967): *Zoologie aus vier Jahrzehnten.* Piper, München.

— (1971): *Entläßt die Natur den Menschen?* Piper, München.

Porzig, W. (1950): *Das Wunder der Sprache. Probleme, Methoden und Ergebnisse der Sprachwissenschaft.* A. Francke AG, Bern.

Price, T. D. & Gibbs, H. C. (1987): Brood division in Darwin's ground finches. *Anim. Behav.* 35, 299–301.

Prusiner, S., Collinge, J., Powell, J. & Anderton, B. (1992): *Prion Diseases in Humans and Animals.* Ellis Horwood, New York.

Putnam, H. (1983): Why reason can't be naturalized. In *Realism and Reason* (Hrsg. H. Putnam): Cambridge University Press, Cambridge.

Rao, V. R., Cohen, G. B. & Oprian, D. D. (1994): Rhodopsin mutation G90D and a molecular mechanism for congenital night blindness. *Nature* 367, 639–642.

Recanzone, G. H. et al. (1992): Topographic reorganization of the hand representation in cortical area 3B of owl monkeys trained in a frequency-discrimination task. *J. Neurophysiol.* 67, 1031–1056.

Reichholf, J. (1979): Die Artabgrenzung im Tierreich, eine „Evolutionär Stabile Strategie"? *Spixiana* 2, 201–207.

Remmert, H. (1978): *Ökologie. Ein Lehrbuch.* Springer, Berlin.

— (1994): *Minimal Animal Populations.* Springer, Berlin.

Remschmidt, H. (1970): Experimentelle Untersuchungen zur sogenannten epileptischen Wesensveränderung. *Fortschr.Neurol.Psychiat.* 38, 524–540.

Richards, R. J. (1986): A defense of evolutionary ethics. *Biol. Phil.* 1, 265–354.
— (1987): *Darwin and the emergence of evolutionary theories of mind and behavior.* University of Chicago Press, Chicago.
— (1997): The Foundations of Konrad Lorenz' Evolutionary Theory of Behavior. Konrad Lorenz Institut Altenberg, Vortrag gehalten am 5. 6. 1997.
Ricken, E. (1984): *Lexikon der Erkenntnistheorie und Metaphysik.* Suhrkamp, Frankfurt.
Ridge, J. P., Fuchs, E. J. & Matzinger, P. (1996): Neonatal Tolerance Revisited: Turning on Newborn T Cells with Dendritic Cells. *Science* 271, 1723–1726.
Riedl, R. (1975): *Die Ordnung des Lebendigen. Systembedingungen der Evolution.* Parey, Hamburg.
— (1987a): *Begriff und Welt. Biologische Grundlagen des Erkennens und Begreifens.* Parey, Berlin.
— (1987b): *Kultur – Spätzündung der Evolution?* Piper, München.
Riedl, R. & Wuketits, F. M. (1988): EE Evolutionäre Erkenntnistheorie – Bedingungen, Lösungen, Kontroversen. Parey, Berlin.
Rieseberg, L. H. & Soltis, D. E. (1991): *Evol. Trends Plants* 5, 65–81.
Robin, N. & Holyoak, K. J. (1995): Relational Complexity and the Functions of Prefrontal Cortex. In *The Cognitive Neurosciences* (Hrsg. M. S. Gazzaniga), S. 987–997. MIT Press, London.
Rose, M. (1991): *Evolutionary biology of aging.* Oxford University Press, Oxford.
Roth, G. (1995): *Das Gehirn und seine Wirklichkeit. Kognitive Neurobiologie und ihre philosophischen Konsequenzen.* Suhrkamp, Frankfurt.
Rushton, J. P. (1989): Genetic similarity, human altruism, and group selection. *Behavioral and Brain Sciences* 12, 503–518.
Russell, B. (1952): *Das menschliche Wissen,* Darmstadt.
Sarzotti, M., Robbins, D. S. & Hoffman, P. M. (1996): Induction of Protective CTL Responses in Newborn Mice by a Murine Retrovirus. *Science* 271, 1726–1728.
Savage-Rumbaugh, S. & Lewin, R. (1995): *Kanzi, der sprechende Schimpanse.* Droemer Knaur, München.
Sawaguchi, T. & Kudo, H. (1990): Neocortical development and social structure in primates. *Primates* 31, 283–290.
Scheller, R. H. & Axel, R. (1984): Wie Gene ein angeborenes Verhalten steuern. *Spektrum der Wissenschaft* 5, 72–83.
Schleidt, W. (1992): Bewußtsein bei Tieren – Eine besondere Art der Wahrnehmung. In *Das Bewußtsein. Multidimensionale Entwürfe* (Hrsg. G. Guttmann and G. Langer), S. 309–329. Springer, Wien.
Schmidt, R. F. & Thews, G. (1997): *Physiologie des Menschen.* Springer, Berlin.
Schneider, R. (1995): *Schlafes Bruder.* Reclam, Leipzig.
Schrödinger, E. (1945): *What is Life?* Cambridge University Press, Cambridge.
Schweder, B. & Riedl, S. (1997): *Der kleine Unterschied. Warum Frauen und Männer anders denken und fühlen.* Deuticke, Wien.
Segal, N. (1988): Cooperation, Competition, and Altruism in Human Twinships: A Sociobiological Approach. In *Sociobiological Perspectives on Human Development* (Hrsg. K. B. MacDonald), S. 168–206. Springer, New York.
Shatz, C. (1992): Das sich entwickelnde Gehirn. *Spektrum der Wissenschaft* 11, 44–52.
Shettleworth, S. J. (1972): Constraints on learning. *Advances in the Study of Behavior* 4, 1–68.
— (1993a): Where is the comparison in comparative cognition? *Psychological Science* 4, 179–184.

— (1993b): Varieties of learning and memory in animals. *J.exp.Psychol.: Animal Behavior Processes* 19, 5–14.

— (1994): Biological Approaches to the Study of Learning. In *Animal Learning and Cognition* (Hrsg. N. J. Mackintosh), S. 185–219. Academic Press, San Diego.

Shubin, N., Tabin, C. & Carroll, S. (1997): Fossils, genes and the evolution of animals limbs. *Nature* 388, 639–648.

Shyue, S.-K. et al. (1995): Adaptive Evolution of Color Vision Genes in Higher Primates. *Science* 269, 1265–1267.

Sigmund, K. (1993): *Games of Life. Explorations in Ecology, Evolution, and Behaviour.* Oxford University Press, Oxford.

Silberzweig, D. A. et al. (1996): A functional anatomy of hallucinations in schizophrenia. *Nature* 378, 176–179.

Silver, L. (1997): *Remaking of Eden: Cloning and Beyond in a Brave New World.* Avon, New York.

Singer, W. (1995): Time as Coding Space in Neocortical Processing: A Hypothesis. In *The Cognitive Neurosciences* (Hrsg. M. S. Gazzaniga), S. 91–104. MIT Press, London.

Skaggs, W. E. & McNaughton, B. L. (1996): Replay of Neuronal Firing Sequences in Rat Hippocampus During Sleep Following Spatial Experience. *Science* 271, 1870–1873.

Smith, J. D. et al. (1997): The uncertain response in humans and animals. *Cognition* 62, 75–97.

Song, Z., McCall, K. & Steller, H. (1997): DCP-1, a Drosophila Cell Death Protease Essential for Development. *Science* 275, 536–540.

Stearns, S. C. (1992): *The evolution of life histories.* Oxford University Press, Oxford.

Stein, B. & Meredith, A. (1993): *The Merging of the Senses.* MIT Press, Cambridge.

Steiner, G. (1984): Entwicklungspsychologie (2Bde): Beltz, Weinheim.

Steller, H., Nagata, S., Golstein, P. & Thompsons, C. B. (1995): Apoptosis. *Science* 267, 1445–1462.

Stenseth, N. C. & Maynard Smith, J. (1984): Coevolution in ecosystems: red queen evolution or stasis? *Evolution* 38, 870–880.

Stern, D. (1971): A micro-analysis of mother-infant interaction behavior regulating social contact between a mother and her 3,5 months old twins. *J.Amer.Acad. Child Psychiatry* 10, 501–517.

— (1977): *The First Relationship, Mother and Infant.* Harvard University Press, Cambridge.

Strauss, E. (1998): Getting a Handle on the Molecules That Guide Axons. *Science* 279, 481–482.

Szagun, G. (1980): *Sprachentwicklung beim Kind.* Urban & Schwarzenberg, München.

Tatusov, R. L., Koonin, E. V. & Lipman, D. J. (1997): A Genomic Perspective on Protein Families. *Science* 278, 631–637.

Tevis, L. (1950): Summer behavior of a Family of Beavers in New York State. *Journal of Mammalogy* 31, 40–65.

Theimer, W. (1983): *Das Rätsel des Alterns.* dtv, München.

Thiessen, D. D. & Gregg, B. (1980): Human assortative mating and genetic equilibrium. *Ethology and Sociobiology* 1, 111–140.

Thoenen, H. (1995): Neurotrophins and Neuronal Plasticity. *Science* 270, 593–598.

Thomas, J. H. (1994): The Mind of a Worm. *Science* 264, 1698–1699.

Tinbergen, N. (1963): On aims and methods of ethology. *Z. Tierpsychol.* 20, 410–433.

— (1979): *Instinktlehre.* Parey, Berlin.

Tomasello, M., Kruger, A. C. & Ratner, H. H. (1993): Cultural learning. *Behavioral and Brain Sciences* 16, 495–552.

Tooby, J. & Cosmides, L. (1990): On the universality of human nature and the uniqueness of the individual: The role of genetics and adaptation. *Journal of Personality* 58, 17–67.

— (1992): The psychological foundations of culture. In *The adapted mind* (Hrsg. J. H. Barkow, L. Cosmides and J. Tooby), S. 19–136. Oxford University Press, New York.

Topitsch, E. (1988): *Erkenntnis und Illusion*. Mohr, Tübingen.

Toth, N. (1985): Archeological evidence for preferential right-handedness in the Lower and Middle Pleistocene, and its possible implications. *Journal of Human Evolution* 14, 607–614.

Tough, D. F., Borrow, P. & Sprent, J. (1996): Induction of Bystander T Cell Proliferation by Viruses and Type I Interferon in Vivo. *Science* 272, 1947–1950.

Toulmin, S. E. (1967): The evolutionary development of natural science. *American Scientist* 55, 456–471.

Tracey, N. D. (1995): Properties of Evolutionary Stable Learning Rules. *J.Theor.Biology* 177, 193–198.

Trappl, R. (1971): Die informationstheoretisch-statistische Behandlung sogenannter Zufallsfolgen in der Medizin. *Z.Nervenheilk.* 29, 143–176.

Treml, A. (1996): Das Zeigen. Funktion und Folgen der Zeigetechnik in der Kulturgeschichte aus pädagogischer Sicht. In *Kulturethologische Aspekte der Technikentwicklung* (Hrsg. M. Liedtke), S. 241–264. Austria Medien Service, Graz.

Trivers, R. (1985): *Social Evolution*. Benjamin/Cumming, Menlo Park.

Turvey, M. T., Shaw, R. E. & Mace, W. (1978): Issues in the theory of action. In *Attention and performance VII* (Hrsg. J. Requin): Lawrence Erlbaum Associates, Hillsdale, NJ.

Tversky, A. & Kahneman, D. (1983): Extensional versus intuitive reasoning: The conjunction fallacy in probability judgment. *Psychological Review* 90, 293–315.

v. Glasersfeld, E. & Ackermann, E. (1997): Dialoge – Heinz von Foerster zum 85. Geburtstag. In *Konstruktivismus und Kognitionswissenschaft* (Hrsg. A. Müller, K. H. Müller and F. Stadler), S. 43–54. Springer, Wien.

Van den Berghe, P. L. (1983): Human inbreeding avoidance: Culture in nature. *Behavioral and Brain Sciences* 6, 91–123.

Van Valen, L. (1973): A new evolutionary law. *Evolutionary Theory* 1, 1–30.

Vandenberg, S. G. (1972): Assortative mating or who marries whom? *Behavior Genetics* 2, 127–157.

Vandervert, L. (1997): Understanding Tomorrow's Mind: Advances in Chaos Theory, Quantum Theory, and Consciousness in Psychology. The Institute of Mind and Behavior, New York.

Velichkovsky, B. (1994): The levels approach in psychology and cognitive science. In *International perspectives on psychological science: Leading themes* (Hrsg. P. Bertelson, P. Eelen and G. d'Ydewalle): Lawrence Erlbaum Associates, Hillsdale, NJ.

Verhaag, B. (1995): Blue Eyed. eyetoeye, Marburg.

Viviani, P. & Terzuolo, C. (1980): Space-time invariance in learned motor skills. In *Tutorials in Motor Behavior* (Hrsg. G. E. Stelmach and J. Requin), S. 525–533. North Holland Publishing Company.

Vogel, S. & Wainwright, S. A. (1969): *A Functional Bestiary*. Addison-Wesley, Reading (Mass., USA):

Vollmer, G. (1975): *Evolutionäre Erkenntnistheorie*. Hirzel, Stuttgart.

— (1987): Was Evolutionäre Erkenntnistheorie nicht ist. In *Die Evolutionäre Erkenntnistheorie. Bedingungen – Lösungen – Kontroversen* (Hrsg. R. Riedl and F. M. Wuketits), S. 140–155. Parey, Berlin.

— (1995): Was Evolutionäre Erkenntnistheorie nicht ist. In *Biophilosophie* (Hrsg. G. Vollmer), S. 133–161. Reclam, Stuttgart.

von Goethe, J. W. (1809/1994): *Die Wahlverwandtschaften*. Reclam, Stuttgart.

Waddington, C. H. (1968a): Does Evolution Depend on Random Search? In *Towards a Theoretical Biology* (Hrsg. C. H. Waddington), S. 111–119. Edinburgh University Press, Edinburgh.

— (1968b): The basic ideas of biology. In *Towards a Theoretical Biology* (Hrsg. C. H. Waddington), S. 1–32. Edinburgh University Press, Edinburgh.

Wagner, G. P. (1998): Complexity Matters. *Science* 279, 1158–1159.

Wagner, G. P. & Gabriel, W. (1990): Quantitative variation in finite parthenogenetic populations: what stops Muller's ratchet in the absence of recombination? *Evolution* 44, 715–731.

Wahlsten, D. (1990): Insensitivity of the analysis of variance to heredity-environment interaction. *Behavioral and Brain Sciences* 13, 109–191.

Watzlawick, P., Beavin, J. H. & Jackson, D. D. (1982): *Menschliche Kommunikation*. Huber, Bern.

Waxman, D. & Peck, J. R. (1998): Pleiotropy. *Science* 279, 1210–1213.

Webster, R. (1995): *Why Freud was wrong: Sin, Science and Psychoanalysis*. Harper & Collins, New York.

Wedemayer, G. J. (1997): Structural Insights into the Evolution of an Antibody Combining Site. *Science* 276, 1665–1669.

Weiner, J. (1995): Evolution Made Visible. *Science* 267, 30–33.

Weismann, A. (1889): *Essays Upon Heredity*. Clarendon, Oxford.

— (1892a): *Über die Vererbung (2. Aufl.)*, Jena.

— (1892b): *Das Keimplasma. Eine Theorie der Vererbung*, Jena.

— (1895): *Neue Gedanken zur Vererbungsfrage*, Jena.

— (1904): *Vorträge über Deszendenztheorie (2. Aufl.)*, Jena.

— (1913): *Vorträge über Deszendenztheorie (3. Aufl.)*, Jena.

Wertheimer, M. (1945): *Productive thinking*. Harper & Brothers, New York.

Wilkinson, G., Presgraves, D. C. & Crymes, L. (1998): Male eye span in stalk-eyed flies indicates genetic quality by meiotic drive suppression. *Science* 391, 276–278.

Williams, G. C. (1957): Pleiotropy, natural selection, and the evolution of senescence. *Evolution* 11, 398–411.

— (1992): *Natural Selection: Domains, Levels, and Challenges*. Oxford University Press, New York.

Williams, G. C. (1993): Mother nature is a wicked old witch. In *Evolutionary Ethics* (Hrsg. M. H. Nitecki and D. V. Nitecki), S. 217–231. State University of New York Press, Albany.

Williams, N. (1995): Chernobyl: Life Abounds Without People. *Science* 269, 304.

Wilson, A. C. & Cann, R. L. (1992): Afrikanischer Ursprung des modernen Menschen. *Spektrum der Wissenschaft* 6, 13–27.

Wilson, D. S. & Sober, E. (1994): Re-introducing group selection to the human behavioral sciences. *Behavioral and Brain Sciences* 17, 585–786.

Wilson, E. O. (1975): *Sociobiology: The New Synthesis*. Harvard University Press, Cambridge.

Wilson, E. O. & Lumsden, C. J. (1984): *Das Feuer des Prometheus*. Piper, München.

Wilson, P. T. (1934): A Study of Twins with Special Reference to Heredity as a Factor Determining Differences in Environment. *Human Biology* 6, 324–354.

Wimmer, M. & Ciompi, L. (1996): Evolutionary Aspects of Affective-Cognitive Interactions in the Light of Ciompi's Concept of „Affect-Logic". *Evolution and Cognition* 2, 37–58.

Wind, J. et al. (1992): *Language Origin: A Multidisciplinary Approach*. Kluwer, Dordrecht.

Wittgenstein, L. (1921/1963): *Tractatus logico-philosophicus*. Suhrkamp, Frankfurt.

— (1960): *Philosophische Untersuchungen*. Suhrkamp, Frankfurt.

Wolpert, C. R., Ghahramani, L. & Jordan, F. M. (1995): An Internal Model for Sensorimotor Integration. *Science* 269, 1880–1882.

Wolpert, L. (1968): The French Flag Problem: A Contribution to the Discussion on Pattern Development and Regulation. In *Towards a Theoretical Biology* (Hrsg. C. H. Waddington), S. 125–133. Edinburgh University Press, Edinburgh.

Wood, B. (1996): Human evolution. *Bioessays* 18 (12), 945–954.

— (1997): Ecce Homo – behold mankind. *Nature* 390, 120.

Wuketits, F. M. (1995): *Die Entdeckung des Verhaltens*. Wissenschaftliche Buchgesellschaft, Darmstadt.

Wynne-Edwards, V. C. (1962): *Animal dispersion in relation to social behavior*. Oliver & Boyd, Edinburgh.

Yu, C.-E. et al. (1996): Positional Cloning of the Werner's Syndrome Gene. *Science* 272, 258–262.

Zimen, E. (1988): *Der Hund. Abstammung – Verhalten – Mensch und Hund*. Bertelsmann, München.

Quellennachweise

Kapitelzitate – Warnung: Weismann 1892a, S. 15/17; Kap. 1: Busch, Sämtliche Bildergeschichten (Prisma Verlag); Kap. 2: Darwin 1871; Kap. 3: Darwin 1859/1963, S.100/101; Kap. 4: Waddington 1968a, S. 111; Monod 1973, S.149; Kap. 5: Darwin 1859/1963, S. 77; Kap. 6: Eigen 1987, S. 150/151; Haken & Haken-Krell 1989, S. 50; Kap. 7: Nestroy in Hein 1995, S. 28/25; Kap. 8: Duden Fremdwörterbuch 1974; Piaget 1976 (Filmausschnitt); Kap. 9: Weismann 1904, Bd.2, S. 331; Kap. 10: Garcia 1991, S. 40; Kap. 11: Nestroy in Hein 1995, S. 97/105; Kap. 12: Plomin in *focus* 3/1998, S. 114; Kap. 13: Lamarck 1809/1909, S. 73; Kap. 14: Diamond 1994, S. 72/76; Kap. 15: Trivers 1985, S. 315; Kap. 16: Monod 1973, S. 202; Kap. 17: Nestroy in Hein 1995, S. 147; Kap. 18: Darwin 1871; Kap. 19: Feynman (zitiert nach Velichkovsky); Kap. 20: Nestroy in Hein 1995, S. 139; Kap. 21: Weismann 1904, Bd.2, S. 125; Kap. 22: Russell 1952, S. 5; Leinfellner 1983, S. 252.

Namenregister

Sachregister

Anhang

Eine rein formale Bestätigung der These, daß echter Erkenntnisgewinn nur über einen deduktiv nicht ableitbaren und somit grundsätzlich zufallsartigen „Regelverstoß" erreicht werden kann, findet sich in Gödels berühmtem Unvollständigkeitsbeweis von 1931 (Über formal unentscheidbare Sätze der Principia Mathematica und verwandter Systeme. *Monatshefte für Mathematik und Physik* 38, 173–198). Darin wird gezeigt, daß jedes logische System insofern unvollständig bleiben muß, als es nicht möglich ist, mit den Mitteln der jeweils gewählten Logik die Widerspruchsfreiheit des Systems selbst zu beweisen. So ist es beispielsweise ausgeschlossen, die Widerspruchsfreiheit der Arithmetik mithilfe von Argumentationen zu beweisen, welche im formalen arithmetischen Kalkül darstellbar sind. Erst eine Erweiterung durch zusätzliche Axiome könnte dem Abhilfe verschaffen, aber dies auch nur vorübergehend, da nun deren eigene Widerspruchsfreiheit wiederum zum Problem wird. Gödel hat damit sehr schön demonstriert, daß logische Systeme von ihrem Wesen her letzten Endes tautologisch geschlossene Entitäten sind, deren Veränderung aus sich selbst heraus logisch nicht ableitbar ist. In einer evolutionären Perspektive wird diese Einsicht ergänzt durch den empirischen Befund, daß lebende Systeme durch die besondere Stabilität ihrer zirkulär-kausalen Strukturen ausgezeichnet sind (Selbstorganisation), die nur über riskante Störprozesse zufallsartiger Natur veränderbar sind. So kommt es, daß paradoxerweise erst Gödels Unvollständigkeitstheorem (und nicht sein platonischer Realismus) Darwins Evolutionstheorie wirklich vollständig macht, indem zugleich gezeigt und begründet wird, was die Evolution kognitiver und, damit, lebender Systeme auszeichnet: die unverzichtbare Notwendigkeit des Zufalls zur Überschreitung der jeweiligen Grenzen und zugleich die prinzipielle Unmöglichkeit der Einsicht des Individuums in diesen Prozeß, kurzum – tatsächlich – blinde Mutation, die der natürlichen Selektion unterworfen wird (vgl. Heschl [1998]: The evolutionary completion of Goedelian incompleteness. *Evolution & Cognition*, in Vorbereitung).